Die Krankheit Onania

Historische Studien
Band 16

Karl Braun studierte Volkskunde und Germanistik in Tübingen. Seit 1992 unterrichtet er an der Universität Prag.

Karl Braun

Die Krankheit Onania

Körperangst und die Anfänge moderner Sexualität im 18. Jahrhundert

Campus Verlag
Frankfurt/New York

2. Auflage, unveränderter Nachdruck 2022
Druck und Bindung: Books on Demand

Die Deutsche Bibliothek – CIP-Einheitsaufnahme

Braun, Karl:
Die Krankheit Onania: Körperangst und die Anfänge moderner Sexualität im 18. Jahrhundert / Karl Braun. – Frankfurt/Main; New York: Campus Verlag, 1995
(Historische Studien; Bd. 16)
ISBN 3-593-35387-3
NE: GT

Umschlaggestaltung: Atelier Warminski, Büdingen
Umschlagmotiv: Kupferstich aus Gotthilf Sebastian Roegers »Über Kinderunzucht und Selbstbefleckung« (1787)
Druck und Bindung: Druck Partner Rübelmann GmbH, Hemsbach
Gedruckt auf säurefreiem und chlorfrei gebleichtem Papier.
Printed in Germany

Inhaltsverzeichnis

Für Justa

Der Trieb unser Geschlecht fortzupflanzen
hat noch eine Menge anderes Zeug fortgepflanzt.

Man muß zuweilen wieder die Wörter untersuchen,
denn die Welt kann wegrücken, und die Wörter
bleiben stehen.

Lichtenberg

Einstieg

Krankheit Onanie? Methodisch-hermeneutische Überlegungen

1 Thematische Abgrenzung

In dieser Arbeit wird die Onanie als eine Krankheit des 18. Jahrhunderts behauptet. Und es wird weiter behauptet, daß aus dem Konzept der Onanie als Krankheit und der durch sie ausgelösten Angst das moderne Konzept der Sexualität hervorgegangen ist.

Der untersuchte Zeitraum ist die vormoderne Zeit der Frühaufklärung zwischen 1680 und 1760. Zur Untersuchung des Gegenstandes war eine spezielle Hermeneutik, waren spezielle Schritte, die ein Verstehen des vormodernen Denkens und Seins ermöglichten, angeraten. Nur über semantische Verstehensarbeit konnten die zentralen Aussagen erreicht werden, wie sie der Titel des Schlußkapitels zusammenzufassen sucht: "Andere Körper, noch keine Sexualität". *Die Körper des 18. Jahrhunderts sind von denen des 20. Jahrhunderts unterschieden; es gab im 18. Jahrhundert noch keine Sexualität.*

Diese beiden Behauptungen mögen auf den ersten Blick etwas abenteuerlich oder unsinnig erscheinen. Zusätzliches Erstaunen könnte auslösen, daß beide Behauptungen an einem so unscheinbaren und doch so tabuierten Problem, wie es die *Onanie* darstellt, durchgeführt werden. Aber das 18. Jahrhundert ist nicht das 20. und zwingt uns, beschäftigen wir uns ernsthaft mit ihm, seine Problematiken auf.

Begonnen wurde die vorliegende Arbeit als Studie über die philanthropische Anti-Onanie-Kampagne und die Auswirkungen dieser Kampagne auf die Sozialisation der bürgerlichen Jugend im letzten Drittel des 18. Jahrhunderts.

Während der Sichtung des reichhaltigen Materials zeigte sich eine Schwierigkeit, die die geplante Durchführung des Themas grundsätzlich in Frage stellte und sie nicht sinnvoll erscheinen ließ. Obwohl der Begriff "Onanie" = Masturbation, den die Ärzte, Pädagogen und Philanthropen verwendeten, mit dem heute gebrauchten identisch schien, war es nicht möglich, die Kampagne gegen diese Degeneration, Wahnsinn und Tod bringende Epidemie für heutige Leserinnen und Leser verstehbar zu machen. Die Annahme des 18. Jahrhunderts, daß Onanie solche Konsequenzen nach sich ziehen könnte, war durch die heutige Bedeutung von "Onanie" = Masturbation grundsätzlich ausgeschlossen, ja sogar lächerlich.

In den letzten Jahren sind drei Monographien zum Problem der Onanie im 18. Jahrhundert erschienen: Théodore Tarczylo "Sexe et liberté au siècle des Lumières (1983), Jean Stenger / Anne van Neck "histoire de une grande peur: la masturbation" (1984) und Uwe Rohlje "Autoerotik und Gesundheit. Untersuchungen zur gesellschaftlichen Entstehung und Funktion der Masturbationsbekämpfung im 18. Jahrhundert" (1991). Die Ergebnisse dieser Arbeiten werden im Fortgang der Arbeit aufgegriffen und diskutiert. Diese Monographien wie auch einschlägige Aufsätze oder z.B. die Onanie betreffenden Teile von Dieter Hoof, "Pestalozzi und die Sexualität seiner Zeit" (1987), haben die semantische Herausforderung einer unterschiedlichen Bedeutung des Begriffes "Onanie" kaum aufgegriffen, sondern im großen und ganzen auf der eigenen, heute gültigen Bedeutung beharrt, bei welcher Onanie nicht krankheitsverursachend sein kann.[1] Auf einen genaueren Literaturüberblick kann an dieser Stelle verzichtet werden, da sich mein Thema von einer Darstellung der Anti-Onanie-Kampagne auf *die semantische Rekonstruktion des Begriffes "Onanie"* verschoben hat.

Ein wichtiges Buch, das in Fragestellung und historischem Ansatz meiner Herangehensweise nahe steht, ist Barbara Dudens Studie "Geschichte unter der Haut. Ein Eisenacher Arzt und seine Patientinnen um 1730" (1987). Den Vorgang, den Duden etwas unglücklich "historisieren" nennt, fasse ich - von einem bedeutungstheoretischen Standpunkt aus - als semantische Rekonstruktion.

Er (der untersuchte Arzt Storch, K.B.) hat ... auch keinen Begriff ähnlich unserer "Sexualität".
Es wäre irreführend, den Arzt Storch nach dem Modell des späteren Mediziners verstehen zu wollen ... müssen wir wohl auch andere unserer Selbstverständlichkeiten historisieren: "Sexualität", "Reproduktion", "Hygiene", "Gesundheit".[2]

Eine Erklärungsweise der Anti-Onanie-Kampagne liefert Jos van Ussels in seiner Arbeit "Sexualunterdrückung" (1970); er begreift sie als pathologische Erscheinung - "pathologisch wie der Judenhaß"[3] - und beschreibt die Kampagne als in die Irre gegangenes oder sexualfeindliches Delirium einer ganzen Gesellschaft. Dem Beharren auf der modernen Bedeutung von "Onanie" in der Forschung - sowohl der Nichtbeachtung wie der Deutung als allgemeinem Wahn oder Paranoia - stehen die Dokumente des 18. Jahrhunderts gegenüber. Besonders auffällig ist hierbei: Es läßt sich im 18. Jahrhundert praktisch keine Gegenstimme finden, die den Ursprung von Degeneration, Wahnsinn und Tod aus der Onanie in Frage stellen oder bestreiten würde.

Sogar ein so lustfreundlicher Mann wie der Comte de Mirabeau läßt seiner zum Genuß von Lust zu erziehenden Heldin des Romans "Der gelüftete Vorhang oder Lauras Erziehung" (EA 1786) einen Gürtel zur Verhinderung der Onanie anlegen, der die Zeit zwischen geschlechtlicher Aufklärung und geschlechtlicher Initiation überbrücken soll. Als Laura nachfragt, warum "dieses lästige Beinkleid" nötig sei, erhält sie die väterliche - es handelt sich um eine Liebesgeschichte zwischen Tochter und (Stief-)Vater - Antwort:

Wisse denn, liebe Laurette, daß die menschliche Natur am Wachstum der Individuen arbeitet, bis sie etwa fünfzehn oder sechzehn Jahre alt sind. ... Bei den Männern braucht die Natur länger, um sich zu vollenden: wird ihre Tätigkeit durch vorzeitige und häufige Ergüsse davon abgelenkt, jenem Wachstum zu dienen, so hat man sein Leben lang darunter zu leiden, und die Schäden, die daraus erwachsen, gehören zu den unerquicklichsten. Die Frauen zum Beispiel sterben früh oder bleiben klein, schwach und matt, oder sie werden von einer Art Auszehrung und Abmagerung befallen ... Die jungen Männer nehmen ganz ähnlichen Schaden: sie schleppen sich elend dahin, sofern sie nicht vorzeitig sterben.[4]

Ich habe dieses Mirabeau-Zitat gewählt, weil sein Name gerade für libertine Literatur des 18. Jahrhunderts stehen kann. Natürlich ist hier der Einfluß Rousseaus, der seinen "Emile" vom Wissen über das Geschlecht vor dem 16. Lebensjahr aus denselben Gründen fernhalten will, zu spüren. Selbst der Marquis de Sade leugnet die selbstzerstörerischen Wirkungen exzessiver Samenverschüttung keineswegs; wenn er sie dennoch propagiert, dann geschieht dies innerhalb seines Programms grundsätzlicher Bosheit, die sich aus Gottesverachtung und dem Willen zur allgemeinen Moral- und Gesellschaftszerstörung - dies ist de Sades eigentliche Lust - nährt.

Auch die deutschen Geistesgrößen des 18. Jahrhunderts sind beim Glauben an die schlimmen Folgen der Onanie alle dabei: Kant schreibt in seinen anthropologischen Vorlesungen im Teil "Über Pädagogik":

Nichts schwächet den Geist wie den Leib des Menschen mehr, als die Art der Wollust, die auf sich selbst gerichtet ist, und sie streitet ganz wider die Natur des Menschen. Aber auch diese muß man dem Jüngling nicht verhehlen. Man muß sie ihm in ihrer ganzen Abscheulichkeit darstellen, ihm sagen, daß er sich dadurch für die Fortpflanzung des Geschlechtes unnütz mache, daß die Leibeskräfte dadurch am allermeisten zu Grunde gerichtet werden, daß er sich dadurch ein frühes Alter zuziehe, und sein Geist sehr dabei leide, u.s.w.[5]

Schiller verkündet in einem Gedicht "Kastraten und Männer", das auch in einer späteren Überarbeitung "Männerwürde" nicht zu retten war, zwar durch die Blume, seinen Zeitgenossen aber sehr wohl verständlich, daß er niemals onaniert hätte. Nicht alle waren in Fleischesdingen so kampfstark wie Schiller; den ausgetrockneten Gehirnen - hohle Kürbisse - derer, die der solitären Ausschweifung nicht haben widerstehen können, werden wir in Tissots Onanie-Buch wieder begegnen.

O Pfui, und Pfui und wieder Pfui
Den Elenden! - sie haben
Verlüderlicht in einem Hui
Des Himmels beste Gaben.

Dem lieben Herrgott sündiglich
Sein Konterfei verhunzet,
Und in die Menschheit schweiniglich
Von diesem Nu gegrunzet.

Und schlendern elend durch die Welt,
Wie Kürbisse von Buben
Zu Menschenköpfen ausgehöhlt
Die Schädel leere Stuben![6]

Goethe bietet sich selbst als Märtyrer oder als Apostel an, falls er dadurch mithelfen könne, die Onanie samt der Prostitution - Lais steht metonymisch für käufliche Liebe - aus der Welt zu schaffen.

Sauber hast du dein Volck erlöst durch Wunder und Leiden/
Nazarener! Wohin soll es, dein Häufchen, wohin?/
Leben sollen sie doch und Kinder zeugen doch christlich,/
Leider dem früheren Reiz dienet die schädliche Hand./
Will der Jüngling dem Übel entgehen, sich selbst nicht verderben,/
Bringet Lais ihm nur brennende Qualen für Lust./
Komm noch einmal herab, du Gott der Schöpfung und leide,/
Komm, erlöse dein Volck von dem gedoppelten Weh!/
Tu ein Wunder und reinige die Quellen der Freud und des Lebens,/
Paulus will ich dir sein, Stephanus, wie dus gebeutst.[7]

Goethe bringt hier die Beunruhigung und Beängstigung, die sowohl der Onanie wie auch derem Ausweichmittel Prostitution - hier ist es die Syphilisangst - innewohnt, prägnant zum Ausdruck.

Die Reihe derer, die die entsetzlichen Folgen der Onanie im 18. Jahrhundert benennen, ließe sich ohne Schwierigkeit fortsetzen. Doch erhebt sich keine einzige Stimme im 18. und frühen 19. Jahrhundert, die gegen die Krankheit und Tod bringende Sicht der Onanie protestiert hätte. Dies ist allerdings eine erstaunliche Tatsache.

Sie hat mich bewogen, die Beschreibung der Anti-Onanie-Kampagne zunächst abzubrechen, da es aus unserer heutigen Sicht keine Deutungsmöglichkeit dafür gab, und ich angesichts der Geschlossenheit des 18. Jahrhunderts auch nicht an allgemeinen Massenwahn oder ein gesamtgesellschaftliches Delirium glauben konnte. Denn daß gerade in einer die Vernunft in ihre Rechte einsetzenden Gesellschaft wie der des 18. Jahrhunderts eine solche Übereinstimmung in einem für uns heute so offensichtlich falschen Punkt bestanden haben sollte, daß nicht zumindest ein paar Stimmen dem allgemeinen Delirium "vernünftig" widerstanden hätten, ist doch höchst unwahrscheinlich.

Die Folgerung daraus hat für mich gelautet: Die Annahme, daß Onanie zu Tod, Wahnsinn und Krankheit führt, muß *damals vernunftgemäß* gewesen sein. Der Begriff "Onanie" - selbst wenn es sich um nichts weiter als Masturbation handeln sollte - muß im 18. Jahrhundert eine andere semantische und daraus resultierend auch kulturelle und soziale Bedeutung besessen haben als diejenige, die das 20. Jahrhundert verwendet.

Läßt man sich auf Tod, Wahnsinn und Krankheit aus Onanie aber ein, tut sich eine fremde, andere Welt auf. Die gewohnten Sicherheiten sind nicht mehr so einfach festzustellen. Die Bilder des Körpers verschwimmen ebenso wie die Ordnung des Geschlechts. Daraus ergibt sich die Strukturierung der Arbeit:

Im 1. Kapitel arbeite ich medizinhistorisch und versuche, das zentrale Werk zur Krankheit Onanie, Tissots "Onanisme", in den Zeitzusammenhang zu stellen und die gesundheitsschädliche und tödliche Gefahr der Onanie einem heutigen Leser verstehbar, das heißt die Regeln, die dieses Denken leiten, einsichtig zu machen.

Im 2. Kapitel unternehme ich es, den theologischen "Vorlauf " dieser Krankheitsvorstellung von Onanie zu fassen. Ich bin mir sehr wohl bewußt, daß die untersuchten Gruppen, die ich hier "*rigide Protestanten*" nenne, keineswegs repräsentativ für die komplexe Gesellschaft dieser Zeit sind. Sie sind eine Minderheit in der Gesellschaft des "galanten" Zeitalters. Meine These jedoch ist, daß sie den harten Kern bilden, aus dem sich später wichtige gesamtgesellschaftliche Prozeße und Entwicklungen ergeben haben. Die Bedeutung der "Onanie" erweist sich in diesen Gruppen, die die Reformation nicht für abgeschlossen halten und *in ihrem alltäglichen Leben aus freiem Entschluß, unter Einsatz aller ihrer Kräfte und in scharfer Kompromißlosigkeit in einer gottgemäßen Weise leben wollen*, als zentral und den ganzen Bereich der "Sexualität" betreffend.

Das protestantische Onanie-Konzept geht untergründig in Tissots naturwissenschaftlich-medizinisches Konzept der Onanie ein. Um die Bedeutung und das Neuartige von Tissots Buch nicht zu verschleifen, habe ich mich entschieden, eine chronologische Umstellung vorzunehmen und Tissot vor das protestantische Onanie-Konzept, dessen Ausbildung Tissot chronologisch vorausgeht, zu setzen.

Vieles, was den Grundbestand unseres heutigen anthropologischen Selbstverständnisses - was der Mensch ist - ausmacht, ist uns so selbstverständlich und unhinterfragbar geworden, daß in Vergessenheit geriet, wie früher darüber gedacht wurde. Am Problem der Onanie im 18. Jahrhundert zeigt sich, daß die Gesellschaft, die uns vorausgegangen ist, eine ganz andere Anthropologie besaß, notwendig besitzen mußte: Denn die Menschen dieser Gesellschaft lebten andere Körper, und sie lebten eine andere Geschlechtsordnung als die der Sexualität.

Was eine Gesellschaft über das Geschlecht denkt, was als angemessen und unangemessen bewertet wird, läßt sich nicht so einfach abtun, wie dies Hans Peter Duerr im Falle Michel Foucaults tun wollte.

> Nun habe ich in der Tat versucht, *jede* Form von Quellen zu berücksichtigen, weil ich nicht in die Fußstapfen Foucaults treten will, der den Eindruck erweckte, eine "Geschichte der Sexualität" geschrieben zu haben, während er in Wirklichkeit eher eine "Geschichte der Ideen intellektueller Männer über die Sexualität" vorgelegt hat.[7]

Theoretisch beziehe ich mich hauptsächlich auf Michel Foucaults Arbeiten zur Sexualität und auf Max Webers und Ernst Troeltschs Studien zum Protestantismus. Vom Denken Norbert Elias' habe ich viel gelernt.

2 Methodisches Vorgehen

Ich stehe einer deutend-interpretierenden, anthropologisch orientierten Geschichtsschreibung nahe. Das bedeutet, daß die Probleme, die erörtert werden, in der Terminologie der handelnden Menschen dargelegt werden müssen. *Geschichtsschreibung ist für mich Verstehensarbeit.*

'Verstehen' heißt in solchen Situationen bei dem, was gesagt oder getan wird, den Sinn oder das, worauf es ankommt, zu begreifen.[9]

An diesem so lapidar scheinenden Satz des Philosophen Peter Winch müssen drei Aspekte bedacht werden:
1. Worin besteht denn der Sinn einer Handlung? Was muß man "verstehen", wenn man eine Handlung verstehen will?
2. Was heißt das für die Geschichtsschreibung, ein Gebiet, in dem der Begriff "verstehen" nicht gerade ein unbelasteter ist?
3. In welcher Form läßt sich historisches Begreifen als "historisches Verstehen" praktisch durchführen.

Zu 1: Der Sinn einer Handlung liegt zuerst beim handelnden Menschen selbst, er wird vom Handelnden selbst gegeben. Seine Deutung konstituiert den Sinn der Handlung. Um zu verstehen, was einer tut, muß ich wissen, warum er es tut, welchen Regeln er dabei folgt, die diesem Handeln Kohärenz geben. Um zu wissen, worum es in einem symbolischen System oder einem gesellschaftlichen Diskurs geht, ist es nötig zu hören, wie die Beteiligten sich selbst darüber äußern, wie sie ihre Lebensweise erklären und sich in die Welt einordnen.

Zu 2: Es ist mir bewußt, daß hier sofort die Problematik des "Historismus" auftaucht. Doch mir geht es keineswegs um ein Verstehen im Sinne eines Einfühlens, wie das im Historismus versucht wird, sondern im Sinne des Verstehens einer Sprache. Um dies verständlich zu machen, muß ich etwas weiter ausholen.

Der Sozialhistoriker Jürgen Kocka hat die anthropologisch orientierte Methode aus seiner Position einer soziologisch erklärenden "Historischen Sozialwissenschaft" angegriffen, ohne dabei von Historismus zu sprechen. Dennoch kommt seine Attacke dem Vorwurf einer neuen und außerdem bloß positiv sich einfühlenden Art des Historismus sehr nahe.

Die "Alltagshistoriker" hoffen, diese sie besonders interessierenden Wirklichkeitsbereiche gewissermaßen "von innen" zu rekonstruieren: nicht so sehr durch Aufschlüsselung mit Hilfe mitgebrachter Fragen, Begriffe und Theorien, wie es die Historische Sozialwissenschaft verlangt und praktiziert ... Unter Berufung auf das Paradigma der teilnehmenden Feldforschung glauben manche Alltagshistoriker den prinzipiellen Dualismus von Forscher und Forschungsgegenstand unterlaufen, die zu untersuchende Lebenswelt mit deren eigenen Theorien entschlüsseln zu können. Bedingung erfolgreicher Einsicht ist dann nicht so sehr die reflektierte Verwendung von Methoden und Theorien - der "kalte Blick" des analysierenden Historikers mag sogar störend sein -, sondern eine gewisse Affinität, ein spezifischer Kommunikationszusammenhang zwischen Forscher und Erforschtem.[10]

Kockas erster Vorwurf meint "teilnehmende Beobachtung", "Feldforschung". Nun ist es sicherlich nicht einfach so, daß man durch bloßes Dabei-Sein schon das Verständnis einer Situation erwerben könnte. Der von Utz Jeggle[11] herausgegebene Sammelband "Feldforschung" zeigt die vielschichtige, vor allem auch theoretische Problematik, die damit verbunden ist. Grundlage ist, daß man die Sprache derer spricht, die man beobachten und befragen will. Sobald man aber etwas von der Sprache versteht, versteht man auch etwas von der sozialen Syntax und Semantik dieser Gesellschaft oder sozialen Gruppe. Denn:

Wirklichkeit ist nicht etwas, das der Sprache Sinn gibt. Was wirklich und was unwirklich ist, zeigt sich in dem Sinn, den die Sprache hat.[12]

Jemanden verstehen lernen, ist also immer auch eine Sprache lernen und sich langsam in die Annahmen, die diese Menschen über die Welt haben, hineinzutasten. Jede Gesellschaft besitzt ihr nur sprachlich vermitteltes "imaginäres" System, das in Wechselbeziehung zum Materiellen steht: Was der Mensch sei? Warum er auf der Erde sei? Wie er leben solle? Was denn der Tod bedeute?

Für den Historiker heißt es also zu lernen, wie die Menschen einer vergangenen Epoche die Wirklichkeit, ihre Wirklichkeit - von der unseren unterschieden - sprachlich konstituierten. Denn wenn man die Handlungsweisen einer Gesellschaft begreifen will, die glaubt, daß die Sonne sich um die Erde dreht und daß die Erde eine Scheibe ist, muß man, ob man will oder nicht, diese Annahmen ebenfalls annehmen, selbst wenn man selbst längst von der Richtigkeit des kopernikanischen Weltbildes überzeugt ist.

Wenn Kocka von "gewisser Affinität" und "spezifischem Kommunikationszusammenhang zwischen Forschern und Erforschtem" spricht, dann zielt er damit auf das einfühlende Verstehensmodell des Historismus[13], keineswegs auf die bedeutungstheoretische Problematik solchen Aufeinandertreffens.

Die "Einfühlung", wie sie im Historismus praktiziert wurde, mußte scheitern, da die zugrundeliegenden Bedeutungstheorien statisch konzipierte Theorien, vor allem ontologisch ausgerichtete Referenztheorien waren. Zwar wurde die Unterschiedlichkeit der historischen Subjekte gespürt, aber sie konnte aufgrund statischer Bedeutungsstruktur der Welt durch Einfühlung überbrückt werden. Es ist ein riesiger Unterschied, zum Beispiel die Situation von jemandem zu verstehen, dem es gerade schlecht geht, der gerade im Lotto gewonnen oder der einen Todesfall zu beklagen hat, oder einen Spanier zu verstehen, weil ich selbst spanisch spreche. Das historische Einfühlen ging eigentlich von der Identität des historischen und des zeitgenössischen

Menschen aus, nur geriet der historische Mensch in Situationen, in die der zeitgenössische nicht mehr geraten kann. In diese Situationen galt es, sich - Mensch gleich Mensch - einzufühlen, sie aufgrund der gleichbleibenden Bedeutungskonstitution der Welt nachzuvollziehen.

Verstehen ist hier aufgrund gleicher Bedeutungsstrukur - emotionale Affinität - möglich, im Falle gleicher Sprache jedoch besteht keine derartige Emotionalität, sondern ein *gemeinsames Wissen über die Regeln* - Semantik und Syntax - eines symbolischen Systems. Dem Verstehens-Begriff einer anthropologisch orientierten und verstehend-deutenden Sozialgeschichte, den ich hier vertrete, liegt eine dynamische Bedeutungstheorie zugrunde, wie sie von Ludwig Wittgenstein im späten Werk entworfen und innerhalb der "ordinary language philosophy" weiterentwickelt wurde. *Die Bedeutung eines Wortes besteht in seinem Gebrauch.* In diesem Sinne sprach ich vorher davon, daß es sich bei dieser Arbeit um eine Bedeutungsbeschreibung des Begriffes "Onanie" im 18. Jahrhundert handelt.

Dabei handelt es sich natürlich um eine Theorie im Sinne des Theorie-Mitbringens von Kocka. Diese Theorie dient zur Aufschlüsselung vergangener Lebenswelt "von innen". Ich will dem Geschlechts- und Körperdiskurs seine eigene Terminologie belassen, ja, ich will zeigen, daß es oft sogar falsch sein kann, "mitgebrachte Fragen und Begiffe" anzuwenden.

Wenn ich mit einem Chinesen sprechen will und selbst nicht chinesisch spreche, muß ich eben chinesisch lernen. Ihm in meiner mitgebrachten Sprache Fragen zu stellen, ist hinsichtlich der Erkenntnis und des Verständnisses seiner Lebenswelt ziemlich sinnlos. Es wäre bloß ein Taumel in der eigenen Sprache. Und ich möchte eben behaupten, daß das europäische 18. Jahrhundert eine Art China für uns darstellt. Wie kann ich aber die "Sprache", das symbolische - kulturelle und soziale - Regelgeflecht des 18. Jahrhunderts lernen? Ich kann mich nur an die Dokumente des 18. Jahrhunderts selbst halten und muß versuchen, diese "Lebensform" in der eigenen Terminologie lesen = verstehen zu lernen.

Dann hat man zwei "Kultur-Texte" vorliegen: den eigenen und den vergangenen; erst in der Differenz der beiden Bedeutungswelten, die in unserem Fall außerdem in einem genetischen Zusammenhang zueinander stehen, zeigt sich das für den Historiker Interessante: Die *Vorgeschichte* seiner eigenen jetzigen Gesellschaft als *eigenständige Wirklichkeit*, die nicht aus dem Fortgang der Geschichte lebt und also auch nicht daraus erklärt werden kann. Erst dann zeigen sich vielleicht unbemerkte Unterströme, die in die heutige Weltsicht eingefloßen sind und nach wie vor eine große Bedeutung für die kulturelle und soziale Ausprägung unserer Gesellschaft besitzen, obwohl ihre Wirklichkeit längst untergegangen ist.

Zu 3: Auf dem Gebiet der Geschlechtsbeziehungen wird häufig mit dem Raster Sexualität erklärt; dabei werden Annahmen der jeweils handelnden

Menschen - historische, außereuropäische - kaum oder gar nicht zur Kenntnis genommen.

Es wird eine Geschlechtsordnung erklärt, ohne daß diese verstanden worden wäre; das heißt im Klartext: Es wird nur das Eigene in historischer Maske verdoppelt.

Dabei ginge es darum, zu fragen, was im vorliegenden Fall die Menschen des 18. Jahrhunderts über ihre Geschlechtlichkeit dachten, welche Trennungslinien von gut und schlecht, von gehörig und ungehörig sie vornahmen, wie die Geschlechtlichkeit in Hinsicht auf das Funktionieren des Körpers gesehen wurde und welche Gefahren von einem "schlechten" Geschlechtsleben für das Individuum und die Gesellschaft ausgingen.
Wie kann dieser "imaginäre Raum", der um das Geschlecht angesiedelt ist und der sprachlich vermittelt ist, als "Sprache", als gesellschaftlich-soziale Syntax und Semantik einer vergangenen Zeit heutzutage verstanden und "sinnvoll" gelesen werden?

Die vorliegende Arbeit ist als eine Art "Lesebuch" der hier behandelten Themen konzipiert. Der Begriff "Lesebuch" beinhaltet zweierlei: Er impliziert zum einen eine anthologische Auswahl von Originaltexten, zum anderen gehört er einem literarischen Genre an.

Wie Geschichte zu schreiben sei, das habe ich zum Beispiel bei Georges Duby gesehen und auch bei ihm zusammengefaßt gefunden:

> Ich halte die Geschichtswissenschaft vor allem für eine Kunst, eine essentiell literarische Kunst. Die Geschichtsschreibung existiert nur durch ihren Diskurs. Damit sie gut ist, bedarf es eines guten Diskurses. Die Form ist in meinen Augen von größter Wichtigkeit. ... Der Historiker will sich nicht eingestehen, daß das, was er tut, trotz allem keine Wissenschaft ist. ... Für den Historiker ist dies aber auch eine Angelegenheit der Ethik, einer Moral...: nicht über etwas zu sprechen, dessen man sich nicht versichert hat.[14]

Der Ethnologe Clifford Geertz hat für die Wissenschaften vom Menschen den beschreibend-deutenden Essay als die angemessene Form des Herangehens unter dem theoretischen Begriff "Dichte Beschreibung" vorgeschlagen und an verschiedenen Beispielen praktisch vorgeführt.[15] Den Begriff "Thick Description" hat er dabei von dem sprachanalytischen Philosophen Gilbert Ryle übernommen und in die Sozialwissenschaften eingeführt. Nun läßt sich eine erlebte Situation "dicht" - komplex und unter Berücksichtigung der verschiedenen kulturellen Prägungen und Interessen der verschiedenen handelnden Akteure - beschreiben. Wie kann dies aber für vergangene Situationen geschehen?

Ich möchte ein paralleles Konzept der "dichten Beschreibung" für historische Gesellschaften mit reichlich überlieferter Schriftkultur vorschlagen und durchführen: "*Hartes Zitieren*". Ich meine damit ein zitierendes Herzeigen dessen, was Menschen über die Konstitution der Welt und ihre eigene Rolle darin annahmen. Ich werde also ausführlich und exzessiv zitieren, was die Menschen des 18. Jahrhunderts vom Körper und vom richtigen Gebrauch der körperlichen Lust und den Konsequenzen der Abweichungen dachten.

Man wird mir entgegenhalten: Geschichtsschreibung macht doch nie etwas anderes, sie lebt doch immer von der Entschlüsselung der auf uns gekommenen Dokumente. Ich würde zustimmen, aber mit einer Einschränkung. Der Forscher liest normalerweise historische Originaltexte und "übersetzt" diese dann in der Ausfertigung seines Textes in seine Sprache und Begrifflichkeit. Zitate werden so als illustrierende Beispiele für Argumente verwendet, nicht als Argumente selbst. Oft kann man sogar Entschuldigungsfloskeln für längere Zitate lesen. Viele Forscher ziehen die Paraphrasierung dem Originalton vor. Dabei ist Paraphrasierung immer ungenauer als das Original und zudem ästhetisch verkommener. Der überfliegenden Zusammenfassung wohnt immer die Gefahr der Bedeutungsumwandlung und die unbewußte Angleichung der Inhalte ans eigene Symbolsystem inne.

In dieser Arbeit wird der Versuch des "harten Zitierens" unternommen, der darin besteht, *das Wesentliche in Textstellen des 18. Jahrhunderts zu belassen und die Originalzitate als Argumente zu benützen*. Das Zitat bedarf natürlich der Kommentierung, wie jede Form der Beschreibung sie braucht. Der Kommentar ist nichts anderes als eine Einordnung des zitativ Hergezeigten in den historischen Kontext. Zitierendes Herzeigen und Kommentar verhalten sich zueinander wie Semantik und Syntax einer Sprache. Der gelebte Ausdruck aber, der - um im Bild zu bleiben - der phonetisch-intonativen Realisierung entspräche, ist für uns nicht nachzuvollziehen: Die geschichtlichen Menschen sind in ihrer Andersheit vergangen. Dennoch können wir sie "lesen" und dabei verstehen.

Das Körperbild um 1750 scheint uns in vielem phantastisch; ein solcher Körper scheint pures Phantasma, das nichts mit der Wirklichkeit zu tun hat. Mit der Wirklichkeit des 20. Jahrhunderts stimmt dieser Körper nicht überein, das ist richtig. Die Methode des "harten Zitierens" samt Kommentar aber kann die vergangene Wirklichkeit im Text erstehen lassen: Dann verblassen die Phantasmen als Phantasmen und gewinnen den Charakter einer vergangenen, jedoch auch für uns verstehbaren sozialen Realität. Verstehbar in dem Sinne, wie man eine untergegangene Sprache, die man selbst nicht spricht, dennoch verstehen kann, wenn man mit ihrem Lexikon und den sie strukturierenden Regeln vertraut ist.

Wenn ich Zitat und Kommentar mitunter etwas "mäandrieren" lasse, zum Beispiel bei den Lebensgeistern, den Zuckungen, den unordentlichen heimlichen Lüsten, dann geschieht dies ganz bewußt, und nicht deshalb, weil ich mich nicht hätte kürzer fassen können. Denn der "begradigte Flußlauf" verliert gerade die nur ihm eigenen Eigentümlichkeiten: Genau diese aber gilt es zu lernen, wenn eine fremde Sprache gelernt werden will.

In den Zitaten wurde weder die Orthographie behutsam bereinigt noch bei offensichtlichen Rechtschreibfehlern stillschweigend eingegriffen; auch auf das Distanzierungs- und Aufgemerkt-Zeichen (!) wurde verzichtet. Nicht übernommen dagegen wurde der Sperrdruck lateinischer Wörter, der im 18. Jahrhundert üblich war. Unterstreichungen stammen, wenn nicht anders vermerkt, aus dem Original selbst.

3 Zur Entstehung dieser Arbeit

Annemarie und Werner Leibbrand haben, als sie 1972 mit "Formen des Eros" eine Bilanz ihres Forscherlebens auf dem Gebiet der Sexualwissenschaft vorlegten, in der Einführung festgestellt: "... vielmehr ist die Tabuisierungsgewalt auch heute noch so groß, daß die Beschäftigung mit dieser Wissenschaft im akademischen Rahmen unerwünscht bleibt"[16]. Seitdem hat diese Verkrampfung des wissenschaftlichen Betriebs wie der ganzen Gesellschaft sicherlich tiefgehende Änderungen erfahren und sich insgesamt gelockert.

Für die Onanie allerdings, deren Erforschung Annemarie Wettley (später Leibbrand) als Verlängerung der Linie Sexualwissenschaft - Psychopathia sexualis angegeben hat[17], läßt sich dies keineswegs behaupten: Sie unterliegt nach wie vor strenger Tabuierung. Im Laufe der vielen Jahre, die ich für die Erforschung der einsamen Lust aufgewendet habe, hat mich gerade die Konfrontation mit dieser harten Tabuierung belehrt, daß sich hinter dem Problem der Onanie zentrale Probleme der modernen abendländischen Gesellschaft verbergen müssen.

Die peinlichen Gefühle und roten Ohren, die bei vielen in der Sozialwissenschaft Tätigen die Nennung des Themas hervorrief, wurden nicht selten vom Objekt der Forschung auf das forschende Subjekt abgeladen: Das durchgängig starke Interesse für das Thema wurde entweder in gespielter Sicherheit in die wissenschaftliche "Spielkiste" verbannt und mit einem paternalistischen "Lohnt es sich denn, darüber zu schreiben?" abgewertet oder, ohne daß dies jemals ausgesprochen worden wäre, in vielerlei Nuancen echter oder gespielter Anteilnahme psychologisch auf mich übertragen: Der Mann hat unbewältigte Probleme.

Wer sich zudem, wie ich es getan habe, nicht dem Zeitdruck und Produktionszwang wissenschaftlicher "Rites de Passage" aussetzt, sondern den eigenen Rhythmus von Frage-Stellen und Antwort-Finden zuläßt, der hat es, gerade bei einem solchen Thema, doppelt schwer. Denn der dem Thema unterstellten psychologischen Belastung wurde die zunehmende Dauer der Erstellung als Zeichen eines Scheiterns, einer nutzlosen Bemühung zugesellt. So war ich in vieler Augen (gerade auch in denen von akademischen Freun-

den) ein zwar das Feld der Wissenschaft redlich bestellender, aber dennoch keine Ernte einbringender Arbeiter, ein - um es klar zu sagen - wissenschaftlicher "Wichser". Es waren wohl nicht allzu viele, die noch an ein Erscheinen dieser Arbeit glaubten.
Ich habe aber auch viel Solidarität und Hilfe erlebt: Vielen bin ich zu Dank verpflichtet. Es können hier gar nicht alle genannt werden. Ich habe in den Anmerkungen, an den Stellen, wo Hilfe in diesem Buch seine Spuren hinterlassen hat und in der einen oder anderen Form eingegangen ist, versucht, meine Dankbarkeit auszudrücken.
Allen voran gehört mein Dank Professor *Hermann Bausinger*, der sich auf dieses Thema eingelassen, alle meine "Grillen" (wie das 18. Jahrhundert sagen würde) mit Gelassenheit und Geduld ertragen und mich immer mit weiterführender Kritik und Anregung unterstützt hat.

Die Arbeit entstand in drei Phasen, die auch geographisch klar unterschieden sind.
Die Tübinger Zeit war die Zeit der Recherche und Orientierung im 18. Jahrhundert. Dort bildeten sich die Hauptthesen heraus, aber es war mir unmöglich, diese in guter Argumentation zu Papier zu bringen. Unschätzbar für die Diskussion war der dortige Freundeskreis: Manfred Müller, Dieter und Susanne Lindner-Löchle, Fritz Kuhn, Peter Frodl. Die lange Auseinandersetzung mit Monika Brucker hat mich vieles gelehrt, was in diese Arbeit grundsätzlich eingegangen ist. In die Schule der Semantik bin ich bei Michel Caillieux gegangen.
In Cáceres wollte ich die Arbeit dann zügig schreiben, aber die von historischer Onanie-Tabuierung kaum belastete spanische "Lebenswirklichkeit" hat mich so in ihren Bann geschlagen, daß an eine sinnvolle Niederschrift erst einmal nicht zu denken war. So prägte ich das den spanischen und deutschen Freunden bei Nachfragen zur "tesis" oft gesagte Schlagwort: "Ein Schinken muß abhängen." Besonderer Dank gilt hier Ignacio Uzquiza, der beharrlich den Cato spielte: "Ceterum censeo ...". Die eindringlichste Aufforderung, die Arbeit zu schreiben - "Du weißt das ja alles, schreibs auf!" kam von Eckhart Groth, als wir seine Übersetzung der Erzählungen der 98er Generation korrigierten. Sein Tod schmerzt. Charo Cortés hat mir bei Übersetzungen aus dem Lateinischen geholfen, mit Angel Molina habe ich zentrale theoretische Probleme der Arbeit diskutieren können. Ans deutsche akademische Ethos gemahnten mich die Herren Professoren Hans-Joachim Lope und Manfred Tietz, die sich von Zeit zu Zeit in Cáceres einfanden.
Im letzten Jahr in Cáceres konnte ich endlich in sinnvoller Weise mit der Niederschrift dieses ersten Teils der "Krankheit Onanie" beginnen. Der Sommerkurs der Herzog August Bibliothek Wolffenbüttel "Europäische Kulturbeziehungen im 18. Jahrhundert" im August 1990 war für mich in vieler

Hinsicht wichtig. Mein herzlicher Dank gilt dem Leiter des Kurses Prof. Rudolf zur Lippe und Rüdiger Schmidt. Prof. Friedrich Niewöhner, hat mir im Jahr vorher - 1989 - eine Arbeitswoche in der Herzog-August- Bibliothek ermöglicht.

Im einstmals reformierten Marburg, dem man dies immer noch anmerken kann, wurde die Arbeit schließlich zu Papier gebracht. Mein Dank gehört hier vor allem Prof. Martin Scharfe, der mir mit Rat und Tat zur Seite stand.

Prof. Hans H. Lauer, Marburg, hat dankenswerterweise den medizinhistorischen Teil durchgelesen und mir durch seinen Kommentar mehr Sicherheit gegeben.

Hans Medick, Göttingen, hat mir - als praktisch Unbekanntem - unveröffentlichtes Archivmaterial, das ich hier noch nicht verwendet habe, überlassen. Für diese großzügige und freie Geste sei ihm von ganzem Herzen Dank gesagt.

Prof. Ludolf Kuchenbuchs Unterstützung in der Endphase vor der Veröffentlichung war mir eine große Hilfe.

Ein besonderer Dank gehört meinen Eltern für ihre langjährige Unterstützung während meines Studiums und für das mir entgegengebrachte Vertrauen.

I

Wie die Onanie lebensgefährlich wurde: Tissots Buch "Von der Onanie"

Mein Körper ist derjenige Teil der Welt, den meine Gedanken verändern können. Sogar *eingebildete* Krankheiten können würkliche werden. In der übrigen Welt können meine Hypothesen die Ordnung der Dinge nicht stören.
Lichtenberg

1 Der Uhrmacher L.D***

Am 8. Juni 1757 berichtet der damals 29jährige Lausanner Arzt Samuel Auguste David Tissot, der 1749 zum Doktor der Medizin promoviert worden war, in einem Brief an einen Kollegen von einem seiner Patienten:

Ich behandle gerade ein unglückseliges Opfer der Self-Pollution der Engländer, welches ein erschreckendes Schauspiel bietet, das durch einen baldigen Tod ein Ende finden wird.[1]

Im Antwortbrief vom 21. Juni 1757 wird nicht direkt auf diesen Patienten, sehr wohl aber auf die Sache eingegangen.

Es wäre sehr zu wünschen, daß man die Jugend hinsichtlich einer Unordentlichkeit erschreckte, welche umso gefährlicher ist, als sie ohne Zeugen begangen wird, und die ihrer vermeintlichen Straflosigkeit wegen nur desto häufiger zur Ausführung kommt.[2]

Diese Antwort stammt aus der Feder eines der berühmtesten Männer seiner Zeit. Der Briefpartner Tissots ist Albrecht von Haller (1708-1777): Bekannt als Dichter des Poems "Die Alpen", erfolgreicher Arzt und Forscher, Begründer der damals viel diskutierten und revolutionären "Irritabilitätstheorie", in welcher reizbare und empfindliche Teile des menschlichen Körpers unterschieden werden, Lehrstuhlinhaber der Anatomie, Botanik und Chirurgie an der Universität Göttingen 1736-1753, Mitbegründer der dortigen "Gesellschaft für Wissenschaften", Leibarzt des Königs von Hannover und 1749 wegen seiner medizinischen Verdienste auf Betreiben der kurhannoveranischen Regierung geadelt. Es scheint, als habe dieser Hinweis des 20 Jahre älteren Haller dazu beigetragen, daß Tissot der Self-Pollution, der Masturbation, eine eigenständige Schrift widmete. Schon am 22. Januar 1758 schrieb Tissot an Haller:

Meine Abhandlung, Monsieur, wird sich aus drucktechnischen Gründen, welche auch Ihnen nicht unbekannt sein dürften, etwas verzögern, sodann durch das Hinzufügen einer zweiten Arbeit, an die ich mich gemacht hatte, sobald ich die erste beendet hatte; diese zweite handelt von den *morbis ex manustupratione*; sowohl die eine wie die andere sind seit einigen Tagen fertig; sie sind gerade beim Binden und ich hoffe, sie Ihnen am Mittwoch zusenden zu können. ... Sie werden sogleich merken, daß an diesem Büchlein niemals mehr als eine Stunde am Stück gearbeitet worden ist, und ich bitte Sie inständig, die Güte zu haben, etwaige Fehler, welche Sie vorfinden werden, festzuhalten.[3]

Noch im Jahre 1758 wurde das *Tentamen de morbis ex manustupratione* in Lausanne veröffentlicht; das Tentamen war an die andere erwähnte Abhandlung mit dem Titel "Dissertatio de febribus bilosis sive Historia epidemiae biliosae Lausannensis Anni MDCCLV"[4] angebunden.

In der Vorrede des Tentamen schildert Tissot Anlaß und Umstände der Niederschrift und erwähnt mit großer Wahrscheinlichkeit auch jenen Patienten, von dem er am 8. Juni 1757 im Brief an Haller gesprochen hatte. Der

Krankheitsfall dieses D*** scheint der eigentliche Anstoß zu diesem später so einflußreichen Buch gewesen zu sein.

In wenigen Worten will ich dir sagen, geneigter Leser, wie diese Betrachtung, welche unter dem Namen D*** dargelegt wird und die Du im Anschluß lesen wirst, und wie die erste Idee zur Niederschrift entstanden ist. Ich hatte wirklich nicht einmal im Traum daran gedacht, aber angesichts der erst vor kurzem aufgetretenen Krankheitsfälle wäre es gefährlich gewesen, sie weiterhin hinauszuzögern. Und da die vorhergehende Abhandlung Platz ließ und einige Seiten als Nachtrag ohne Schwierigkeiten angeschlossen werden konnten, legte ich Hand ans Werk und schrieb in sehr wenigen Tagen, während ich nicht allzu sehr von der Praxis in Anspruch genommen war, irgendein (sei es wie es sei) Werkchen nieder, damit, ich möchte es betonen, den verborgenen Lastern schleunigst ihr Dasein untersagt werde.[5]

Der Fall D*** scheint Tissot an die Nieren gegangen zu sein und ihn auf die Masturbation als krankheitsverursachend hingestoßen zu haben. In den erweiterten Auflagen kommt D*** in der Vorrede nicht mehr vor; im Text allerdings werden die Namensinitialen des jungen Mannes mit L.D*** angegeben. Dieser L.D*** war von Beruf Uhrmacher; er verstarb noch im Juni 1757. Tissot beschreibt diesen Fall aus seiner eigenen Praxis, sowohl schon im Tentamen wie in den französischen Auflagen, ausführlich.

L. D***, ein Uhrmacher, hatte bis in sein siebenzehntes Jahr sich eines ehrbaren Wandels beflissen, und war bis dahin immer gesund gewesen. Um selbige Zeit ergab er sich dem Laster der Selbstbefleckung, welches er täglich und oft dreymal an einem Tage, trieb. Unmittelbar vor und während der Ausspritzung des Saamens war er allemal wie halb außer sich, und in den ausdehnenden Muskeln des Kopfes ... gieng eine krampfartige Bewegung vor, so daß sie den Kopf stark rückwärts zogen, während daß der Hals sich ausserordentlich aufblähte. Noch vor Ablauf eines Jahrs fieng er an, jedesmal nachdem er die Handlung begangen, eine große Schwachheit zu verspüren. Diese Warnung war aber nicht hinlänglich, ihn vom Rande seines Verderbens zurück zu führen. Seine Seele klebte schon zu stark an diesen Unflätereyen, als daß sie zu andern Gedanken fähig gewesen wäre, und die Erneuerungen seines Lasters wurden von Tag zu Tag häufiger, bis er sich in einem Zustande befand, der ihn den Tod befürchten ließ. Itzt nahm er sich vor, klüger zu werden; aber das Übel war schon soweit eingerissen, daß es nicht mehr zu heilen stand. Die Zeugungsteile waren so reizbar und so schwach geworden, daß diesem Unglücklichen der Saame ausfloß, ohne daß er ihn mit der Hand hervorzulocken brauchte. Die allergeringste Reizung brachte augenblicklich eine unvollkommene Steifigkeit des Gliedes zuwege, worauf unmittelbar eine Ergießung des Saamens erfolgte, die täglich seine Schwachheit vermehrte. Der Krampf, der ihn vorher nur zu der Zeit, da er die Handlung vollzog, befallen, und gleich hernach wieder aufgehört hatte, war ihm nunmehr zur Gewohnheit geworden, und überfiel ihn öfters ohne eine scheinbare Ursache, und auf eine so gewaltsame Art, daß er während der ganzen Zeit des Anfalls, welcher bisweilen funfzehn Stunden, niemals aber weniger als acht Stunden anhielt, in der ganzen Gegend des Nackens so grausame Schmerzen empfand, daß er nicht schrie, sondern brüllte; und in derselben Zeit war es ihm unmöglich, das Geringste von Speise und Trank hinunter zu schlucken. Seine Stimme war heischer geworden; doch habe ich nicht bemerkt, daß sie im Anfall noch heischerer gewesen wäre. Er kam völlig von Kräften, und da er seine Profeßion aufgeben mußte, zu nichts fähig und mit Elend überhäuft war, so lag er einige Monate fast ohne alle Hilfe da; und er war um so mehr zu beklagen, weil ein Überbleibsel von Gedächtniß, welches aber hernach völlig verschwand, ihm zu nichts weiter diente, als daß es ihm ohne Unterlaß die Ursachen seines Unglücks vorhielt, welches durch schreckliche Gewissensbisse vermehrt wurde. Ich erfuhr seinen Zustand, und begab mich zu ihm; und da fand ich nicht sowohl ein lebendiges Wesen, als einen häßlichen Leichnam. Ausgemerkelt, blaß, unreinlich, lag er auf dem Stroh, duftete einen abscheulichen Geruch aus, und konnte fast kein Glied bewegen. Aus der Nase lief ihm öfters ein blasses und wässerichtes Blut, und aus dem Munde trat ihm beständig ein Geifer. Er hatte den Durchlauf, und ließ, ohne daß ers merkte, allen seinen Unflath ins Bette gehen; der Saame floß ohne Unterlaß aus; seine trübe, triefende, erstorbene Augen hatten nicht mehr das Vermögen, sich zu bewegen; der Puls gieng äusserst schwach und schnell; der Athem sehr schwer; der ganze Körper war erstaunlich mager, ausgenommen die Füße, welche anfiengen aufzudunsen. Der Zustand seiner Seele war nicht minder kläglich: ohne Begriffe, ohne Gedächtniß; nicht fähig, zwo Redensarten mit einander zu verbinden; ohne Bekümmerniß um sein Schicksal; ohne eine andere Empfindung, außer des Schmerzes, der sich nebst allen übrigen Anfällen, jedesmal um den dritten Tag wieder einstellte. Seine Gestalt war scheußlich, keinem Menschen mehr ähnlich; man hätte zweifeln können, zu welcher Gattung von Geschöpfen er ehemals gehört habe. Mit Hilfe stärkender Mittel glückte es mir geschwind genug, die gewaltigen krampfartigen Anfälle zu heben, die ihn bloß durch den Schmerz, auf eine so grausame Art wieder zum Gefühl brachten. Zufrieden, daß ich ihm wenigstens in diesem Stücke geholfen hatte, gab ich keine Arzeneyen mehr, als welche seinen Zustand doch nicht verbessern konnten. Er starb nach einigen Wochen, im Junius 1757; sein Körper war allenthalben aufgedunsen.[6]

Ein heutiger Leser dieser Krankheitsgeschichte wird wohl einige Zweifel an der letztendlichen Todesursache haben und nicht unbedingt auf die Onanie des L.D*** setzen. Tissot selbst, auch wenn er ein bißchen dick aufgetragen haben sollte, ist sich im klaren, daß der Fall L.D*** ein besonders krasser Fall ist.

Es werden freilich nicht alle, die sich dieses schändliche und sträfliche Handwerk angewöhnt haben, eben so grausam, wie dieser Mensch bestraft; doch ist kein einziger darunter, der nicht auf die eine oder andere Art dafür büssen müßte. Die öftere Wiederholung dieses Spiels, die Verschiedenheit der Leibesbeschaffenheit, und verschiedene äußerliche Umstände, verursachen einen beträchtlichen Unterschied.[7]

Es mag sein, daß Tissot über die Wirkung der Onanie bei L.D*** selbst erschrocken ist. Man könnte aus dem Brief an Haller vom 8. Juni 1757 schließen, daß L.D*** der erste Fall von Onanie-Erkrankung war, den Tissot in Behandlung hatte. Er lernte L.D*** schon als Totgeweihten kennen. Tissot als behandelnder Arzt wurde durch diesen Fall eindringlich auf die Krankheit verursachende Wirkung der Onanie aufmerksam und entschloß sich, seinem Selbstverständnis als Volksaufklärer folgend, Prophylaxe zu betreiben und ein Buch zu diesem Thema zu verfassen. Bei diesem Plan wurde er von keinem geringeren als Albrecht von Haller unterstützt.

Bei den Umständen des Ablebens von L.D*** ist zweierlei festzuhalten: 1. L. D*** hat wirklich sehr häufig onaniert, und 2. waren sowohl der Arzt - Tissot - wie wahrscheinlich auch der Patient - L.D*** - davon überzeugt, daß der schlimme Zustand und der sich nähernde Tod durch die beständige Wiederholung der onanistischen Handlung hervorgerufen worden war.

L.D*** ist also an den Folgen der Onanie verstorben; zumindest mußte seine nähere Umgebung dies als die Todesursache sehen.

Die Gefahren übermäßiger Liebesbetätigung ist der Zeit keineswegs unbekannt; sie lassen sich in verschiedenen medizinischen Schriften finden. Zur Onanie-Thematik jedoch gab es nur eine bekanntere Monographie, die zwischen 1710 und 1720 zuerst in London erschienene "Onania", deren Autor unbekannt ist. Von ihr wird später ausführlich die Rede sein. Sie ist ein Konglomerat aus verschiedenen Texttypen - theologische Traktate, medizinische Mitteilungen, Briefe von Betroffenen - und befriedigt den wissenschaftlichen Eifer Tissots keineswegs. Im Vorwort grenzt sich Tissot entschieden von dieser Schrift ab; er tut dies gewiß mit Recht. Tissots "Tentamen de morbis ex manustupratione" steht auf einer qualitativ anderen Stufe als die englische "Onania". Zwar wird die "Onania" zitiert, aber Tissot hat, wie er selbst sagt, nicht mehr als "etwa drittehalb Seite aus dieser Rhapsodie gezogen"[8]. Daß Tissot im Brief an Haller von einem "Opfer der Self-Pollution der Engländer" gesprochen hat, mag jedoch auf diese erste Monographie zur Onanie zurückzuführen sein.

Tissot hatte damit ein Thema aufgegriffen, das in der Luft lag. 1748 war in London von Lewis "A Practical Essay upon the Tabes Dorsales or the Consumption in Men and Women", 1760 ebenfalls in Lausanne von Dutoit-Mambrini "De l'onanisme, ou Discours philosophique et moral sur la luxure artificielle et sur tous les crimes relatifs" und 1762 in Bern von Daniel Langhans "Von den Lastern, die sich an der Gesundheit der Menschen selbst rächen" erschienen.[9]

Auch die Art der Fallschilderung des L.D*** wird den Leser von heute in Erstaunen versetzen. Zwar ist Mitte des 18. Jahrhunderts die Nosologie, die Lehre von der Einteilung der Krankheiten in einzelne Typen analog der Linnéschen Einteilung der Pflanzen, erst in der Entstehungsphase; die dominierende Herangehensweise ist noch die Kasuistik. Was die Ärzte des 18. Jahrhunderts interessiert, ist eher der spektakuläre Einzelfall und die ihn verursachenden Faktoren als die Diagnostizierung eines typischen Krankheitsbildes.[10] Hermann Boerhaave (1668-1738), der Lehrmeister Albrecht von Hallers, benennt die Umbruchsituation vom Einzelfall zu einer allgemeinen Krankheitslehre in einem Brief:

Während der Zeit kamen wir ... öfters auf die Vielseitigkeit von Krankheitserscheinungen zu sprechen, die an und für sich offen vor uns liegen, uns aber völlig darüber im Zweifel lassen, was wir eigentlich als im Körper verborgene krankhafte Ursache jener ... anzusehen haben. ... Das kommt entweder daher, daß eine und dieselbe Ursache im Körper verschiedene Folgen zeitigt oder daß Resultate, die uns völlig gleich erscheinen, indes durch verschiedene Umstände bewirkt werden oder endlich, daß beides zusammentrifft. In der

Tat muß die Medizin, wofern sie sich auf die strengen Methoden der Wissenschaft besinnt, sich bemühen, jenen Teil der Lehre, der im Erkennen und genauesten Unterscheiden der Krankheiten besteht, ganz besonders auszuarbeiten, damit peinlichster Beobachtung zufolge alle nur irgend sinnlich wahrnehmbaren Spielarten der gleichen Leiden sowohl nach ihren Erscheinungen als auch nach den durch diese bestimmten Krankheiten eingeordnet werden könnten. ... Aus beiden Krankheitsgeschichten geht, meine ich, hervor, daß man trotz genausten Beschreibungen aller im Verlauf einer Krankheit sinnlich wahrnehmbaren Erscheinungen dennoch von der Ursache nichts weiß, solange man die Leiche nicht seziert hat.[11]

Aus der Krankheitsursache und dem Krankheitsverlauf des Einzelfalles ergibt sich der jeweilige Tod: er ist das individuelle Schicksal der Körpergeschichte des Individuums. Deshalb sind die Krankheitsgeschichten so ausführlich und detailreich. In der Fallschilderung des L.D*** durch Tissot kreuzen sich diese beiden Intentionen: Zum einen liefert Tissot eine ausführliche und auf sinnliche Details versessene Beschreibung, um ja nichts, was von Bedeutung in diesem Einzelfall sein könnte, zu übersehen; zum andern aber interessiert ihn wahrscheinlich am Fall L.D*** über die Verpflichtung zur Hilfe als Arzt hinaus - "ich erfuhr seinen Zustand und begab mich zu ihm" - die Onanie als generelle Ursachenerklärung für viele Krankheitserscheinungen. Denn die Onanie setzte nicht erst den Tod und damit die Sezierbarkeit eines Patienten voraus, um ein individuelles Schicksal zu erklären. Innerhalb der entstehenden Krankheitslehre wird die Onanie, zwar verdeckt, aber dennoch einen wichtigen Platz als Ursachenkomplex einnehmen.

Das 18. Jahrhundert kennt andere Todesursachen als das 20. Jahrhundert. Die Onanie ist eine davon. Alain Corbin berichtet in "Pesthauch und Blütenduft" von mehreren Fällen plötzlichen Sterbens beim Einatmen von Miasmen, von fauliger und verdorbener Luft. Zum Beispiel fällt ein Matrose beim Öffnen eines Fasses mit Meerwasser tot um, oder es sterben am 11. Mai 1750 in London mehrere Advokaten und ein Sheriff an der von Häftlingen mitgeführten Gefängnisluft.[12] Corbin führt die Glaubhaftigkeit und damit die Möglichkeit solcher plötzlicher Tode im 18. Jahrhundert auf eine "Phänomenologie der Wahrnehmung", welche ihre Basis auf einer wissenschaftlichen Theorie, eben der der Miasmen, hatte, zurück.

Ganz offenbar hat die wissenschaftliche Theorie eine entscheidende Rolle gespielt. Wir haben sie nur deshalb aus den Augen verloren, weil unsere Geschichtsschreibung vorzugsweise solche Erkenntnisse festhält, die sich als richtig erweisen, während sie die historischen Irrtümer vernachlässigt.[13]

Auch im Falle des Todes von L.D*** muß es eine wissenschaftliche Theorie gegeben haben, welche den Zusammenhang von Onanie und körperlichem Verfall bis zum Exitus für die Menschen des 18. Jahrhunderts einsichtig und damit glaubwürdig gemacht hat. Uns allerdings kann dieser Zusammenhang - sei er, wie er sei - nur phantastisch anmuten.

2 Andere Körper? Selbstgewißheit und Hermeneutik

In dieser Arbeit wird die Argumentationsweise Tissots als medizinische ernst genommen: Es wird von seiner wissenschaftlichen Integrität ausgegangen. Denn der schon fast rituell-notwendige Distanzierungsgestus zu Tissot, der sich aus der heutigen Gewißheit hinsichtlich der Unschädlichkeit der Onanie speist, ist, wie, alle Selbstsicherheiten gegenüber der Geschichte, zu einer Falle geworden, aus der die Sicht auf das 18. Jahrhundert verstellt ist und die zudem dazu verführt, alle Regeln der einfachsten Hermeneutik außer acht zu lassen.

Nur einige wenige Beispiele: Jean-Louis Flandrin spricht in seinem Buch "Familien. Soziologie, Ökonomie, Sexualität" "von den medizinischen Hirngespinsten des berühmten Arztes Tissot, an denen sich keiner zu zweifeln unterstand"[14], Jacques Sole sieht in seinem Buch "Liebe in der westlichen Kultur" Tissots Werk als "dramatisches Szenario, das dazu bestimmt ist, den Jünglingen bei ihrer ersten Form der sexuellen Aktivität Scham zu vermitteln"[15], und Edward Shorter "Die Geburt der modernen Familie" hält dies alles für verrückt:

> Die spezielle Literatur über die Schrecken der Masturbation, angefangen mit Simon-Andre Tissots *Onania* (1758) ist so verrückt, daß sie ihre Verfasser als verläßliche Zeugen ... disqualifiziert.[16]

Ein letztes Beispiel aus einer neueren Arbeit, "Pestalozzi und die Sexualität seines Zeitalters" von Dieter Hoof:

> Eine eingehende Analyse des Werkes erübrigt sich auch hier. ...Die für uns heute unglaublichen Folgen der Selbstbefleckung werden auf sehr vielfältige Weise ausgemalt. Der Autor zieht zahlreiche Gewährsleute heran (deren Logik der seinen entspricht), ... außerdem bringt er Krankengeschichten aus der eigenen Praxis und von Fachkollegen. Die Belege wie auch die Ausführungen Tissots belegen aber nichts, was letztlich als Ergebnis-Zusammenhang formulierbar gewesen wäre, sondern sie führen nur zu dem von Anfang an festliegenden Verständnis des "Schändlichen Verbrechens" zurück. ... Medizinisch gesehen, scheint es sich bei den beschriebenen Krankheitsbildern primär um damals noch nicht genau diagnostizierbar gewesene Infektionen, Mangelerscheinungen oder auch neurologische Leiden gehandelt haben, die dann durch einen mit Onanie in Verbindung stehenden psychosomatischen Symptomen-Komplex kompliziert wurden. Das im Ansatz nicht-medizinische Onanie-Problem wurde solcherart zu einer stinkenden Jauche verkocht und einem aufnahmebereiten Teil der Mitmenschen wie Teufelsdreck serviert.[17]

Diese extreme Äußerung konfrontiert uns mit mehreren Fragen:

1. Ist die Onanie-Problematik im 18. Jahrhundert wirklich kein medizinisches Problem? Was "damals noch nicht diagnostizierbar" war, muß ja in der vergangenen Zeit irgendwie kohärent mit den damaligen Körperbildern und Funktionsvorstellungen vom Körper beschrieben worden sein.
2. Es wird Tissot eine Argumentation eigentlich abgesprochen. Das Ergebnis Tissots sei zugleich sein Ausgangspunkt. Wenn dem wirklich so wäre,

könnte es nicht auch so sein, daß Tissot vielleicht ein allgemein akzeptiertes Wissen, die Schädlichkeit des übertriebenen Liebesspiels zum Beispiel, nur neu und anders beleuchtet und deshalb diesen Sachverhalt nicht speziell begründen muß, sondern eben nur das Neue daran, d.h. die besondere Schädlichkeit der solitären Lustgewinnung?

3. Wenn es wirklich nur eine aus der Luft zusammengekochte "stinkende Jauche" gewesen sein sollte, wie erklärt sich dann die Aufnahmebereitschaft des Publikums? Warum hatte die Theorie der Onanie als Symptom-Komplex für Krankheiten solch großen Erfolg und warum blieb sie auch in der Fachwelt bis ins 19. Jahrhundert hinein praktisch unwidersprochen? Handelt es sich bei dem "Antimasturbationssyndrom" um "pathologische Aktionen", wie Jos van Ussel in "Sexualunterdrückung"[18] meint, oder soll man etwa annehmen, daß die Menschen des 18. Jahrhunderts dümmer als die des 20. Jahrhunderts waren und die ihnen als "Teufelsdreck" servierte Krankheit Onanie einfach so und widerspruchslos akzeptierten, sie glaubten und in einzelnen Fällen auch daran starben?

Setzt man irgendeine theoretische Stimmigkeit der Onanie als Komplex von Krankheitssymptomen voraus, dann stellt sich die Frage, wie denn die Körper beschaffen sein müssen, um einer solchen Theorie gerecht werden zu können. Nun kann man einwenden, daß der Körper und die Art und Weise, wie er funktioniert, "der Bau unsrer Maschine, und überhaupt aller thierischen Maschinen"[19], wie Tissot in cartesischer Tradition sagt, sich doch durch alle Zeiten gleich geblieben seien. Der Körper des 20. Jahrhunderts ist gleich dem des 18. Jahrhunderts ist gleich dem des Mittelalters und der Antike. Doch muß man sich klarmachen, daß diese Annahme jeweils eine der Jetzt-Zeit ist: Wir nehmen an, daß der Körper eines Griechen aus dem klassischen Athen, der eines Azteken aus Tenochtitlan oder der einer Deutschen aus dem 16. Jahrhundert genau in der Art und Weise funktionierte, wie man heutzutage die Funktionsweise des Körpers beschreibt. Vielleicht werden die Menschen des ausgehenden 21. Jahrhunderts nur die Köpfe schütteln, wenn sie lesen, wie sich die Menschen von 1990 die Funktionsweise ihres Körpers vorstellten. Michel Foucault fragt in seinem Buch "Die Geburt der Klinik. Eine Archäologie des ärztlichen Blickes" beiläufig, auf welche Weise wohl die allergischen Reaktionen im Körper wandern. Aber es wäre denkbar, daß es darüber im Jahr 2090 Erkenntnisse geben mag, die eine Umgewichtung und damit eine Neubeschreibung verschiedenster Bereiche des Körpers erzwingen.

Auch die Menschen aus dem Jahr 2090 werden ihr Körperbild als das angemessenste und das heißt auch als das richtige ansehen, und müßten es auf die Menschen vergangener Zeiten projezieren und würden ihre Beschreibung vom Körper also auch uns, den Menschen des ausgehenden 20. Jahrhunderts, als gültig zuschreiben.

Doch würde eine solche Zuschreibung weder in irgendeiner Weise uns Menschen des 20. Jahrhunderts betreffen noch auch zum historischen Verständnis unseres körperlichen Wohlbefindens, unserer Krankheiten, Leiden, Todesursachen, unserer Körperängste und hygienischen Handlungen beitragen. Wir haben und leben den Körper, den wir aus der für uns gültigen Beschreibung kennen, ja wir können uns nur unter großen Schwierigkeiten hypothetisch einen anderen Körper denken, geradeso, wie wir uns auch nicht sinnvoll andere Gefühle denken können.

Der Arzt und Wissenssoziologe Ludwig Fleck hat in einem 1935 erschienenen Buch am Beispiel der Geschichte des Syphilis-Begriffes die "Entstehung und Entwicklung einer wissenschaftlichen Tatsache" folgendes festgestellt. Man glaubt:

> Wir besäßen einfach das "richtige Denken" und das "richtige Beobachten" und eo ipso, was wir für wahr erklären, *ist wahr*; was aber jene anderen, die Primitiven oder die Alten, die Geisteskranken oder die Kinder für wahr erklären, *scheint ihnen nur wahr zu sein.* Diese erznaive Ansicht, die eine wissenschaftliche Erkenntnistheorie aufzubauen hindert, erinnert sehr an die Lehre eines französischen Sprachforschers des 18. Jahrhunderts, der behauptete, pain, sitos, Brot, panis seien willkürliche, verschiedene Bezeichnungen desselben Dinges, aber es bestünde zwischen der französischen Sprache und den andern der Unterschied, daß das, was französisch pain hieße, auch wirklich pain sei.[20]

Jeder Epoche *ist* die Beschreibung des Körpers, die sie hat, *wahr*; es ist keine Beschreibung mehr, sondern *so ist der Körper.* Die andern aber, andere und vergangene Kulturen, dachten *falsch* über den Körper, ihr Körper *scheint oder schien ihnen nur wahr zu sein.* Sozialwissenschaftlich gesehen ist diese Betrachtungsweise, obwohl allgemein verbreitet, natürlich unsinnig. Denn der Körper und seine Funktionsweise sind soziale Größen: Der Mensch lernt seinen Körper aus dem allgemein gültigen Wissen seiner Epoche über den Körper. Er lernt seine Körperlichkeit, sein körperliches Befinden, seine Leiden und die Ursachen dieser Leiden so zu fühlen und so zu interpretieren, wie sie im Körperbild seiner Epoche angelegt sind. Wie wir Menschen unseren Körper erleben, hängt davon ab, wie wir gelernt haben, darüber zu reden. Das Körperbild einer Epoche prägt die einzelnen Individuen. Das Körperbild, das eine Epoche hat, kann sich dem Funktionieren der "Maschine" nur mehr oder weniger annähern. Deshalb ist hier von Beschreibung die Rede[21]. Eine Beschreibung kann mehr oder weniger zutreffend sein. Hat aber eine Beschreibung den Charakter sozialer Realität, wie es beim Körperwissen der Fall ist, dann muß eine solche Beschreibung, selbst wenn sie sich späterer Erkenntnis gemäß als unzutreffend erweisen sollte, für die Zeit, in der sie Gültigkeit hatte, als real angesehen werden.

Andere Körper? Wir werden auf diese Frage nach der Präsentation der Argumentation Tissots, der Diskussion einiger zentraler Themen der Medizin des 17. und 18. Jahrhunderts und einer erneuten Abwägung der Thesen Tissots auf dem Hintergrund seiner Zeit zurückkommen.

3 Die Argumentation Tissots

Wie stellte man sich Mitte des 18. Jahrhunderts die Funktionsweise des menschlichen Körpers vor? Paßt sich die Argumentation Tissots in das Körperbild seiner Epoche ein?

Zuerst soll ganz knapp Stil und Anordnung des Onanie-Buches von Tissot vorgestellt werden, dann seine Argumentationsweise hinsichtlich der Ätiologie. Die Ätiologie, die Ursachenlehre, ist der zentrale Punkt, an dem sich erweisen lassen wird, ob Tissots Denken seiner Epoche kohärent ist und für die Mitte des 18. Jahrhunderts auch theoretisch Relevanz hat. Nur auf der Folie einer solchen Textanalyse des Buches von Tissot können seine Behauptungen zur Onanie-Schädlichkeit verstehbar gemacht werden.

"Von der Onanie" ist ein medizinischer Text des 18. Jahrhunderts. Der Text ist voller Zitate antiker und zeitgenössischer Autoren, ausführlich treten dabei Hippokrates, Galenus und von den neueren Sanctorio Sanctorius (1561-1636), Friedrich Hoffmann (1660-1742), Hermann Boerhaave und Albrecht von Haller auf[22]. Bei den Zitaten handelt es sich um theoretische Argumente, Beobachtungen und Fallgeschichten. Gegenteilige Meinungen werden bisweilen angeführt und diskutiert. Natürlich kommt Tissots eigene Praxis nicht zu kurz; ausführlich werden Mitteilungen von Freunden, z.B. viel von Johann Georg Zimmermann (1728-1795), einem berühmten Schüler Hallers, berichtet. Die Zitate aus der Antike, dem Barock, der Neuzeit werden als gleich wahr und somit auf gleicher Stufe behandelt. Aber das ist ein übliches Verfahren im 18. Jahrhundert. Jutta Dornheim und Wolfgang Alber stellen für die Fallgeschichten fest:

> Ärztliche Fallberichte waren im 18. Jahrhundert Bestandteil medizinischer Fachprosa, die der internen Diskussion und ärztlichen Weiterbildung, darüber hinaus aber auch der Aufklärung gebildeter Laien diente. Diese Feststellung betrifft vor allem Buchveröffentlichungen; sie sind, da sie sich auch an ein breiteres gebildetes Publikum wandten, mit heutiger Fachliteratur nicht zu vergleichen.[23]

Man hat *Von der Onanie, oder Abhandlung über die Krankheiten, die von der Selbstbefleckung herrühren* als populärwissenschaftliche Schrift[24] bezeichnet. Bedenkt man die Wissenschaftsorganisation Mitte des 18. Jahrhunderts, dann zeigt sich, daß die moderne Trennung von Fach- und populärer Wissenschaft angesichts der Präsentationsform, des Diskussionstils und der Leserschaft für das 18. Jahrhundert so nicht aufrecht zu erhalten ist. Die medizinische Literatur wird insgesamt für ein größeres, für das "gelehrte"

Publikum geschrieben und wird von diesem rezipiert. Tissot ist darüber hinaus seinem Selbstverständnis nach in erster Linie Volksaufklärer: Sein Onanie-Buch ist zwar auch fachwissenschaftliche Diskussion, vor allem aber ist es Aufbereitung von wissenschaftlicher Erkenntnis für größere Kreise der Bevölkerung. Tissot geht dabei erklärend vor, aber er will vor allem Wirkung erzielen und weiß,

daß bey einer Materie, wie diese ist, wo man weit weniger Hoffnung hat, durch Gründe zu überzeugen, als durch Beyspiele zu schrecken, die Beyspiele nie häufig genug angebracht werden können.[25]

Das "Schrecken" mag im heutigen Sprachgebrauch soviel wie "wachrütteln" heißen. Es besagt auf keinen Fall eine "Unseriösität" Tissots, sondern zeigt den moralischen Impuls, der in allen Schriften Tissots spürbar ist. Es handelt sich um Verbreitung von Wissenschaft im Volk, vergleichbar dem Kampf um die Akzeptierung der Impfung, an dem Tissot in seinem erstem Buch "Rechtfertigung der Impfung" (1754) teilgenommen hat. Als Verbreitung von Wissenschaft wurde auch Tissots Buch zur Onanie von der Fachwelt aufgenommen.

Auch Tissots Terminologie muß unter dem Blickwinkel des 18. Jahrhunderts gesehen werden. Er spricht von "Lastern der Unzucht", die Onanie ist ihm ein "schändliches und sträfliches Handwerk", ein "Verbrechen". Zum einen ist der moralisch-aufklärerische Impuls, der über die Qualität der medizinischen Argumentation nichts aussagt, bereits angeführt worden: Er gehört unabdingbar zum Gestus des Wirkung-Erzielen wollenden Arztes des 18. Jahrhunderts. Zum anderen ist bei der Beurteilung eines Ausdrucks wie "Verbrechen" Vorsicht geboten: Vielleicht hatte "Verbrechen" eine andere Stellung in der Semantik der damaligen Zeit und somit eine andere Bedeutung. Dies wird klarer werden, wenn von den geschlechtlichen Praktiken, die das 18. Jahrhundert noch als Sodomie bezeichnet hat, die Rede sein wird. Vielleicht war "Verbrechen" eine angemessene und normal übliche Bezeichnung für eine Handlung, wie sie die manustupratio, die Schändung mit der eigenen Hand, darstellt?

Insgesamt ist Tissots Buch "Von der Onanie" ein für die Mitte des 18. Jahrhunderts keineswegs untypisches medizinisches Buch.

Tissots Buch ist in drei große Teile gegliedert[26]:

Vorrede (unpaginiert, 22 Seiten) und Einleitung (6 Seiten)
1. Simptomata: Welche Symptome und Krankheiten als Folge der Onanie auftreten können. (55 Seiten)
2. Ätiologia: Warum diese Folgeerscheinungen der Onanie auftreten müssen. (55 Seiten)
3. Praxis: Wie und mit welchen Heilmitteln diese Folgen zu behandeln sind.(97 Seiten)
Ein vierter Teil mit Anhang-Charakter handelt von verwandten Krankheiten der Onanie; darunter zählen nächtliche Samenergüsse und unfreiwilliger Samenabgang. (43 Seiten)

Tissot beginnt die Einleitung seines Buches mit programmatischen Sätzen über den beständigen Verlust an Flüssigkeiten und die Ersetzung dieses Verlustes duch den Stoffwechsel:

Unsere Körper verlieren beständig. Könnten wir den mannichfaltigen Verlust, den wir daran leiden, nicht ersetzen, so würden wir gar bald in eine tödtliche Schwachheit verfallen. Der Ersatz geschieht durch Speise und Trank; diese aber müssen in unseren Körpern verschiedene Zubereitungen erhalten, die unter dem Namen des Nahrungsgeschäftes (nutritio) begriffen werden. Sobald dieses Geschäfte entweder gar nicht, oder schlecht von statten geht, so haben wir von Speise und Trank keinen Nutzen, indem wir, unerachtet ihres Genusses, allen den üblen Zufällen unterworfen sind, die aus einer Erschöpfung der Kräfte zu entstehen pflegen. Unter allen Ursachen aber, welche die Nahrung unserer Körper verhindern können ist vielleicht keine gewöhnlicher, als die allzuhäufigen Ausleerungen.[27]

Thema des Buches von Tissot sind die allzu häufigen Ausleerungen des Samens, im besonderen die solitären Ausleerungen, und deren schlimme Folgen für den menschlichen Körper.

Es stellt sich eine ganze Reihe von Fragen, für die es eine Antwort geben muß, wenn Tissots Theorie eine Stimmigkeit besitzen soll:
In welcher Verbindung steht die nutritio, der Stoffwechsel, wie wir heute sagen würden, mit dem Samen?
Wie kann allzu häufige Ausleerung des Samens zur Erschöpfung der Körperkräfte allgemein führen?
Da es sich bei dem Anliegen Tissots nicht nur um das männliche Geschlecht handelt, wie stellt sich dann die Problematik für das weibliche Geschlecht dar, das ja gar keinen Samen besitzt?
Warum verdienen die solitären Ausleerungen eine besondere Beachtung und sind nicht auf einer Stufe mit denen, welche mit einer anderen Person geschehen, zu sehen?

Tissots zweiter Hauptteil, welcher die Ätiologie behandelt, umfaßt drei Abschnitte:

1. Von der großen Wichtigkeit des Saamensafts.
2. Untersuchung der Umstände, womit die Ausschüttung des Saamens verknüpft ist.
3. Ursachen, warum die Onanie gefährlicher ist, als die fleischliche Vermischung selbst.

Die Wichtigkeit des Samens

Tissot beginnt diesen Teil mit Zitaten der medizinischen Klassiker Hippokrates und Galen, fügt Zitate anderer antiker Autoren, darunter Aristoteles, Pythagoras, und neuerer Autoren an und kommt zu dem Schluß, daß, obwohl alle diese Autoren sich in Schattierungen unterscheiden, der gemeinsame Nenner aller in der Kostbarkeit des Samens besteht.

"Der Saame des Menschen, sagt er (Hippokrates), kömmt aus allen Feuchtigkeiten seines Körpers, und ist der wichtigste Saft desselben. Zum Beweise dient die Schwachheit, welche diejenigen empfinden, die durch fleischliche Vermischung einen Theil desselben verlieren, so gering solcher auch seyn mag. Es erstrecken sich aus allen Theilen des Körpers Blutadern und Nerven nach den Zeugungstheilen hin; wenn nun diese angefüllt und erhitzt sind, so empfinden sie einen Kitzel, der, indem sich durch den ganzen Körper verbreitet, denselben mit Hitze und Lust erfüllt; die Säfte gerathen in eine Art Gährung, welche das kostbarste und am meisten balsamische davon absondert; und dieser solchergestalt von dem übrigen abgesonderte Theil geht, durch das Mark des Rückgrades, nach den Zeugungstheilen hin."
"Dieser Saft, sagt er (Galenus), ist nichts anders als der allersubtilste Theil aller andern Säfte; er hat seine Blutbahnen und Nerven, die ihn aus dem ganzen Körper in die Hoden führen." "Indem man Saamen verliert, sagt er anderswo, verliert man zugleich Lebensgeister; also darf man sich nicht wundern, daß ein allzu häufiger Beyschlaf entkräftet, weil er den Körper seiner allerfeinsten Materie beraubet."[28]

Sowohl im Zitat des Hippokrates wie des Galenus ist zu sehen, daß der Samen mit einer anderen Substanz angereichert und mit dieser Substanz fast identisch wird: Bei Hippokrates ist es das Produkt der Gärung der Säfte, "das kostbarste und am meisten balsamische", Galenus spricht von Lebensgeistern. Über die Lebensgeister ist der Samen eng mit dem Blut und den Nerven, d.h. auch mit dem Gehirn, in Verbindung.

Man hat die Frage aufgeworfen: Hat der Saame viel ähnliches mit irgend einem andern Safte? und ist er mit derjenigen Flüssigkeit einerley, die unter dem Namen der Lebensgeister, durch die Nerven läuft, zu allen nur einigermaßen wichtigen Verrichtungen der thierischen Maschine das Ihrige beyträgt, und deren Verderbniß so häufige und so bedenkliche Zufälle von mancherley Art nach sich zieht? Um auf diese Frage gründlich zu antworten, müßte man die Natur beyder Säfte aufs genaueste kennen. Aber wir sind von dieser Stufe der Einsicht noch unendlich weit entfernt, und können nur einige sinnreiche und wahrscheinliche Muthmaßungen vortragen.[29]

Tissot zitiert im Anschluß an diese Frage Friedrich Hoffmann, Professor in Halle, Freund von Leibnitz und Boyle, Leibarzt der preußischen Könige.

"Es läßt sich leicht begreifen, sagt Hoffmann, wie ein so genaues Verhältniß zwischen dem Gehirne und den Hoden statt finde, weil diese zwey Werkzeuge die subtileste und auserlesenste lympham (Feuchtigkeit, Wasser,) welche bestimmt ist, allen Theilen Kraft und Bewegung zu geben, und selbst zu den Äußerungen des Seelenvermögens behülflich zu seyn, aus dem Blute absondern. Es ist auch unmöglich, daß eine allzu häufige Verschwendung dieser Säfte die Kräfte der Seele und des Körpers nicht äußerst schwächen sollte." "Der Saamensaft, sagt er an einem anderen Orte, vertheilt sich, wie die durch das Gehirn abgesonderten Lebensgeister, in alle Nerven des Körpers; er scheint einerley Natur mit jenem zu haben; daher kömmt es, daß je mehr Saamen verlohren geht, desto weniger Lebensgeister werden abgesondert."[30]

Tissot folgt der Theorie Hoffmanns und nimmt Samen und Lebensgeister mehr oder weniger als identisch an. Samenverlust ist also gleich Lebensgeisterverlust.

Man könnte ihn (den Samen, Anm.Verf .) das wesentliche Oel (oleum essentiale) der thierischen Säfte nennen, oder vielleicht noch richtiger, den feinsten Geist (Spiritum rectorem), dessen Verschwendung eine Schwäche der anderen Säfte, und gleichsam ein Verduften derselben, nach sich zieht.[31]

Es stellt sich die Frage, welche Aufgaben diesem so feinen Saft der Genitalregion, sei der Same nun ein eigenständiger Saft mit vielen Lebensgeistern oder sei er identisch mit ihnen, innerhalb des Körpers zukommen. Daß bei dem Verlust von im Körper zirkulierenden Säften eine Schwächung eintreten müsse, liegt, laut Tissot, auf der Hand,

aber weit schwerer ist zu begreifen, wie ein Saft, der nicht zirkuliert, der ganz für sich allein ist, diese Wirkung hervorbringen könne? ... Die Ursache davon ist leicht einzusehen; denn indem die Behältnisse, welche bestimmt sind, einen Saft aufzunehmen, gar zu oft ausgeleeret werden, so müssen, aus einer nothwendigen Folge, die in den Gesetzen der Mechanik gegründet ist, die Feuchtigkeiten desto häufiger ihren Zufluß dahin nehmen; dadurch wird diese Absonderung übermäßig; alle anderen Absonderungen leiden dadurch, insonderheit das Nahrungsgeschäfte, als welches ebenfalls unter die Zahl derselben zu rechnen ist; der Körper erkranket und wird matt. ... Der Saame ... ist eine wirksame Feuchtigkeit, deren Gegenwart einen nothwendigen Einfluß auf die Triebfedern der Bewegung hat; dieser Einfluß hört auf, wenn man den Saamen ausleeret; mithin ist der Saame ein Saft, dessen Ergießung aus einer zwiefachen Ursache schadet.......Es giebt noch eine dritte Art Feuchtigkeiten (1. z.B. Schweiß und Ausdünstung, die im Moment der Absonderung den Körper verlassen; 2. z.B. Urin, der in einem Gefäß gesammelt wird; Anm. Verf.), welche, gleich denen von der zweyten Art, abgesondert und in Behältnissen aufbewahrt werden, aber nicht in der Absicht, daß sie, wenigstens nicht ganz, ausgeleeret werden sollen, sondern vielmehr, damit sie in diesen Behältnissen eine Vollkommenheit erlangen, die sie, wenn sie wiederum in die Masse der anderen Säfte zurück treten, zu neuen Verrichtungen geschickt macht. Hieher gehört unter andern der Zeugungssaft. In den Hoden abgesondert, geht er von da durch einen ziemlich langen Canal in die Saamenbläschen, und wird durch die Sauggefäße beständig zurück gepumpt, und immer näher und näher in die allgemeine Masse der Feuchtigkeiten zurück geführt.[32]

Der Same in dieser Theorie besitzt nicht allein die Zeugungskraft, sondern daneben erfüllt er eine für die innere Konstitution und Ökonomie des Körpers wichtige Rolle. Aus dem Samen kehrt immer ein Teil ins Blut zurück. Tissot zitiert seinen Freund und Lehrer Haller:

Der Saame wird in den Saamenbläschen so lange aufbehalten, bis der Mensch Gebrauch davon macht, oder bis die nächtlichen Abgänge ihn desselben berauben. Während dieser ganzen Zeit reizet der darinn enthaltene Vorrath das Thier zum Werke der Begattung; aber der größte, flüchtigste, balsamischste und kräftigste Theil dieses Samens wird in das Blut zurück gepumpt, und bringt, indem es in selbiges eintritt, erstaunliche Veränderungen darinn hervor; zeuget den Bart, die Haare, die Hörner; verändert die Stimme und die Sitten; denn nicht das Alter bringt diese Veränderung bey den Thieren zuwege, sondern allein der Saame ists der selbige wirket; und man wird sie niemals an Verschnittenen gewahr.[33]

Was Haller hier dem tierischen männlichen Samen an Wirkung zuschreibt, die körperliche Entwicklung vom Kindes- zum Erwachsenenstadium, würde heute als Wirkung der Drüsensekretion, des Hormonalhaushaltes, beschrieben werden. Wie der Same diesen Einfluß genau ausübt, "ist eine von den Aufgaben, deren Auflösung vielleicht noch nicht reif ist"[34]. Daß diese Wirkung jedoch dem Samen oder genauer Teilchen des Samens zugeschrieben werden muß, dies bekräftigt Tissot am Ende dieses Kapitels:

Ihre (Teilchen des Samens; Anm.Verf) Wirksamkeit auf die flüßigen Theile ist noch stärker; der Umlauf des Bluts erfolgt mit mehrerer Lebhaftigkeit; das Nahrungsgeschäfte geht in genauer Ordnung von statten; alle anderen Verrichtungen erfolgen auf eine vollkommenere Art. Wo aber diese Hülfe mangelt, da entwickeln sich verschiedene thierische Verrichtungen niemals. Im letzten Fall befinden sich die Verschnittenen, bey denen sie alle unvollständig geschehen.[35]

Von den Frauen, die auch heranwachsen und sich vom Mädchen zur Frau auswachsen müssen, hört man in diesem Kapitel Tissots gar nichts. Mit Haller führt er nur die Kastraten an. Die Frauen aber, ebenso ohne Samen wie die Eunuchen, können ihrem Organismus durch venerische Ausschweifungen sehr wohl schaden und haben ähnliche Folgen zu tragen wie Männer. Tissot hat im Symptom-Teil einen eigenen Abschnitt "Folgen der muthwilligen Selbstbefleckung beym weiblichen Geschlechte". Die Antwort auf das Problem der Kastraten könne, so Tissot, erst am Ende des folgenden Kapitels gegeben werden. Auch die hier aufgeworfene Frage nach der Stellung der Frau wird dann eine Antwort finden müssen.

Was mit der Ausschüttung des Samens einhergeht

Die Samenausschüttung ist ein heikler und den ganzen Körper betreffender Vorgang. Tissot zitiert Demokrit:

"Der Beyschlaf ... ist eine Art der schweren Noth, (Epilepsis)." "Er ist, sagt der Herr von Haller, eine überaus gewaltsame Handlung, die den Zuckungen sehr nahe kömmt, und eben deswegen erstaunlich schwächet, und dem ganzen Nervengebäude schädlich ist."[36]

Die Samenauslassung ist eine Art Krampf, sie bedeutet eine "Entkräftung" des ganzen Körpers und geht mit "wirklichen Zuckungen und einer Art von bösen Wesen" vor sich. Es kann nicht allein die Samenauslassung sein, die solche Wirkung hervorruft, es muß dafür einen anderen Grund geben.

Schon die Geschwindigkeit mit welcher die Entkräftung sogleich auf die vollzogene Handlung erfolgt, ist von vielen, und zwar nicht ohne Grund, für einen Beweis angesehen worden, daß diese Entkräftung nicht einzig und allein von der Beraubung des Samens herrühren könne. Was aber recht überführend beweiset, wie sehr der Krampf dabey schwächen müsse, solches ist die große Mattigkeit, welche man an allen Patienten, welche Anfälle von krampfartigen Krankheiten bekommen, wahrnimmt, sind die Anfälle gar epileptisch, so äußert sich die Entkräftung bisweilen im höchsten Grade. ... Sanctorius behauptet ausdrücklich, daß die Bewegungen mehr schwächen als die Auslassung des Saamens; und man muß sich wundern, daß der Herr von Gorter, sein Ausleger, uns das Gegentheil hat bereden wollen. Er glaubt einen Beweis für seine Meynung, daß die Bewegungen der Venuslust, nicht mehr als jede andere Bewegung schwächen können, darinn zu finden, weil sie nicht krampfartig wären; aber dieser Grund wird niemand überzeugen. ... J. A. Borelli ... hatte ganz andere Begriffe von diesen Bewegungen, als der Herr von Gorter, indem er deutlich sagt: "Diese Handlung ist mit gewissen Zuckungen verknüpft die dem Gehirne und dem ganzen Nervensystem überaus nachtheilig sind."[37]

Gorters Meinung wurde mit allen Autoritäten widersprochen: Der Beischlaf und die Samenausschüttung mußte als Zuckung, als fast auf gleicher Ebene wie ein epileptischer Anfall, betrachtet werden. Nervensystem und Gehirn werden durch den Beischlaf in Mitleidenschaft gezogen: Die Nerven geraten in krampfartige Bewegung, mehr Blut als sonst steigt ins Gehirn und belastet es. Der ganze Mensch bleibt nach dem Venusspiel ermattet zurück.

Die Gefahren des Geschlechts sind also zweifache: Einmal die Ausschüttung des Samens selbst, die den Körper einer großen Menge von Lebensgeistern berauben; zum andern die Umstände, die die Samenausschüttung begleiten, die krampfartigen Bewegungen in den Nerven, die ebenfalls die Lebensgeister angreifen.

Wenn man bedenkt, was diese zwo Ursachen, nämlich die Ausleerung des Saamens und die krampfartigen Bewegungen, für Wirkungen hervor bringen, so ist es nicht schwer, die Unordnungen, die daraus in der ganzen Einrichtung des Körpers entspringen müssen, zu erklären. Man kann selbige unter drey Classen bringen: *schlechte Verdauung; Schwachheit des Gehirns und der Nerven; und gehemmte Ausdünstung*. Man wird finden, daß es keine einzige langwierige Krankheit giebt, die man nicht aus dieser dreyfachen Ursache herleiten kann.[38]

Ein Zuviel im Venusspiel greift also das Stoffwechsel- und das Nervensystem an. Der doppelte Lebensgeisterverlust, durch Ausschüttung und übermäßige innere Bewegung im Akt des Ausschüttens, eröffnet einen wahren Teufelskreis.

Die Krankheiten des Magens und der Nerven unterhalten eine fehlerhafte Gemeinschaft mit einander. Die ersteren bringen die letzteren zuwege; und wenn diese einmal vorhanden sind, so tragen sie ungemein viel bey, jene zu verschlimmern.[39]

Fehlen die Lebensgeister, die bei der Verdauung, dem ersten Schritt im Verkochungsprozeß der Säfte, notwendig sind, dann entstehen aus dieser unvollkommenen Verdauung Säfte schlechterer Qualität und daraus Lebensgeister sowohl geringerer Qualität als auch Quantität, was wiederum die Verdauung und die Verkochung der Nahrung zu Säften verschlechtert. In den Worten Tissots:

Der Magen ist unter allen Theilen des Körpers derjenige, der die größte Anzahl Nerven aufnimmt, und worinn sich, eben deswegen, eine weit größere Menge Lebensgeister vertheilet. Was demnach die Wirksamkeit der Nerven schwächet, und was die Quantität oder die Güte der Lebensgeister verringert, das muß nothwendig den Magen weit mehr, als irgend einen andern Theil, schwächen; und dieses geschiehet beym Mißbrauch der Liebeslust. .... Sobald die Verdauung unvollkommen geschieht, so nehmen die Säfte ein rohes Wesen an, welches sie zu allen ihren Bestimmungen untauglich macht, insonderheit aber die Nahrung verhindert, von welcher der Ersatz der verlohrnen Kräfte abhängt. Wer sich von dem großen Einflusse des Magens auf das Wohl= oder Übelbefinden des ganzen Körpers, recht überzeugen will, der betrachte nur den Zustand einer Person, welche die genossenen Nahrungsmittel nur sehr kümmerlich verdauen kann; in einigen Minuten sind die Kräfte weg, mit ihnen Muth und Lust zu allen Dingen; die Werkzeuge der Sinne werden stumpf; die Seele selbst übt ihr Vermögen nur unvollkommen aus; das Gedächtnis, und insonderheit die Einbildungskraft, scheinen entwichen zu seyn; mit einem Worte, nichts kann einen vernünftigen Mann so leicht einem Dummkopfe ähnlich machen, als eine beschwerliche Verdauung. ...
Die Schwäche des Nervengebäudes ... wird, wie schon gesagt, theils durch die krampfartige Bewegungen, womit die Auslassung des Saamens verbunden ist, hervor gebracht; theils aber rührt sie auch von einer fehlerhaften Verdauung her; denn sobald es mit letzterer nicht richtig zugeht, so empfinden sogleich die Nerven, und zwar um so mehr, weil die darinn enthaltene Flüssigkeit gleichsam die Quintessenz eines Nahrungssafts ist, der die allervollkommenste Kochung erhalten haben muß; ohne diese aber leidet jene Flüssigkeit aufs empfindlichste durch den Einfluß roher Säfte. Was endlich die Schwachheit der Nerven noch ferner vermehret, ist die Ausleerung einer Feuchtigkeit, die viel Aehnliches mit den Lebensgeistern hat ...; denn weder die Zweifel einiger großer Männer, die sich in der Physik nichts zu behaupten getrauen, als lauter solche Dinge, deren Wahrheit in die Sinnen fällt, noch die Einwürfe einiger minder scharfsinnigen, oder auch systemsüchtiger Physiologielehrer, können mich abhalten, alle Kraft der Nerven von den Lebensgeistern herzuleiten. Wenn wir aber auch nicht zugeben wollten, daß der Saamenverlust wegen der damit verlohren gehenden vielen Lebensgeister schädlich sey, so würde er doch wenigstens in so ferne schaden, weil er die Gefäße jenes gelinden Prickelns beraubt, welches der zurückgepumpte Saame erreget, und welches so viel zur Kochung der Speisen im Magen beyträgt.[40]

Es ist wieder zu sehen, daß sich Tissot - hierin gleicht er allen seinen Zeitgenossen - über den Zusammenhang von Same und Lebensgeistern nicht ganz im klaren ist. Er führt jedoch andere Meinungen polemisch an, ohne sie genauer zu diskutieren. Selbst wenn der Verlust der Lebensgeister im Samen nicht schaden würde, wären Tissots Argumente in seinem Körperbild ausreichend, um die Zerrüttung des Nervensystems behaupten zu können.

Leidet aber dadurch die Zusammensetzung und Qualität der Säfte, dann ist es nur natürlich, daß auch die Art und Weise der Ausscheidung derjenigen Rückstände, die bei Gewinnung der Säfte entstehen, beeinträchtigt wird. Tissot nennt das gehemmte Ausdünstung. Ein- und Ausdünstung durch die Poren funktionieren nicht so, wie sie sollten. Auch beim Atmen kann die eingeatmete Luft nicht so verwertet werden, wie sie verwertet werden sollte. Das große Schlagwort heißt hier Schwindsucht. Diesen dritten Punkt behandelt

Tissot sehr knapp; er verweist auf einen nicht bekannten, jung verstorbenen Arzt namens Gunz, der

von den nachtheiligen Folgen, die aus übertriebener Liebeslust in Absicht auf das Athemholen entstehen, eine sehr sinnreiche mechanische Erklärung giebt.[41]

Tissot bringt aus eigener Erfahrung, aus seiner Studienzeit, den Fall eines jungen Menschen,

der als ein Schlachtopfer der Selbstbefleckung gestorben ist. Er war Studirens halber nach Montpellier gekommen, allwo er sich so stark an dieses Laster gewöhnte, daß er in kurzer Zeit schwindsüchtig wurde.[42]

Tissot kommt noch einmal auf die Verschnittenen - männliche Körper, die keinen Samen produzieren und also auch nicht verlieren können - zurück; über diesen Umweg gelangt er zum Thema der Frauen.

Da die Verschnittenen die Vortheile nicht genießen, welche dieser Saft, nachdem er zubereitet und zurück gepumpt worden ist, dem Körper verschaffet; so verlieren sie dagegen auch nicht denjenigen kostbaren Theil des Blutes, welcher bestimmt ist, daß Saamen daraus werden soll. ... Dürfte ich Ausdrücke aus der Metaphysik entlehnen, so würde ich den Samen eintheilen in *semen in potentia & semen in actu*, d.i. Samen, welcher erst gemacht werden soll, dieses ist derjenige Theil kostbare Theil der Säfte, der in den Hoden abgesondert wird, und in schon fertig gemachten Samen. Wenn ersterer sich nicht absondert, so entgeht zwar der Maschine diejenige Beyhülfe, die sie von dem zubereiteten Samen erhält, und sie erfährt die davon herrührenden Veränderungen nicht, aber sie wird auch nicht ärmer; sie erwirbt nichts, aber sie verliert auch nichts; und man bleibt im Zustande der Kindheit. .... Die zweyte Ursache ist, weil die Verschnittenen nicht denjenigen Krampf bekommen, dem ich einen großen Theil der schlimmen Folgen venerischer Ausschweifungen zugeschrieben habe.[43]

Bei den Frauen geschieht die Umwandlung derjenigen kostbaren Teile des Blutes, des *semen in potentia*, genausowenig wie bei den Kastraten. Durch Samenverlust können sie diese kostbaren Bestandteile des Blutes nicht verlieren. Aber sie kennen im Gegensatz zu den Verschnittenen den Krampf, bei dem im Fall der Frauen zwar kein Same, sondern eine andere, nicht ganz so wertvolle Feuchtigkeit ausgeschüttet wird.

Da die Feuchtigkeit, welche jene verlieren minder kostbar, und nicht so gut ausgearbeitet ist, als der männliche Saamen, so schwächt der Verlust derselben sie vielleicht nicht eben so geschwind. Übertreiben sie aber das Spiel, so setzen ihnen die betrübten Folgen davon weit heftiger, als den Mannspersonen zu, und zwar aus der Ursache, weil ihr ganzer Nervenbau schwächer, und von Natur mehr zum Krampfe geneigt ist.[44]

Als Schädigung ohne Samenverlust, der nur durch Erschütterung des Nervensystems erfolgt, führt Tissot das Beispiel eines onanierenden Buben an, der sich durch diese Praxis entkräftet hatte. Auch dieser Knabe besaß noch keinen Samen, sondern höchstens die "Flüssigkeit der Vorsteher"; dennoch schadete er sich fürs Leben.

Wir haben die drei Hauptangriffspunkte auf die Gesundheit, die durch übermäßige geschlechtliche Betätigung - denn es handelt sich ja nicht nur um die Tatsache des Samenverlustes - laut den Annahmen Tissots entstehen, vorgestellt: *1. Minderung der Qualität des Verdauungs-, 2. Stoffwechsels- und 3. Nervensystems.* Nicht bei allen Individuen zeigen sich die Folgen in gleicher Weise; hier spielen Konstitution und heridäre Veranlagung, äußere Einflüsse wie Qualität der Nahrung und der Luft sowie Häufig- und Heftigkeit des Venusspiels eine große Rolle.

Tissot hat ein holistisches Körperbild: Leiden die oben erwähnten körperlichen Funktionen eine Minderung, so wird gleichfalls das geistig-seelische Leben des Patienten in Mitleidenschaft gezogen.

Die Erfahrung lehrt uns auch, daß keine Krankheiten die Seele so geschwind in eine Mitleidenschaft versetzen als die Nervenkrankheiten. ... Auf die Schwächung des Gehirns und der Nerven folgt auch eine Schwächung der Sinnen; und dieses ist natürlich.[45]
Was sich am schwersten, oder vielmehr, was sich gar nicht begreifen läßt, ist die erstaunliche Schwächung des Seelenvermögens. Die Auflösung dieses Problems hängt genau mit der für uns unauflöslichen Frage zusammen, wie Seele und Körper ineinander wirken? und wir müssen uns diesfalls an der Beobachtung der Erscheinungen genügen lassen. Wir verstehen weder die Natur des Geistes, noch des Körpers; aber wir wissen, daß diese beyde Theile des Menschen so genau mit einander verbunden sind, daß alle Veränderungen, die sich an dem einen Theile zutragen, auch von dem andern empfunden werden; ein etwas schnellerer oder langsamerer Umlauf der Säfte; ein etwas dickeres oder dünneres Blut; einige Loth Speisen oder Getränke mehr oder weniger; ja sogar eine Quantität Speise, statt eben derselben Quantität von einer anderen Speise; eine Tasse Caffee, statt eines Gläschens Weins; ein etwas kürzerer oder längerer, ruhigerer oder unruhiger Schlaf; ein Stuhlgang, der ein wenig stärker oder geringer abgeht; eine etwas stärkere oder schwächere Ausdünstung, können unsere Art und Weise, die Gegenstände zu sehen und zu beurtheilen, ganz und gar verändern. Die in unserer Maschine vorgehende Veränderungen lassen uns, von einer Stunde zur andern, auf ganz verschiedene Art empfinden und gedenken, und schaffen in uns, nach ihrem Belieben, neue Grundsätze von Lastern und Tugenden.[46]

Tugend- oder lasterhaftes Betragen hängt also auch von vielerlei Komponenten der alltäglichen Lebensweise ab. Luft, Speise, Bewegung fördern oder hemmen die Umlaufweise der Säfte: Tissot zeigt sich hier ganz von der Diätetik abhängig. Seine Art der Behandlung und des Kurierens setzt hier an.

Onanie ist gefährlicher als fleischliche Vermischung

Die Vorstellung, daß Autoerotik schädlicher als Liebe zu zweit sein könnte, scheint von heute aus einer gewissen Absurdität nicht zu entbehren. Tissot ist neohippokratischer Mechanist. Es muß also körperliche Ursachen geben, die die am eigenen Leib erzeugte Lust gefährlicher machen als einen Koitus.

Diejenigen, welche bey allen Sachen eine besondere Vorsehung dazwischen kommen lassen, werden einen speziellen Willen Gottes, dieses Laster zu strafen, als die Ursache angeben. Da ich aber überzeugt bin, daß die Körper, seit ihrer Schöpfung, an gewisse Gesetze gebunden sind, nach welchen sich alle Bewegungen derselben nothwendig richten müssen ..., so wollte ich nicht gern eher zu Wunderwerken meine Zuflucht nehmen, als bis man findet, daß etwas mit allen physikalischen Gründen in offenbaren Widerspruche stehe. Dieser Fall ist hier nicht; es läßt sich alles aus den Gesetzen der Mechanik des Körpers, und seiner Harmonie mit der Seele, sehr wohl erklären.[47]

Acht Gründe führt Tissot für die größere Schädlich- und also auch Gefährlichkeit der Onanie an.

1. Einbildungskraft. Für Tissot gibt es zwei Arten des Anreizes für eine geschlechtliche Betätigung: Die erste, natürliche, die dadurch entsteht, daß die Säftemischung des Körpers derart ist, daß sie zur Beiwohnung drängt; die andere, unnatürliche, die ohne die körperliche Notwendigkeit nur durch die Einbildungskraft dazu angereizt wird. Tissot bezieht sich auf Sanctorius:

"Ein gemäßigter Beyschlaf ist nützlich, wenn die Natur den Trieb dazu gegeben hat. Ist man aber nur durch die Einbildungskraft dazu gereizet worden, so schwächet er alle Kräfte der Seele." Die Ursache läßt sich leicht erklären. Einer gesunden Mannsperson flößt die Natur nur alsdann Begierden ein, wenn die in den Saamenbläschen sich angehäufte Quantität Saftes einen gewissen Grad der Dicke erlangt hat, so daß er nicht mehr füglich in die Sauggefäße aufgenommen werden kann; und dieses zeigt an, daß seine Ausleerung den Körper nicht merklich schwächen wird. Allein, die Zeugungstheile sind dergestalt gebauet, daß sie, nebst den Begierden, nicht nur durch die Gegenwart einer in allzugroßen Überfluß vorhandenen Saamenfeuchtigkeit rege werden, sondern daß auch die Einbildungskraft einen großen Einfluß auf sie hat; denn diese kann, indem sie sich Bilder von der Lust macht, die Geschlechtsglieder in denjenigen Zustand setzen, der die Begierden hervor bringt; die Begierde aber führt zur Handlung selbst, die desto schädlicher ist, je weniger sie nothwendig war. Es hat mit unseren Zeugungstheilen eben die Bewandniß, wie mit den Werkzeugen aller übrigen Bedürfnisse unsers Körpers, die ihre Dienste niemals recht verrichten, außer wenn die Natur sie dazu auf fordert.[48]

Man sieht hier vorgebildet, was das 19. Jahrhundert "Notonanie" für Unverheiratete, Seeleute, Gefängnisinsassen, Soldaten etc. nennen wird. Notonanie liegt dann vor, wenn beim natürlichen Drang zum Beischlaf keine Möglichkeit dazu besteht. Da Onanie jedoch gefährlicher gesehen wird als Beischlaf, führt das in der Konsequenz zur massenhaften Organisation der Prostitution.

Besonders heikel ist der Fall der Kinder. Sie kann die Natur noch gar nicht zum Beischlaf drängen. Dennoch betreiben Kinder masturbatorische Praktiken.

Hier kann ich nicht umhin zu erinnern, daß die Selbstbefleckung, insonderheit für Kinder, die die Jahre der Mannbarkeit noch nicht erreicht haben, höchstgefährlich ist; und ob es gleich, zu gutem Glück, nicht sehr gewöhnlich ist, solche Ungeheuer des einen oder des anderen Geschlechts zu finden, welche dergleichen Kinder zu ihrer Lust mißbrauchen; so ist es doch nur allzu gewöhnlich, daß sich solche Kinder selbst mißbrauchen. ...einer einsamen Ausschweifung steht nichts im Wege, und sie hat keine Schranken.[49]

Die Hauptgruppe der Onanie-Gefährdeten tritt hiermit auf: die Kinder. Ihr körperlicher Entwicklungsstand ist noch gar nicht für eine Ausübung der Geschlechtslust bereit; im Gegenteil brauchen sie speziell die Säfte und Lebensgeister, die dabei verloren gehen, zur ihrer Entwicklung in den Erwachsenenstand. Allenthalben aber trifft man Kinder mit verfrühter Einbildungskraft auf geschlechtlichem Gebiete an. Später wird aus dieser Verfrühung der Lust zur geschlechtlichen Betätigung eine allgemeine Degeneration der Kulturwelt abgeleitet. Rousseau schlägt mit seinem "Emile" die Trommel zur Umkehr.

2. Herrschaft über die Sinne. Hat sich die Einbildungskraft einmal solcher Gegenstände bemächtigt, so ist es schwierig, diese wieder aus den Gedanken fortzuschaffen. Die auf das Venusspiel gerichtete Einbildungskraft besetzen alle Gedanken:

Den Selbstbefleckern, die in ihre garstige Betrachtungen ganz vertieft sind, geht es in diesem Stücke, wie den Gelehrten, die ihr ganzes Nachdenken auf eine einzige Sache richten;[50] dergleichen Anstrengung schadet allemal. Derjenige Theil des Gehirns, der alsdann am geschäftigsten ist, wendet nach Art eines Muskels, der eine lange Zeit stark gespannt ist, die äußerste Bestrebung an; und hieraus entsteht entweder eine solche Beweglichkeit, daß nichts im Stande ist, den Trieb desselben Theils zu hemmen, und eben dadurch die Seele auf andere Gedanken zu lenken, (ein Fall, der bey den Onansbrüdern nicht selten ist), oder es entsteht eine Untüchtigkeit, in Trieb zu gerathen.[51]

Die Gewöhnung an einen Gedankenkomplex schließt somit, nach mechanistischem Funktionsprinzip, den freien Willen aus: Die Einbildungskraft ist fixiert und diese Fixierung ist auch physiologischer Art. Folge davon ist, daß, wer eine solche Fixierung erleidet, für viele Alltagsbereiche unbrauchbar wird. Vor allem wirkt sich das bei jungen Leuten aus.

Sie mögen sich gewidmet haben, welchem Berufe sie wollen, so werden sie nie etwas Vortreffliches leisten, weil ihre schlimme Gewohnheit sie zu demjenigen erforderlichen Grade der Aufmerksamkeit, ohne welchem man es in keiner Sache weit bringen kann, unfähig macht. Selbst unter der starken Anzahl derer, die sich gar keiner Berufsarbeit widmen mögen, findet man Leute, die nicht einmal geschickt sind, angenehme Müßiggänger abzugeben. ... Trauriger Zustand, der den Menschen unter das Vieh herabsetzt ...[52]

Der Mensch, zu freiem Willen geschaffen, wird zum Sklaven seiner Gewohnheit, aus eigener Schuld verliert er den freien Willensgebrauch: Er sinkt unter das Vieh.

3. Wiederholungszwang. Aus den beiden ersten Punkten folgt der dritte zwangsläufig: "die öfteren Wiederholungen der That".

Die mit unreinen Gedanken besessene Seele erregt geile Bewegungen; und wenn sie einige Augenblicke durch andere Begriffe zerstreuet wird, so wird sie durch die scharfen Feuchtigkeiten, welche die Zeugungstheile reizen veranlasset, sich wieder in den vorigen Schlamm zu vertiefen. Wie dienlich würden diese wahrhaften Bemerkungen seyn, junge Leute vom Laufe nach ihrem Verderben zurück zu halten, wenn sie voraus sehen könnten, daß hier der erste Fehltritt einen andern nach sich zieht; daß die Versuchung fast ganz Meister über sie wird; daß in dem Maaße, als die Bewegungsgründe zur Verführung häufiger werden, die Vernunft, die sie im Zaume halten sollte, schwächer wird.[54]

4. Unvollkommene Erektionen. Die dauernde Anspannung der Seelenkräfte führt auch zu einer Überbelastung der Funktionen der Geschlechtsteile. Tissot führt nur die Erektionen des männlichen Geschlechtes an.

... weil, wenn man auch den Saamenverlust nicht rechnen will, schon die häufigen, obgleich unvollkommenen Erectionen, worüber dergleichen Weichlinge klagen, ihre Natur merklich schwächen müssen. Denn jeder Theil, der in einem Zustande der Spannung ist, zieht einen Abgang der Kräfte nach sich; sie haben aber keine Kräfte zu verlieren. Ferner, es ziehen sich die Lebensgeister in größerer Menge nach einem solchen Theile hin, und zerstreuen sich; dies muß nothwendig schwächen.[55]

Mit dem Begriff "Weichlinge" (lat. molles), den Tissot hier einführt, greift er auf eine lange Tradition zurück. Ich werde, wenn ich die christliche Ordnung des Geschlechtes vorstelle, auf die "mollitia" oder "mollities" ausführlich zu sprechen kommen. Es ist eine Tradition, die hauptsächlich das männliche Geschlecht betrifft; Tissot kann sich davon nicht lösen.

Denn es wäre sehr wohl möglich gewesen, in Analogie der Erektion auch das Feuchtwerden der weiblichen Geschlechtsteile aus innerer Erregung als schwächend anzuführen. Johann Philipp Eysel hat dies in seiner Schrift "Dissertatione de furore uterino", Erfurt 1715, die in Zedlers Lexikon unter dem Stichwort "Geilheit (weibliche) oder das Wüthen der Mutter" ausführlich vorgestellt wird[56], dargelegt.

Denn wer weiß nicht, daß bey denen Weibs=Personen nicht nur wehrenden Beyschlaffs, sondern auch zu anderer Zeit mit dem größesten Vergnügen ein Serum abfliesset, welches der Liquor prostatarum genennet wird. Er entstehet nicht anders, als bey denen Manns=Personen aus denen prostatis, welche bey denen Weibs=Leuten um die Harnröhre sitzen. Ja, wie die ganze Mutter=Scheide voller Drüsen stecket, also wird aus deren Röhrgen fast eben dergleichen Liquor lymphaticus abgesondert. Gleichwie nun die Manns=Personen so wohl diurnis als nocturnis pollutionibus unterworffen sind, also findet man auch bey denen Weibs=Leuten, daß, wenn sie entweder nur eine angenehme und liebe Person sehen, oder von geilen Gedanken, oder wenn sie die Geburths=Glieder sehr jükken, ein gewisser Safft von ihnen läufft. Demnach thut man wohl nicht unrecht, wenn man den liquorem genitalem vor die Haupt=Ursache der Geilheit ansiehet, indem er selbige erwecket ... durch seine Menge. Denn wenn viel von dem selben gesammelt ist, so suchet er seinen Ausgang, dadurch er die Röhrgen gelinde adficiret, die Lebens=Geister erreget und so venerische Empfindungen und Stimulos erwecket.[57]

Tissot spricht, wie gesagt, nur von den Männern. Als Folgen der physiologischen Dauererregung führt er an:

Insonderheit wird man wahrnehmen, daß Personen, die sich dieses Laster angewöhnt haben, vorzüglich einer Art Lähmung der Zeugungstheile unterworfen sind, woraus durch Mangel der Erection, ein Unvermögen zum Beyschlaf, und der einfache Saamenfluß (gonorrhoea simplex) erfolget, weil die erschlafften Theile den ächten Saamen, so wie er kommet, ausfließen, und die von den Vorstehern (prostatis) abgesonderte Feuchtigkeit wegsickern lassen, und weil endlich das ganze inwendige Häutchen der Harnröhre eine flußhafte Neigung annimmt, vermöge welcher ein dem weißen Fluß der Weiber nicht unähnlicher Abgang erfolget.[58]

Bei Männern erfolgt dieser Fluß, welcher dem der Frauen ähnelt, weit häufiger, als man annehmen sollte, betont Tissot, und er ist für sie gefährlicher. Denn der Weichling verliert sein Mann-Sein; er ist fast Frau, er wird zum effeminierten Mann.

5. Doppelter Verlust durch Stehen oder Sitzen. Ist der geschlechtliche Beischlaf im Stehen besonders schädlich, worüber sich die Autoritäten einig sind - "denn er greift die Muskeln zu hart an, und mindert so ihre nützliche Ausdünstung"[59], wie Sanctorius schreibt -, so ist auch bei der Selbstbefleckung diese Gefahr des doppelten Verlustes sehr groß. Denn gerade diese Praxis wird häufig außerhalb der horizontalen Lage im Bett, nämlich im Stehen oder Sitzen, ausgeübt.

6. Fehlender Ausdünstungsaustausch. Der Schweiß ist Bestandteil des Säftesystems des Körpers. Die Poren erfüllen eine Art sekundäre Form der Atmung.

Alle lebendigen Körper dünsten aus; es dringt jeden Augenblick, vielleicht durch die Hälfte der Schweißlöcher unserer Haut, eine erstaunlich dünne Feuchtigkeit, die weit beträchtlicher ist, als alle unsere anderen Ausleerungen. Zu gleicher Zeit nehmen eine andere Art Schweißlöcher einen Theil der uns umgebenden Flüßigkeiten auf, und bringen selbige unsern Gefäßen zu. Dies sind, daß ich mich des glücklichen Ausdrucks des Herrn Senac bediene, die unsichtbaren Ströme, die aus unserem Körper herausgehen, und in ihn eintreten. ...
Starke Personen hauchen mehr aus; schwache Personen, die fast keinen eigenen Dunstkreis haben, hauchen mehr ein; und jener ausgehauchte Theil, oder jene Ausdünstung bey Personen, die sich wohl befinden, enthält etwas Nährendes und Stärkendes, welches, wenn es von einer andern Person eingehaucht wird, ihr neue Kraft mitteilt.
... Man dünstet zur Zeit des Beyschlafs mehr aus, als zu jeder andern Zeit, wegen des verstärkten Triebes des Umlauf des Geblüts. Diese Ausdünstung ist auch vielleicht alsdann wirksamer und geistiger, als zu jeder andern Zeit; man leidet dadurch einen wirklichen Verlust, der, es mag die Saamenergießung geschehen auf welche Art sie wolle, allemal, Statt findet, weil er von der erschütternden Bewegung herrührt, welche diese Handlung begleitet. Im Beyschlaf ist dieser Verlust wechselseitig, und alsdann zieht eines die Ausdünstungen des andern in sich. ... der Selbstbeflecker aber verliert nur, und bekommt nichts dagegen.[60]

Der Geschlechtsverkehr als Teil einer Ökonomie gesamtkörperlichen Austausches, eine gleichzeitig und gegenseitig stattfindende Schwächung und

Stärkung, ein Geben und Nehmen, mag auf heutige Leser ziemlich befremdend wirken. Tissot führt als Beispiel noch die Geschichte aus dem "Ersten Buch der Könige" an, wo erzählt wird, daß dem alten König David nicht mehr richtig warm und ihm deshalb zur Erwärmung die Jungfrau Abisag beigelegt wurde. Diese Art königlicher Erwärmung ist für Tissot medizinische Behandlung:

Aus diesen Bemerkungen läßt sich erklären, wie das junge Mädchen, welches sich der alte David beylegte, ihm frische Stärke gab; wie eben dieser Versuch andern Greisen, denen er angerathen worden, gelungen ist; und warum dieses die junge Person schwächt, als welche verlieret, ohne was dadegen zu empfangen; oder vielmehr, welche lauter schwache, verdorbene, faulende Ausdünstungen, die ihr schaden müssen, in Empfang nimmt.[61]

Diese Kur kann auch ohne geschlechtliche Vermischung, einfach durch gemeinsames Liegen im Bett durchgeführt werden; denn von David heißt es ausdrücklich: "Aber der König erkand sie nicht." (1 Könige 1,4)[62].

In der Kupffer=Bibel von Johann Jakob Scheuchzer, die ich ausführlich vorstellen werde, heißt es zur David/Abisag-Stelle:

Dieses vortreffliche Frauenzimmer mußte durch ihre Schönheit und Munterkeit die Geister aufwecken, und durch ein würklich erwärmendes Gefühl den Ring-Lauf des Geblüts befördern:

...Die süßeste Wärme wird am lieblichsten genossen,
Wenn sie aus schönem Leib und Gliedern ist entsprossen.[63]

7. Seelenfreude. Der Liebesakt ist ein Austausch, welcher den gesamten Körperhaushalt umfaßt. Vom engen Zusammenhang zwischen körperlichen und seelischen Vorgängen war schon die Rede. So ist das Venusspiel zweier sich liebender Personen auch ein seelischer Vorgang erster Ordnung:

Die Freude, welche die Seele rührt, und welche von der blos körperlichen Wollust, die der Mensch mit dem Vieh gemein hat, himmelhoch unterschieden ist, diese reine Freude, sage ich, hilft zur Ausarbeitung eines guten Nahrungssaftes, belebt den Umlauf des Blutes, befördert alle Verrichtungen der thierischen Oekonomie, stellt die verlohrnen Kräfte wieder her, und stärket sie. Gesellet sich diese Freude zur Liebeslust, so wird der durch letztere verursachte Abgang gar bald wieder ersetzt. Die Erfahrung bestätigt solches, und Sanctorius hat es bereits bemerkt, da er sagt: "Wenn man gleich in den Umarmungen eines Frauenzimmers, das man von Herzen liebet, und wornach man sehnlich verlangt hat, einige Ausschweifung begeht, so empfindet man doch nicht diejenige Müdigkeit, die aus einem übertriebenen Genusse erfolgen sollte; weil die Freude, welche die Seele empfindet, die Kraft des Herzens vermehrt, die ganze Natur stärket, und das Verlohrene ersetzen hilft."[64]

Gegenseitige Liebe und gegenseitige Sehnsucht, diese Liebe zu vollziehen, machen den Verlust, den das Venusspiel mit sich bringt, geringer. Hinter diesem Argument versteckt sich auch ein Zusammenhang von Liebe und Schönheit. Denn oft reizt die Schönheit zur Liebe. Tissot führt Venettes "Tableau de l'amour conjugal" an (ohne, wie er es sonst zu tun pflegt, genau Titel und Seite zu zitieren), der laut Tissot behauptet, daß man von der Beywohnung einer schönen Frau weniger erschöpft werde, als wenn man es mit einer häßlichen zu thun hat. "Die Schönheit hat zauberische Reize, die unser Herz erweitern, und die Geister desselben vermehren."[65]

8. Scham und Angst der Selbstbefleckung. Der letzte Grund, warum onanieren schädlicher als beischlafen ist, liegt darin begründet, daß der/die Selbstbeflecker/-in mit schlechtem Gewissen zurückbleibt.

Elende Freuden, worauf Gewissensbisse folgen! ... Sie finden sich eines Verbrechens schuldig, welches die göttliche Gerechtigkeit sogleich auf der Stelle mit dem Tode bestraft hat.[66]

Dies ist eine der wenigen Stellen, wo Tissot auf den biblischen Onan anspielt und somit auch indirekt auf die Titelgebung seiner Abhandlung zu sprechen kommt. Man hat Tissot theologisches Argumentieren vorgeworfen, dabei aber zu wenig beachtet, daß ein Großteil des Denkens des 18. Jahrhunderts sich aus christlich-theologischen Quellen und Fragestellungen speist. Der Onanist, sowohl der Praktizierende des coitus interruptus wie der des Spiels mit der Hand, verstoßen gegen die von Gott gesetzte Ordnung; sie bewegen sich im Bereich der widernatürlichen Lust, der Sodomie. Im Sinne der gottgegebenen Ordnung sind sie Verbrecher. Im Verständnis eines Gläubigen des 18. Jahrhunderts ist es also auch normal, bei Onanisten Gewissensbisse nach vollbrachter Tat vorauszusetzen. Denn hätten sie nicht das Gefühl einer Übertretung der Ordnung oder hätten sie gar Freude dabei, so wären sie einfach auf dem Niveau des Viehs, eine Art "freak of nature".

Es hat schon die Frechheit an einigen Orten so stark überhand genommen, daß man sich die Vergehungen mit Frauenzimmern nicht mehr zur Schande rechnet, sondern sie als etwas betrachtet, das zum Weltbrauch gehört. ... Aber den Selbstbeflecker möchte ich sehen, der das Herz faßte, seine Schande öffentlich zu gestehen. Sollte nicht schon diese Nothwendigkeit, sich in die Schatten des Geheimnisses zu verhüllen, in seinen eigenen Augen einen Beweis für die Abscheulichkeit seines Verbrechens abgeben. ... Solche Leute verfallen in Traurigkeit und Verzweiflung.[67]

Natürlich haben diese Zustände wiederum körperliche Folgen. Der Kreis schließt sich; die seelisch-geistigen Zustände, die auf die Selbstbefleckung erfolgen, bewirken ähnliche körperliche Folgen wie die Selbstbefleckung selbst. So findet eine wechselseitige Potenzierung der schlimmen Folgen für Körper und Geist statt.

Und welches sind die Wirkungen der Schwermuth? Das Erschlaffen der Fäserchen, ein träger Umlauf des Bluts und der Säfte, eine unvollkommene Verdauung, ein Mangel des Gedeyens, Verstopfungen, wozu das Einschrumpfen der Gefäße Anlaß giebt, welches eine eigentliche Wirkung der Traurigkeit zu seyn scheinet; ein Austreten der Säfte, das eine Folge jenes Einschrumpfens ist; "Die Saugröhrchen der Leber, sagt Herr Senac, verschließen sich, und die Galle ergießt sich in den ganzen Körper." Krämpfe, Zückungen, Lähmungen, Schmerzen, unendliche Vermehrung der Angst, nebst allen Zufällen, die aus diesen erzeugt werden können.[68]

Die Onanie ist damit an den großen Komplex der Melancholie und Hypochondrie angkoppelt. Sie kann, muß aber nicht Ursache der Melancholie sein.

Acht Gründe hat Tissot für die spezifische Gefährlichkeit der Onanie benennen können: Die Onanie ist ein Venusspiel, bei dem die Einbildungskraft sich den Partner und dessen "Geburts=Glieder, lat. Genitalia"[69], imaginär erschaffen muß. Es besteht die Gefahr, daß der leichte Ausweg des Phantasierens der Lust innerhalb der Einbildungskraft so stark wird, daß die geistig-seelische Tätigkeit davon abhängig wird. Die Neigung zu solchen Einbildungen und die Abhängigkeit davon - beide haben auch physiologische Folgen - führen zur Wiederholung der Handlung. Der zu häufige Reiz schwächt die eigenen Zeugungsteile, läßt sie erschlaffen. Die schlimmen körperlichen Folgen können durch Positionen, die normalerweise beim Geschlechtsverkehr nicht üblich sind, vermehrt werden. Da der Partner fehlt, ist der Austausch der körperlichen Ausdünstungen nicht gegeben, was für den Körper einen größeren Verlust bedeutet. Die Freude, die den Menschen in der Liebe beigegeben ist, fehlt hier und so entfällt die physiologisch animierende Wirkung der Freude. Ist das Spiel der Einbildung vorbei, bleibt der Onanist beschämt, traurig und voller Angst vor den Folgen zurück: Diese Zustände verschlimmern von neuem seinen schlechten körperlichen Zustand. Tissot schließt:

> Dieses sey genug von den besondern Gefahr der Selbstbefleckung gesagt. Ich denke zureichend erwiesen zu haben, daß diese Gefährlichkeit nicht in meiner Einbildung bestehe, sondern wirklich sey.[70]

Soweit der ätiologische Teil des Onaniebuches. Tissot beginnt mit der Wichtigkeit des Samens. Seine Argumentation ist stark auf den männlichen Teil der Menschheit zugeschnitten; er selbst nimmt im zweiten Teil die Wichtigkeit des Samens etwas zurück. Denn wichtiger als der Same selbst ist ein Bestandteil des Samens, die Lebensgeister. Und es ist nicht so sehr der Verlust des Samens, der die Nerven schädigt, sondern es sind die Umstände der Ausschüttung im Venusspiel. Lebensgeister, die in den Nerven umhersausen, haben die Frauen auch.

Lebensgeisterverbrauch schädigt die Verdauung, den Atemprozeß und das Nervensystem. Übertriebener Venusdienst hat immer diese Folgen. Die besondere Schädlichkeit der Onanie wurde gerade aufgeführt.

4 Vorstellungen vom Körper zur Zeit Tissots

Wunderliche Dinge werden in dieser Theorie Tissots dem Körper zugeschrieben: Ausdünstungen, die den Körper durch die Poren verlassen und durch die heftige Bewegung der Lust besonders schwächend sind; die aber durch den anderen Körper im Geschlechtsverkehr zum Teil wenigstens ausgeglichen werden. Lebensgeister, die in den Nervenbahnen auf- und absausen, die im Magen die guten Geister der Verdauung sind, von deren Beschaffenheit im Samen der Gesundheitszustand der Nachkommenschaft abhängt und die durch übermäßige Anstrengung der Einbildungskraft und durch die Erschütterung beim Höhepunkt im Venusspiel arg in Mitleidenschaft gezogen werden können. Mangel an Lebensgeistern läßt Seele und Geist ermatten, indem dieser Mangel auf Magen und Lunge schlägt; Folge davon ist ungenügende Verdauung und Atemfunktion, was auf die Säftequalität zurückwirkt. Denn Konsistenz und Fließgeschwindigkeit der Säfte sind von entscheidender Wichtigkeit für das gesamte körperliche Wohlbefinden. Ein ganz besonderer Saft ist der Samen, der nicht nur zu Zeugungszwecken gebraucht wird, sondern eine auf die Abläufe des Körpers gerichtete Funktion hat. Dies ist eine seltsame Zuschreibung, da die Hälfte der Menschen nebst den Kastraten keinen Samen hat. Da gibt es aber den semen in potentia, Samen also, der nicht fertig gemacht, nicht als semen in actu zubereitet worden ist, und dessen unzubereitete Bestandteile im Blut vorhanden bleiben. Das alles klingt phantastisch und nicht gerade sinnvoll. Aber phantastisch und nicht gerade sinnvoll für wen, in welchem Zusammenhang?

Welche Rolle spielen in der Anthropologie und Medizin Mitte des 18. Jahrhunderts die Säfte und die Lebensgeister, welches sind die Annahmen über den Samen und die Zeugung?

Humoraltheorie im Zeitalter des Mechanismus

Die aus der Antike stammende Humoraltheorie, die Säftetheorie des Körpers, wirkt, mannigfach modifiziert, das ganze Mittelalter und die beginnende Neuzeit hindurch fast bis zum Ende des 18. Jahrhunderts. In vielen Texten der Medizingeschichte ist ihr Ende früher angesetzt; doch ist Medizingeschichte hauptsächlich ideengeschichtlich, kaum sozialwissenschaftlich orientiert. Ist ein Gedanke, der später Wirkung gewann, einmal gedacht, so setzt ihn die Ideengeschichte an das Datum, an dem er zum ersten Mal gedacht worden ist, und verfolgt Motive, die ihn vorbereiten halfen. Sozialwissenschaftliche Forschung aber muß sich an den allgemein gültigen und akzeptierten Ideen einer Epoche ausrichten, daran, woran sich die Mehrzahl der Ärzte in ihrer Praxis hielt, was in der Ärzteausbildung gelehrt wurde, und nicht zuletzt auch daran, was die einigermaßen gebildeten Laien von ihrem Körper annahmen. In diesem Sinne hat die Humoraltheorie, vielfältig modifiziert, starken Einfluß, wenn nicht gar Gültigkeit bis zum Ende des 18. Jahrhunderts.

Die grundlegenden Schriften sind das "Corpus Hippocraticum" und die des Arztes Galenus, welche vor allem durch den Einfluß der arabischen Medizin (Rhazes, Avicenna, Averroes) in Verbindung mit der klassischen Philosophie im Mittelalter in Europa rezipiert worden waren.

Zum Verständnis Tissots und der Medizin des 18. Jahrhunderts ist eine ganz kurze Skizzierung einiger Grundsätze der Säftetheorie angebracht; denn eine einfache Klassifizierung Tissots im Stile - er ist Vertreter der Humoraltheorie[71] - ist zwar richtig, bestätigt aber heutigen Lesern, denen die Körpervorstellung in der Humoraltheorie sehr fremd oder unbekannt ist, nur, daß Tissot und seine Zeitgenossen eben noch auf eine alte und falsche Weise gedacht hätten. "Ach so, Säftetheorie", und mit diesem Gedanken kann man das Problem abhaken, ohne sich darüber klar werden zu müssen, was diese Theorie für den Körper und damit für die damalige soziale Wirklichkeit bedeutete.

Ganz grob kann die antike Humoraltheorie des Körpers folgendermaßen skizziert werden[72]:

Die Befindlichkeit des Menschen ist abhängig von der Säftemischung innerhalb des Körpers sowie der Säftequalität, die sich an den beiden Eigenschaftspaaren feucht-trocken (flüssig-fest) und warm-kalt festmachen läßt. Stimmt das Mischungsverhältnis der 4 Säfte (Blut, Schleim, gelbe und schwarze Galle) im Körper und besitzt jeder einzelne Saft in sich die richtige Qualität, ist der Zustand der "Eukrasie" gegeben: Der Mensch befindet sich wohl. Sind die Säfte dagegen in falschem Verhältnis oder in sich schlecht gemischt und also nicht vollkommen, dann herrscht die "Dyskrasie": Der Mensch ist in nicht ausgeglichenem Zustand, er ist körperlich und seelisch krank.

Dem Übergewicht eines Saftes im Verhältnis zu den anderen ist je ein Temperament zugeordnet. Es handelt sich dabei um die vier Charaktertypen, die bis zum Ende des Barock Gültigkeit hatten: Choleriker, Sanguiniker, Phlegmatiker, Melancholiker. Aus der Tradition der stoischen Philosophie sind die Leidenschaften in den humoralen Denkstil eingebracht worden. Jean Starobinski schreibt: Leidenschaften (passions) und Krankheit sind tief miteinander verwandt;

> die Leidenschaften sind die Krankheiten der Seele, so wie die Krankheiten die Leidenschaften des Körpers sind, die einen sind die Vorsetzung der andern, so wie die einen die andern erwecken. Man ging so weit, sich eine "Pathographie" vorzustellen, die in der Art einer Konkordanz körperliche Leiden und Laster der Seele beschreiben sollte.[73]

Krankheitssymptom und Lasterhaftigkeit - dazu zählen unter anderem Jähzorn, Neid, Faulheit, Maßlosigkeit in jeglichem Genuß - entsprechen sich. So zitiert Werner Leibbrand als zentralen Satz der stoischen Philosophie:

"Die Krankheit der Seele gleicht vollkommen dem ungesunden Zustand des Leibes". Wie die humoralen Säfteelemente des Leibes in Unordnung kommen, so auch die seelischen. Und wieder wird dieser Krankheitszustand als Asymmetrie gesehen.[74]

Dyskrasie des Körpers und Dysharmonie der Seele stehen in engem wechselseitigen Verhältnis und bedingen sich gegenseitig. Beide entstehen aus unvollkommenen Säften, die, sind sie einmal verdorben, die Leidenschaften und Krankheitenverstärken. Hauptmittel der Harmoniegewinnung und -erhaltung ist die Philosophie als Lehre der Affektregulierung und eine diätetische Lebensweise, welche Umwelteinflüsse mit ausgesuchten Speisen und Folgen schlechter Ernährung mit Änderung der Umwelt beantwortet.

Die Zubereitung der Säfte ist abhängig von vielerlei Einflüssen: der ererbten Konstitution, regionalen, klimatischen, atmosphärischen Bedingungen, vor allem aber von der aufgenommenen Nahrung. Die Säfte werden vom Körper, das heißt vom Zusammenspiel der Säfte, aus der aufgenommenen Nahrung in verschiedenen Verdauungsstufen, in verschiedenen Stufen der Verkochung der Nahrung zu Säften, hergestellt.

Aus der aufgenommenen Nahrung entsteht im Magendarmkanal bei der sogenannten ersten Digestion unter Wirkung der verdauenden Kräfte durch eine Art Kochung des Speisebreis der Chylus; als Überschuß bleiben die Ingesta des Darmes. Anziehende Kräfte transportieren den Chylus durch die Verzweigungen des Pfortadersystems zur Leber. ... In der Leber erfolgt die Hauptsache. Hier entsteht bei der zweiten Verdauung aus dem Chylus das "Blut" als Gemisch der oft genannten vier Kardinalflüssigkeiten, die die stoffliche Grundlage des Lebens bilden ... Als Überschuß wird der Harn produziert, der später durch die Nieren ausgeschieden wird.. Die Leber ist nicht nur das Zentrum der Blutbildung, sondern auch der Blutbewegung; denn mit Hilfe der den Gefäßen eigenen anziehenden und treibenden Kräften geht dieses elementare Säftegemisch von ihr zum Teil direkt durch die Venen zur Peripherie, zu den Organen und Geweben. Der größte Teil des Blutes nimmt jedoch seinen Weg durch die Lebervenen und die große Hohlvene zum Herzen ... In der rechten Herzhälfte angelangt, macht das Blut einen Reinigungsprozeß durch. Das treibende Agens ist dabei die im linken Herzen sitzende, alte, eingepflanzte hippokratische Wärme, die vom Pneuma der Atemluft genährt wird, welches durch die Lungenvenen hereinkommt. Bei diesem Reinigungsprozeß entsteht im rechten Herzen Ruß. Er verläßt den Körper durch die große Lungenarterie, deren Klappen sich zu diesem Zweck bei der Ausatmung öffnen.
Gleichzeitigt geht ein Teil des Blutes durch dieses Gefäß zur Lunge, um zu ihrer Ernährung zu dienen, wie es sich auch durch die vena capa superior nach oben verteilt, um den Kopf und die oberen Extremitäten zu versorgen. Der Rest fließt durch feine Porengänge, mit denen man sich die Herzscheidewand durchbohrt dachte, in das linke Herz herüber, um noch weiter verfeinert und mit dem Pneuma vermischt zu werden. Mit diesem Pneuma zusammen wird das Blut dann durch die Aorta und die Arterien ... im Körper verteilt. Hier erfolgt in den Organen und Geweben die dritte Digestion, d.h. es bilden und regenieren sich aus dem mit dem Blut zugeführten Nährstoffen und mit Hilfe der im Pneuma und

der Wärme zugeführten Kräfte die Organe und Gewebe. Als Überschußprodukt entsteht der Schweiß. Die Mission des Blutes ist damit erledigt. Es wird an Ort und Stelle aufgebraucht.[75]

Die Qualität neuer Säfte hängt wesentlich von der Qualität der sie zubereitenden Säfte ab. Der erste Digestionsschritt, die Arbeit des Magens, ist dabei von entscheidender Wichtigkeit für alle weiteren Digestionen. Aber von gleicher Wichtigkeit ist die Harmonie der Seele, denn ihre Dysharmonie führt zu einer "Alternation des Kreislaufes des Lebenspneumas"[76], der Spiritus animales, der Lebensgeister. Diese Spiritus erhalten in den mechanistischen Theorien einen entscheidenden Stellenwert.

Tissot hängt mechanistischen Theorien an; er könnte, wie Hermann Boerhaave, der Lehrer seines Lehrers und Freundes Albrecht von Haller, als Vertreter eines "eklektischen Hippokratismus"[77] bezeichnet werden. Über Haller ist Tissot mit der neohippokratischen Schule Boerhaaves verknüpft. Hierin ist Boerhaave Schüler von Thomas Sydenham (1624-1663), der, von Roger Bacon und John Locke beeinflußt, dem Neohippokratismus in Verbindung mit nosologischen Ansätzen den entscheidenden Anstoß gab. Auch der akademische Lehrer Tissots in Montpellier, Francois B. Sauvages (1706-1767), arbeitete an der Verbesserung und Weiterentwicklung der nosologischen Ordnung Sydenhams. Der Hippokratismus Boerhaaves, Hallers und auch Tissots ist nicht mehr die antike Säftetheorie; zwar wird das Funktionieren des Körpers noch auf der Basis von Flüssigkeiten beschrieben, aber es ist bereits stark eingebettet und überlagert von mechanistischen und dynamischen Vorstellungen des Körperfunktionierens, die seit dem Barock das medizinische Denken geprägt hatten. Als repräsentative Namen seien hier nur William Harvey (1578- 1657), der als erster den großen Blutkreislauf beschrieben hat, Alfonso Borelli (1608-1679), in dessen Werk "De motu animalium" die Bewegungen der Lebewesen und auch die Bewegungen innerhalb des Körpers beschrieben worden waren, und Sanctorio Sanctorio, der mit "De Statica Medicina Aphorismorum" einen "dynamischen Bilanzausgleich"[78] des Stoffwechsels vorlegte, genannt..

Die barocken mechanistischen Theorien sind noch nicht materialistisch gewendet, stehen aber bereits am Übergang dazu: Denn die Seele, obwohl abhängig vom Körper, wird in diesen Theorien noch als "movens", als Bewegungsursprung, gesehen. Die Bewegungsphysiologie des Barock ist ganz fasziniert von der Frage, wie sich der Körper bewegt. Die damals gegebenen Antworten beeinflußen und bestimmen zumindest noch die ersten zwei Drittel des 18. Jahrhunderts stark. Daneben existiert im 17. und 18. Jahrhundert das zentrale Problem der Vermittlung von Seele und Körper, der Frage, woher die Bewegung kommt. Ein enger Zusammenhang zwischen Seele und Körper wird aber durchgängig angenommen. Im weiteren Fortgang wird die erste Frage zentral sein; nur bei der Behandlung Hallers wird die zweite knapp berührt werden.

Perspiratio insensibilis oder Ausdünstung

Die Ausscheidungen der ersten beiden Digestionen, die Leibesöffnung und das Wasserlassen, bereiten nicht so viele Schwierigkeiten wie der Überschuß des dritten Verdauungsschrittes, der als Hauch und Schweiß den Körper durch die Poren verläßt. Hierbei müssen viele der Lebensgeister verloren gehen. Sanctorio hat sich daran gemacht, diese Ausscheidung zu untersuchen und ihre Quantität zu messen.

Santorio selbst brachte lange Zeitspannen seines Lebens auf der Waage zu, um die Vorgänge am eigenen Körper zu studieren. Auf diese Weise begründete er die moderne Lehre von der Stoffwechselausdünstung durch die Haut neben der Lungenatmung, von der "Perspiratio insensibilis".[79]

Der Stellenwert dieser "Perspiratio", der Porenausscheidung, wird im mechanistischen Denken des 17. und 18. Jahrhunderts als sehr wichtig veranschlagt. Aus der Vorrede der "Aphorismen über statische Medizin":

... zweierlei Wohltaten (der Erkenntnis) ergeben sich: Erstens (die Feststellung) wie groß die tägliche Perspiratio insensibilis ist, ohne deren gemessene Ergebnisse die Medizin dilettantisch bleibt, denn der geringeren oder größeren Perspirationsmenge wegen pflegen fast alle Unbefindlichkeiten vor sich zu gehen. Zweitens bemerkt man beim Essen auf dieser Waage, wann man zur ausreichenden Quantität von Speise und Trank gelangt und wann man über- oder unterschreitend Störungen zu erwarten hat. ... Die Perspiratio insensibilis allein pflegt bei weitem reichhaltiger zu sein als alle wahrnehmbare zusammen. ... Der Geschlechtsakt über Gebühr schädigt die Sicht, weil er von den Augen eine große Spiritusmenge abzieht ... (Ebenso) erzeugt er in der Leber Galle, in den Nieren eine Affektion, im Magen rohen Saft, im Hirn Katarrh und im Herzen Palpitation und Ohnmacht.[80]

Sanctorio hält "natürlichen" Geschlechtsakt, das heißt, wenn der Samen zur Auslassung drängt, für nützlich und notwendig, da zurückgehaltener Same nicht perspiriert werden kann. Auf das Problem der Retentio seminis wird später eingegangen werden. Übermäßiger Geschlechtsverkehr aber schädigt wegen des mit ihm verbundenen Verlustes an Lebensgeistern; der Verlust wird aber dadurch aufgefangen, daß der eine Partner vom anderen Teilchen des Ausgeschwitzten wieder aufnimmt.

Nervenflüssigkeit und Lebensgeister

Heute kennt man aus der Alltagssprache die Lebensgeister nur noch in Verbindung mit einem Gläschen Cognac, der sie beleben soll. Daß die Lebensgeister einmal ein zentraler medizinischer "terminus technicus" gewesen sind, ist nur noch Fachleuten geläufig.

In der antiken und mittelalterlichen Medizin sind die Lebensgeister im Prinzip des Pneumas enthalten. Den vielen verschiedenen Pneuma-Theorien der Antike und des Mittelalters kann hier im Einzelnen nicht nachgegangen werden. Nur Galen sei angeführt, der die Autorität bis in die beginnende Neuzeit darstellt und der in seiner Schrift "Daß die Vermögen der Seele eine Folge der Mischungen des Körper sind" drei verschiedene Ausprägungen des Pneuma, die aber untereinander in enger Verbindung stehen, unterscheidet: die "spiritus animales", die dem Gehirn, die "spiritus vitales", die dem Herzen, und "spiritus naturales", die der Leber zugeordnet sind. Ihnen entsprechen die Lebensfunktionen Empfinden, Wahrnehmen und Denken, Wärmeerhaltung (= Leben) und Steuerung der Säftezubereitung.

Diese drei Bereiche bleiben im Zuständigkeitsbereich der Spiritus animales oder Lebensgeister[81], die ab dem 17. Jahrhundert von den drei Spiritusarten allein übriggeblieben sind und erst Anfang des 19. Jahrhunderts durch den Wandel in der Neurophysiologie als theoretisches Konstrukt untergehen. Die Lebensgeister steuern die Stoffwechselprozesse; sie sind Garant der Wärme, die ihren Sitz im Herzen hat; sie stellen die Verbindung des Gehirns mit den anderen Teilen des Körpers her: sowohl das, was durch die wahrnehmenden Sinne dem Gehirn mitgeteilt wird, wie auch das, was als Reaktion des Gehirns auf die Wahrnehmung erfolgt. Denn die Bewegungsphysiologie des Barock faßt die Lebensgeister als jene Flüssigkeit, die in den Röhren des Nervensystems entlangfließt. Der berühmte Barockarzt Alfonso Borelli hat die Lebensgeister zuerst eindeutig als Flüssigkeit beschrieben. Werner Leibbrand schreibt über Borelli:

> Die Spiritus animales faßte er als Nervensaft, verwandelte also das Luft- in ein Flüssigkeitsprinzip, das in zwei Richtungen tätig sein sollte, nämlich nach oben und nach unten. Der Nervensaft hat eine ernährende und plastische Wirkung und wird teilweise vom Blut geliefert. Die Nervenfasern nahm er als solid an; sie sind nicht hohl, haben aber mit schwammiger Materie gefüllte Kanäle von Art des Holundermarks, das sich leicht befeuchten läßt mit dem Nervensaft des Hirns.[82]

Trotz der herrschenden Unsicherheit, wie die Nerven beschaffen sind, wird die Existenz eines fließenden Stromes von Lebensgeistern kaum in Frage gestellt. Jean Starobinski ist in einem Aufsatz "Über die Geschichte der imaginären Ströme (Von den Lebensgeistern zur Libido)" dem hypothetischen Fließen nachgegangen; er spricht dabei vom Modell der Röhre als Metapher. Im Prinzip sind ein Großteil medizinischer Bezeichnungen, auch der heutigen, metaphorischen Charakters. Sie werden aus anderen Bereichen und meist neuen Modellen und Erkenntnissen der Wissenschaft und Weltkenntnis entliehen und übernommen, um eine Neufassung, eine Neubeschreibung alten Wissens zu ermöglichen. In diesem Sinn folgt das Denken der Nerven als Röhren einer alten und bereits verfestigten Metapher, indem es das neue Modell der Lebensgeister als flüssigen Strom dem alten Denken der Säftetheorie einpaßt. Im Lauf des 18. Jahrhunderts wird der Nervenstrom gemäß den Erkenntnissen der Naturwissenschaft verschieden zu beschreiben versucht. So wird er von Robert Whytt (1714-1766), "zweifellos unter dem Einfluß der Gravitationslehre Newtons"[83], 1751 "vis nerviosa" genannt; um 1790 wird der Versuch unternommen, ihn auf elektrischer Basis als galvanischen Strom zu fassen. Mit jeder Beschreibung ändert sich die Vorstellung von den Lebensgeistern, aber bis in den theoretischen Annahmen der Strom der Lebensgeister selbst verschwindet, vergeht noch das erste Jahrzehnt des 19. Jahrhunderts. Daß die Rede von der Röhre und vom Nervensaft in der zeitgenössischen Literatur wesentlich komplexer ist, als es im ersten Moment scheinen mag, zeigt der folgende Text aus dem sechsundzwanzigsten Kapitel des II. Bandes von Hermann Boerhaavens "Lehrsätze der theoretischen Medizin", 1790 posthum erneut und kommentiert herausgegeben, das den Lebensgeistern gewidmet ist.

§. 274. ... Durch Vergrößerungsgläser sind wir bisher in den Bau des Gehirns so weit vorgedrungen, daß wir gewiß wissen, daß das Mark eine Fortsetzung der Gehirnrinde ist, und daß die Nerven, welche aus dem Mark entspringen, keine unordentliche inorganische Masse sind, sondern daß ein jedes sichtbares Fäserchen aus unzähligen andern, die sich gleich sind, und aus kleinern, parallelen und unendlich kleinen Fäserchen bestehe. ... Ob aber diese Fasern hohl sind, oder nicht, das kann nicht gewiß bestimmt werden. Aus Vernunftgründen ist es aber höchstwahrscheinlich, daß sie hohl sind.
1. ... Da die Rinde aus sehr zarten Puls= und Blutadern besteht, und diese Gefäße mit den markigten Fibern fortgehen, wie man sehen kann, so ist es unwahrscheinlich, daß die markigten Fibern nicht hohl wären. Wie auch das, was in die Sinne fällt, noch nicht das kleinste in der Natur ist, so können wir uns leicht davon überzeugen, daß die Gefäße der Rinde noch nicht die kleinsten sind, sondern noch viel kleinere da sind, und also die markigten Fibern doch würklich hohl sind, und die dünnste Flüssigkeit durch sie geht, ob man es gleich nicht sehen kann.
2. ... Da die Gefäße in dem Gehirn so geordnet sind, wie in andern Eingeweiden, worin eine Absonderung geschieht, so ist es wahrscheinlich, daß auch im Gehirn etwas abgesondert, und von ihm anderswohin geführt wird. Die Rinde hängt aber blos mit dem Mark zusammen, und das Mark vertheilt sich durch die Nerven in alle Theile des Körpers, wird also eine subtile Feuchtigkeit im Gehirn abgesondert, wie es wahrscheinlich ist, so wird sie auch durch die markigten Fibern und die Nerven vom Gehirn zu andern Theilen des Körpers hingebracht. ...
§. 275. ... Hieraus ist klar, daß etwas aus dem Gehirn zu allen Werkzeugen der Bewegung und der Empfindung durch die Nerven geführt wird, und daß das auch etwas körperliches seyn muß, ob es gleich nicht in die Sinne fällt. ...

§. 277. ... Einige leugnen den Nervensaft, und andere geben sich Mühe, seine Beschaffenheit darzuthun, und vergleichen ihn mit einem sauren Saft, andere mit einem flüchtigen alkalischen Salz, andere mit einem reinen Weingeist, mit der Materie des Lichts, und die neuesten mit einem elektrischen Feuer. ... Es sind aber Gründe da zu glauben, daß diese Feuchtigkeit 1) die subtilste in unserem Körper seyn muß, obgleich noch subtilere in der Natur vorhanden sind; 2) daß sie sehr leicht muß in Bewegung gesetzt werden können, weil zwischen den Willen, etwas zu bewegen, und der Würkung des Muskels keine merkliche Zwischenzeit ist; 3) daß sie unschmackhaft und ohne Geruch seyn muß, weil sie sonst in den Nerven selbst eine Empfindung erregen, und so sie solche Eigenschaften hätte, eine Verwirrung in den Empfindungen von den äußeren Objekten bewürken würde; 4) daß sie sehr elastisch seyn muß, da keine Zeichen der Elasticität sich äußern, und keine zitternde Bewegung bemerkt wird, welche eine weiche markigte Substanz nicht verstattet.

...

§. 278. ... Man wird ferner überzeugt, daß diese Feuchtigkeit in Menge da ist, und beständig abgesondert wird, so lange das Leben dauret. ....[84]

Boerhaave kann sich, bei aller genauen Beobachtung und Untersuchung und bei all seiner intellektuellen Redlichkeit, eine Absonderung des Gehirnes nur als "etwas körperliches" denken und das heißt für ihn eben als Flüssigkeit. Die Wahrscheinlichkeit spricht für die Röhre.

Hier wirkt die Kraft der Säftetheorie, genauer gesagt, die Kraft des Denkstils vom Funktionieren des Körpers auf Flüssigkeitsbasis, noch mit voller Vehemenz. Sicher kann die antike Theorie der Zusammensetzung der vier Flüssigkeiten als überholt gelten, das Grundmodell aber ist dabei aber längst nicht überwunden und findet Stützung in neuen Theoremen, wie es die Lebensgeister als Flüssigkeit sind.

Mit der Festschreibung der Nerven als eines Saftes, der seiner Substanz nach schon fast nicht mehr als flüssig, sondern eben als geistartiger Strom zu betrachten ist, stellen sich theoretische Probleme; zum Beispiel, wie die Empfindungen des Tastsinns erklärt werden können. Am Lösungsversuch von Descartes (1596-1650), der in "Über den Menschen" (1632) und "Beschreibung des menschlichen Körpers" (1648) dem Lebensgeister-Strom eine zentrale Position eingeräumt hat, erläutert Starobinski beispielhaft ein für das 17. und 18. Jahrhundert repräsentatives Dilemma:

Dagegen hatte man bei der Interpretation des Tatsinns größere Schwierigkeiten. Descartes entwickelte dabei eine ganze Hydraulik, die über die Bewegungsphänomene Aufschluß geben sollte, und interpretierte den Tastsinn als das Ergebnis eines auf die Nervenfiber ausgeübten Zuges, der sich dem Gehirn mitteilt und schließlich dem *allgemeinen Sensorium.* Der Tastnerv ist eine Schnur; der motorische Nerv ist eine Röhre. Wenn Descartes, trotz des einheitlich mechanischen Charakters der Vorgänge, die die Maschinerie des Lebens leiten, sich der Metaphern von der hohlen Röhre und der Zugschnur bedient, so entspricht das zweifellos einer qualitativen Rangordnung: die Bewegung ist edler als der Tastsinn. Der Tastreiz hat nur die Aufgabe, uns zu *benachrichtigen*; dagegen *handelt* die Seele über die Vermittlung der Lebensgeister, die sich über die ganze Bahn der motorischen Nerven verteilen und die Muskeln zum Anschwellen bringen. Nicht die Röhre wird als wertvoll angesehen, sondern der Strom, der durch sie hindurchfließt, der Strom eines

Stoffes, der gleichzeitig sehr fein ist und von ununterbrochenen "Destillationen" überreizt wird.[85]

Das Gegenmodell zur Nervenflüssigkeit wäre das der Schwingung: das Nervensystem als eine Art Spinnennetz aus Fasern, in dessen Zentrum das Bewußtsein alle Informationen durch Schwingungsübertragung empfängt. Pathologie wäre dann zu harte Spannung oder gänzliche Erschlafflung der Faser. Starobinski faßt so zusammen:

Obwohl ihr von dem Bild der in Schwingung geratenen Saite der Rang streitig gemacht wird, bleibt die Metapher von dem Nervenstrom doch siegreich. Obwohl Stahl sich bei diesem Streitpunkt nicht aufhalten will, erklärt er es als eine unumstößliche Tatsache: ... ergo per nervum aliquid fluit ... Dieser Gedanke wird von Haller wieder aufgenommen. Die *Encyclopédie* verwirft die Theorie von den Schwingungen und hält an der von dem Nervenstrom fest. (Im Artikel Nerf von Jaucourt.)[86]

Der Bewegungsapparat der Mechanik des "homme", der "Mensch-Maschine" von Descartes, beruht geradezu auf dem hydraulischen Funktionieren der zum Körper gehörenden Lebensgeister. Sie stellen zwar die Verbindung zur Seele her, sie sind aber im Gegensatz zum antiken Pneuma - trotz ihres fast ätherischen Wesens - keineswegs identisch mit der Seele. Vielmehr sind sie das "belebende", soll hier heißen bewegende Prinzip dieser Maschine; ihrer Natur nach sind sie rein körperlich. Descartes nimmt hierzu als Vergleich die Funktion des Wassers bei Wasserspielen.

So wie man es in den Grotten und Fontänen in den Gärten unserer Könige sehen kann, daß allein die Kraft, mit der das Wasser sich bewegt, wenn es aus der Quelle entspringt, hinreicht, um dort allerhand Maschinen in Bewegung zu versetzen oder sogar einige Instrumente spielen oder einige Worte aussprechen zu lassen, je nach der verschiedenen Anordnung der Röhren, durch die das Wasser geleitet wird.
Und tatsächlich kann man die Nerven der Maschine, die ich beschreibe, sehr gut mit den Röhren der Maschinen bei diesen Fontänen vergleichen, ihre Muskeln und Sehnen mit den verschiedenen Vorrichtungen und Triebwerken, die dazu dienen, sie in Bewegung zu setzen, ihre Spiritus animales mit dem Wasser, das sie bewegt, wobei das Herz ihre Quelle ist und die Kammern des Gehirns ihre Verteilung bewirken.[87]

Descartes Spirituslehre zeigt einerseits deutlich die Traditionslinie aus der Antike her, was die Aufgaben der Lebensgeister betrifft; anderseits ist ihre radikale Einordnung unter ein streng mechanistisches Prinzip Ausdruck der Umbrüche des 17. Jahrhunderts in der Neuformulierung des Wissens über den Körper. Für ihn ist das Blut mit Spiritus-Teilchen angereichert; beim Passieren des Gehirns nimmt die Zirbeldrüse aus dem Blut die feinsten Teilchen auf.

Was die Blutteile angeht, die bis ins Gehirn vordringen, so dienen sie nicht nur dazu, seine Substanz zu nähren und zu erhalten, sondern in erster Linie auch, dort einen gewissen, sehr feinen Hauch zu erzeugen, oder besser eine sehr lebhafte und reine Flamme, die man *Spiritus animales* nennt; denn man muß wissen, daß sich die Arterien, die sie vom Herzen heranbringen, in eine Unzahl von kleinen Verzweigungen geteilt und jene feinen Gewebe

Drüse einströmen können; sie sind aber so eng, daß sie den gröberen keinerlei Durchlaß gewähren. ... Von daher ist es leicht zu begreifen, daß die gröberen (Teile), die geradewegs zur Außenfläche des Gehirns aufsteigen, wo sie als Nahrung für seine Substanz dienen, die Ursache dafür sind, daß die kleinsten und bewegtesten sich abwenden und allesamt in diese Drüse einfließen. ... Und so verlieren sie ohne weitere Zubereitung und Veränderung, außer daß sie von den gröberen getrennt sind und außerdem die außerordentliche Geschwindigkeit behalten, die ihnen die Hitze im Herzen verliehen hat, die Eigenart von Blut und heißen jetzt die Spiritus animales.
Wenn nun diese Spiritus animales in die Kammern des Gehirns eindringen, gelangen sie von dort in die Poren seiner Substanz und durch diese Poren in die Nerven. Je nachdem, wo sie dort eintreten ..., haben sie die Kraft, die Gestalt der Muskeln, in die diese Nerven einmünden, zu verändern und dadurch alle Glieder in Bewegung zu versetzen.[88]

Descartes ausführliche Beschreibung der Funktion der Zirbeldrüse als Ort der Lebensgeister-Absonderung war bereits in seiner Zeit nicht unumstritten[89]; dennoch muß festgehalten werden, wie eine Drüse für ihn und auch für seine Zeitgenossen arbeitet: Sie ist in der Lage, besondere Teilchen aus dem Blut abzusondern und so, einfach durch Trennung, ohne weitere Arbeitsschritte, neue, fast bis zum Hauch verfeinerte Flüssigkeiten zu erstellen. Wenn wir heute die Drüsen als Herstellungsorte für die Hormone fassen, so unterscheidet sich das grundsätzlich vom vergangenen Denken über die Drüsen: Dort sind sie Sammelbehälter für bestimmte Teile des Blutes und Verteiler für diese aus dem Blut ausgesonderten hochkonzentrierten Flüssigkeiten. Wenn von der Samen-Herstellung die Rede sein wird, muß noch einmal auf diesen Punkt zurückgekommen werden.

Descartes erläutert die Sinneswahrnehmungen, Hunger und Durst, Gedächtnis und Erinnerung durch das Wirken der Lebensgeister. Für Wachen und Schlafen klingt das so:

Da nun die Gehirnsubstanz weich und biegsam ist, wären seine Kammern sehr eng und fast völlig geschlossen, so wie sie im Gehirn eines Toten erscheinen, sofern keine Spiritus in sie einträten; aber die Quelle, die diese Spiritus erzeugt, ist normalerweise so überreichlich, daß sie (die Spiritus) in dem Maße, in dem sie in diese Hirnkammern eintreten, die Kraft besitzen, die jene (ringsum) umgebende Materie zu stoßen und aufzublähen und dadurch alle die kleinen Nervenfäserchen, die dorthin gelangen, sich anspannen lassen: so wie der Wind, wenn er eine gewisse Stärke besitzt, die Segel eines Schiffes aufblähen kann und alle Taue anspannt, an denen sie befestigt sind. Daher kommt es daß diese Maschine dann, in der Lage, allen Aktionen der Spiritus zu gehorchen, den Körper eines Menschen darstellt, der sich im *Wachzustand* befindet. Oder sie (die Spiritus) besitzen wenigstens die Kraft, nur einige Gehirnpartien anzustoßen und sich spannen zu lassen, während die anderen frei und schlaff bleiben; so wie es die Teile eines Segels tun, wenn der Wind ein wenig zu schwach ist, um es auszufüllen. Dann stellt die Maschine den Körper eines Menschen dar, der *schläft* und der während des Schlafes *allerhand Träume* hat.[90]
... Im übrigen hat die während des Schlafes ruhende Gehirnsubstanz Muße, sich zu nähren und zu erholen, da sie mit dem Blut durchtränkt wird, das die kleinen Venen oder Arterien enthalten ... Dementsprechend benötigen die Spiritus einige Zeit, nachdem ihre Poren enger geworden sind, nicht mehr soviel Kraft wie vorher, um die Röhren gänzlich angespannt erhalten zu können: genauso wie der Wind nicht so viel Stärke benötigt, um die

Segel eines Schiffes zu blähen, wenn sie feucht sind, als dann wenn sie trocken sind. Unterdessen (im Schlafe) werden diese Spiritus auch stärker, nachdem das sie erzeugende Blut dadurch reiner geworden ist, daß es wieder und wieder mehrere Male in der oben beschriebenen Weise das Herz passiert hat. Daraus folgt, daß diese Maschine natürlicherweise von selbst aufwachen muß, nachdem sie lange genug geschlafen hat. Umgekehrt muß sie auch wieder einschlafen, nachdem sie lange genug wach gewesen ist, da ja während des Wachseins ihre Gehirnsubstanz austrocknet und ihre Poren nach und nach durch den dauernden Einfluß ihrer Spiritus erweitert werden.[91]

Den Lebensgeistern wird auch der jeweilige Gemütszustand einer Person zugeschrieben. Man sieht hier, daß die Auswirkungen der Säftezusammensetzung, wie sie in der antiken und mittelalterlichen Humoraltheorie angenommen worden waren - eben die "Humores", die Stimmungen und Stimmungslagen -, nun ebenfalls auf die Beschaffenheit der Lebensgeister zurückgeführt werden.

Was erstens die Spiritus animales angeht, so können sie das eine Mal in mehr oder weniger großem Überfluß vorhanden sein, und ihre Teile können mehr oder weniger grob, mehr oder weniger bewegt und mehr oder weniger einander gleich sein als das andere Mal; und mittels dieser vier Unterschiede werden alle die verschiedenen Stimmungen oder natürlichen Neigungen, die es in uns gibt (wenigstens so weit, als sie nicht von der Beschaffenheit des Gehirns oder besonderen Affektionen der Seele abhängen), in dieser Maschine bewerkstelligt. Denn wenn diese Spiritus in größerem Überfluß als gewöhnlich vorhanden sind, sind sie in der Lage, in ihr Bewegungen hervorzurufen, die denen ganz ähnlich sind, die an uns von *Güte*, *Großmut* und *Liebe* zeugen. (Und sie rufen Bewegungen hervor), die denen ähnlich sind, die bei uns von *Selbstvertrauen* und *Mut* zeugen, wenn ihre Teile stärker und gröber sind, und von *Standhaftigkeit*, wenn sie zudem noch an Gestalt, Kraft und Dicke einander mehr gleichen, und von *Behendigkeit*, *Eile* und *Begehren*, wenn sie stärker in Bewegung sind, und von der *Ruhe des Gemütes*, wenn sie in ihrer Bewegung mehr gleichmäßig sind. Und auf der anderen Seite sind dieselben Spiritus dazu geeignet, in ihr (der Maschine) Bewegungen hervorzurufen, die denen ganz ähnlich sind, die an uns *Boshaftigkeit*, *Ängstlichkeit*, *Unbeständigkeit*, *Zaudern* und *Unruhe* anzeigen, wenn es ihnen (den Spiritus) an den (beschriebenen) Qualitäten mangelt.
Und man muß wissen, daß alle anderen Stimmungen oder natürlichen Neigungen vom Folgenden abhängen. Die *frohe Stimmung* setzt sich aus der Behendigkeit und dem Gleichmut des Geistes zusammen, und die Güte und die Zuversicht dienen dazu, sie noch vollkommener zu machen. Die *traurige Stimmung* setzt sich aus dem Zaudern und der Unruhe zusammen und kann durch die Boshaftigkeit und die Ängstlichkeit noch gesteigert werden. Die *zornige Stimmung* setzt sich zusammen aus der Behendigkeit und der Unruhe, und die Boshaftigkeit und das Selbstvertrauen verstärken sie. Schließlich hängen, wie ich gerade gesagt habe, der Freimut, die Güte und die Liebe vom Überfluß der Spiritus ab und bilden in uns die Stimmung, die uns für alle wohlgefällig und wohltuend macht.[92]

Die verschiedene Beschaffenheit der Spiritus hängt von der aufgenommenen Nahrung ab, ebenso von der geatmeten Luft; denn der Saft, der aus der Nahrung bereitet wird, ebenso wie die Umwandlungen der im Herzen verbrannten Luft gelangen ins Blut. So ist auch der Zustand der Leber, der die Blutzubereitung zugeschrieben wird, ein maßgeblicher Faktor. Die Lebensgeister sind ja die subtilsten Teilchen des Blutes und werden ihm ohne weitere Um-

zubereitung zugeschrieben wird, ein maßgeblicher Faktor. Die Lebensgeister sind ja die subtilsten Teilchen des Blutes und werden ihm ohne weitere Umwandlung entnommen. Nicht zu vergessen ist, daß sowohl beim gesamten Stoffwechsel wie bei der Blutzubereitung die Qualität der vorhandenen Lebensgeister eine wichtige Rolle für die zuzubereitenden Lebensgeister spielen.

Die Rolle der Spiritus animales könnte bei vielerlei Körpervorgängen aufgezeigt werden. Karl E. Rotschuh, der Übersetzer und Herausgeber der beiden Descartes-Schriften zum Körper, nennt die darin vorgetragene Spirituslehre "ein recht zentrales, aber zugleich phantastisches Kapitel der cartesischen Physiologie"[93]. Descartes Denken über den Körper steht an einer Bruchstelle: Für ihn sind die Lebensgeister noch "sehr feiner Hauch oder besser eine sehr lebhafte und reine Flamme"[94]; in der Erscheinung sind sie somit dem antiken und mittelalterlichen Pneuma nahe, während sie in ihrer Wirkungsweise den flüssigen Lebensgeistern, wie sie Borelli 1680/1681 in "De motu animalium" beschrieben hat, nahestehen. Die barocke Bewegungsphysiologie verdankt Descartes viel; natürlich wurden viele seiner Vorstellungen korrigiert und modifiziert. Dennoch kann man sagen, daß im großen und ganzen die Beschreibung *der Aufgaben und des Wirkens* der Lebensgeister im Körper, wie sie von Descartes geleistet wurde, auch zu Tissots Zeiten noch Gültigkeit hatte.

An dieser Stelle kann es weder darum gehen, die Rolle der Lebensgeister bei den Körpervorgängen umfassend darzustellen, noch darum, eine systematische Entwicklung ihrer Geschichte oder eine erschöpfende theoretische Grundlegung ihrer historischen Existenz zu liefern. Worum es hier geht, ist heutigen Lesern anhand des hier Vorgetragenen ihre im 17. und 18. Jahrhundert unbestrittene Existenz einsichtig und ein bißchen verstehbar zu machen. Obwohl die Lebensgeister für uns phantastisch sein mögen, für die Menschen des 17. und 18. Jahrhunderts besitzen sie körperliche und damit auch soziale Realität.

Das große deutschsprachige enzyklopädische Werk der ersten Hälfte des 18. Jahrhunderts, "Großes vollständiges Universal Lexikon aller Wissenschaften und Künste", 64 Bände + 4 Supplementbände, zwischen 1732 und 1750 von Johann Heinrich Zedler verlegt (im Fortgang als Zedlers Lexikon angeführt), nennt sie im Artikel "Lebens=Geister" "die natürliche und angeborne Wärme" sowie "Vorsteher des Lebens selbst" und sieht sie "in unserm Leibe als Regenten".

Die alten suchten dreyerlei Geister in dem menschlichen Cörper: *animales*, so in dem Gehirne, *vitales*, so im Hertze, und *naturales*, so in der Leber seyn sollten. Hernach wurden sie aber von andern verändert, und die *animales* in das Gehirne, die *vitales* und *naturales* aber, so einerley seyn sollen, in das Blut versetzet. Jene, die *Spiritus animales*, sind nach ihrer Beschreibung eine sehr zarte Feuchtigkeit, die in den rindigten Wesen des Gehirns von dem Blute abgesondert, hernach in Lebens=Geister verwandelt und durch das

marckigte Wesen des Gehirns, durch desselben schwülichtes Wesen und das lange Marck in die Nerven und das Rück=Marck geführet wird, um die Nerven, die Sinne und andere Geschäffte zu verrichten ...
Alle Geschäfte geschehen durch sie, die erste Bildung in der Gebär=Mutter, die Nahrung vor und nach der Geburt, welche bis ans Ende des Lebens fortgesetzet wird, die Verdauung, Blutmachung, das Vermögen zu zeugen, oder sein Geschlecht fortzupflanzen, das sehen, hören, fühlen, rüchen, schmäcken, das Gedächtnis, der Hunger, Durst, Zorn, Furcht, Gram, Krafft und Bewegung derer Theile, der Odem, die Sprache etc.[95]

Die hauptsächliche Krankheit der Lebensgeister ist für das Zedler-Lexikon "vornehmlich der Mangel derer Lebens=Geister, Lat. Spirituum Defectus". Ein eigener Artikel ist unter B als "Bewegung derer Lebens=Geister (unordentliche)" zu finden.

Diese (die unordentliche Bewegung, Anm Verf.) findet man wider die Natur, weil, indem sie in eine schleunigere u. heftigere Bewegung gebracht worden sind, sie zum öfftern heftige Schmertzen erwecken ...
Was denn nun aus unserem Leibe heraus gehet, das verschwendet alle Mahl etwas von unsern Lebens=Geistern. Hierher gehöret nun natürlicher Weise die unempfindliche Ausdünstung, der Schweiß, Mißbrauch des Venus=Spiels, die starcken Gemüths=Bewegungen ud. Ja alle Stunden und Augenblicke gehet ein Theil derer Lebens=Geister weg und verrauchet, bis daß ein sterbender den Ueberrest ausathmet.[96]

Was hier "unordentliche Bewegung der Lebensgeister" genannt wird, ist ein kaum erkennbarer Vorläufer eines Konzeptes, welches das ganze 19. und 20. Jahrhundert intensiv beschäftigen wird: das Problem der nervösen Krankheiten, der Neurosen, all die Leiden der Neurastheniker und Neurotiker. In den Bewegungen, den gestörten oder gebremsten Bewegungen des mit Spiritus animales gesättigten oder gar identischen Nervensaftes in den Nervenröhren, läßt sich die theoretische Grundlage hinsichtlich ihres nervösen Charakters und also die Vorgeschichte dieser Leiden finden.

Tissots umfangreichstes klinisches Werk ist der dreibändige "Traité des nerfs et de leurs maladies" (1778-1780). Wohl durch Tissots "schlechten" Ruf wegen des Onanie-Buchs ist dieses Werk innerhalb der Medizingeschichte nicht entsprechend gewürdigt worden. Heinrich Walther Bucher, der eine monographische Dissertation "Tissot und sein 'Traité des nerfs' - Ein Beitrag zur Medizingeschichte der schweizerischen Aufklärung" verfaßt hat - er hat in der ausführlichen Lebens- und Werkdarstellung das Onanie-Buch unter den Tisch fallen lassen -, charakterisiert Tissots Nervenwerk wie folgt:

Die Arbeit Tissots zeigt trotz mancher interessanter Darstellung und Klarlegung vieler wichtiger Aspekte der Medizin im 18. Jahrhundert keine grundlegend neuen Ergebnisse auf. Es kommt ihr aber ohne Zweifel eine grosse heuristische Bedeutung zu, da Tissot die ganze Literatur sehr genau durchgearbeitet hat. ... Weiterhin zählt Tissots Abhandlung zu den frühesten Versuchen, die Nervenkrankheiten in ihrer Gesamtheit darzustellen. Die erstmalige klare Abtrennung der Nervenkrankheiten von anderen Affektionen halten wir für einen der wichtigsten Schritte zur Begründung der modernen Neurologie.[97]

Ob Tissot wirklich diese klare Abtrennung geleistet hat, ob sie in seinem Jahrhundert überhaupt zu leisten war, möchte ich bezweifeln. Dennoch gehört Tissot ein Ehrenplatz in der Reihe der Neuropathologen seines Jahrhunderts. Ihm gebührte eigentlich ein Platz neben dem Schotten William Cullen (1712-1790), der den so folgenreichen Neologismus "Neurose" geschaffen hat.

Ich will aber hier unter dem Namen der Nervenkrankheiten (Neurosen) alle diejenigen widernatürlichen Zufälle der Empfindung und Bewegung, bei denen kein Fieber ... vorhanden ist, sowie auch alle diejenigen Krankheiten begreifen, welche von keinem typischen widernatürlichen Zustand der Werkzeuge, sondern von einer mehr allgemeinen widernatürlichen Beschaffenheit des Nervensystems und derjenigen Teile herrühren, von welchen die Empfindungen und Bewegungen in vorzüglicher Weise und besonders abhängen.[98]

Denn es ist Tissot, der den Zusammenhang der Neurosen mit der Lust, die die Fortpflanzungsvorgänge begleitet, zuerst gesehen und so den entscheidenden Beitrag für die Formulierung der Sexualpathologien geschaffen hat.

Krampf, Zuckung, Orgasmus

Der Moment der Samenausschüttung ist von Tissot in die Nähe der Epilepsie gestellt worden. Unter dem Blickwinkel der modernen Sexologie, in der der Orgasmus "Maßeinheit und zentrale Norm"[99] geworden ist und Sexologen wie Kinsey, Masters und Johnson als "orgasmologische" Techniker agieren, scheint diese Nähe besonders absurd. Der Orgasmus als Form krankhafter Zuckung? Im Zedler findet sich unter diesem Schlagwort folgendes:

ORGASMUS, eine schnelle *Forttreibung* oder *Aufwallung*, ist eine starcke Bewegung des Geblüts oder Saamens, mit einer Anreitzung solchen auszuführen. Es wiederfähret jährlich den Thieren, wenn sie in die Brunst treten, die Hunde läufig werden, die Katzen rammeln wollen, ingleichen wenn bey den Frauen der Monatfluß nahe ist, und ihnen daher die Adern geschwellen, und der Rücken wehe thut. Eigentlich aber heißet es eine Aufwallung der flüssigen Theile des menschlichen Leibes, welches sonderlich bey Fiebern und oder andern Kranckheiten beobachtet wird; daher kommt denn Orgasmus sanguinis, *das Aufwallen des Bluts*, dessen eigentliche Hauptursache die Lebensgeister sind, denn man bemercket, daß alles dasjenige, was die Lebensgeister in eine Bewegung treibet, die Erhitzung und das Aufwallen verursache; dieser Art sind demnach die hitzigen Fieber, Zorn, Erbitterung, hefftige Bewegung des Leibes, Tantzen, Reuten u. und eben aus dieser Hauptursache entstehet auch Orgasmus seminis, das *Aufwallen des Saamens*. ...[100]

Man sieht: Im Zedler-Lexikon ist der Orgasmus noch keineswegs der Höhepunkt des Koitus, ja nicht einmal der Koitus, sondern die geile, brünstige Aufwallung, die Mensch und Tier zur Vereinigung der Geschlechter treibt. Eine solche Aufwallung ist vor allem Sache der Lebensgeister: plötzliche und heftige Bewegung derselben. Im Koitus und vor allem bei seinem Höhepunkt hat diese Aufwallung den ganzen Leib erfaßt: Er ist in heftiger und auch in unwillkürlicher Bewegung. Die moderne Sprache hat "Orgasmus" auf diesen Moment und seine Begleiterscheinungen eingeschränkt, in dieser Einschränkung jedoch auch ungeheuer erweitert.

Die mechanistischen Theorien, denen der Körper eine Maschine, ein Uhrwerk ist, welches, solange Energie zugeführt und verarbeitet wird, gemäß seiner Machart läuft, stehen allen unwillkürlichen, unkoordinierten und allzu heftigen Bewegungen mit großen Vorbehalten gegenüber. So sollte die Maschine nicht funktionieren; doch wenn ein Funktionieren dieser Art unvermeidbar und in die Natur selbst gelegt ist, wie bei der Zeugung eines neuen Menschen, dann sollte ein solcher Akt mit Umsicht und nicht allzu häufig zur Ausführung kommen. Denn alle heftigen Bewegungen schwächen und zerrütten die Lebensgeister; sind diese Bewegungen darüber hinaus unwillkürlich, stehen sie in der Nähe der Zuckungen und Krämpfe, bei denen plötzliche und unwillkürliche Bewegungen der Lebensgeister den Körper der Herrschaft des Willens entziehen. Aus Zedlers Lexikon:

Bewegungen, widernatürliche, Motus convulsivi sind solche Bewegungen, da ein oder der andere Theil des Leibes wider den Willen und die Natur beweget wird; sie werden sonst auch Convulsiones genennet ...
Convulsio, Zuckung, ist eine widernatürliche Bewegung, da die Nerven und Membranen, wider den Willen zusammen gezogen und nachgelassen werden. Es sind unterschiedene Convulsiones als Epilepsia, Spasmus, Tetanus & u. ... D. Johann Philipp Eyselii Diss. de Convulsione & Spasmo. Erford 1717. ...
Krampf, Spasmus ... Das Zucken oder die Convulsion wird überhaupt in Clonicam und Tonicam eingetheilet. Die erstere Art, welche mit einer zitternden Bewegung derer Musceln vergesellschaftet, ist bey dem Herzklopfen ... abgehandelt. Von der letztern wollen wir jetzo reden. Diese kommt mit jener darinne überein, daß sie ebenfalls in einer starcken und unwillkürlichen Bewegung derer Mäuslein (= Muskeln, Anm. Verf.) bestehet, ist aber in Ansehung der zitternden Bewegung ... unterschieden. Demnach heißet der Krampf in seinem eigentlichen Verstande eine unwillkührliche, vermehrte und hefftige Bewegung derer Musceln, ohne Zittern. ...
Die unmittelbare Ursache dieser Kranckheit ist nichts anderes, als ein gewaltiger und beständiger Einfluß derer Lebens=Geister in diese oder jene ... Mäuslein, davon eine gleiche und scharffe Bewegung entstehet. Diese kommt nun nothwendig von einer natürlichen und von keiner idealischen Ursache oder Seele her. Denn diejenige Bewegung, so sie hervorbringet, ist von der Herrschafft der Seele ausgenommen .... Ja wer weiß nicht, daß die Seele den Krampf zwar vermeiden und verbessern will, aber nicht kan, ob sie schon deswegen alle Kräffte anwendet. Dahero man allen Krampfe billiger und gewisser von einer natürlichen antreibenden Ursache herleitet. Wir haben aber oben bereits den Krampf in einen allgemeinen und besonderen eingetheilet: Jenes oder des allgemeinen Ursache ist demnach von einer gleichen und gewaltsamen Zusammenzühung des harten und dünnen Hirn=Häutleins herzuleiten, vermöge welcher die Lebens=Geister, wider den Willen der Seele, in alle Glieder des Leibes mit Gewalt zu flüssen gezwungen werden. ....
Epilepsia, ... Teutsch, fallende Sucht, böses Wesen, schweres Gebrechen, schwere Noth, das Unglück ... Eine Kranckheit, wovon der Mensch, so damit beschweret, zu gewissen Zeiten schnell, ohne Sinn und Verstand dahin fället. ...

Die unmittelbare Ursache dieser Kranchkeit hat denen Mediciis viel zu schaffen gemacht ... Doch scheinen diejenigen die Sache noch am besten getroffen zu haben, welche den unordentlichen und zum Theil gehinderten, zum Theil aber hefftig angereizten Einfluß derer Lebens=Geister vor die nächste Ursache dieses Uebels angeben.[101]

Epilepsie, die Zitate aus dem Zedler zeigen es, umfaßt einen viel weiteren Begriff als heute; Er ist fast identisch mit Krampf und Convulsion. Darunter faßt das 18. Jahrhundert, mit langer Tradition aus der Antike, alle Eingriffe in jene Bewegungsabläufe, die normalerweise ganz dem Willen unterliegen, sowie auch in jene, die ohne Reflexion und Willensentscheidung zu geschehen pflegen. Solche Eingriffe sind dauernde Lähmungen, zeitweilige Lähmungserscheinungen, Spasmen aller Art, unwillkürliche Zuckungen ebenso wie alle Bewegungen, bei denen der Willen die Kontrolle verliert.

Es besteht sicher ein Zusammenhang, daß Johann Philipp Eysel sowohl über "De furore uterino" (modern würde man von Nymphomanie sprechen) als auch über "De Convulsione & Spasmo" gearbeitet hat. So führt Tissot als Folge andauernder Erregung "eine Art Lähmung der Zeugungstheile" an. Die nicht von den Säften ausgelöste, sondern durch Gaukelei der Einbildungskraft entstandene und zur Gewohnheit gewordene Fortpflanzungslust, die dadurch den eigentlichen Zweck der Fortpflanzung hinter sich gelassen hat, ist schon in sich eine Art unwillkürliche Bewegung, eine schädigende physiologische Daueranspannung, deren Schäden an den Lebensgeistern durch die Ausagierung dieser unnatürlich begriffenen Lust noch wesentlich vermehrt werden.

Der Zusammenhang von "Epilepsie" und konvolusivischen Bewegungen einerseits und vom "Orgasmus" andererseits ist damit klar: Bei beiden handelt es sich um heftige Aufwallung des Gesamtorganismus und eine völlige Unordnung in der Bewegung der Lebensgeister.

Es ist umstritten, ob eine Unterdrückung der Orgasmus-Aufwallung, die aus natürlichen Gründen geschieht - Überfluß der Zeugungsflüssigkeiten bei Mann und Frau - ebenfalls schädigend wirkt. Im 17. und 18. Jahrhundert kennt man die hysterische (hystera heißt im griechischen Gebärmutter) alte Jungfer und steht dem Hagestolz, wie der Junggeselle damals heißt, kritisch und ablehnend gegenüber.

Die "retentio seminis", die Samenzurückhaltung wird je nach medizinischer Schule verschieden bewertet. Die Neohippokratiker bewerten die "rententio seminis" beim Manne keineswegs als nachteilig; ihre Wertschätzung des Samens verdrängt die mittelalterliche Vorstellung von Krankheiten, die aus im Körper in Fäulnis übergehenden Samen entstehen.[102] Dennoch sehen sie die Ehe als den gesünderen Zustand für den Mann. Bei der Frau, deren damalige gesellschaftliche Bestimmung Gattin und Mutter ist, was auf die medizinischen Ansichten zurückwirkt, ist ein Unverheiratet-Bleiben, das

"Sitzen-Bleiben", ein kritischer Zustand, der neben seiner sozialen Problematik leicht auch zu körperlichen Komplikationen führen kann. Ein Beispiel aus Esther Fischer-Hombergers "Medizin vor Gericht":

Ein Magistrat von Berlin gab 1785 dem Arzt Dr. Böhr den Auftrag, den Gesundheitszustand der Arbeitshaus-Insassin R., *welche an epileptischen Anfällen litt*, zu untersuchen. Böhr berichtet: etwa alle vier Wochen hat die 41jährige Frau einen epileptischen Anfall, wenn sie zornig wird. Ihre Periode ist regelmäßig. Ihr größter Wunsch ist es, das Arbeitshaus zu verlassen und den Töpfer R. zu heiraten, den sie sehr liebt. "Hieraus erhellet dass die sinnliche Liebe dieser R. den Kopf verwirrt habe und dass sie durch beständiges Nachdenken auf diesen Gegenstand, und da sie ihre Begierde nicht befriedigen können, von einer wahren Mannstollheit (furor uterinus) befallen worden, die wegen gespannter Nerven und deren Schwächung durch beständiges Denken darauf, wie sie ihre Lust befriedigen könne, bey einer entgegengesetzten Gemüthsbewegung, nemlich des Zorns mit epileptischen Zuckungen begleitet ist."[103]

Fischer-Homberger bringt noch einen anderen Fall. Ein Arzt fragt bei der Medizinischen Fakultät an, ob ein Mädchen, das seit Kindheit an epileptischen Anfällen leidet und auch Lähmungen an der linken Hand und am linken Fuß hat, durch Heirat geheilt werden könne.

Die Fakultät antwortet am 11. Mai 1658. Die Epilepsie kann viele Ursachen haben. Sie kann durch die Ehe verschwinden, sofern sie beim weiblichen Geschlecht vom Zurückhalten der Menstruation und des (weiblichen) Samens herührt. Im vorliegenden Fall ist das unwahrscheinlich, weil das Mädchen als Kleinkind erkrankt ist; die Ursache ist hier "in genus nervosum". Hier kann im Gegenteil die Ehe die Anfälle provozieren: Denn schon die alten Philosophen hielten den "concubitus" für eine "kleine Epilepsie". ...[104]

Wir haben hier den Samentheorien etwas vorgegriffen. Festzuhalten bleibt: Sowohl Zurückhaltung wie auch übermäßige Samenausschüttung können zu zuckenden Zuständen oder Lähmungen führen.

Samen- und Zeugungstheorien

Bei der Skizzierung der antiken Humoraltheorie wurden die drei Stufen des Verkochungsvorganges der Nahrung zu Säften vorgestellt. Ob die Entstehung des Samens Teil dieses Verkochungsprozesses oder eine spezielle Absonderung der vier Grundsäfte ist, bleibt in der Antike und auch im Mittelalter umstritten. Die drei hauptsächlichen Theorien siedeln die Samenentstehung im Blut, in der Leber oder im Gehirn an. Man sieht hier das Wirken der Theorie der drei Pneumaformen. Denn daß die Samenproduktion im engsten Zusammenhang mit dem Pneuma geschieht und daß der Samen eine an Spiritus reiche Flüssigkeit ist, wird allgemein angenommen.

Erna Lesky führt in ihrer grundlegenden Arbeit "Die Zeugungs- und Vererbungslehre der Antike und ihr Nachwirken" an, daß vor allem von Galen dem Samen die Funktion der Hormone, der Botenstoffe, zugeschrieben worden waren.

Bei der Kastration männlicher Tiere, so setzt nun Galen seine Überlegung fort, geht die "Mannheit" ... verloren, bei der weiblicher die "Weibheit" und meint mit diesen Ausdrükken den eben geschilderten Gesamtkomplex geschlechtsspezifischer Merkmale. ...
In dieser so charakteristischen Wirkfähigkeit des Spermas erkennt Galen nun ebenso die Ursache der "Mannheit" und "Weibheit", also der Geschlechtsmerkmale, als auch die Ursache für die Veränderungen, die nach der Kastration auftreten:
'Denn: alle andern Organe entfalten in beiden Geschlechtern die gleichen Eigenschaften; wenn aber das, was geschlechtsspezifisch ist und den Geschlechtsunterschied bestimmt, ausgeschaltet wird, so verhält sich der Organismus hinsichtlich des übrigen auf dieselbe Weise, wie wenn er von Anfang an weder weiblich noch männlich gebildet, sondern ein drittes sei, verschieden zwar von beiden Geschlechtern, aber doch keines von beiden.' Mit dieser Feststellung hat Galen das antike Eunuchieproblem in einer den modernen Erkenntnissen erstaunlich nahen Einsicht zum Abschluß gebracht, darüber hinaus aber große Zusammenhänge erahnt, die uns eben durch die Hormonforschung erschlossen werden.[105]

Daraus ergibt sich mit Notwendigkeit die Annahme sowohl eines männlichen wie weiblichen Samens. Galen greift mit der Zweisamentheorie auf das Corpus hippocraticum zurück und wendet sich gegen Aristoteles, der die Theorie des weiblichen Samens abgelehnt hatte. Die Zweisamentheorie Galens hat bis ins 17. Jahrhundert Gültigkeit.

Wie muß man sich nun diesen weiblichen Samen vorstellen? Wo wird er hergestellt und welche Aufgaben hat er bei der Zeugung?

Der Same, weiblicher wie männlicher, ist Produkt des Zusammenspiels aller Säfte. Bereits in den Blutgefäßen gibt es eine vorbereitende Stufe der Ausarbeitung des Samens. Diese Vorstellung einer hämatogenen Samenzubereitung teilt Galen mit Aristoteles. Erna Lesky schreibt:

In den zahlreichen Windungen der Gefäße, die zu Ovarien und Testes ziehen, spiele sich der Umbildungsprozeß Blut samenartige Flüssigkeit ab, der von der Kraft der kochenden Gefäße ... beherrscht werde. ... Aufgabe der Hoden aber sei es, die letzte Durcharbeitung dieser Samenvorstufe zu wirklichem Samen zu vollziehen.[106]

Obwohl die Ovarien als Hodenäquivalent gesehen werden, ist die Ausarbeitung des weiblichen Samens in ihnen qualitativ vom männlichen unterschieden. Dieser Unterschied bleibt auch bestehen, als im Mittelalter durch Einfluß der arabischen Medizin die Theorien einer rein hämatogenen Spermazubereitung an Boden gewinnen. Damit ist der Samen Produkt einer weiteren, einer vierten Stufe des Verkochungsvorganges innerhalb der Humoraltheorie. Paul Diepgen faßt dies in "Frau und Frauenheilkunde im Mittelalter" so:

Das Sperma des Weibes bleibt wie beim Manne das Produkt des ganzen Stoffwechsels. Avicenna schildert die Einzelheiten der physiologischen Vorgänge. Der Samen ist bei beiden Geschlechtern der Überschuß einer vierten Digestion, die sich als "Ausschwitzung" in den Blutgefäßen vollzieht nachdem die dritte Digestion in den Organen zum Abschluß gekommen ist.[107]

Der Qualitätsunterschied zwischen weiblichen und männlichen Samen ist bei beiden Annahmen - 1. der Vorbereitung und der endgültigen Zubereitung in den männlichen und weiblichen "Hoden" oder 2. der Samenentstehung in den Blutgefäßen auf dem Weg zwischen Gehirn und Hoden, wobei die Hoden und Eierstöcke nur Aufbewahrungsort sind - der gleiche. Die Beschaffenheit des weiblichen Samens ist kälter, schwächer, dünner, geringer in Qualität, Quantität und Konsistenz.

Als Ursache für die verschiedene Ausbildungsform männlicher und weiblicher Genitalorgane, als Ursache ihrer "Vollkommenheit" bzw. "Unvollkommenheit", wie Galen es nennt, haben wir mit ihm das warme Pneuma in der Verschiedenheit seines Wärmegrades erkannt. Der Überschuß oder der Mangel an Wärme wird so für Galen schlechtweg jener Faktor, nach dem sich die Geschlechtsbildung vollzieht: "denn die Wärme ist das erste Werkzeug der Natur". Aus Mangel an Wärme verbleibt nicht nur der ganze weibliche Genitaltrakt im Körperinnern, sondern seine einzelnen Teile wie die "Hoden" sind kleiner als die männlichen, und das von ihnen gelieferte Geschlechtsprodukt kann demgemäß auch nur ein "unfertiges" sein, eben jener als kälter, feuchter, dünner, schwächer usw. charakterisierte weibliche Samen. Denn um soviel ist das Weib unvollkommener, um wieviel es kälter ist."[108]

In den hippokratischen Schriften werden die beiden Samenarten als äquivalent und gleich wichtig beim Zeugungsvorgang und zum Beispiel auch bei der Bildung der "spermatogenen" Organe gesehen. In der galenischen Theorie ist diese Gleichwertigkeit innerhalb der Differenz aufgehoben. Spätere Theorien werden den weiblichen Samen ähnlich dem Katamenienstoff oder dem Menstrualblut sehen.

Der weibliche Samen, der sich aus den Tuben in den Uterus entleert und in seinem Hohlraum mit dem männlichen Sperma vereinigt, dient vor allem dazu, dieses in der ersten Zeit zu ernähren, da es die ihm gemäßere Nahrung als das Blut ist. Später übernimmt dann das Blut aus den Uterusgefäßen diese Aufgabe.[109]

Die galenische Zweisamentheorie erfährt im Laufe der Geschichte vielfältige Modifikationen, ist aber von allgemein akzeptierter Gültigkeit. Im 17. Jahrhundert wird der Zusammenhang von Samenflüssigkeit und Lebensgeistern ein sehr enger: Beide sind von feinster Flüssigkeit, fast von feurigem Wesen, sie verhauchen in einer Aura, die sie wie ein Nebel oder Dampf umgibt, in der "aura seminalis". In der Mischung beider Samen schäumen die im Samen enthalten Spiritus und Materia auf und beginnen, den Foetus zu bilden. Descartes faßt männlichen und weiblichen Samen als gleichwertig; in diesem Punkt ist er eine Ausnahme.

Er (der Samen der Tiere, Anm.d.Verf.) ist sehr flüssig und wird normalerweise durch die Vereinigung der beiden Geschlechter erzeugt. Er scheint nur eine zusammengegossene Mischung zweier Flüssigkeiten zu sein, wobei die eine der andern als Gärungsmittel dient; dadurch erhitzen sie sich derart, daß dadurch einige Teile dieselbe Bewegtheit gewinnen wie das Feuer, sich ausdehnen, die anderen zusammendrücken und sie dadurch allmählich in den für die Bildung der Glieder erforderlichen Zustand versetzen.

Es ist deshalb aber keineswegs notwendig, daß diese beiden Flüssigkeiten deswegen sehr verschieden sind. Denn wie man sieht, daß alter Teig neuen Teig anschwellen lassen kann und daß der Schaum, den das Bier abgibt, genügt, um als Gärungsmittel für anderes Bier zu dienen: so ist es leicht zu glauben, daß die beiden Samen der beiden Geschlechter, indem sie sich miteinander verbinden, einander als Gärungsmittel dienen.[110]

Den Zusammenhang von Samenbildung und Lebensgeistern deutet Descartes wie folgt an: Das beste Blut steigt ins Gehirn; dort werden ihm die Teilchen entnommen, die dann als Spiritus in den Nervenröhren laufen. Das nächstbeste Blut geht vom Eingang des Gehirns direkt zu den Fortpflanzungsorganen, und man kann annehmen, daß dort - auch wenn dies nicht klar gesagt wird - für die Samenproduktion die feinsten Teilchen aus dem Blute abgesondert werden.

Fest steht, daß sich im Samen eine hohe Konzentration derjenigen Teilchen befindet, die im Gehirn als Lebensgeister aus dem Blut entnommen werden. Die Theorien gehen auseinander, ob der Same eine konzentrierte Flüssigkeit aus Lebensgeistern ist, oder ob er eine andere Konsistenz mit dem Grundstoff derselben feinsten Teilchen darstellt. Bei seinem nach innen auf den Körper selbst gerichteten Wirken besitzt er nicht nur ähnliche Funktionen wie diejenigen, die den Lebensgeistern zugeschrieben werden, sondern auch darüber hinausgehende. Denn es ist der Same, der männliche wie der weibliche, der die spezifische Entwicklung der Geschlechtsmerkmale in Gang setzt und steuert.

Man betrachte z. B. das Herz A und bedenke, daß es, wenn das Blut kraftvoll die Öffnung B heraustritt, kein Teilchen gibt, das nicht nach C strebt, wo sich die Kammern des Gehirns befinden. Aber da die Passage nicht weit genug ist, um sie alle dahin gelangen zu lassen, werden die schwächeren Blutteilchen durch die stärkeren abgelenkt, und so gelangen diese alleine dorthin. Man möge sich bei dieser Gelegenheit merken, daß es nächst den Blutteilchen, die in das Hirn gelangen, keine stärkeren und lebhafteren gibt als die, die in die Gefäße strömen, die zur Fortpflanzung bestimmt sind. Denn wenn beispielsweise diejenigen, die die Kraft haben bis D zu gelangen, nicht weiter in Richtung C kommen können, weil für alle nicht ausreichend Platz ist, kehren sie eher in Richtung E als nach F und G um, weil der Weg in dieser Richtung gradliniger verläuft. Hieran anschließend könnte ich vielleicht aufzeigen, auf welche Weise sich aus der Flüssigkeit die sich um E sammelt, eine andere (neue) Maschine bilden kann, die unserer hier ganz ähnlich ist. Aber ich möchte hier nicht näher auf dieses Thema eingehen.[111]

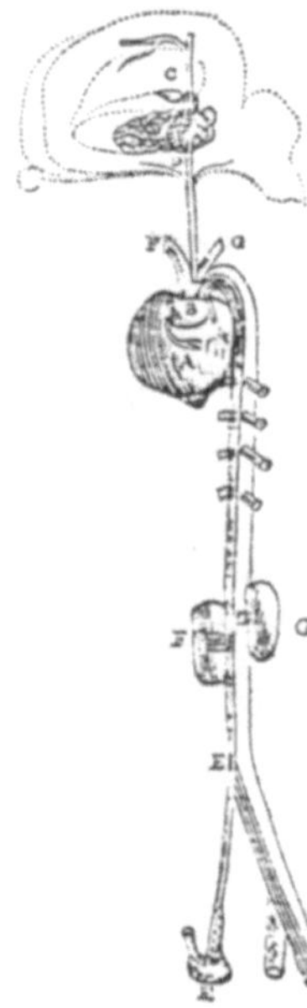

Ein Jahr nach dem Tode Descartes, 1651, erschien von William Harvey, dem Entdecker des Blutkreislaufs, ein einschneidendes Werk über die Fortpflanzung der Tiere, "Exercitationes de generatione animalium", worin die Behauptung aufgestellt wird, daß das Leben aller Tiere und also auch der Säuger aus dem Ei stamme: "Vivum omne ex ovo". Für die Zweisamentheorie ist diese Entdeckung der Anfang vom Ende. Bis sie allerdings in letzter Konsequenz untergegangen sein wird, das dauert noch einige Zeit. Mit dieser Entdeckung war der "Ovismus" geboren, die Annahme, daß das Leben der Tiere und Menschen in erster und einziger Linie von der Mutter herstamme.

Im Jahr 1677 untersuchte der berühmte Linsenschleifer und Hersteller von Mikroskopen Antonius van Leeuwenhoek (1632-1723) männlichen Samen, den man ihm aufgrund der Beunruhigung eines an nächtlichen Pollutionen leidenden Mannes gebracht hatte. Leeuwenhoek sah, wie es in der Samenflüssigkeit von kleinen Tierchen wimmelte. Er nannte sie Animalculi.

In der grauen Flüssigkeit bewegten sich da in der Tat eine Unmenge kleiner Lebewesen, die sich von den Infusorien und den andern animalculi, die er im Wasser entdeckt hatte, wesentlich unterschieden. Sie hatten einen runden Körper und einen Schwanz, der fünf- bis sechsmal so lang war. Mit dem Schwanz machten sie Schwimmbewegungen, ähnlich wie ein Aal. Als Leeuwenhoek nach ein paar Stunden sie noch einmal durch das Glas betrachtete, bewegten sie sich nicht mehr. Anscheinend waren sie inzwischen gestorben. Aber ihre Form war noch deutlich erkennbar, und an ihrer Existenz bestand kein Zweifel. Da nun diese animalculi von einem Kranken stammten, lag die Vermutung nahe, daß sie eine spezifische Krankheitserscheinung seien, vielleicht ein Zersetzungsprodukt, denn wenn die Ovisten es auch leugneten, hielten viele Gelehrte doch noch für möglich, daß sich aus einem inneren Fäulnisprozeß Lebewesen bildeten. Leeuwenhoek untersuchte daher den Samen gesunder Männer und fand da das gleiche Bild.[112]

Später nannte Leeuwenhoek diese Animalculi Spermatozoen. Nicolas Hartsoeker (1656-1725) versuchte in seinem "Essay de dioptrique" zu beweisen, daß im Spermatozoen bereits der ganze Mensch vorgebildet sei.

Der Streit zwischen Ovisten und Animalculisten, die Diskussion darüber, ob der Foetus aus dem weiblichen Ei oder aus dem Samentierchen entstehe, ist in der ersten Hälfte des 18. Jahrhunderts äußerst heftig und verschwindet erst mit rein vitalistischen Theorien gegen Ende des 18. Jahrhunderts. Erst als die Annahme der Existenz einer Kraft, welche das einzelne Individuum als Mitglied seiner Art ausbildet und formt, einer biologischen "Lebenskraft" also, die Johann Friedrich Blumenbach (1752-1840) 1789 mit dem Namen "Bildungstrieb" (nisus formativus) benennen wird, sich durchsetzt, tritt die große Frage, ob Ei oder Samentierchen, welche theoretisch eine Vorformung - die Präformation - als Voraussetzung hatte, zurück. Vorläufer der Lebenskraft-Theorien sind die Annahmen der sogenannten Epigenese.

Die anonym erschienene "Venus physique" (1745), die im Ungeborenen nur eine ungestalte Materie sieht, läutet die Lehre von der Epigenese ein: Das antike Rätsel des Maulesels wird zur Tatsache des Mulatten: die Kinder ähneln beiden Elternteilen, und hier reicht der Präformationismus weder in animalkulistischer noch ovistischer Form aus. Gewiß blieb dabei die Zweisamentheorie Irrtum. Sie gibt sich chemiatrisch, als sei Befruchtung etwas Ähnliches wie die Reaktion zwischen salpetersaurem Silberoxyd und Quecksilber.[113]

Mitte des 18. Jahrhunderts herrscht auf dem Gebiet des Samens und der Zeugung große theoretische Unsicherheit. Die Entdeckung des Eies und der Samentierchen läßt eine Zeit intensiver Forschung und Neutheorie-Bildung beginnen. Es dauert seine Zeit, bis eine neue und zwar eine allgemein gültige und den ganzen Bereich der Generation umfassende Theorie sich ausbildet und etabliert. Solange halten sich Reste und Denkweisen, die dem Umfeld der Zweisamentheorie entstammen und auch bei neueren Theorien eine Art Substrat, das nicht einmal bewußt werden muß, bilden. Denn wie gezeigt wurde, hängt an der alten Samentheorie der ganze Bereich dessen, was heute als Wirkung der Hormone beschrieben wird. So daß in der Mitte des 18. Jahrhunderts auch von erklärten Gegnern der Zweisamentheorie dennoch ständig von der Feuchtigkeit der Frauen, die dünner sei als die der Männer, oder vom Liquer lymphaticum, vom weißen Fluß oder vom Menstrualblut als Äquivalent des männlichen Samens, ohne natürlich Samen zu sein, die Sprache ist.

Auf diesem Hintergrund ist die Schule Boerhaaves nicht mehr Anhänger der Zweisamentheorie. Doch mag das Beispiel Albrecht von Hallers zeigen, wie stark die theoretische Unsicherheit ist. Um 1730 ist er Anhänger des Animalkulismus, ab 1746 vertritt er eine epigenetische Position und wechselt mit der Formulierung der Irritabilitätslehre 1752 erneut zu einem Standpunkt präformatistischen Inhalts. Haller hat immer wieder betont, "daß alle Generationstheorien ... höchst unsichere Hypothesen seien".[114]

Als Physiologe hatte Haller gelernt, daß das Leben durch eine ihm spezifische Kraft charakterisiert werden kann, daß diese Kraft aber nur an einer schon vorhandenen Struktur wirksam werden kann. Die Beobachtung der Beständigkeit im Bauplan der Tiere bei aller Mannigfaltigkeit im einzelnen und die Erfahrung, daß Lebenskräfte an organisierte Struktur gebunden, also blind wirkende Körperkräfte sind, diese Beobachtung und diese Erfahrung hatten Haller "überzeuget, es müsse demnach etwas vorgebildetes und gebautes im befruchtenen Safte der Menschen und Thiere seyn, ob es wohl noch keine Miniatur eines ganzen Leibes, keine Raupe eines denkenden Schmetterlings ist."[115]

Diese Unentschiedenheit in den Generationstheorien teilte Tissot mit dem von ihm bewunderten Haller. Ob Epigenese oder Präformation, das ist im Zusammenhang der Onanie als Ursache verschiedenster Krankheitserscheinung durchaus von untergeordneter Bedeutung. Nicht so eine andere Entdeckung Hallers: Die Trennung der Kräfte des Lebendigen in zwei verschiedene Typen, in Reizbar- und Empfindlichkeit.

Reizbare und empfindliche Teile des Körpers

Diese Kräfte des Lebendigen, Reaktion und Empfindung, um es etwas moderner zu sagen, hatte Haller am 22. April 1752 und am 6. Mai 1752 vor der Königlichen Gesellschaft der Wissenschaften zu Göttingen vortragen lassen. Auf Tierversuche gestützt, war es Haller gelungen, zwei grundsätzlich unterschiedene Formen der Eigenbewegung der "tierischen Maschine" von einander abzutrennen.

Denjenigen Teilen des menschlichen Körpers, welcher durch ein Berühren von außen kürzer wird, nenne ich reizbar. ...
Empfindlich nenne ich einen solchen Teil des Körpers, dessen Berührung sich die Seele vorstellet; und bei den Tieren, von deren Seele wir nicht so viel erkennen können, nenne ich diejenigen Teile empfindlich, bei welchen, wenn sie gereizet werden, ein Tier offenbare Zeichen eines Schmerzes oder einer Unruhe zu erkennen gibt.[116]

Haller kommt zu dem Schluß, daß die Sehnen, die Bänder, die Knochenhäutchen, die harte Hirnhaut weder reizbar noch empfindlich sind. Die Bewegung des Körpers konzentriert sich auf Nerven und Muskeln:

Der Nerv empfindet also allein, und bei dem Nerven weder das harte noch das weiche Häutchen, sondern einzig und allein das markichte Wesen, das aus dem Gehirne kommt. Aus diesen Erfahrungen zusammen erhellet nun, daß nichts in dem Körper reizbar ist, als bloß die Muskelfaser, die einzig bei der Berührung kürzer zu werden trachtet.[117]

Nun ist es nach Haller so, daß die Reizbarkeit zwar von den Nerven ausgelöst werden kann, aber nicht unbedingt ausgelöst werden muß; die Reizbarkeit ist physiologisch nicht abhängig von der Empfindlichkeit.

Und zwar ernstlich, so ist die Reizbarkeit von der Empfindlichkeit ihrer ganzen Natur nach unterschieden; und es würde sich anders verhalten, wenn die Reizung von der Empfindung entspringe. ... Die Reizbarkeit hängt also weder von dem Willen, noch von der Seele ab. Ferner, so zeigen auch die Erfahrungen, daß nicht alle Kraft der Muskeln von den Nerven abhängt: denn wenngleich diese letzteren gebunden und abgeschnitten worden sind, so sind die Fasern dennoch reizbar, und haben eine Kraft sich zusammenzuziehen. Hierdurch wird vielleicht der Nutzen der Nerven etwas eingeschränkt: denn sie scheinen nur soviel zur Bewegung der Muskeln beizutragen, daß sie den Willen der Seele auf diejenigen Teile bringen, welcher bewegt werden soll.[118]

Das heißt, die Reizbarkeit ist eine dem Muskelfleisch innewohnende Eigenschaft. Seit der Entdeckung des Blutkreislaufes durch Harvey war laut Richard Toellner klar,

daß der Motor aller Bewegungen des Tieres letztlich das Herz war. Die Frage blieb nur, ob das Herz die alleinige Ursache aller Bewegung sei, und die Hauptfrage, welche Ursache das Herz eigentlich bewege. ...
Nachdem Haller ... den Nachweis erbracht hatte, daß die Nervenversorgung des Herzens ohne Einfluß auf die Herzbewegung war, blieben ihm nur die beiden Möglichkeiten übrig, die Ursache für die Bewegung des Herzens im Herzen selbst, also im Herzmuskel zu suchen oder sie mit Stahl für eine unmittelbare Wirkung der Seele zu halten.[119]

... Da aber gewiß ist, daß die Seele in dem Kopfe ihren Sitz hat, und da dieselbe, wenn der Kopf abgeschnitten ist, keine Herrschaft mehr auf den übrigen Körper behält, auch wenn die Nerven zerstöret oder abgeschnitten werden, keine Empfindung zur Seele gelanget; da ferner die Reizbarkeit dennoch vollkommen bleibt, wenn schon der Kopf oder die Nerven abgeschnitten worden sind: so erhellet aus allem, die Reizbarkeit bleibe, wenn die Seele entweder ihren Sitz verlassen hat, oder ihre Gemeinschaft mit dem Körper unterbrochen worden ist, und die Reizbarkeit hänge folglich nicht von der Seele ab. ... Was hindert uns also zu glauben, die Reizbarkeit könne wohl eine Eigenschaft der Muskelfaser sein, vermöge derer sie sich zusammenzieht, wenn sie berühret und gereizet wird; wovon es aber nicht nötig ist, eine weitere Ursache anzugeben, ebenso wie keine wahrscheinliche Ursache des Anziehens oder Schwere bei der Materie angegeben werden kann.[120]

Diese Theorie der Eigenständigkeit der bewegenden Kraft der Muskelfaser, wohl auch der kleine, hier zitierte Anklang an Newtons Theorie der Schwerkraft, haben dazu geführt, daß die Anhänger Hallers ihn als "Newton der tierischen Maschine" gefeiert haben. Unter ihnen Tissot in den "Memoires sur la nature sensible et irritable" von 1756.[121] Diese bald allgemein akzeptierte Entdeckung der Eigenbewegung des Herzmuskels hat die physiologische Grundlage für die späteren vitalistischen Theorien gegeben. Gleichwohl blieb Haller Mechanist. In dem Aufsatz "Mechanismus - Vitalismus: ein Paradigmawechsel? Testfall Haller" hat Richard Toellner dies "die Paradoxie des Übergangs"[122] genannt. Nicht erstaunlich also, daß Tissot, Freund und Vertrauter Hallers, Mechanist bleiben konnte. Er zog die Konsequenzen aus Hallers neuer Theorie auf dem Gebiet der Nerven.

Denn Hallers Theorie der Irritabilität hat nicht nur die Eigenbewegung der Muskelfaser begründet, sondern ebenfalls den Nerven einen neuen Stellenwert zugeschrieben: Sie sind nur die fühlenden, keineswegs die bewegenden Teile. Die Nerven haben damit eine eindeutige Funktion: Sie empfinden und übermitteln diese Empfindung. Frühere Annahmen sind damit gegenstandslos geworden. Haller schreibt zu der "wunderbaren Einstimmigkeit bei einem Irrtume":

Nichts scheinet mir gläublicher zu sein, als daß die Verwirrung unter den Ärzten daher rühret, weil das griechische Wort "neuron", für Nerven, Sehnen und Bänder genommen worden ist.[123]

Haller hält an dem Fluid der Nervengeister fest und freut sich daran, daß, obwohl "den Ärzten aus der Stahlschen Schule ... die Lebensgeister verhaßt sind", "selbst die neuesten Verteidiger der Meinung, daß die Seele den Körper regiere, dennoch die verstoßenen Geister wieder annehmen".[124] War vor der Entdeckung Hallers die Lebensgeister-Theorie allgemein und physiologisch nur schwer faßbar, so ist jetzt der Nervenstrom und seine Aufgabe strikt und klar definiert.

Das Gefühl wird das Zauberwort der Epoche: Mit Hallers Theorie beginnt das empfindsame Zeitalter. Die Menschen der 2. Hälfte des 18. Jahrhunderts genießen das Fühlen, die Bewegung des Nervenstroms in ihren Nervenröhren, und sie tun dies ausgiebig und auf exaltierte Weise. Die Freude läßt sie die Hände in die Höhe reißen, die Trauer läßt sie in sich zusammensinken und die Tränen fließen bei beiden und sonstigen Anläßen überaus reichlich und ausdrucksstark.

Doch dieses neue Lebensgefühl, das Fühlen und Empfinden, hat auch seine Tücken. Seit der Antike konnte der Zustand des Nervenstroms durch eine falsche, das heißt anti-diätetische Lebensweise beeinträchtigt werden. Jetzt, da das Konzept der Nerven physiologisch neu und enger gefaßt war, mußten auch die Beeinträchtigungen der Qualität des Nervenstroms neu gefaßt werden.

Tissot hat dies als erster in dem zentralen Bereich des Geschlechtes vorgeführt. Bevor wir nochmals auf Tissots Onanie-Buch zurückkommen, zwei Zitate aus Hallers "De partibus corporis humani sensilibus et irritabilibus": Das Zeugungsglied ist, weil es "häuticht und nervicht" ist, auch empfindlich, und übertrifft bei seinen vielen Nerven alle anderen Teile des Körpers.

> Die Reizbarkeit des Zeugungsteils ist zwar von besonderer Art, und so beschaffen, daß er vornehmlich durch wollüstige Vorstellungen der Seele, als durch einen Reiz, zur Bewegung angetrieben wird. Daß er aber bei dem allem mit den anderen Teilen des menschlichen Körpers eine gemeinschaftliche Natur habe, erhellet aus der Steifigkeit, welche von der Menge des Urins, von dem Überflusse des befruchtenden Saftes, von dem Gebrauche der spanischen Fliegen, und von der scharfen Feuchtigkeit des unreinen Flußes entsteht. Mit der Veränderung in diesem Gliede mag es sich verhalten, wie es will, so werden doch in der Tat die Blutadern zusammengezogen, und die Bewegung des Bluts durch dieselben wird verzögert.[125]

Haller spricht, wie Tissot, nur vom männlichen Zeugungsteil. Das männliche und auch das weibliche Genital ist sowohl besonders empfindlich als auch reizbar. Und da hier die Reizbarkeit nicht nur willkürlich erfolgt, sondern durch Empfindung herbeigeführt werden kann, lauern im Geschlecht besondere Gefahren: den Überschwang des Fühlens auf die falsche Bahn zu leiten, zu versuchen, die Lust, die dem Reiz an diesem Orte innewohnt, durch Empfindung immer wieder und über die Maßen zu produzieren.

5 Noch einmal: Die Argumentation Tissots

Vielleicht ist die Argumentationsweise Tissots nicht die stringenteste; vielleicht hätte ein anderer Autor das Thema der Schädlichkeit der Onanie in sich besser strukturiert und logisch klarer dem damaligen Publikum präsentieren können. Denn Tissots Aussage im ersten Vorwort, daß die Arbeit schnell und allzu große theoretische Anstrengung geschrieben worden sei, stimmt trotz der gegenteiligen Beteuerungen auch für die französisch-sprachigen Erweiterungen. Doch bei aller mangelnder Präzision in der Argumentation muß festgehalten werden, daß sie der damaligen Zeit kohärent und auch einleuchtend gewesen ist.

Überlegt man sich noch einmal die ätiologische Argumentation Tissots auf dem Hintergrund der Medizin seiner Epoche, so wandelt sich unversehens das, was einem heutigen Leser als "Sprache von Phantasmen"[126] erscheinen mußte, in Bestandteile eines in sich stimmigen Körperbildes. Orgasmen, die den gesamten Körperbau erschüttern, Lebensgeister, ein auch auf den inneren Ablauf des Körpers gerichteter Same und das Wirken all dessen passen sich sinnvoll und notwendigerweise in eine Theorie der Physiologie, der "anatomia animata" ein. Diese ist zwar von unserer in ganz zentralen Punkten unterschieden, was erst einmal über die Qualität dieser Physiologie noch nichts aussagt. Was für uns heute Phantasmen sind, war den damaligen Zeitgenossen körperliche Realität.

Tissots Buch über die Onanie ist somit kein "phantastisches", kein von Moral oder Aberwitz diktiertes Werk, sondern ein durch und durch medizinisches Buch, das einen Gegenstand erörtert, der für die damalige Zeit wichtig war und durch Umbrüche in der medizinischen Entwicklung noch wesentlich wichtiger wurde.

Geben wir kurz eine Einschätzung der ätiologischen Hauptargumente Tissots, um Altes und Neuartiges darin festhalten zu können. Dann wenden wir uns noch in knapper Weise den Krankheitserscheinungen, welche aus der Onanie entstehen, sowie ihrer Behandlung zu.

Ätiologie

Tissot beginnt mit einer großen Geste, die noch voll und ganz der klassischen Säftetheorie zugeordnet ist: Die "große Wichtigkeit des Saamensaftes" und die Gefahren, die von dessen übermäßigem Verluste drohen. Sehr schnell relativiert sich dieser Einstieg. Der Same tritt zurück; er bleibt wichtig, weil er untrennbar - auf welche Weise auch immer - mit den Lebensgeistern verkettet ist. Der männliche Same ist nur eine bestimmte und in jedem Fall konzentrierte Form der Zubereitung von Lebensgeistern, die dem Mann als "Krone" der Schöpfung eignet. Hier greift Tissots Unterscheidung von semen in actu und semen in potentia. Da die Konstitution des Mannes insgesamt wärmer, stärker ist und da seine Säfte besser durchdigeriert und deshalb gehaltvoller sind, kommt es bei ihm zur Bereitung des Samens "in actu", während die Bestandteile, aus denen beim Mann der Samen wird, bei der Frau im Blut verbleiben, aber von da aus in ähnlicher Weise, allerdings schwächer, auf den weiblichen Gesamtmechanismus einwirken.

Unmerklich gleitet Tissot von der Samentheorie zu einer Theorie der Lebensgeister; er folgt dabei nur der großen Bewegung seiner Zeit. Die Entdeckung der Spermatozoen und des weiblichen Eies haben die Zweisamentheorie in theoretischen Mißkredit gebracht; praktisch aber ist die alte Annahme eines weiblichen Samens noch überall spürbar. Nur wird die Flüssigkeit der Frauen nicht mehr als Samen bezeichnet, erfüllt aber noch dessen alte, eigentlich untergegangene Rolle. Das Paradigma der zwei Samen ist zwar nicht mehr gültig; doch es hat sich noch keine neue und allgemein gültige Theorie gefunden, die imstande gewesen wäre, die Lehrstelle, die das Theorem des weiblichen Samens hinterlassen hat, auszufüllen und zu besetzen. Es ist eine Zeit der theoretischen Unsicherheit und des Schwankens, wie sie von Thomas S. Kuhn als typisch für die Übergangszeit eines Paradigmas zu einem anderen beschrieben wurde[127]. Eigentlich nicht mehr gültig, wirkt die Zweisamentheorie und mit ihr das gesamte Gebäude des Humoralhaushalts im Untergrund beständig und mächtig fort. Noch alle epigenetischen Theorien brauchen sowohl den männlichen als auch weiblichen Samen oder zumindest eine in der Wirksamkeit ähnliche oder äquivalente Flüssigkeit, um den chemisch gedachten Aufschäumungsprozeß, aus dem sich der Foetus bildet, denken zu können.

Tissots Umschwung von "Wirksamkeit des Saamensaftes" zur Wirksamkeit der Lebensgeister im Allgemeinen und im *semen in actu* und *in potentia* im Besonderen zeigt diese Unsicherheit seiner Epoche. Denn in den mechanistischen Theorien der "Menschen-Maschine" sind es die Lebensgeister, die viele Aufgaben, welche vorher den Samen zugeschrieben waren, übernommen haben. Daher auch diese Unsicherheit Tissots in der Abgrenzung von Samen und Lebensgeistern.

Im Zentrum steht somit nicht mehr allein der Verlust des Samens, obwohl dessen Ausschüttung im Übermaß schädlich ist, daneben auch rücken die Umstände, welche die Samenausschüttung begleiten. Der Körper ist für das Zeitalter des Mechanismus eine wohlgebaute und wohleingerichtete Maschine, die in ihrem Bewegungsablauf auf harmonische Weise dem Willen und den Befehlen der Seele gehorchen soll. Bewegungsabläufe, die diese Norm der Physiologie sprengen und außer Kraft setzen, werden als Bedrohung empfunden. Der Höhepunkt des Venusspiels, die orgastische Überwältigung von Dezenz und Kontrolle der Bewegung, läßt den Körper in eine Eigendynamik geraten, die der mechanischen Physiologie verdächtig vorkommen muß. Sie wittert eine Ähnlichkeit mit anderen krampfartigen Zuständen. Ohne Zweifel erfordert der Samenausstoß eine nicht geringe Anstrengung von seiten der Lebensgeister; die Aufwallung macht, daß sich die Wärme verteilt und ansteigt, was wiederum die Ausdünstung sprunghaft erhöht: auch hierbei wird eine Menge Lebensgeister transspiriert. Die Lust, die dem Venusspiel innewohnt, ist so mit großen Gefahren vergesellschaftet. Deshalb ist die Fortpflanzungslust nur in mäßigem und rechtmäßigem Beischlaf, das heißt innerhalb der von Gott gegebenen Ordnung, zu gebrauchen.

Das Neue, das Tissot einführt, ist die besondere Schädlichkeit des solitären Lustgewinnes. Die übertriebene einsame Samenausschüttung gehörte zwar auch zum Repertoire der alten diätetischen Vorschriften, etwa so wie Völlerei oder Branntweinsauferei, aber keineswegs an zentraler Position und ohne eigene Theorie der Schädlichkeit. Theologisch gesehen zählte die Manipulation der eigenen Geschlechtsteile zum Zwecke des Lustgewinnes zur Sodomie. Darauf wird im nächsten Kapitel ausführlich eingegangen. Dieser Hintergrund erleichtert es Tissot, das Krankheitsbild des Onanisten als besonderes zu konstituieren, nimmt ihm aber nichts vom medizinischen Wert. Die acht Gründe, welche er anführt, können auf dem Hintergrund einer mechanistischen Humoraltheorie schon einleuchten. Interessant ist vor allem das Argument, daß sich oft gesehene oder auch bloß in der Einbildungskraft vorgestellte Bilder auch physiologisch in den Sinnen festsetzen, weil die Lebensgeister darauf fixiert werden.[128] Es handelt sich hier um eine frühe und mechanische Konditionierungstheorie der seelisch-geistigen Vorgänge. Natürlich führt Gewöhnung zur Wiederholung. Auch der stärkere Verlust der Perspiratio sensibilis, da kein Austausch mit einer anderen Person stattfindet, paßt sich in das mechanische Denken, so fremd uns das erscheinen mag, ein. Und daß "Seelenfreude" die Stimmung, die "humores", sehr wohl zu heben imstande ist, nehmen wir ja noch heute - wenn auch mit ganz anderen Implikationen - an.

Das eigentlich und wesentlich Neue ist in der Argumentation Tissots äußerst schwer festzumachen. Seine ersten beiden Hauptpunkte sind ganz der alten diätetischen Tradition verhaftet. Sein dritter Hauptpunkt, die speziellen Gefahren der Onanie betreffend, hat vor allem zwei Hauptgruppen im Blick, von denen die erste, erwachsene Gelegenheits- und Gewohnheitsonanisten, im Rahmen des diätetischen Zuviel verbleibt. Die Diätetik der Humoraltheorie stand jedem Übermaß, jedem Zuviel, jedem Über-die-Stränge-Schlagen, sei es nun im Fressen, Saufen, in der einsamen oder zweisamen Venus oder in den Leidenschaften, äußerst mißtrauisch gegenüber. Übertriebenes Venusspiel ist seit der Antike als erschöpfende und krankmachende Ursache bekannt.[129] Die zweite Gruppe stellt jedoch eine Neuheit, hinsichtlich ihrer soziologischen Geschlossenheit, dar: Es sind die Heranwachsenden und Kinder, bei denen der Geschlechtstrieb bereits erwacht ist, denen aber die Möglichkeit zu einer gesellschaftlich akzeptierten Auslebung dieses Triebes versagt ist. Denn die einzige erlaubte Möglichkeit wäre die Eheschließung. Doch dies ist unmöglich. Genauso unmöglich jedoch ist es, daß die Heranwachsenden ihre Lebensgeister auf diese gefährliche Weise vergeuden. Denn gerade sie brauchen die Lebensgeister, um sich zu gesunden Erwachsenen auswachsen zu können.

Dieses Dilemma, das für die bürgerliche Jugend mit Tissots Onanie-Buch am Himmel mit dunklen Wolken aufzuziehen beginnt, ist etwas unerhört

Neues. Denn hätte es sich bloß um die Gefahren der Onanie gehandelt, die einerseits wegen der jahrhundertelangen Tradition des Venusmißbrauchs, anderseits auch wegen der Einarbeitung akzeptierter Erkenntnisse der neuesten Medizin Tissots Zeitgenossen auch ohne allzu tiefreichende Begründung eingeleuchtet haben, wäre dies Buch eines unter vielen geblieben, eines jener Werke über diätetische Unvernunft und deren mehr oder weniger schlimme Folgen. Die schon skizzierte Entdeckung Hallers, die physiologische Verankerung des Fühlens im Nervenstrom, ist es, welche über die gesundheitsschädigenden Folgen der Onanie hinaus die Situation der Jugend angesichts des Umgangs mit dem Geschlecht enorm verschärft.

Es wurde bereits gezeigt, wie sich an Stelle des alten Modells der Samenausschüttung ein den mechanistischen Theorien gemäßeres Modell gesetzt hat: der Angriff auf die Lebensgeister in den Nervenröhren. In den mechanistischen Theorien sind die Lebensgeister ein zwar in ihrer Funktion relativ klar umrissenes, in der konkreten Fassung jedoch, wie Empfindung und Willen in Bewegung umgesetzt werden, ein eher spielerisch-gedankliches Konzept ohne empirische Basis. Nach Hallers Irritabilitäts- und Sensibilitätslehre ist dies anders: Ab jetzt ist eindeutig abgegrenzt, was die Nerven sind und welche Aufgaben in den Nervenröhren von den Lebensgeistern erfüllt werden. Neben der Koordination des Stoffwechsels, die immer noch den Lebensgeistern zukommt, ist ihre Aufgabe das Empfinden und die darauf erfolgende einfach reflexive oder bewußt gewollte Reaktion. Vor allem aber regeln die Lebensgeister jenen Bereich der Empfindung, der den Menschen vom Tier unterscheidet: das bewußte Fühlen. Für die bürgerliche Jugend steht damit die Fähigkeit zum Fühlen auf dem Spiel. Man darf sich nicht täuschen: Im damaligen Kontext heißt das, daß die Bürgerlichkeit als solche auf dem Spiel steht. Mit der Onanie droht der neuen und aufstrebenden Klasse des Bürgertums allgemeine Degeneration.

Dieser Umschwung in den Aufgaben der Lebensgeister, die gleichzeitige Einschränkung und Aufwertung, wird in Tissots Argumentation nicht besonders betont, ist aber von allergrößter Bedeutung. Denn damit ist der Weg frei zu einer speziellen Pathologie des Nervensaftes. *Die erste Pathologie dieser Art ist der Symptomkomplex Onanie, die Krankheit Onanie*.

Vor der knappen Referierung der Symptome aus der Onanie und ihrer Behandlungsart sei ein Exkurs auf die Stellung der Frau in Tissots theoretischem Teil erlaubt.

Daß Tissot in der ätiologischen Argumentation das weibliche Geschlecht derart stiefväterlich behandelt, könnte ihm als theoretische Unfähigkeit angerechnet oder sogar als Scheiterpunkt seiner Theorie schlechthin gewertet werden. Auf dem Hintergrund der abendländischen Theoriebildung liegt Tissot dabei völlig im Trend: Das theoretische Ausblenden der Frau und ihre

Subsumierung unter das Modell "Adam", der von Gott aus Lehm geschaffen und nicht wie Eva aus der Rippe ihres Gefährten entnommen wurde, durchzieht die gesamte Philosophie- und Medizingeschichte. Selbst der für die Psychoanalyse so grundlegende ödipale Konflikt, wie er von Freud formuliert wurde, ist ganz auf das Modell "Adam" zugeschnitten.[130] Bislang, so könnte gesagt werden, existiert die Frau nur als analogisches Anhängsel zum Mann. Daß auch Tissot so argumentiert, diesen allgemeinen Defekt des abendländischen Denkens sollte ihm weder frau noch man als persönliche Schwäche ankreiden.

Symptomatik

Tissot folgt bei der Darstellung der Krankheitserscheinungen, welche auf Onanie folgen, einer Dreiteilung: Zitierte, ihm persönlich berichtete und von ihm selbst behandelte Fälle. Eine Vielzahl bekannter Ärzte, aus der Antike, aus dem Barock und Zeitgenossen Tissots, begegnen uns im Kampf mit den "morbis ex nimia venere"[131]. Vor allem seit der Barockzeit sind darunter auch viele Fälle von Selbstbefleckern bei Boerhaave und Friedrich Hoffmann. Zitierte Zeitgenossen mit Fällen von Onanie sind Haller, Zimmermann, van Swieten, Lewis[132] und selbstverständlich Tissots eigene Fälle, von denen die Leser den radikalsten Fall des L.D*** bereits kennengelernt haben.

Die Folgen der Onanie zeigen sich vornehmlich im Austrocknen des Gehirnes und des Rückenmarkes, das von konvulsivischen und spasmischen Erscheinungen und Lähmungen begleitet sein kann, im Nachlassen der Sehkraft und in Angriffen auf Verdauung sowie Atemfunktion. Daneben führt das Onanieren zu allgemeiner Mattig-, Müdigkeit und Trägheit, zu Benebelung der Sinne und geistiger Dumpfheit, zu Zuständen von Traurigkeit und Melancholie. Aufgrund des bisher Gesagten ist es nicht schwer, diese Erscheinungen als Folge der Onanie zu verstehen. Zusammen mit dem Samen und durch die Erschütterung bei der Samenausschüttung verlassen eine Menge Lebensgeister den Körper; geschieht dies oftmals und regelmäßig, so vermindert sich der Nervensaft in Gehirn und Mark, wo er hauptsächlich fließt, und diese Teile werden dadurch trockener als sie sein sollten: Tabes dorsalis, die Rückenmarkdarre, Consumptio dorsalis, die Rückenmarkauszehrung, die Hirnwut, welche bei zu großer Trockenheit hitzig, das heißt fiebrig werden kann, Epilepsie und Lähmungen aller Art sind einige der Krankheiten im Gefolge. Tissot zitiert das Schicksal eines Mannes, "dessen Gehirn so erstaunlich ausgetrocknet war, daß man es in der Hirnschaale klappern hörte"[133]. Dieses Klappern hat Friedrich Schiller im Gedicht wieder ertönen lassen.[134]

Der Austrocknungsprozeß des markigen Wesens wird begleitet von Abdämpfung des seelisch-geistigen Lebens. Apathische, desinteressierte Zustände sind die Folge, die von allgemeiner Schwermut begleitet werden. Die Kraft des Gedächtnisses läßt nach. Höchste Steigerung ist der Wahnwitz: Um die Wende vom 18. zum 19. Jahrhundert füllen sich die Irrenhäuser mit Verrückten, die am sogenannten Masturbationsirresein leiden.[135]

Besonders viele Lebensgeister stellte man sich in den Nerven vor, die Gehirn und Augen miteinander verbinden. Einer permanenten Schwächung der Lebensgeister folgt somit eine merkliche Schwächung der Sehkraft, die bis zur Erblindung gehen kann.

Weiterhin ist der gesamte Stoffwechsel betroffen: "Eine gänzliche Unordnung im Magen" und "eine Schwächung der Werkzeuge des Athemholens"[136], wie Tissot schreibt. Können die aufgenommenen Speisen nicht richtig verarbeitet werden, mindert das die Qualität der Säfte und Lebensgeister, die neu zubereitet werden sollen. Gleiches gilt bei mangelnder Atmung. Das Blut, welches das Herz passiert, wird nicht, wie es sollte, aufbereitet. Beides führt zu qualitativ schlechteren Säften und Lebensgeistern und die wiederum zu mangelnder Verarbeitung von Nahrung und Luft. Die Unordnung in den Lebensgeistern produziert also eine sich ständig potenzierende Minderung der Ergebnisse des Stoffwechsels. Daraus entstehen eine ganze Reihe von Krankheiten; diese krankhaften Folgen können sich aufgrund einer allgemein schwachen Konstitution, ererbter Organschwächen und besonderer Lebens- und Arbeitsumstände in vielerlei Gewand zeigen. Eine ganze Liste von Krankheiten läßt sich hier anführen: Magenleiden, alle Formen einer gestörten Ausscheidung, Lungenleiden, heisere und schwache Stimme, Blaßheit, Schwindsucht, Auszehrungen, Starrsucht, fallende Sucht. Die schon erwähnte allgemeine Mattigkeit, Apathie und geistige Dumpfheit ist nur der erste Schritt, bevor es zu einer spezifischen Ausdifferenzierung der Folgen kommt.

Selbstverständlich wird auch der Wert der Generationsfähigkeit gemindert: Beim Mann wird die Qualität des Samens schlechter; eine Frau, die sich als Mädchen durch Onanie die Lebensgeister zerrüttet hat, bringt, wenn überhaupt, nur schwache und krankheitsanfällige Kinder zur Welt.

Wir sehen, die Bedrohung, die der Onanie entstammt, ist keineswegs gering zu achten. Welche Mittel schlägt Tissot vor, um die krankhaften Folgen zu heilen oder zumindest gering zu halten?

Therapie

Erster Schritt jeder Behandlung ist die völlige Einstellung der onanistischen Praxis. Oft, wenn sich die Jugendlichen daran gewöhnt haben, ist das gar nicht einfach und nur durch dauernde Bewachung zu erreichen. Die Nachtwachen des Hofmeisters Hölderlin am Bette seines Zöglings Fritz von Kalb sind dieser Art. Aus Tissots Buch:

... und hätte man ihn nicht, ganze acht Monate lang, Tag und Nacht aufs sorgfältigste bewacht, so wäre er nicht mehr zu retten gewesen.[137]

Ziel der Behandlung ist die Rückgewinnung der Quantiät und Qualität der Lebensgeister. Das ist angesichts des erwähnten Teufelskreises, der ständigen Potenzierung des Verfalls der Lebensgeister und der Säfte, gar nicht einfach und vor allem langwierig. Tissots Behandlungsart bleibt ganz im diätetischen Modell: Einstiegspunkt der von ihm vorgeschlagenen Kur ist die Ernährungsweise. Durch behutsame und ausgewählte Speisen und Getränke wird versucht, die angegriffenen Lebensgeister wieder zu verbessern.

Die durch Selbstbefleckung erzeugte Schwachheit verursacht bey der Wahl der stärkenden Mittel eine Schwierigkeit, die bey anderen Fällen nicht vorkommt, nämlich, daß man sich aufs sorgfältigste vor allen den Mitteln hüten muß, die indem sie reizen, den Stachel des Fleisches aufs neue rege machen können.[138]

"Stärken, ohne zu erhitzen" lautet die Marschroute der Diät und auch der Lebensweise. Kalte Bäder, Schlafen in ungeheizten Räumen, sofortiges Aufstehen nach dem Erwachen sind einige der Notwendigkeiten, um den Lebensgeistern eine Basis zur Verbesserung zu geben.

Schwächlichen Personen ist eine reine Luft nöthiger, als andern. ... Bey der Stadtluft, mit welcher wir beständig eine Menge verdorbener Dünste ein= und ausathmen, findet sich die zwiefache Unbequemlichkeit, daß sie weit weniger von jenem Lebensgeiste mit sich führt, hingegen desto stärker mit schädlichen Theilchen beladen ist. Die Landluft besitzt die zwo entgegen gesetzten Eigenschaften; sie hat noch ihre ursprüngliche Reinigkeit, und ist nur mit den flüchtigsten, angenehmsten herzstärkenden Theilchen, die aus den Pflanzen ausdünsten, und mit dem schon an sich gesunden Erddunste geschwängert.[139]

Bei den Speisen ist alle Schärfe zu vermeiden; ebenso fette Speisen, die schwer im Magen liegen. An Fleisch empfiehlt sich das Fleisch junger Tiere, manchmal das kleinerer Vögel wie Täubchen, Lerche und Wachtel. Weich gekochte Eier sind besonders stärkend. Auch Milch ist zu empfehlen; aber ihr Genuß hängt von der Progression der Magenschwäche ab: Ist der Magen so geschwächt, daß er zur Verdauung der Milch lange braucht, dann ist davon abzuraten, weil sich die Milch dann in das "Käsichte" und "Wässerichte" scheidet, was zu Durchfällen führen kann. Gemüse ja, Obst eher nicht, da es die wässerichen Teile des Blutes zu vermehren hilft.

Von den Getränken sind diejenigen zu meiden, die die Erschlaffung der Gefäße vermehren und das Nervensystem reizen. An erster Stelle ist neben scharfen alkoholischen Getränken der "Coffee ", aber auch der Tee verboten. Der "Chocolat" mit Milch dagegen ist, mäßig genossen, von guter Wirkung. "Das beste Getränk ist sehr reines Quellwasser"[140], welches mit einem erdigen, auf keinen Fall jedoch mit säuerlichem Weine gemischt werden kann.

Vor allem aber wird Mineralwasser empfohlen. Tissot nennt vor allem das Wasser aus *Selters* und aus *Spaa*, über das er eine Äußerung Boerhaaves zitiert:

Der liebenswürdige Herzog hatte sich aus der ehelichen Schuldigkeit heraus gesetzt. Ich habe ihn durch den Gebrauch des Spaawassers wieder hineingebracht.[141]

"Spaa" wird im Englischen identisch mit Mineralbad. Die Entstehung der bürgerlichen Bäderkultur hängt direkt mit der Ausbreitung der Onanieangst als Modellfall der Lebensgeister-Herabminderung zusammen. Die Trinkkuren, die Ruhe und Naturnähe der Bäder dienen der Stärkung und Regenerierung der Lebensgeister.

Gemäßigte Bewegung in frischer Luft, vor allem in Morgenluft, wird angeraten. Sie dient zur Zerstreuung, die solche Patienten, die von Traurigkeit befallen sind, besonders brauchen. Beschäftigung ist gut, auch das Lesen von Schriften, aber nie von solchen, die die Einbildungskraft aufreizen und auf das andere Geschlecht hinweisen könnten. Die Leidenschaften müssen möglichst gezügelt werden. Jede Müßigkeit, die ihnen und der Einbildungskraft Raum gibt, muß vermieden werden.

Für Tissot ist die beste Heilmethode - hierin ist er ganz und gar Diätetiker der alten Schule - ein gesunder und venünftiger Lebenswandel. So sollen die zerrütteten Kräfte langsam wieder aufgepäppelt werden. Unterstützende Medikation wird daneben verabreicht: In Verbindung mit den kalten Bädern ist Chinarinde an erster Stelle zu nennen.

Die Chinarinde wird, seit beynahe hundert Jahren, außer ihrer fiebervertreibenden Kraft, als eins der vortrefflichsten Stärke und Linderungsmittel betrachtet. Die berühmtesten neuern Aerzte halten sie für ein Spezificum in den Krankheiten der Nerven.[142]

Auch Eisen ist hilfreich und wird von Tissot in den die Diät unterstützenden Medikamenten verordnet. Aderlaß ist bei derart geschwächten Patienten nur in absoluten Notfällen anzuwenden.

Tissots Kurart ist völlig der alten Medizin verhaftet; sein Vorgehen ist sanft und auf eine lange Phase der Stärkung der Lebensgeister eingerichtet. Man hat Tissot von heutiger Position aus die Disproportionalität von den an die Wand gemalten Krankheiten und den dagegen vorgeschlagenen Heilungsmittel - Selterswasser gegen Rückenmarkauszehrung! - vorgeworfen[143]. Auf dem Hintergrund des medizinischen Wissens jener Epoche und der daraus resultierenden Ätiologie jedoch ist diese Diätetik mit stützender Medikation durchaus vernünftig.

Die Tatsache, daß diese Ursachenlehre, die darauf zwangsläufig sich einstellenden Symptome und auch die Behandlungsweise, kurz das ganze Buch "Onania", als *realer* Diskurs in der Gesellschaft des 18. Jahrhunderts akzeptiert werden konnte und akzeptiert wurde, bedeutet, daß die damaligen Körper von den heutigen verschieden gewesen sein müssen. Denn für uns ist das, was in der "Onania" behauptet wird, einfach falsch, phantastisch im Sinne von nicht real, aus der Luft zusammengesponnen. Was ist der Körper in einer vergangenen Epoche? Es stellt sich erneut die schon zu Beginn aufgeworfene Frage: "Andere Körper?".

6 Andere Körper? Ja, andere Körper

Wir hatten gefragt, wie denn Körper beschaffen sein müssen, daß die Folgen von Onanie Krankheit und sogar Tod sein können. Die Argumentation Tissots auf dem Hintergrund der Körpervorstellungen des 18. Jahrhunderts hat uns einen Körper gezeigt, bei dem die Annahme der Onanie-Schädlichkeit in sich stimmig und sinnvoll ist.

Wir hatten auch behauptet, daß den Menschen jeder Epoche die Beschreibung des Körpers, die sie haben, die wahre ist und die wahre sein muß. Der Körper wird gemäß dieser Beschreibung erlebt. Er ist wahr, weil er so wahrgenommen wird.

Wahrnehmung ist eben nicht unabhängig von der als wahr angenommenen Beschreibung, die soziale Realität erst konstituiert. Jedes Kind wächst in eine Gesellschaft hinein und lernt über den Körper das, was die Gemeinschaft als gültig und das heißt auch als wahrnehmbar akzeptiert. Das können Nervenröhren und ihr langsames Austrocknen, das kann Krankheit als kosmische Entsprechung einer ungünstigen Sternenkonstellation oder Lungenkrebs aufgrund des Rauchens von einigen täglichen Zigaretten sein.

Die Körpervorstellung und damit die Wahrnehmung des Körpers in verschiedenen Epochen unserer Kultur und in anderen Kulturen ist keineswegs einheitlich. Das wird kaum jemand bestreiten. Daß aber deswegen in der Geschichte notwendig andere Körper existieren, ist, da eben immer die eigene Körperwahrnehmung die wahre ist, schwer einzusehen. Denn so wird man entgegenhalten: Läßt man alle Körperbilder und das, was Menschen von ihrem Körper annehmen, einmal beiseite, dann ist es doch so, daß es *den Körper und dessen Funktionieren* unabhängig davon gibt und daß er unabhängig von den Körperbildern so funktioniert, wie er auf Grund seiner Natur funktionieren muß. Es handelt sich bei dieser Vorstellung um einen sozusagen *ideologiefreien, kulturfreien Körper als reine Natur*. Aber was den Menschen als Menschen ausmacht, ist seine Teilhabe an Kultur. Der Körper ist ebensosehr, wie er Natur ist, Kultur. Inwieweit die Kultur und die soziale Existenz das Funktionieren des Körpers beeinflußt und bestimmt, der weite Bereich der Psychosomatik, ist noch fast ganz unbekannt: Man weiß, daß es diese Zusammenhänge gibt, man kann sie aber sowohl theoretisch wie praktisch nur sehr schwer fassen. Der menschliche Körper ist nicht reine Natur; denn er ist nicht außerhalb von Kultur denkbar, denn er ist immer als zentraler Punkt in das imaginäre Netz dessen eingespannt, was eine Gesellschaft über sich selbst und ihren Standort in der Welt glaubt: Die Menschen aller Zeiten und aller Kulturen hatten jenseits des *natürlichen* Körpers auch genau den *kultürlichen* Körper, den sich die Mitglieder ihrer Gesellschaft dachten und gemäß dieser Vorstellungen auch so wahrnahmen.

Es ist ohne weiteres möglich, die Differenz zwischen Körperbildern herauszuarbeiten: Das wird niemand bestreiten. Doch wesentlich schwerer ist es, verständlich zu machen, wie diese Differenz in sozialer Konsequenz arbeitet. Alfredo López Austin zum Beispiel hat in "Cuerpo humano e ideologia. Las concepciones de los antiguos nahuas" die Körpervorstellungen der Azteken, d.h. die Körper, die die Azteken lebten, herauszuarbeiten versucht. Er findet Körper, die mit unseren nichts zu tun haben, und zeigt, wie diese in wechselseitiger Beziehung eine ganz andere soziale Realität mitkonstituieren.

In unserem Falle heißt diese Differenz: Man kann sich im 18. Jahrhundert durch Onanieren körperlich schlimm schädigen, man und frau kann im 18. Jahrhundert sogar an der Onanie sterben.

Bei dieser Behauptung wurde mir oft der Einwand entgegengebracht, daß die Opfer der Onanie ja eigentlich nicht durch die Onanie verrückt geworden oder an der Onanie verstorben seien, sondern daß das soziale Drumherum, die *falschen* Theorien der Wissenschaftler und Ärzte, die daraus resultierenden, ebenso *falschen* Überzeugungen der Philosophen, Lehrer und Eltern, Ängste erzeugt hätte, die in ihrer Konsequenz dazu geführt hätten, daß die Betroffenen durch Einwirkungen dieser Ängste Schaden genommen hätten und daß sie vielleicht daran, einer Art psychosomatischen Folge, zugrunde gegangen seien. Es mag aus der Distanz von 200 Jahren *falsche* Theorien und Überzeugungen geben; *falsche* Ängste, *falschen* Wahnsinn und Tod gibt es gewiß nicht. Leiden und Verrecken ist immer real, selbst wenn sich die Ursachen dafür im Fortgang der Geschichte als bloß eingebildet und phantastisch erweisen sollten.

Wenn wir heute sagen, daß Menschen des 18. Jahrhunderts physiologisch eigentlich gar nicht an der Onanie verstorben sein können, tun wir eben so, als seien die Körper sich gleich geblieben, als gäbe es den schon erwähnten *kulturfreien* Körper als reine Natur.

Dabei wird das 18. Jahrhundert als 18. Jahrhundert nicht ernstgenommen. Denn hinsichtlich der Menschen des 18. Jahrhunderts ist die Aussage, sie hätten eben falsch über ihren Körper gedacht, sinnlos, da sie schon daran geglaubt haben. Es klingt so, als sagte man, sie hätten einen "falschen Körper" gelebt. Aussagen dieser Art tragen aber auch nichts zu unserem Verständnis des 18. Jahrhunderts bei, da wir durch sie im 18. Jahrhundert nur unseren heutigen Körper wiedersehen und keine Klarheit über die Differenz der sozialen Realität des Körpers geschaffen wird.

Was die Menschen des 18. Jahrhunderts als ihren Körper erlebten, scheint uns auf der Basis eines willkürlichen Phantasierens über den Körper geschehen zu sein. Die nicht zu erschütternde Gewißheit des eigenen Körpers verschleift fast notwendig die Differenz in Richtung des eigenen Körperbildes, da niemand das eigene Körperwissen und -gefühl einfach über Bord werfen und aus der eigenen Haut in eine andere Haut hinüberschlüpfen kann. So wird eine Identität der Körper unterstellt und hergestellt, wobei anderen Körperbildern jede mögliche Realität entzogen wird; sie werden als falsch oder phantastisch gesehen. Gewiß ist, daß es Einfühlung in einen anderen und vergangenen Körper nicht gibt. Wir haben und leben unseren Körper, und den können wir niemals so wahrnehmen, wie die Menschen des 18. Jahrhunderts den ihren wahrgenommen haben. Sollte aber ein untergegangenes und deshalb heute phantastisch anmutendes Körperbild in historischer Annäherung nicht wieder in seiner alten Kondition als soziale Realität zumindest theoretisch nachvollzogen und sinnvoll gedacht werden können?[144]

Betrachtet man Tissots Onaniebuch etwas theoretischer, werden einige Punkte grundsätzlicher Problematik der historischen Körperforschung berührt.

Der Medizinhistoriker Bucher faßt Tissots Nerventheorie so zusammen:

> Tissot hatte, wie die meisten Autoren seiner Zeit, die hippokratische Vorstellung von der Röhrenstruktur der Nerven übernommen, nach welcher ultrafeine Röhren mit einer reizleitenden Flüssigkeit, den sogenannten "esprits animaux", gefüllt waren. Diese Flüssigkeit wurde offenbar im Gehirn sezerniert und war imstande, sich mit großer Geschwindigkeit in den Nerven fortzupflanzen. So sehr auch diese Vorstellung jeder wissenschaftlichen Grundlage entbehrte, so ermöglichte sie es doch, sehr viele Probleme hinreichend zu erklären ...[145]

Entbehrte? Nein; das Imperfekt ist hier falsch. *Heutzutage entbehrt* sie jeder wissenschaftlichen Grundlage, aber im 18. Jahrhundert entbehrte sie dieser Grundlage keinesfalls. Denn diese Vorstellung vom Funktionieren der Nerven war damals die gültige wissenschaftliche Grundlage.

Die Behauptung, daß das Imperfekt hier falsch sei, ist nur dann sinnvoll, wenn das Erkenntnisinteresse auf die soziale Realität des 18.Jahrhunderts abzielt. Das hauptsächliche Interesse der Medizingeschichte geht in eine andere Richtung: Es ist die Untersuchung, aus welchen Quellen und auf welche Weise unser heutiges medizinisches Wissen über den Körper entstanden ist. Es geht darum, die Wissenslinien herauszufinden, die zu den heute akzeptierten Vorstellungen vom Körper hinführen: Hierbei ist die Trennung richtig/falsch unvermeidbar. Aufgrund des heutigen Wissens entbehrte die Theorie der Lebensgeister in den Nervenröhren jeder Grundlage; sie ist von heute aus gesehen falsch. Diese Betrachtungsweise ist eine diachrone, wobei die Entscheidung, was in der Entwicklung als richtig oder falsch einzuschätzen ist, immer von der letzten Position, von dem aktuellen Stand aus gefällt wird. Bei einer synchronen Betrachtungsweise, wie sie geschichtliches Arbeiten einnehmen sollte, entbehrt die Theorie der Lebensgeister in den Nervenröhren keineswegs der wissenschaftlichen Grundlage. Denn in der Aktualität des 18. Jahrhunderts ist diese Theorie die richtige oder zumindest die stimmigste. Eine historische Sozialwissenschaft muß diese Theorie, obwohl nach heutigen Gesichtspunkten falsch, für das 18. Jahrhundert als richtig ansehen.

In der sozialwissenschaftlichen Geschichtsschreibung wurde für die Onanie dieser hermeneutische Schritt nicht vollzogen; sie folgte der diachronen Argumentation der Medizingeschichte und damit auch dem eigenen Weltbild, dem eigenen Denkstil. Besonders krass zeigt sich dies bei der Einschätzung des Arztes Tissot; einige moderne Äußerungen hierzu wurden schon angeführt. Selbst wenn das Arzt-Sein Tissots akzeptiert wird, stößt seine Argumentation als medizinische auf völliges Unverständnis, wie als Beispiel folgendes Zitat aus der Arbeit "Liebe als Dressur. Kindererziehung in der Aufklärung" von Helga Glantschnig zeigen mag.

Und 1758 erscheint in Lausanne das vom calvinistischen Arzt Samuel Tissot verfaßte Pamphlet "De l'onanisme ou dissertation physique sur les maladies produits par la masturbation", wodurch die Masturbation als eine ätiologisch bedeutsame Krankheit eine solide medizinische Grundlage erhält.
Tissot versteht es, moralische Argumente derart geschickt wissenschaftlich zu verpacken, daß seine fachliche Glaubwürdigkeit keinen Schaden nimmt. ... Denn vom utilitaristischen Standpunkt aus betrachtet, läßt sich der Masturbation kein nützlicher Effekt abringen. Tissot schätzt sie als die gefährlichste und tückischste unter den sexuellen Spielarten ein, insofern sich in ihr das Begehren frei entfalten kann, ohne Verdacht zu erregen. Das Individuum bleibt mit seinem Geheimnis allein, und darin wurzelt die bedrückende Fatalität, der einsame Weg in den Wahnsinn."[146]

Im bereits zitierten Satz Jacques Sole's war Tissot einfach nur ein "gemeiner Kerl", indem er der Jugend die "erste Form der sexuellen Aktivität" vermieste; im hier gebotenen Zitat ist er über die Gemeinheit hinaus ein äußerst schlauer und gefährlicher Bursche: Die Autorität des Arztes mißbrauchend versucht er, dieser unnützen Spielart der Sexualität einen Riegel vorzuschieben, weil er bereits 1758 die Notwendigkeit sexueller Nützlichkeits-Ideologie für die Entfaltung des Bürgertums erkannt hat und sein frühes Scherflein zu deren späteren Durchsetzung beitragen will. Die Polemik hier zielt nicht gegen Helga Glantschnig, die nur zufälliges Beispiel ist, sondern gegen den Ton eines großen Teils der neueren Sexualitätsgeschichtsschreibung schlechthin: Die Onanie mußte als Krankheit verschrieen und so rigide unterdrückt werden, weil das Bürgertum für seine historische Machtentfaltung Individuen brauchte, die an Triebunterdrückung und Lustverzicht von klein auf gewöhnt waren.[147] Unbestritten besteht ein Zusammenhang zwischen Triebkontrolle und Entwicklung der bürgerlichen Gesellschaft. Doch ein Modell, das a posteriori frühe Phänomene als gezielte Strategien für spätere Entwicklungen unterstellt, klingt, wie alle offenen oder verdeckten historischen Verschwörungstheorien, zwar schön, ist aber unsinnig und wohl auch unvermeidbar, wenn man Geschichte in ihrem Ablauf *erklären* will, ohne den ernsthaften Versuch unternommen zu haben, die jeweilige vergangene Epoche in ihrer Eigenheit *verstehen* zu wollen.

Sicher: Tissot ist gläubiger Christ, der die Lust an dem von Gott verordneten Platz sehen will. Dies berührt jedoch seine wissenschaftliche Arbeit nicht zentral und macht aus ihr auch keinen moralischen Wegweiser in die Zukunft. Tissot ist weder ein Außenseiter mit obskuren Theorien noch radikaler Traditionalist, der um jeden Preis am Althergebrachten festhält, noch unbesonnener Neuerer, der, wo es nur geht, mit dem Gegebenen bricht und offen seine Zeit bekämpft. Tissot stellt - der Briefwechsel mit Haller zeigt es - einen äußerst belesenen und mit den neuesten Tendenzen der medizinischen Forschung und Praxis wohl vertrauten Arzt und Wissenschaftler dar. Er ist auf der Höhe seiner Zeit. Sein Denken ist voll und ganz in den Denkstil der Epoche integriert.

Schon ein paarmal wurde der Begriff "Denkstil" gebraucht. Er stammt von Ludwig Fleck und kann als theoretischer Begriff behilflich sein, die Schwierigkeiten, die das Verstehen-Wollen des Denkens einer vergangenen Epoche begleiten, zu erhellen. Thomas S. Kuhns "Paradigma" ist dem Fleckschen "Denkstil"[148] eng verwandt.

In der Theorie Flecks ist jeder, der in irgendeiner Weise wissenschaftlich arbeitet, abhängig von bereits vorhandenem Wissen. Wissen entsteht immer in sozialen Zusammenhängen und in kollektiver Arbeit, in einem Denkkollektiv. Das Kollektiv hat für sich gültige Annahmen über die Welt, teils aus der Tradition übernommen, teils selbst erarbeitet. In dieses Denken wird jeder, der wissenschaftlich zu arbeiten beginnt, eingeführt; diese Einführung ähnelt der Initiation in eine soziale Gemeinschaft oder auch in ein Geheimwissen. Damit der Initiant als Wissender akzeptiert werden kann, muß er wiederum die als wahr oder wahrscheinlich gedachten Annahmen akzeptieren. Annahmen über welchen Gegenstand auch immer besitzen neben dem Inhalt auch eine Form; beides zusammen nennt Fleck einen Denkstil.

Einführung in Wissenschaft ist somit auch Einführung in einen Denkstil, in Denk- und Präsentationsform sowie inhaltliche Substanz eines Wissens. In seiner Ausbildungsphase lernt und übernimmt jeder Wissenschaftler im Denkstil Inhalt und Form eines Wissens: gewisse Tatsachen über die Welt. Diese Tatsachen sind - so hat er es gelernt, das ist der Kern seiner Ausbildung - für ihn wie für sein ganzes Denkkollektiv Realität, Teil der Wirklichkeit. Die Wirklichkeit als Ensemble solcher Tatsachen, seien sie nun in einem wissenschaftlichen Teilbereich oder im Bereich des gesunden Menschenverstandes, des "common sense", hat eine beharrende Tendenz.

Denkstilwechsel, Paradigmawechsel, gehen also langsam und unter Widerständen vor sich. Wer glaubt schon einfach so, gegen jede Erfahrung, daß sich die Erde bewegt und nicht die Sonne. Wer glaubt schon einfach so, daß im Körper nicht alles vom Zirkulieren der Flüssigkeiten und der feinsten Flüssigkeit, den Lebensgeistern, abhängt. Ist aber eine Tatsache einmal in sich zusammengebrochen, so kann durch den "logischen Sog", der daraus entsteht, ein ganzes Gedankengebäude, eine Wirklichkeit, in sich zusammenbrechen. Die Welt verschwindet dadurch natürlich nicht. Eine neue Beschreibung der Wirklichkeit, ein neuer, den neuen Umständen angepaßter Denkstil ersetzt dann den alten.

Zur Zeit des "Tractatus" sieht Ludwig Wittgenstein die Aussagemöglichkeit über die Welt in der logischen Feststellung dessen, was der Fall, was Tatsache ist. In den "Philosophischen Untersuchungen" hat er sich zu der Erkenntnis durchgerungen, daß die Tatsachen der Welt nicht der Ontologie, sondern der Semantik zugehören. Die Tatsachen sind sprachlich vermittelt, und sie besitzen nur soweit den Wert des Tatsächlichen, als das, was ihnen als Bedeutung zugeschrieben wird, auch als diese Bedeutung akzeptiert wird und im sozialen Zusammenleben zum Tragen kommt.

Jede tatsächliche Welt ist eine realisierte Möglichkeit der Beschreibung der Welt. Jedes Denkkollektiv, seiner Tradition und seinem Formierungsprozeß verhaftet und damit beschäftigt, den neuesten Entdeckungen und Erkenntnissen im eigenen Denken Kohärenz zu geben, produziert Um-Beschreibungen, welche zugleich alte Einsicht bewahren und neuer Einsicht Entfaltungsmöglichkeit gewähren, bis es schließlich zu jenem Punkt kommt, an dem die traditionelle Erkenntnis der neuen nicht mehr standhält und überwältigt wird. Dann bricht ein ganzer Denkstil in sich zusammen. Dieser Zusammenbruch erzwingt eine Neubeschreibung, welche in Form und Inhalt Ausdruck eines neu entstehenden Denkstils ist. Dieser neue Denkstil verkündet neue Tatsachen, die sich zu einer neuen, einer anderen Wirklichkeit verfestigen.

Der neue Denkstil kann keinerlei Interesse daran haben, die Tatsachen des alten Denkstils weiter zu tradieren: Denn sie sind innerhalb der neuen Weltsicht von Grund auf falsch und sind zum Untergang verdammt. Was von ihnen überlebt, wird, da die Tradition dieser Denkweise abgebrochen ist, als reines Hirngespinst ohne jegliche empirische und theoretische Basis gesehen: Angehörige des neuen Denkstils, in dem sie erzogen und dem sie verhaftet sind, müssen bei einer Konfrontation mit Teilen des alten Denkstils so reagieren, wie sie reagieren: mit schroffer Ablehnung, mit einer gewissen Herablassung oder Distanz schaffender Ironie, um den eignen Denkstil nicht durch das Zulassen von Phantastereien in Frage zu stellen.

Das Prinzip der Nerven als Röhren und der Lebensgeister als Nervenfluidum ist ein letzter Versuch, die im 17. Jahrhundert neu erfundenen und entdeckten Kenntnisse über den Körper im Rahmen der Säftetheorie kohärent zu machen. Es ist ein Ausgleich zwischen humoralen und mechanistischen Körpervorstellungen, der das Alte nicht als unsinnig zerbricht und gleichzeitig dem Neuen Raum läßt.

Hallers Formulierung der Irritabilität ist der entscheidende Bruch: Mit der Eigenbeweglichkeit des Muskelfleisches beginnt der endgültige Untergang der antiken Humoraltheorie. Die Humoraltheorie konnte Harveys Entdekkung des Blutkreislaufs und alle darauf aufbauenden mechanistischen Theorien integrieren, obwohl sie sich durch diese Integration grundsätzlich gewandelt hat. Hallers Entdeckung, neben anderen, ist nicht mehr integrierbar. Ein Denkstil langer Dauer, der in sich viele Modifizierungen durchgemacht hat, geht damit zu Ende.

Und es setzt die Formierung eines neuen Denkstils ein, dessen grundsätzliche Annahmen trotz vieler und radikalster Veränderungen bis in die Gegenwart Gültigkeit haben. Geht ein ganzes Körperbild unter, wie in diesem Fall die aus der Antike stamende Humoraltheorie, sind die Übergänge fließend: Einige neuere Erkenntnisse im alten Denkstil zeigen sich dem neuen Denkstil genuin zugehörig, wobei sie völlig uminterpretiert werden müssen; Relikte des alten Denkstils werden zuerst weitertradiert, bis sich für sie eine Lösung im neuen Denkstil findet und sie verschwinden können; es gibt theoretische Lücken, wofür das alte Denken nicht mehr und das neue noch nicht paßt. Auf jeden Fall sind solche Übergangszeiten voller theoretischer Konfusion und Unsicherheit. Am Problem der Nervenflüssigkeit und den Zeugungs- und Samentheorien haben wir diese Unsicherheit für die Mitte des 18. Jahrhunderts angerissen.

Selbst ein herausragender Forscher wie Haller kann sich dieser Unsicherheit nicht entziehen: Obwohl er die physiologische Grundlage für die vitalistischen Theorien geschaffen hat, hält er am humoralen Denken fest. Tissots Nerventheorie ist, trotz der angenommenen Nervenflüssigkeit, schon ganz modern, da sie in der Funktionszuschreibung an die Nerven Hallers Irritabilitätslehre implizit berücksichtigt und so modernem Denken nahesteht.

Medizinhistorische Studien, die aus dem Geist des modernen Denkstils geboren sind, vernachlässigen gern die "Relikte" alten Denkens bei einzelnen Forschern und betonen nur das Neue, zum eigenen Standpunkt Weiterführende. So wird das, was bei einem synchronen Schritt theoretisches Zweifeln ist, beim diachronen Rückblick von später her geglättet und einer einheitlichen aufsteigenden Linie, das heißt dem Fortschritt, eingeordnet.

Haller mit seiner Entdeckung der Irritabilität überlebt in dieser Ordnung, während Tissot, der in einem kleinen Bereich praktische Konsequenz daraus zieht, die sich im Nachhinein als Irrtum erwiesen hat, auf der Strecke bleibt.

Doch bei einem synchronen Schritt, 1760, sind Haller und Tissot für ihre Zeitgenossen auf ähnliche Weise bedeutsam. Beide arbeiten, noch erzogen im alten Denkstil und an ihm festhaltend, an dessen Überwindung; als wichtige Vertreter des neu sich formierenden Denkstils liefern sie ihren Zeitgenossen neue und erregende Gedanken.

Auch die Wirkung Tissots für das 19. und 20. Jahrhundert ist wesentlich einflußreicher, als man gemeinhin annehmen will. Dieser Einfluß konnte nicht entsprechend gewürdigt werden. Denn Tissot wurde keineswegs zu Lebzeiten, jedoch aus späterer historischer Sicht geradezu zum Leitbild unseriöser Wissenschaft und zum Vertreter jenes Feindbildes, das in der sich per Definition aufgeklärt glaubenden Wissenschaft entstanden ist: Tissot wurde zum Obskurantisten, zum Dunkelfreund, der im Dunklen (= unklare Methoden) und für das Dunkle (= unlautere Ziele) forscht und sich dafür stark macht. Zu sehr hatte er sich für die Angehörigen des neuen Denkstils durch die Behauptung der krankmachenden und tödlichen Folgen der Onanie kompromittiert. So wird aus ihm a posteriori ein moralisierender und unverantwortlicher Mediziner, der dem bösen Anliegen der Sexualunterdrückung dient.

Tissots "Onania" markiert einen wichtigen Bruch: Hier nimmt die Allianz aus geschlechtlichem Begehren und nervösen Leiden ihren Anfang. Denn die Onanie und ihre Folgen, auch wenn diese zuerst noch ganz im Gewande alter Dyskrasie auftreten, liefert den Hintergrund für alle späteren Sexualpathologien, die im 19. Jahrhundert ins wissenschaftliche Kraut schießen werden, und sogar noch für die Neurosenlehre Freuds. Annemarie Wettley-Leibbrand stellt in ihrer grundlegenden Schrift "Von der 'Psychopathia sexualis' zur Sexualwissenschaft" fest:

> Die vorliegende Arbeit beschäftigt sich zunächst nur mit dem 19. Jahrhundert, da der Begriff 'Psychopathia sexualis' seine Schöpfung ist. Innerhalb dieser Sicht ergab sich das Auffinden eines Teiles der 'Psychopathia sexualis' der wesentlich zum Bestand des 18. Jahrhunderts gehört, aber weit bis ins Ende des 19., ja bis in die ersten Jahrzehnte des 20. Jahrhunderts reicht: die Onaniefrage. Die Weiterführung einer medizinsichen Darstellung der Psychopathia sexualis nach rückwärts hätte für das 18. Jahrhundert an dieser Problematik anzuknüpfen.[149]

Den langwierigen und komplizierten Prozeß, bis und wie die Krankheit Onanie in der Gesellschaft im letzten Drittel des 18. Jahrhunderts zum Tragen kam und die Sozialisation der neuen bürgerlichen Generationen umgestaltete, werde ich an anderer Stelle nachzeichnen.

7 Zwei Lebensbilder: Auguste David Tissot und Pierre Isaac Daret

Am 20. März 1728 brachte Jeanne-Charlotte Tissot, geb. Grenus, Gattin des Commissaires Pierre Tissot, in Grancy im Waadtland einen Sohn zur Welt, "der auf den Namen Samuel-Auguste-André-David getauft wurde"[150]. Ab der Einschulung lebte er bei einem Onkel, David Tissot, der Pfarrer in L'Isle war. Er ist ein guter Schüler, besucht ab 1741 die Genfer Akademie und ab 1745 die Universität in Montpellier. Mentor des dortigen Medizinstudiums und auch Wohnungsgeber ist der bereits erwähnte Arzt und Wissenschaftler Boissier de Sauvage. Am 18. April 1749 verteidigt er die Dissertation "De mania, melancholia, et phrenetudine". Er läßt sich in Lausanne nieder und wird 1751 zu einem der Armenärzte der Stadt gewählt. 1756 verheiratet er sich in Lausanne. Das erste und einzige Kind dieser Ehe, eine Tochter, stirbt gleich nach der Geburt. 1762 adoptiert das Ehepaar Tissot einen Neffen.

Ab 1749 hat Tissot Kontakt mit Albrecht von Haller; 1754 beginnt die Freundschaft mit Johann Georg Zimmermann. 1754 veröffentlicht er eine Verteidigung der Pockenimpfung, 1756 kommt seine Übersetzung von Hallers Werk über Reizbarkeit und Empfindung auf den Markt. 1758 läßt Tissot ein Werk über eine Fieberepidemie in Lausanne erscheinen, daran ist die Schrift "Tentamen de morbis ex manustupratione" angebunden.

Dieser schnell niedergeschriebenen Nebenarbeit, dem "Versuch über die Krankheiten, so aus der Schändung mit der Hand entstehen", war es von der historischen Konstellation beschieden, einen besonderen Platz in der Geschichte einnehmen zu dürfen. Das Buch wurde ein überwältigender Erfolg, der Name Tissots fast identisch mit dieser von ihm aufgedeckten "Bedrohung des Menschengeschlechtes". Eine Flut von medizinischen und pädagogischen Büchern und Aufsätzen erscheint in Gefolge der Tissotschen Schrift.[151]

Zwei Dokumente früher zeitgenössischer Reaktion: ein Brief Rousseaus an Tissot und eine Rezension aus dem Jahr 1766, die im Kampfblatt der deutschen Aufklärung, in der von Friedrich Nicolai herausgegebenen Allgemeinen Deutschen Bibliothek zu finden ist.

1760 hatte Rousseau den "Emil oder Über die Erziehung" erscheinen lassen; "Emil" wurde am 10. Juni in Paris, am 19. Juni 1762 in Genf öffentlich verbrannt. Auch Tissots Buch über die Gefahren der Onanie war in Paris verboten. Das mag Tissot, trotz unterschiedlicher Auffassung in Fragen der Religion mit Rousseau, bewogen haben, diesem dennoch und zwar in der Zeit der schlimmsten Verfolgung des "Emil" die eigenen Schriften zuzusenden.

Die postwendende Antwort Rousseaus, der mit Onanie-Praxis und Onanie-Ängsten nicht ganz unvertraut[152] war, klang wahrscheinlich wie Musik in Tissots Ohren, stellt aber auch eine typische zeitgenössische Rezeption dar.

Die Verlegenheiten einer unvorhergesehenen Wohnungs=Veränderung haben mich, mein Herr, verhindert, für Ihr allzu schmeichelhaftes Schreiben und das beigefügte Geschenk zu danken. Ich habe beides mit Vergnügen und Dankbarkeit empfangen; und ich, der ich nichts mehr lese, am wenigsten Schriften über die Medizin, habe die Ihrigen nicht weglegen können, bis ich sie zum ersten Mal ganz durchgelesen hatte, und war sehr verdrüßlich darüber, daß ich Ihre Schrift *de manustupratione* nicht eher gekannt habe, da mir die Gründe und das Gewicht derselben das, was ich über diesen Artikel zu sagen gehabt habe, ganz anders bestärkt und bewiesen haben würden. Sie schreiben mir, daß diese Schrift in Paris verboten worden ist; das würde mich darüber trösten, daß die meinige daselbst verbrannt worden ist, wenn nur die Dummheit und Heuchelei, während sie rechtfertigen, was sie schmähen, nicht die Schande und das Elend unseres Geschlechtes zur Schau legen würden. Sie haben, wie Sie sagen, den Ehrgeiz, ein Mensch zu werden; man muß beinahe eröthen, einer zu seyn, wenn man den Haufen wilder Thiere sieht, welche diesen Namen tragen. Wie dem auch sey, Worte thun nichts zur Sache; ich weiß, Sie und ich, wir sind gemacht einander zu verstehen und zu lieben. Alle, die da denken wie wir, sind Freunde und Brüder, und mit diesem Titel schließe ich, in der brüderlichen Einheit Sie von ganzem Herzen grüßend.

J.J.Rousseau[153]

Der Artikel in der Allgemeinen Deutschen Bibliothek, 2. Band 2. Stück, aus dem Jahre 1766 behandelt bereits die 3.französische Auflage des "L'Onanisme", Lausanne 1764; der Artikel ist mit T. unterzeichnet.

Wir kennen nicht leicht ein gemeinnützigeres Werk für alle junge Leuthe und besonders ihre Väter, ihre Mütter, ihre Aufseher. Die grausamen Folgen von Onans Sünde sind darinnen mit einer Kraft und einer Wahrheit abgemalt, der die eingewurzelte Bosheit nicht zu widerstehen mag: propiis extinctum vivere criminibus - Auch die besten Hülfsmittel wider die Uebel werden hier angegeben, und das ganze Werk scheinet in vielerley Absichten höchst lesenswürdig. Diese dritte Auflage ist übrigens sehr beträchtlich vermehrt, und hat eben so viele Vorzüge vor der zweyten Auflage, als diese vor der ersten, die allein in unsere Sprache übersetzt ist. Wir wünschen gar sehr, daß auch diese dritte Auflage einen Übersetzer finden möchte; aber freylich nicht von denen, die im Tagwerke arbeiten.[154]

Es fand sich nicht nur ein Übersetzer: Bereits 1767 erscheint in Hamburg eine Übersetzung der französischen Ausgabe. Was T. in der ADB als erste ins Deutsche übersetzte Auflage anführt, ist die Übersetzung des lateinischen "Tentamen".

1760 hatte Tissot eine von ihm selbst besorgte und vermehrte Übersetzung ins Französische erscheinen lassen. Gleichzeitig war eine erste Übersetzung des "Tentamen" ins Deutsche erfolgt. Bis Ende des 18. Jahrhunderts kommen 8 Nachdrucke des lateinischen Textes, 31 Ausgaben in Französisch, 8 Ausgaben in deutscher, 6 in englischer und 4 in italienischer Übersetzung auf den Markt.[155]

Ab 1774 erscheint in sechs Bänden eine deutsche Gesamtausgabe seiner Werke. Neben den bereits angeführten Werken sind die wichtigsten Titel Tissots: "Avis au peuple sur sa santé" - "Unterricht für gemeine Leute über deren Gesundheit" (1761); "Avis aux gens de lettres et aux personnes sédentaires sur leur santé" - "Unterricht für Gelehrte über deren Gesundheit oder von der Gesundheit der Gelehrten" (1767); "Essai sur les maladies des gens du monde" - "Unterricht für Standespersonen über deren Gesundheit oder Versuch über die Krankheiten vornehmer und reicher Hof- und Stadtleute" (1771); "Traité des nerfs et de leur maladies" - "Abhandlung von den Nerven und deren Krankheiten" in fünf Bänden (1778-1780) und verschiedene kleinere medizinische Schriften.[156] Die letzte größere Arbeit aus dem Jahr 1794 ist eine Biographie seines damals schwerkranken Freundes Zimmermann, der 1795 stirbt.

Den europäischen Ruhm Tissots hat neben dem "Avis au peuple" die Schrift über die Onanie begründet. Er rückt damit neben Haller und Zimmermann; diese drei miteinander befreundeten Ärzte bilden ein Dreigestirn, das die neue Medizin repräsentiert, die von den Zeitgenossen mit Enthusiasmus aufgenommen wird und die die Gemüter bewegt und beschäftigt. Tissot ist in seiner Zeit ein überaus berühmter, geachteter und gefragter Mann: er ist Mitglied verschiedener Akademien und gelehrter Gesellschaften; berühmte Personen besuchen ihn und fragen ihn um Rat; er bekommt Angebote aus aller Herren Länder.

Der württembergische Prinz Ludwig Eugen läßt sich, um in der Nähe Tissots zu sein, von 1762-1765 in Lausanne nieder.[157] 1765 erscheint in der "Encyclopédie" der Artikel über "Manstupration" oder "Manustupration", verfaßt von dem ständigen medizinischen Mitarbeiter der Enzyklopädie Ménuret de Chambaud, Arzt der Schule von Montpellier. Tissots Buch wird als "excellente dissertation" bezeichnet[158]. Ebenfalls 1765 wird Tissot von der Berner Regierung wegen grassierender Pocken- und Fieberepidemien "mit der Ausarbeitung eines Planes zur Verbesserung der ärztlichen Versorgung der Landbevölkerung"[159] beauftragt. Im gleichen Jahr erhält er vom polnischen König Stanislaus August II das Angebot, als Leibarzt nach Warschau zu kommen. 1766 wird Tissot zum Professor an der Lausanner Akademie ernannt; die Antrittsvorlesung hält er am 9. April über das Thema: "De morbis litteratorum". Ebenfalls 1766 läßt Leopold Mozart seine beiden Kinder, vor allem den 10-jährigen Wolfgang Amadeus, von Tissot begutachten.[161] 1770 bekommt Tissot Besuch vom aufgeklärtesten deutschen Fürsten Franz von Anhalt-Dessau, der vier Jahre später die Gründung des ersten Philanthropins durch Johann Bernhard Basedow in Dessau protektieren wird.[162] Im gleichen Jahr äußert auch Goethe sich zu Tissot[163]. Auch Voltaire versucht verschiedene Male, mit Tissot in näheren Kontakt zu treten: "Le vieux malade de Ferney", wie Voltaire sich in einem Brief an Tissot selbst bezeichnet, gratuliert diesem am 25.5.1771 zum "excellent ouvrage des maladies des gens de Lettres"[164]; bereits am 22.3.1755 hatte Voltaire sich wohlwollend zu Tissots Buch über die Impfung geäußert. 1774 schreibt Voltaire in den "Questions sur l'Encyclopédie" einen Artikel "Onan, Onanisme", worin Tissots Buch besonders hervorgehoben wird. Der Artikel wird später ins "Dictionnaire philosophique" übernommen. Doch eine engere Annäherung zwischen dem Autor der "Pucelle" und des "Candide" und dem reformierten Christen Tissot konnte es nicht geben. 1776 hält sich Joseph II, Sohn und Mitregent Maria Theresias, in der Schweiz auf, besucht Haller und Tissot und möchte letzteren gerne für die Universität Pavia gewinnen. Tissot lehnt erst ab, folgt aber einem zweiten Angebot Josephs II und nimmt 1781 die wohldotierte Professur in Pavia an; er kehrt aber bereits 1783 in die Schweiz zurück.[165] Auf einer Italienreise 1782 wird der reformierte Christ Tissot in Privataudienz von Papst Pius VI empfangen. 1787 wird Tissot zum Direktor des neueingerichteten "College de médecine", dem die Ausbildung von Ärzten, Chirurgen und Hebammen unterliegt, ernannt.[166]

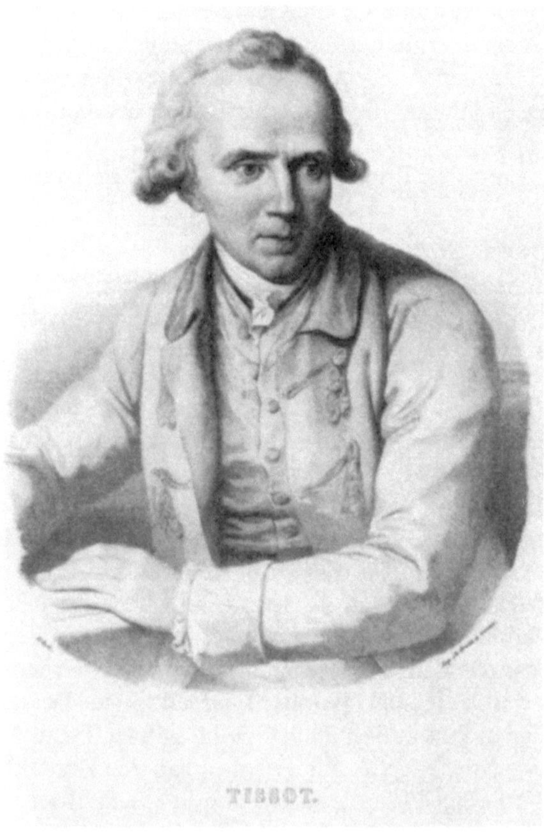

Samuel-Auguste-André-David Tissot (1728–1797) 1782. Lithographie (20 auf 16 cm) von Jules Hébert (1812–1897) nach einem Porträt von Angelica Kauffmann (1741 bis 1807). Album de la Suisse Romande, 6e livraison, Avril 1842.

Am 1.4.1787 hatte ihm ein 17-jähriger Artillerie-Offizier namens Buonaparte aus Ajaccio in Korsika geschrieben und ihn hinsichtlich der Gicht seines 80-jährigen Onkels, "der nie eine Ausschweifung weder mit Weib noch bei Tisch begangen"[167], um Rat gefragt. Den Aufstieg jenes Offiziers - Napoleon Buoanaparte - aus den Wirren der französischen Revolution, welcher Tissot ablehnend gegenüber stand, sollte er nicht mehr erleben.

Im Mai 1797 erkranken Tissot und seine Gattin; sie stirbt am 28. Mai, Tissot stirbt ihr am 13. Juni, neunundsechzigjährig, nach. Ein arbeitsintensives, von Ehrungen und Ruhm begleitetes Leben hat seinen Abschluß gefunden: Auguste David Tissot ist einer der herausragenden medizinischen Volksaufklärer und Praktiker, sowohl Hygieniker wie auch Prophylaktiker, daneben auch kein ganz unwichtiger Kliniker der zweiten Hälfte des uns so nahen und dennoch so fernen 18. Jahrhunderts.

Hat Tissot im Laufe seines Lebens noch manchmal an jenes Opfer der Selbstbefleckung D***, das ihn zur Feder für die schnelle Niederschrift des Tentamen greifen ließ, gedacht? Es ist anzunehmen.

Gedenken auch wir jenes unglücklichen Onanisten, jenes "Ur-Wichsers" der modernen Sexualitätsgeschichte. Den Angaben Tissots im Brief an Haller und in der Fallschilderung L.D*** zufolge muß der junge Mann zwischen dem 9. Juni und Ende Juni verstorben sein. Das Totenregister der Stadt Lausanne für den Juni 1757 verzeichnet zwei junge Männer, die vom Alter her in Frage kommen könnten; einer davon hat die Nachnamensinitiale D.: im Text des Registers heißt er Daret, daneben in einem Auszug der Nachnamen, von anderer Hand geschrieben, hat er die laufende Nummer 89 und ist als Duret eingetragen. Der Eintrag lautet:

du 15" Juin
Pierre Isaac Daret d`Estuyniers augé 22 ans.
Enseveli au cimetiere de la madelaine[168]

Aus Schutz der Ehre des Verstorbenen und der Hinterbliebenen hat Tissot vielleicht die Vornamensinitiale L. eingeführt; so ist auch nicht sicher, ob dessen Beruf wirklich Uhrmacher war.

Siebzehnjährig, so sagt Tissot, habe L.D***, den man mit einigem Recht als Pierre Isaac Daret (Duret) identifizieren kann, sich dem Laster der Onanie ergeben. Mit 22 Jahren ist er daran gestorben. Möge er in Frieden ruhen.

II

Der Tempel des Heiligen Geistes und das Drängen des Geschlechts. Körperangst im rigiden Protestantismus

Jena und Gomorrha.
Lichtenberg

1 Für den Himmel leben: Die Zweite Reformation

Bevor die Onanie in die Hände der Mediziner geraten war und als Krankheit der Heranwachsenden ihren folgenreichen Siegeszug anzutreten begonnen hatte, war diese Praxis in der ersten Hälfte des 18. Jahrhunderts beunruhigendes Thema einer *kleinen*, aber für die Ausprägung des kulturellen und sozialen Lebens sehr *wichtigen* Gruppe: der Gläubigen, für die die Reformation nicht abgeschlossen und auch nicht abschließbar war, sondern eine beständige Herausforderung darstellte, die Tag für Tag vom Gläubigen in die Lebenspraxis umgesetzt sein wollte. Leitfaden für die richtige Durchführung des alltäglichen Lebens ist Gottes Wille und seine Anweisungen, wie er sie in der Offenbarung der Heiligen Schrift den Menschen hat zukommen lassen. Die Anerkennung der Bibel als unumstößliches Gesetz Gottes führt im alltäglichen Leben zu jener Lebensweise, die Max Weber und Ernst Troeltsch als "asketischen Protestantismus"[1] beschrieben haben oder die Peter Burke als "Reformation innerhalb der Reformation"[2] zu fassen versucht hat.

"Asketisch" zielt auf die Wirkung strenger Gläubigkeit ab; mit der von mir gewählten Benennung *"rigider Protestantismus"* möchte ich *sowohl die kompromißlos jenseitig ausgerichtete Gläubigkeit und die fundamentalistische Strenge im Glauben als auch die daraus resultierende strenge innere Disziplin in der Lebensgestaltung* fassen. Die Gläubigen der 2. Reformation *wollen* aus eigenem Entschluß und Aufbruch hier auf Erden schon für den Himmel leben: Sie müssen nicht von irgendwelchen Institutionen motiviert werden; im Antrieb, die ewige Seeligkeit zu erreichen, besteht ein starker, aus ihnen selbst kommender Motivationsdruck. Der Theologe Johann Valentin Andreä (1586-1654), einem mystisch gefärbten rigiden Protestantismus zuneigend, hat diese Fortsetzung der Reformation programmatisch zusammengefaßt:

> Nach seiner Auffassung war die Reinheit der Religion mit der Reformation durchgesetzt worden; die Aufgabe seines Jahrhunderts bestehe nun darin die Reinheit des Lebens durchzusetzen.[3]

Es geht in diesem Kapitel um die für die Durchsetzung der Reinheit des Lebens *selbstmotivierte* Gruppe von Gläubigen; in ihrem Kreis bildet sich das protestantische Konzept der Onanie heraus. Als erstes will ich versuchen, diese Kirchen und Gruppen, in denen rigide Protestanten vor allem organisiert sind, geschichtlich zu verorten; als zweites muß ihr dogmatisch-theologischer Hintergrund ausführlich vorgestellt werden, da ohne ihn die Ausprägung der asketisch-rigiden alltäglichen Lebensweise unverständlich bleiben muß. Der Hauptteil aber widmet sich der Beunruhigung, die vom Körper und vom Geschlecht ausgeht, der Form, die diese Beunruhigung annimmt, wie auch der sozialen Dynamik, die ihr vergesellschaftet ist.

"Internationale für fromme Lebenspraxis"

Allen voran sind die reformierten Kirchen zu nennen, die aus der Schweizer Reformation entstanden sind und zusammenfassend als Calvinismus bezeichnet werden. Für den Augsburger Religionsfrieden hatten sich Luther und Calvin auf eine gemeinsame Formel für das Abendmahl einigen können; dies bewirkte, daß beim Westfälischen Frieden 1648 der Calvinismus neben dem Katholizismus und dem Luthertum die dritte, offiziell anerkannte christliche Kirche auf dem Kontinent wurde. Ideologisch aber war der Calvinismus seit der Reformation wirksamer als das Luthertum, das nach der Hinwendung Luthers zur Fürstenmacht in der Orthodoxie erstarrt war. Der Calvinismus hatte in den Niederlanden, in Schottland und England, in Frankreich, in einigen norddeutschen und rheinischen Gebieten, aber auch in Ungarn, in Polen und in einigen böhmischen Gebieten Fuß gefaßt und zum Teil vorreformatorisches Gedankengut wie das wiclifsche in Schottland oder fast ausgerottetes wie das täuferisch-schwärmerische in den Niederlanden aufgenommen und verarbeitet und so ein anderes Gepräge erhalten, als es der "Ur-Calvinismus" Calvins und seines Nachfolgers Beza in Genf hatte.[4]

Nach dem Augsburger Religionsfrieden 1540/41 waren es die calvinistischen Gläubigen, die um ihre Glaubensfreiheit kämpften. Calvinistisches Gedankengut war das ideologische Rückgrat des Volksaufstandes in den Niederlanden gegen die spanische Herrschaft 1566, der erst im Westfälischen Frieden endgültigen Abschluß fand. Mehr als ein Jahrhundert lang wurde das katholische Frankreich durch die Auseinandersetzung mit den calvinistischen Hugenotten erschüttert; 1685, nach der Aufhebung des Edikts von Nantes (1598), das den Hugenotten Religionsfreiheit gewährt hatte, flüchteten fast eine viertel Million Hugenotten ins Ausland; eine nicht geringe Zahl von ihnen wurde in deutschen Territorien, z.B. in Preußen aufgenommen.

Die vom Calvinismus stark beeinflußten Puritaner in Schottland und England bekämpften die anglikanische Staatskirche und das Königtum und siegten in der englischen Revolution unter Cromwell 1649.[5] Obwohl die eigentliche Herrschaft der siegreichen Puritaner nicht lange währte, hat diese erste bürgerliche Revolution England grundsätzlich umgestaltet und geprägt. Der Historiker Richard von Dülmen hat den Calvinismus sogar als "die dem frühmodernen Bürgertum adäquate Religionsform"[6] bezeichnet.

Im völlig aufgesplitterten und verwüsteten Territorium des alten Römischen Reiches Deutscher Nation hatten mit dem Ende des 30-jährigen Krieges im Westfälischen Frieden die kriegerischen Auseinandersetzungen um die Religion ein Ende gefunden; dort gab es jetzt, unter der Regel "cuius regio, eius religio", drei anerkannte christliche Religionen. Vielen Gläubigen der lutheranischen Territorien reichte die Orthodoxie, in welcher dogmatische Spitzfindigkeiten diskutiert wurden und rein äußerliche Einhaltung des Glaubens oberstes, vom Landes- und Kirchenherrn verordnetes Gebot war, nicht aus. Dieser hierarchischen Erstarrung des Luthertums stand der reformatorische Grundgedanke, der jeden einzelnen Menschen zur persönlichen Entscheidung für den Glauben an Gott aufruft, krass gegenüber; dieses eigentliche Movens der Reformation war noch stark und virulent. Die Bewegung, die aus dieser Spannung entsteht, ist der deutsche Pietismus. Er ist sowohl von der protestantischen Mystik eines Jakob Böhme (1555-1621) als auch in zwar nicht direkter, aber dennoch in vielfacher Weise von calvinistisch-puritanischem Gedankengut beeinflußt und abhängig.

Seine Formierung als innerkirchliche Opposition gibt den Trend der Zeit wieder: Der millenaristische Gedanke der Errichtung eines Gottesstaates, der allen rigiden Formen der Reformation - Genf und Münster seien als Beispiele genannt - eigen war, dem jede Opposition als Wirkung des Antichrist erscheinen mußte und der einzig auf Zerstörung oder bedingungslose Unterwerfung des Gegners abzielen konnte, erwies sich angesichts der komplexen sozialen Realität nach 1 1/2 Jahrhunderten von Kriegen als undurchführbar und machte langsam dem Denken gegenseitiger Duldung und Toleranz Platz[7]. Die Zeit der Religionskriege ist vorbei; man will keine Kirchenabspaltungen mehr, sondern die Möglichkeit, die eigenen Glaubensgrundsätze in freien, nicht von der staatlichen Obrigkeit reglementierten Formen im täglichen Leben umsetzen zu können. Langfristiges Ergebnis ist die Idee der Trennung von Staat und Kirche, die im calvinistischen Denken ihren Ursprung hat, sowie der Organisierung der kirchlichen Gruppen in Freikirchen.

Jacques Solé nennt diesen Verzicht auf politische "Theokratie" in seinem Buch "Christliche Mythen" "das Scheitern des internationalen Calvinismus"[8]; es handelt sich aber um eine grundlegende Umgestaltung, um die "Reformation innerhalb der Reformation" deren Dauer Peter Burke von 1650-1800 ansetzt[9]. Diese zweite Reformation besitzt zwei spezifische Ausprägungen: 1. Eine Abkehr von der Teilhabe an der Politik aus religiösen Erwägungen und eine Hinneigung zum alltäglichen und privaten Leben, was langfristig zu einer Aufwertung der Familie und zur Intensivierung der innerfamiliären Beziehungen führt, die anstelle der Idee des politischen Gottesstaates zur neuen Einheit der gottgewollten Ordnung wird. Wo vorher der Kampf gegen die Feinde des Gottesstaates im Mittelpunkt stand, tritt jetzt vermehrt und fast ausschließlich die Kontrolle des eigenen Verhaltens. Dies führt 2. zur kritischen und verstandesmäßigen Durchleuchtung des Verhaltens, um alle Übertretungen gegen die gottgewollte Ordnung zu vermeiden und das Primat der Offenbarung zu bestätigen. Sobald sich diese kritische Durchdringung von der Bibel und der kirchlichen Dogmatik löst und sich säkularisiert, steht sie in enger Verbindung zur Ausbildung der Aufklärung, die sich in kritischer Praxis der Naturerkenntnis und einer vernünftigen Ordnung des Gemeinwesens zuwendet.

Für die vorliegende Untersuchung interessiert hauptsächlich der erste Punkt: die Herausbildung einer auf das eigene Verhalten bezogenen Frömmigkeitskultur jenseits der Dogmatik der einzelnen Kirchen und Gruppen. Ich habe diese Frömmigkeitskultur des rigiden Protestantismus "Internationale für fromme Lebenspraxis" genannt, da sie einerseits verschiedene geographische und theologisch-dogmatische Zentren umfaßt, anderseits aber die puritanischen, calvinistischen und pietistischen Kreise untereinander durch das Primat der "jenseitigen Abzweckung"[10] des diesseitigen Lebens hinsichtlich der Alltagsbewältigung und sittlichen Praxis in regem Austausch der Gedanken stehen. Bei allen Unterschieden der Hauptgruppen des rigiden Protestantismus - man kann die genaue Differenzierung z.B. zwischen Calvinismus und Pietismus in Max Webers "Protestantischer Ethik" oder in Ernst Troeltschs "Die Soziallehren der christlichen Kirchen und Gruppen"[11] nachlesen - bleibt als *Definition* festzuhalten, daß *für alle Gruppen des rigiden Protestantismus* "jenseitige Abzweckung" bei gleichzeitiger Unsicherheit der Heilsgewißheit Hauptmovens für diesseitiges Handeln wird. Das diesseitige Handeln wird so zum Garanten, wenn auch einem unsicheren, für das jenseitige Heil. Handlungsanweisung und Kontrollmechanismus für das Handeln ist die wahre Lehre Gottes, wie sie in der Schrift zu finden ist. Das Handeln bekommt durch diese Ausrichtung auf ein vorgegebenes Modell einen dauernd auf dieses Modell rekurrierenden und so sich selbst reflektierenden Charakter, der, da er beständig durchgehalten werden muß, der alltäglichen Lebensweise den Stempel einer rationalen Durchdachtheit und Gestaltung aufprägt.

Wir wenden uns nun kurz der theologischen Grundlegung der Frömmigkeitskultur zu. In zwei Punkten sind sich alle Fraktionen des protestantischen Spektrums einig: 1. in der Neubeantwortung der Frage, auf welche Weise der Mensch das ewige Heil erlangen könne, und 2. in der Einsetzung der Heiligen Schrift als einziger Quelle für die Erkenntnis des Willens Gottes.

Theologische Grundlage I: Ein höchst ungewisses Heil

In der Frage der Heilserlangung stellte die alte katholische Auffassung eine Art Rechtsverhältnis dar. Der Mensch konnte das ewige Heil aufgrund verschiedener Handlungen in der Welt erwerben: Sündloser, einwandfreier Lebenswandel, bei Sünden die Erweckung der vollkommenen Reue, regelmäßige Teilnahme am Ritus und Teilhabe an den Sakramenten (speziell Empfang der letzten Ölung) und die Verrichtung guter Werke, die ihren überspitztesten Ausdruck im Ablaßhandel, der den Zorn Luthers hervorrief, fand.

Luthers Grundüberzeugung, daß Gott zu heilig sei, als daß mit ihm um das Seelenheil geschachert werden könne, verneint die Möglichkeit der aktiven und quasi einforderbaren Mitwirkung des Menschen an seinem Heil. An die Stelle der Werke der Menschen tritt das Geschenk Gottes

der allein wirksamen göttlichen Gnade mit Ausschluß jeglichen menschlichen Verdienstes durch gute Werke in Glaube, Kultus oder Nächstenliebe.[12]

Das Wesentliche dieses neuen Gnadenbegriffes ist nun aber, daß die Gnade nicht mehr eine sakramental einzugießende, mystische Wundersubstanz, sondern ... *der im Evangelium und in Christi Liebe und Gesinnung zu den Menschen erkennbare sündenvergebende Liebeswille Gottes ist.* ...
Sie (die Gnade, Anm.Verf.) soll darum nicht aufhören ein Wunder zu sein. Denn das Wunder besteht nun darin, daß der Mensch in seiner Schwäche, Trotzigkeit, Verzweiflung und Unreinheit einen solchen Gedanken aus dem Evangelium heraus fassen kann; er kann es so wenig aus eigenen natürlichen Kräften und der religiös erlösende Gedanke liegt so weit aus dem Gebiete der natürlichen Gedankenbewegung, daß er nur durch das Wunder der Prädestination zustande kommen kann. Es ist ein inneres Wunder des Glaubens an das Evangelium und Christus, nicht ein innerlich-äußerliches der hierarchisch-sakramentalen Gnadeneingießung mit der Folge der Kraft zu guten Werken und Verdiensten. Es ist auch nicht ein beliebig veränderlicher und beweglicher Gedanke, sondern eine mit absoluter Offenbarungsgewißheit dargebotene Erkenntnis, die vom Bilde des menschgewordenen, leidenden und auferstandenen Gottessohnes ausgeht und in der Bibel eine absolut wunderbare und authentische Darstellung dieses Christusbildes besitzt. ... In der so durch das "Wort" gewirkten Glaubensgesinnung liegt daher für den Protestantismus der Kern der Religion, wie er für den Katholizismus in Priestertum und Sakrament, Gehorsam und Mystik liegt.[13]

In diesem Zitat Troeltschs zeigt sich der Kern der lutherischen Lehre: Der durch die Erbschuld durch und durch sündig gewordene Mensch steht in wunderbarer Weise vor dem Liebeswillen und dem Gnadengeschenk Gottes. Er kann diesen Willen Gottes im "Wort'" der Menschwerdung Christi, wie sie im Neuen Bund und dem sie vorbereitendenden Alten Bund geoffenbart ist, erkennen; er kann aber außer der Erkenntnis der Gnade selbst nichts zu ihr hinzutun.

So ist der Prädestinationsgedanke schon bei Luther vorhanden, da auch bei ihm der Mensch die Gnade als reines Geschenk erhält; aber sein Gottesbild eines liebenden, verzeihenden Vaters überdeckt die Vorherbestimmtheit und läßt diese nicht zum Tragen kommen. Bei Luther ist es allein der Glaube, der den Gläubigen die sie rettende Gnade Gottes in der Erkenntnis des "Wortes" zukommen läßt. Ernst Cassirer schreibt hinsichtlich der Bibelgläubigkeit und des Bruches der Reformation mit dem Humanismus:

Der Kern dieses Gegensatzes läßt sich mit einem *Worte* bezeichnen: er liegt in der radikal-verschiedenen Stellung, die Humanismus und Reformation zum Problem der *Erbsünde* einnehmen. Auch der Humanismus hat das Dogma des Sündenfalls nirgends offen anzugreifen gewagt; aber er mußte seiner geistigen Grundrichtung nach überall danach streben, dieses Dogma gewissermaßen aufzulockern und seine Gewalt abzuschwächen. ... Nur auf *dieser* Basis war der religiöse Universalismus, dem der Humanismus zustrebt, aufrecht zu erhalten, - war eine Offenbarung zu begründen, die nicht in einer einzelnen zeitlich- und örtlich-begrenzten Verkündigung des Göttlichen aufging. Aber gegen diese Erweiterung richtet sich nun der schärfste Einspruch der reformatorischen Systeme. Denn sie alle stehen und fallen mit dem Glauben an die Unbedingtheit und Einzigkeit des Bibelwortes. Alle Hinwendung zur Welt kann und soll diesen Glauben nicht wankend machen; beides wird vielmehr kraft seiner gefordert und aus ihm heraus begründet. Die Bibel, in ihrer Transzendenz und in ihrer absoluten Autorität, ist das einzige Objekt, an dem Heilsgewißheit zu gewinnen ist.[14]

Diese *Möglichkeit der Heilsgewißheit durch den Glauben allein* (sola fide) *trennt das Luthertum von allen Spielarten des rigiden Protestantismus.* Denn an diesem Punkt setzt Calvin, der schärfste Denker des Protestantismus, nach. Wo Luther den unendlichen Liebeswillen Gottes betont, verschiebt Calvin den Akzent auf die unendliche Verderbtheit der Menschen nach dem Sündenfall und die strenge Gerechtigkeit Gottes. Bei dem Gottesbild des unbarmherzig strafenden Vaters, wie es Calvin eignet, rückt die Prädestination, die Frage, wem Gott die Gnade, da doch alle Menschen sündig sind, geschenkt hat, ins Zentrum.

Unter *Vorbestimmung* verstehen wir Gottes ewige Anordnung, vermöge deren er bei sich beschloß, was nach seinem Willen aus jedem einzelnen Menschen werden sollte! Denn die Menschen werden nicht alle mit der gleichen Bestimmung erschaffen, sondern den einen wird das ewige Leben, den anderen die ewige Verdammnis vorher zugeordnet. Wie also nun der einzelne zu dem einen oder anderen Zweck *geschaffen* ist, so - sagen wir - ist er zum Leben oder zum Tode *"vorbestimmt"*.[15]
Aber mögen solche Menschen wollen oder nicht, so tritt doch die Vorbestimmung an den Nachfahren Adams zutage! Denn es ist nicht natürlicherweise geschehen, daß durch die Schuld des *einen* Stammvaters *alle* aus dem Heil herausgefallen sind. Was hindert sie nun, von einem Menschen zu bekennen, was sie wider ihren Willen vom *ganzen* Menschengeschlechte zugeben? Denn wozu geben sie sich vergebliche Mühe, hier Ausflüchte zu suchen? Die Schrift erklärt laut, daß *alle* in der Person eines *einzigen* Menschen dem ewigen Tode zu eigen gegeben worden sind. Da man dies aber nicht der Natur zuschreiben kann, so liegt es hell am Tage, daß es aus Gottes wunderbaren Rat hervorgegangen ist. ... Es ist zwar ein furchtbarer Ratschluß, das gebe ich zu; aber dennoch wird niemand leugnen können, daß Gott, bevor er den Menschen schuf, zuvor gewußt hat, welchen Ausgang er nehmen würde, und daß er dies eben darum vorauswußte, weil er es in seinem Ratschluß so bestimmt hatte.[16]

Aufgrund der Sündigkeit des Menschen wäre es verständlich, wenn allesamt verdammt würden, aber Gott hat es gefallen, einige auszuwählen und ihnen das Heil zu schenken. Der Akt des Glaubens ist Vorbedingung für das Auserwählt-Sein, aber er ist kein Garant dafür.

Aus dem menschlich verständigen "Vater im Himmel" des Neuen Testaments ... ist hier ein jedem menschlichem Verständnis entzogenes transzendentes Wesen geworden, welches von Ewigkeit her nach gänzlich unerforschlichen Ratschlüssen jedem Einzelnen sein Geschick zugeteilt und über alles Kleinste im Kosmos verfügt hat. Gottes Gnade ist, da seine Ratschlüsse unwandelbar feststehen, ebenso unverlierbar für die, welchen er sie zuwendet, wie unerreichbar für die, welchen er sie versagt.[17]

Max Weber hat als Konsequenz daraus "das Gefühl einer unerhörten inneren *Vereinsamung des einzelnen Individuums*"[18] abgeleitet. Durch die Gnadenwahl bei gleichzeitiger Ummöglichkeit des Synergismus, der Mitwirkung am eigenen Heil, steht das Individuum Gott, seinem Schöpfer und Herrn, direkt - ohne Zwischenschaltung eines Sakraments oder Rituals - und zugleich fremd und nichtig gegenüber.

Diese Nichtigkeit, die gerade bei Calvins Gottesbild betont wird, erhöht in unbekannter Weise das Verantwortungsgefühl des Individuums vor Gott. Denn das menschliche Handeln ist zwar ohne jeden Einfluß auf den Endzweck des ewigen Heils; dennoch aber ist der Mensch, der die Willensfreiheit von Gott bekommen und der sie schon in der Stammeltern Entscheidung, vom verbotenenen Baum zu essen, gründlich und mit anhaltenden Folgen mißbraucht hat, aufgerufen, nach der Ordnung Gottes zu handeln. Denn wer mutwillig die Gesetze Gottes, die zur Zucht des Menschen wegen seiner ererbten Verderbtheit gegeben wurden, übertritt, der beleidigt die Ehre und Heiligkeit Gottes in schlimmster Weise und hat sich auf die Seite der Gegner Gottes gestellt, deren Führer der Versucher Adams und Evas, der gefallene Engel Lucifer alias Teufel ist, gestellt. Calvin schildert die Kraft des Teufels so:

Denn wenn der Teufel als Gott und Fürst dieser Welt bezeichnet wird, wenn es von ihm heißt, er sei ein starker Gewappneter (Matth 12, 29), der "Fürst, der in der Luft herrscht" (Eph 2,2), ein "brüllender Löwe" (1 Petr 5,8) - so haben solche Beschreibungen keinen anderen Zweck, als uns vorsichtiger, wachsamer und kampfbereiter zu machen. ... Deshalb sollen wir alles daran wenden, daß uns der Feind - dieser kampfbereiteste in seiner Kühnheit, dieser gewaltigste in seiner Kraft, dieser schlaueste in seinen Ränken, unermüdlich in seiner Umsicht und Schnelligkeit, voll Tücke aller Art, kampferfahren bis aufs äußerste, der uns, wie wir gewarnt sind, ohne Unterlaß bedroht! - daß uns dieser Feind nicht in Sorglosigkeit und Trägheit überfalle, sondern wir wackeren und aufrechten Geistes festen Fuß fassen, um ihm zu widerstehen! Und weil dieser Kriegsdienst (militia) erst mit dem Tod endet, so werden wir zur Beharrlichkeit ermahnt.[19]

Die Lehre Calvins birgt in sich folgende Konsequenz: Je geringer und unsicherer die Chancen des Heils sind, desto größer muß die Anstrengung danach sein. Die völlige Unsicherheit im diesseitigen Leben über das jenseitige Heil könnte fast zur Wahrscheinlichkeit des Unheils der ewigen Verdammnis werden. Hier wird die Konsequenz zum Paradox: Das Heil als unwahrscheinlich anzusehen, wäre aber Verzweiflung an Gott; diese Verzweiflung ist Sünde gegen den heiligen Geist und macht so das Heil wirklich unwahrscheinlich. Gott ist gut; also muß für den Christen das Heil wahrscheinlich sein, auch wenn er sich im Diesseits keine Gewißheit darüber verschaffen kann. Die Wahrscheinlichkeit, das Heil erreichen zu können, besitzt als einzigen Indikator den diesseitgen Lebenswandel. Mit allen Mitteln muß versucht werden, hier *auf Erden so zu leben, daß man ein Auserwählter sein könnte*. Es sündigen alle Menschen, das ist ihrer Natur und der Stärke des Teufels nach unvermeidlich; deswegen muß so wenig wie möglich gesündigt werden. Ein heutiger Leser muß sich vergegenwärtigen, daß die Welt des 16., 17. und ein Großteil des 18. Jahrhunderts noch in keiner Weise säkularisiert war: Die Drohung der ewigen Verdammung besaß eine ganz andere Realität als heute.

Die völlige Heilsungewißheit einerseits und die unvermeidbare Annahme der Wahrscheinlichkeit des Heils anderseits brachte bei den Gläubigen eine neue Lebensweise hervor: Bereits das irdische Leben muß in beständiger Verantwortung vor Gott geführt werden. Bereits auf Erden ist für den Himmel zu leben. Ein solches Lebensideal existierte bislang nur im Ideal des klösterlichen Lebens. Weber zitiert Sebastian Francks Ausspruch über die Bedeutung der Reformation, *"daß nun jeder Christ ein Mönch sein müsse sein Leben lang"*.[20] Aber es handelt sich um ein Mönchsdasein im Alltagsleben, zwischen den "Kindern der Welt" und nicht in kontemplativer Abgeschiedenheit. Die Zelle des innerweltlich-mönchischen Protestanten ist in die Zelle seiner selbst, in seinen Körper, und in die seiner engsten Gemeinschaft, die Familie, eingeschlossen.

In der mittelalterlichen und frühneuzeitlichen katholischen Lebensweise ist der Einzelne eingebettet in einen Glauben, der seinen Ausdruck in der Reglementierung eines äußeren, rituell festgelegten Ablaufs findet, sowohl im Ablauf eines Jahres wie auch in den notwendig zu durchlaufenden Stationen des individuellen Lebens. Gehorcht der Gläubige den Regeln dieses äußeren Ablaufs, dem sonn- und feiertäglichen Kirchgang, dem vorgeschriebenen Empfang der Sakramente, und stellt er sich nicht bewußt außerhalb der akzeptierten Glaubensordnung, dann braucht er sich weiter keine Gedanken über seinen Glauben zu machen. Eine Reflexion über den Glauben hat für ihn keinen Sinn. Die Dynamik, der sein religiöses Leben gehorcht, ist die seiner Gemeinschaft; er findet innere wie äußere Ruhe, wenn er die Spielregeln seiner Gemeinschaft einhält.[21]

Auch die Gläubigen des rigiden Protestantismus sind natürlich an die Regeln ihrer Gemeinschaft gebunden; aber das Gefühl, schon das Richtige zu tun, wenn man tut, was alle tun, das Ruhen in der Gemeinschaft und im Ritual, ist ihnen verschlossen. Das hat Max Weber gemeint, wenn er von "der inneren Vereinsamung des einzelnen Individuums" gesprochen hat. In seinem Glauben ist der rigide Protestant vor Gott allein. Sein Wille, sich der Gnade Gottes würdig zu erweisen, kann nur in der alltäglichen "militia" geschehen, im pausenlosen Kriegsdienst und andauernder, nie ermüdender Kampfbereitschaft gegen die Bosheit und Sünde der Welt, die den Menschen durch die kreatürliche Lust an der Kreatur bedrängt und belagert. Und in diesem erbarmungslosen Kampf gegen die eigene, durch die Erbsünde verderbte Natur gewährt Gott dem einzelnen Gläubigen kein Zeichen über den Ausgang des Gefechtes, keine Gewißheit über den Gnadenstand (auch wenn in späteren

Entwicklungen die innere Erleuchtung oder der Moment des Gerufenseins in der Erweckung oder Wiedergeburt so gedeutet wurde); denn Gott hat sein Zeichen schon gegeben: in der Erfüllung des Bundes durch die Menschwerdung, das Sterben und die Auferstehung Christi, im gültigen Wort der Heiligen Schrift.

Theologische Grundlage II: Leitfaden Bibel

Mit dem Aufrücken der Bibel an diese Zentralposition sind notwendigerweise die Patristik - sowohl Luther als auch Calvin sehen sich in der Nachfolge von Augustinus -, die Entscheidungen der Konzile und vor allem natürlich die Autorität des Papstes ausgesetzt. Marien- und Heiligenverehrung, die im mittelalterlichen Volksleben stark verankert und Ausdruck der Volksfrömmigkeit waren, verschwinden und anstelle der Bilder, Statuen und Riten tritt in schlichter, durch die Übersetzung in die Volkssprachen unerhört mächtiger Form das Wort Gottes.

Nur in der Bibel offenbart sich Gott den Menschen, sie ist oberste Instanz der Wahrheit, sie existiert als Größe jenseits der historischen Zeit.

> Der Protestanismus erst hat die Bibel völlig aus jeder Tradition und damit aus jeder Analogie zu menschlichen Produkten herausgehoben.[22]

Knapp faßt hier Ernst Troeltsch die überragende Rolle der Heiligen Schrift im Protestantismus. Doch sind zwei Phasen des Umgangs mit der Bibel zu unterscheiden.

Am Beginn der ersten Phase steht Luthers Diktum, daß die Bibel als Offenbarung Gottes von jedem Gläubigen selbst gelesen und Gottes Wille aus ihr entnommen werden könne; darauf erfolgt eine Welle von Interpretationen, die direkt zu sozialem Aufruhr führen. Als Kosequenz daraus ergibt sich die Eindämmung der freien Interpretation durch die neu entstehenden Kirchen. Die zweite Phase beginnt mit der zweiten Reformation, die nach Ende der Glaubenskriege einsetzt und die dadurch gekennzeichnet ist, daß *unter Absehung aller dogmatischen Problematik die Bibel Richtschnur und Grundlage frommer Lebensweise* wird.

In der ersten Phase der Reformation hatte die Freiheit in der Interpretation des Wortes Gottes direkt zu politischer Erhebung gegen weltliche und kirchliche Autoritäten geführt. Sowohl Luther wie Calvin erkennen sehr schnell, daß diese Freiheit der Interpretation auch ihre eigene, gegen die Papstkirche gerichtete Dogmatik in Frage stellt und einen endlosen Prozeß der protestantischen Aufspaltung und Sektenbildung nach sich zieht.

Luther lehnt sich - die einzige politische Chance des Überlebens im Interessengewirr der vielen Grundherrschaften im zerfallenden Heiligen Römischen Reich Deutscher Nation - an jene Fürsten an, welche, gestützt auf seine Lehre, den Kampf um politische Selbständigkeit von Kaiser und Rom führten. Die innere Ruhe der Feudalherrschaft konnte jedoch nur durch eine einheitliche christliche Lehre gesichert werden; diese Lehre konnte aus den theologisch-dogmatisch fundierten Implikationen des Bauernkriegs und den Täufer- und Schwärmerunruhen gezogen werden. Die neue Kirche um Luther zahlte als Preis für das Überleben die Erstarrung in der Orthodoxie.[23] Kirchenzucht und landesherrliche Kontrolle ergänzten sich gegenseitig in der Aufrechterhaltung der reinen Lehre.

Bei Calvins radikalem Traum einer "Theokratie"' der uneingeschränkten Herrschaft des Gesetzes Gottes als politischer Herrschaft, wurden Kirchenzucht und Staatsregiment eins. Nur mit unerbittlicher Härte im Einsatz der Kirchenzucht schafft es Calvin, das "Joch Christi" in Genf durchzusetzen. Dogmatische Abweichungen wie auch offen gezeigte Übertretungen der Ordnung Gottes werden hart abgestraft, die Prozesse 1546-1555 gegen calvinfeindliche Genfer Bürger sowie gegen den spanischen Arzt und Protestanten Miguel Servet (1511-1553), der die Trinitätslehre geleugnet hatte, legen hierfür Zeugnis ab.[24] Oskar Pfister weist darauf hin, daß Calvin seine eigene Bibelauslegung absolut setzte; er glaubte sich dazu vollkommen im Recht: denn "er selbst war nur der Griffel Gottes"[25].

Die soziale Explosion, die Luthers These, daß jedem Menschen das Wort Gottes direkt zugänglich und aus eigener Kraft verständlich sein sollte, wurde von den neu sich formierenden Kirchen selbst eingeschränkt und kanalisiert. Eine Art "Kurzgefaßter Lehrgang des Glaubens" nimmt die Stelle der Bibellektüre unter theologisch-dogmatischem Gesichtspunkt ein. Die verschiedenen protestantischen Katechismen, sowohl calvinistische wie lutherische, werden schnell ein wichtiges Instrument der Glaubenserziehung; auch die katholische Kirche zieht beim Konzil von Trient mit.

Die Schriften der Reformatoren werden als gültige theologische Auslegung der Bibel behandelt. Die Lutheraner lesen Luthers theologische Schriften; bei den Calvinisten tritt neben die Bibel als Grundschrift Calvins "Institutio Religionis Christianae" und Calvins Bibelkommentare.[26]

Die Stellung der Bibel im Luthertum charakterisiert Ernst Troeltsch folgendermaßen:

> Aber wie war dieses "Wort" innerhalb der Bibel abzugrenzen? Seine freie Herausgestaltung aus der Bibel und seine Begründung auf persönliche Erfahrung öffnete den buntesten Deutungen und der Mystik neuer, die Bibel übersteigender Erleuchtungen das Tor. Es blieb nichts anderes anderes übrig als das Tor zu schließen, als das freie Wort der Verkündigung und dessen geschriebene Grundlage in der Bibel scharf zu scheiden, jenes an diese streng zu binden und die Bibel als ganzes zu kanonisieren ... und so das protestantische Bibeldogma zu schaffen, nach welchem die Bibel der Kern der Kirche, die schlechthin inspirierte Autorität und die durch die ihr einwohnende Bekehrungskraft wirksame Heilspotenz ist. Die Bibel beweist und bewirkt durch den ihr einwohnenden heiligen Geist

ihre eigene Infallibilität; sie ist klar genug, um alle Auslegungsdifferenzen selbst zu überwinden. ... Die Ansätze zu einer freien historisch-menschlichen Bibelbetrachtung verschwanden daher schon bei Luther, noch mehr bei der folgenden Orthodoxie.[27]

Erst für das letzte Drittel des 17. Jahrhunderts gibt es in den deutschen Gebieten einen erneuten und grundlegenden Wandel im Umgang mit der Bibel. Roger Chartier schreibt hierzu:

Luther mißtraute in Wirklichkeit sehr schnell der direkten Lektüre der Bibel und kehrte zurück zur Kommentierung der Hl. Schrift durch das von den Kirchenoberen autorisierte Wort. In Deutschland war die Bibel im 16. und in weiten Teilen des 17. Jahrhunderts ein Buch für Pastoren, Vikare und die Gemeindebibliotheken - kein Buch für alle Gläubigen: Diese Situation unterschied sich nicht grundlegend von der Lage in den katholischen Ländern. Allgemeingut wurde der Besitz der Bibel in den protestantischen Ländern sicher erst am Ende des 17. Jahrhunderts, den 1680er Jahren, mit der zweiten Reformation, dem Pietismus; damit konnte erst die Bibel direkt, individuell oder gemeinsam im Kreis der Familie gelesen werden, konnte der einzelne Gläubige und der Text der Hl. Schrift in unmittelbaren Kontakt treten.[28]

Der Schwerpunkt der Lektüre hat sich jedoch verschoben: Es geht bei der Bibellektüre nicht mehr um Erkenntnis der wahren Lehre Gottes, wie in der allerersten Phase der Reformation, sondern um eine bibelorientierte Umgewichtung des alltäglichen Lebens zu einem frommen. Die Rezeption des Alten Testaments auf diesem Hintergrund ist eine besonders wichtige.

Altes und Neues Testament wurden von den Reformatoren in ihrer Gültigkeit belassen, sie stehen noch ganz gleichwertig - historische Bibelkritik beginnt zwar im 18. Jahrhundert, ist aber eigentlich ein Phänomen des 19. Jahrhunderts - nebeneinander. Der strenge und unerbittlich strafende Gott des Alten Testamentes sowie seine Anweisungen und Gebote stehen in einer selbst für gläubige Christen des 20. Jahrhunderts unvorstellbaren Realität neben der so milden Person Jesu der Evangelien und dem schon weniger milden Eifern des Ideologen Paulus. Das Wissensgebiet der menschlichen Urgeschichte sowie der Erdgeschichte ist noch ganz dem biblischen Schöpfungsbericht in der Genesis untergeordnet. Probleme, die uns heute ohne Relevanz oder gar sinnlos erscheinen, sind wichtig und in der Diskussion. Die Frage, an welchem Datum die Erschaffung des Menschen stattgefunden hatte - John Lightfoot, Parlamentsprediger während der puritanischen Revolution in England, "konnte im Jahre 1642 verkünden, daß der Mensch genau um neun Uhr vormittags am 23. Oktober des Jahres 4004 vor Christus erschaffen worden war"[29] -, die Frage, wo der Ort sich befand, an dem sich der Erzengel Michael an den Pforten des Paradieses aufgebaut hatte, oder warum Gott Sodom und Gomorrha abgestraft hatte, das Problem, welches Volk von welchem Sohn Noahs abstammte, warum Gott Jakob liebhatte und dessen Bruder Esau nicht und warum die Reinigungsvorschriften des 3. Buches Moses (Leviticus) so gegeben worden waren, wie man sie nachlesen kann, all das waren ernstzunehmende und ganz reelle Probleme. Jacques Solé bezeichnet diese Auffassung der Bibel - "die kleine Welt des Heiligen Buches"[30] - als Weltmodell; die Bedeutung eines solchen überschaubaren und nachlesbaren Weltmodells offenbart sich erst dann ganz, wenn man sich beispielsweise folgenden Satz Webers vergegenwärtigt:

Speziell durch Vergleichung des eigenen Seelenzustandes mit dem, welcher nach der Bibel den Erwählten, z.B. den Erzvätern eignete, kann man seinen eigenen Gnadenstand kontrollieren.[31]

Das Weltmodell der Bibel ist absolut und allumfassend. Wer nun sein Erdenleben unter dem Aspekt des ewigen Lebens im Jenseits einrichtet und wer, wie wir gesehen haben, weder Gewißheit noch Kontrollmechanismen des eigenen Gnadenstandes besitzt, der muß notwendigerweise, sich an denjenigen orientieren, die in der Bibel mit Sicherheit zu den Erwählten zählen.

Das sind in hervorragender Weise die Patriarchen, die Erzväter der fünf Bücher Moses. Mit ihnen hat Gott den Alten Bund geschlossen und trotz aller Bundbrüche immer wieder erneuert. Die Erzählstruktur der Geschichten um die Patriarchen ist stark auf deren alltägliche Lebenswelt bezogen, und viele der angesprochenen Themen regeln diesseitiges Verhalten in Absicht auf Aufrechterhaltung des Bundes. So erklärt sich meines Erachtens das auffällig starke Interesse im rigiden Protestantismus an den alttestamentarischen Patriarchen. Das Leben der Propheten und der neutestamentlichen Apostel dagegen ist, was alltägliche Probleme betrifft, wesentlich abstrakter: Man erfährt (ich greife nur Beispiele, die den Körper betreffen, heraus) nichts über ihre Eheprobleme, wie dies bei Abraham geschieht, nichts über ihre fleischlichen Gelüste wie bei David, nichts über die Versuchung zum Ehebruch wie bei Joseph, nichts auch über fleischlichen Ungehorsam wie bei Er und Onan.

Gerade aber solch alltagsbezogene Beispiele brauchen die rigiden Protestanten, um Orientierung und Rückhalt für ihr himmelwärts gerichtetes Leben zu bekommen und um sich grundsätzlich gegen das Leben der "Kinder der Welt" abgrenzen zu können. So wird der Bibel neben ihrer Rolle als Erkenntnisquelle für die Dogmatik, die bereits fixiert ist, in der zweiten Reformation eine ganz neue Funktion zugewiesen: *Sie wird Nachschlagewerk und Ratgeber für alltägliches Verhalten*.

Fromme Lebenspraxis gegen Kreaturvergötterung

Je unbeantwortbarer die Frage "erwählt oder verworfen?"[32] im Diesseits ist, desto brennender wird der Wunsch, diese Antwort dennoch zu wissen. Denn die Ungewißheit des Heils ist angesichts des Zustands der eigenen menschlichen Verderbnis eine schreckliche Lebensperspektive in einer nicht säkularisierten Gesellschaft.

Das Walten über alle Dinge ist in Gottes Hand, bei ihm liegt die Entscheidung über Heil und Tod, und deshalb ordnet er es mit seinem Ratschluß und Willen, so, daß unter den Menschen einige geboren werden. die bereits vom Mutterleibe an dem sicheren Tode geweiht sind, um durch ihr *Verderben* seinen Namen zu *verherrlichen*![33]

Wie wurde diese Lehre *ertragen* in einer Zeit, welcher das Jenseits nicht nur wichtiger, sondern in vieler Hinsicht auch sicherer war als alle Interessen des diesseitgen Lebens?[34]

Diesem Schrecken kann allein mit der einzigen Gewißheit, die gegeben ist, begegnet werden: der Hingabe an die biblische Offenbarung. Zwangsläufig muß auf diesem Hintergrund eine an den Aussagen der Bibel orientierte Lebensweise einsetzen.

Es kann an dieser Stelle nicht darum gehen, diese Lebensweise im Detail nachzuvollziehen. Für den Puritanismus findet man viel Material bei Lawrence Stone "The family, sex and marriage in England 1500-1800" sowie bei Levin Schücking "The puritan family"; für den deutschen Pietismus hat Martin Scharfe "Die Religion des Volkes. Kleine Kultur- und Sozialgeschichte des Pietismus" eine überzeugende Darstellung pietistischer Lebensweise und Alltagsgestaltung geliefert[35].

Es wurde schon angeführt, daß den Angehörigen der rigiden Protestantismen die Einbettung in die traditionelle Lebensweise mit bloßer Regulierung des Äußeren nicht mehr ausreichend sein konnte, da sie in ganz anderer Weise persönliche Verantwortlichkeit vor Gott fühlen mußten. Sie mußten aktiv ihr Leben im Sinne der göttlichen Ordnung gestalten und sich dabei am "Weltmodell" Bibel orientieren. Als Konsequenz ergibt sich permanente Selbstkontrolle und Selbstreflektion anhand des Leitfadens Bibel, eine Art "Bibelrationalität". Eine dauernde Vergleichung des eigenen Handelns mit dem in der Bibel geschilderten Handeln läßt den Gläubigen lernen, sich neben sich selbst zu stellen, sich zugleich als handelndes Subjekt und zu kontrollierendes Objekt zu erleben. Ergebnis ist eine strikte Durchrationalisierung des Alltags. Diese Durchrationalisierung dient zur Bändigung der Sinne. Es gilt zwar, in der Sinnenwelt zu leben, aber man muß um ihre sinnenbetörenden Gefahren wissen, diese soweit wie möglich vermeiden, auf keinen Fall unerlaubte Lust daraus ziehen.

Durch die Erbsünde hat der Mensch den Stand der Heiligkeit verloren: Sein Herz hängt an den Dingen der Welt und findet Freude daran; die Lust, die es an Gott und dessen Heiligung hätte finden sollen, haftet über seine Sinnlichkeit an der Kreatur, nicht am Schöpfer. Das Reich der Sinnlichkeit ist jedoch das Reich, in dem der Teufel seine Herrschaft errichtet hat. Der Christ ist zur Entscheidung aufgerufen: die Welt oder Gott zu lieben.

HAbet nicht lieb die Welt/ noch was in der welt ist. So jemand die Welt lieb hat/ in dem ist nicht die liebe des Vaters. Denn alles was in der Welt ist/ (nemlich des Fleisches lust/

und der Augen lust/ und hoffertiges Leben) ist nicht vom Vater/ sondern von der Welt. Und die Welt vergehet mit irer lust. Wer aber den willen Gottes thut/ der bleibet in ewigkeit. (I Joh 2, 15-17)

Wer die Geschöpfe über den Schöpfer stellt, der fällt der Sünde der Kreaturvergötterung anheim. Das Konzept der Kreaturvergötterung ist ein sehr weites und die gesamte Sinnlichkeit betreffendes. Über das in der Bibel eindeutig Verbotene hinaus gibt es jenes umfangreiche Gebiet der nicht rein biblisch entscheidbaren Zweifelsfälle, die sogenannten Mitteldinge oder Adiaphora. Bei dem Zweifel, ob nun ein Genuß, eine Freude oder ein sinnliches Vergnügen erlaubt oder eher nicht erlaubt und deshalb zu vermeiden sei, neigt sich die Entscheidung aufgrund der vorherrschend weltverneinenden Tendenz zunehmend der Versagung zu.

Das Evangelium hatte nur die Ueberweltlichkeit und das kommende Gottesreich auf Erden gekannt, weder die Welt verneint noch eine planmäßige Disziplin der Sinnlichkeit entwickelt. Erst mit der Einrichtung auf eine dauernd erbsündig verlorene Welt und der Verlegung des Gottesreiches in das Jenseits drang die Askese ein, von vorneherein in ihrer doppelten Bedeutung, einerseits als metaphysische Weltverurteilung, andrerseits als rationelle Sinnlichkeitsdisziplin. ... Der Protestantismus hat ... für alle in gleicher Weise die Durchdringung des Weltlebens mit dem Geiste der Weltverneinung und Weltüberwindung gefordert. Seelisch ungebunden durch die Güter der Welt, in der Welt die Welt überwinden: das war sein Ideal. ... So muß er (der Reformierte, Anm.Verf .) planmäßig, reflektierend und fortschreitend die Neigung zur Kreaturvergötterung und die an Sinnlichkeit und Selbstliebe hängende Sünde überwinden.[36]

Weltverneinung und Zurückdrängen der Sinnlichkeit haben Weber und Troeltsch als "innerweltliche Askese" bezeichnet[37]. Weber betont, daß die innerweltliche asketische Lebensführung zur Aufwertung der Tätigkeit des Broterwerbs als pflichtorientierter "Beruf" geführt habe.

Unbedingt *neu* war jedenfalls zunächst eins: die Schätzung der Pflichterfüllung innerhalb der weltlichen Berufe als des höchsten Inhaltes, den die sittliche Selbstbetätigung überhaupt annehmen könnte. Dies war es, was die Vorstellung von der religiösen Bedeutung der weltlichen Alltagsarbeit zur unvermeidlichen Folge hatte und den Berufsbegriff in diesem Sinn erstmalig erzeugte. Es kommt also in dem Begriff "Beruf" jenes Zentraldogma aller protestantischen Denominationen zum Ausdruck, welches ... als das einzige Mittel, Gott wohlgefällig zu leben, nicht eine Überbietung der inner-weltlichen Sittlichkeit durch mönchische Askese, sondern ausschließlich die Erfüllung der innerweltlichen Pflichten kennt, wie sie sich aus der Lebensstellung des Einzelnen ergeben, die dadurch eben sein "Beruf" wird.[38]

Bevor Webers Berufskonzeption und deren Einwirkung auf die Entwicklung des Kapitalismus diskutiert werden kann, müssen wir weit ausholen: Wir müssen die geschlechtlichen Ängste der rigiden Protestanten untersuchen. Denn bevor sich die asketische innerweltliche Lebensweise auf den Beruf konzentrieren kann, muß der Körper betrachtet werden, das Schlachtfeld, auf dem sich die "jenseitige Abzweckung" zu "diesseiter Beschäftigung im Jammertal", zum Beruf, verdichtet. Martin Scharfes Ausdruck von "zurückgeschluckter Sinnlichkeit"[39] weist sehr schön auf die körperlichen Vorgänge hin, die rationaler Lebensweise und innerweltlicher Askese zugrunde liegen.

Zum Stellenwert des frommen Schrifttums

Im 17. und 18. Jahrhundert entsteht ein ganzes Rankenwerk an frommer Literatur um die Zentralschrift Bibel - Kommentare, Aktualisierungen, Systematisierungen einzelner Problembereiche. Die Thematik dieses sekundären Bibelschrifttums ist den gläubigen Lesern meist schon aus Bibellektüre oder alltäglicher Konfrontation vertraut.

Diese gesamte Literatur für Lebensbewältigung und Alltagsgestaltung, das ganze Schrifttum der Ratgeber, Predigtsammlungen, Anweisungsbüchlein, erbaulichen Betrachtungen, Warnungen, Aufmerksammachungen auf bestimmte Lebensbereiche und Moraltraktate sowie Autobiographien und Beschreibungen vorbildlicher erweckter Leben berührt höchst selten dogmatische Probleme, sondern dient ganz dem jenseitigen Zweck der Lebensbewältigung und findet deshalb bei allen rigiden Protestanten Verbreitung. Die Schriften werden von den Gläubigen, die sich selbst in der Metapher derer, die "aus Babel ausgezogen waren"[40], gefielen, als Notgepäck auf diesem Exodus am Ort mitgetragen, gelesen und beherzigt.

Normalerweise kann man bei Ratgeber- und Lebenshilfeliteratur nicht einfach davon ausgehen, daß diejenigen, an die sie gerichtet ist, ihren Inhalt auch ernstnehmen und befolgen. Sei es der Versuch sozialer Gruppen andere Gruppen, sozial unter ihnen stehende, zu erziehen und zu einem speziellen Verhalten zu überreden, oder sei es missionarischer Eifer des Bekehrens zu einem Glauben oder einer Weltsicht, die Aufnahmeart und die Reaktion der Adressaten ist unklar und nicht einfach zu rekonstruieren, da es sich eigentlich um Überzeugungsarbeit handelt und ein Konsens zwischen Schreiber und Leser nicht vorausgesetzt werden kann.

Dieser Grundkonsens dagegen ist bei den rigiden Protestanten vorhanden: Diese sekundäre Bibelliteratur ist für die Bedürfnislage der Frommen von Frommen geschrieben. Ich gehe davon aus, daß diese Art von Schrifttum positiv rezipiert wurde, als Handlungsanweisung diente und das Handeln beeinflußte; das heißt, es liefert ein plastisches Bild der Alltagsproblematik derer, die schon auf Erden dem Himmel zuleben.[41]

2 Der Tempel des Heiligen Geistes I

Am Freitag, den 3. August 1705, war in der von Daniel Defoe herausgegebenen Beilage zur Review der "The Little Review; or an Inquisition of Scandal; Consisting in Answers of Questions and Doubts, Remarks, Observation and Reflection" folgende Antwort[1] eingerückt:

THE Gentleman that sent a Second Letter, Sign'd A.M. concerning Self-Pollution, may be convinc'd by the word it self, and may as well doubt of the Sinfullness of Self-Murther; but his Case is not fit to be shown in Publick, any more than to be acted in Private.

A.M. bekommt - auf seine zweite Anfrage - von der Little Review mitgeteilt, daß das Thema seiner Frage betreffs der Self-Pollution, der Selbstbeflekkung, derart sei, daß es weder in der Öffentlichkeit erörtert noch die Handlung in privater Abgeschlossenheit ausgeführt werden könne.

Doch scheint es, als sei A.M. kein Einzelfall: Die Selbstbefleckung oder Onanie ist eines jener Themen, von dem bei den Gruppen des rigiden Protestantismus an der Wende vom 17. zum 18. Jahrhundert einige Beunruhigung ausgeht und das dabei Gegenstand öffentlicher Diskussion wird. Erwähnt und angeschnitten wird dieses Thema in verschiedener Literatur schon verstärkt während des gesamten 17. Jahrhunderts, vor allem in England. Genannt sei hier nur ein beispielgebendes Buch der Predigt- und Traktatliteratur "Tentations, their nature, danger, cure" von 1640, verfasst vom puritanischen Theologen Richard Capel.[2] In den deutschen Gebieten erlangt das Thema der Unreinigkeit im Zuge der Ausbildung der zweiten, pietistisch geprägten Reformation eine bislang unbekannte öffentliche Bedeutung.

Die Autoren der drei Bücher, die im Fortgang untersucht werden - der schweizer Calvinist Osterwald, der sächsische Pietist Gerber und der anonyme Kompilator der englischen "Onania" -, sind sich in einem einig: Die Christenheit muß vor der Gefahr der Unreinigkeit gewarnt werden.

Dieser gantze Discours gehet dahin/ denen Christen einen Schrecken vor der Unreinigkeit einzujagen.[3]

Doch sind sie sich nicht einig, in welcher Form die Öffentlich-Machung dieses Themas zu geschehen habe. Inwieweit sind einzelne Bereiche der Unreinigkeit zu benennen, in welchen Worten kann darüber geredet werden? Und immer taucht die grundsätzliche Frage auf, ob es überhaupt gut sei, diesen Gegenstand öffentlich zu erörtern? Alle drei Bücher entscheiden sich aufgrund des notwendig einzujagenden Schreckens für eine Versprachlichung der Geschlechtlichkeit. Denn vor allem durch die Lust am Leib, die Fleischeslust, kann sich der Mensch von Gott abwenden. Und viele Menschen wissen in diesem Bereich, da er auch in der Bibel nicht im Detail behandelt wird, nicht genau, was hier alles Sünde ist, sondern nur, daß Vieles, was ihn betrifft, äußerst sündhaft ist.

Als grundlegend für den Umgang mit dem Körper und der Geschlechtlichkeit muß jene Stelle betrachtet werden, die Paulus im 1. Korintherbrief niedergelegt hat:

Jch hab es alles macht/ Es fromet aber nicht alles. Jch hab es alles macht/ Es sol mich aber nichts gefangen nemen. Die Speise dem bauche/ vnd der Bauch der speise/ Aber Gott wird diesen vnd jene hinrichten. Der Leib aber nicht der Hurerey/ sondern dem HErrn/ und der HErr dem Leibe. ... Wisset jr nicht/ das ewre leibe Christi glieder sind? Solt ich nu die glieder Christi nemen/ vnd Hurenglieder draus machen? Das sey ferne. Oder wisset jr nicht/ das/ wer an der Huren hanget/ der ist ein Leib mit jr? Denn sie werden (spricht er) zwey in einem Fleische sein. Wer aber dem HErrn anhanget/ der ist ein Geist mit jm.
Fliehet die Hurerey. Alle sünde die der Mensch thut/ sind ausser seinem Leibe/ Wer aber huret/ der sündiget an seinem eigen Leibe. Oder wisset jr nicht das ewer leib ein Tempel des heiligen Geistes ist/ der in euch ist/ welchen jr habt von Gott/ vnd seid nicht ewer selbs? Denn jr seid thewer erkaufft. Darumb so preiset Gott an ewrem Leibe/ vnd in ewrem geist/ welche sind Gottes. (I Cor VI, 12-2O)[4]

Der Leib des Menschen ist ein Tempel des Heiligen Geistes, der Leib gehört nicht dem Menschen selbst, sondern Gott. Hurerei steht hier als pars pro toto für alle fleischlichen Vergehen. Als allgemeine Begriffe lassen sich Hurerei und Unreinigkeit sagen, die Unsicherheiten und Schwierigkeiten jedoch, die sich auftun, wenn es gilt eheliche oder hurerische Fleischeslust oder gar sodomitische Vergehen im Detail zu benennen, durchziehen das gesamte 18. Jahrhundert. Noch Tissot hat in der Vorrede der "Onanie" dieses Problem folgendermaßen benannt:

Was aber diese Arbeit (Übersetzung ins Französische, Anm.Verf .) noch mühsamer gemacht hat, als wenn ich in lateinischer Sprache geschrieben hätte, ist die Verlegenheit, solche Bilder auszudrücken, deren Wörter und Redensarten, in der französischen Sprache durch den Gebrauch für unanständig erklärt sind* (*Diese Schwierigkeit ereignet sich noch mehr bey einer deutschen Übersetzung. Anm. des Übersetzers ins Dt.); wiewohl es mich eine unendliche Verleugnung gekostet haben würde, wenn ich mich an diese dem Wohlstand schuldige Achtsamkeit gar nicht hätte kehren sollen ... Ich getraue mir zu versichern, daß ich es an keiner Vorsicht habe ermangeln lassen, diesem Werke, in Ansehung der Ausdrücke, allen den Wohlstand zu geben, dessen dasselbe fähig war. Es giebt aber Klippen, die von der Materie unzertrennlich sind: Wie soll man die vermeiden? Hätte ich so wichtige Gegenstände ganz mit Stillschweigen übergehen sollen. Ich dächte, nein. Die heil. Scribenten, die Kirchväter, die fast alle in lebendigen Sprachen geschrieben, und die geistlichen Schriftsteller haben nicht geglaubt, daß sie vom Lastern stille schweigen müßten; denn ohne Worte konnten sie selbige nicht bezeichnen. ... Ich füge ... noch hinzu, daß ich bey tugendhaften und aufgeklärten Personen, welche wissen, wie tief unsere Welt im Argen liegt, Dank und Beyfall zu verdienen hoffe.
Man muß sie (Bücher moralischen Inhalts; Anm.Verf.) insgesamt verbieten, wenn es wahr ist, daß ein Laster dadurch, daß man seine gefährlichen Folgen beweißet, fortgepflanzt wird. Die Bibel selbst, und die Schriften der Kirchenväter und Casuisten müssen alle, noch vor meinem Buch verboten werden. Und überdies, welche junge Person wird auf den Einfall kommen, ein Werk über medizinische Materie zu lesen, deren Namen sie nicht einmal weiß?[5]

Die gleichen Probleme und Sorgen in der Entscheidung zwischen der Scylla des Belassens in Unwissenheit und der Charybdis der Benennung zur Verhinderung der Laster hatten vor Tissot die rigiden Protestanten.

Darüber reden? Die Unreinigkeit kommt nur mit Mühe zur Sprache

Der "Traité contre l'Impuréte" von Johann Friedrich Osterwald erscheint erstmals 1707 in Amsterdam, 1708 in Neufchatel und London und 1717 (^{2}1723) in Hamburg unter dem Titel

Treu gemeinte Warnung vor der Unreinigkeit/ darinne nicht nur aller dahin gehörigen Laster mit sich führende Schande/ und daraus entstehender Schade/ aus der Natur so wohl als der Heil. Schrifft vorgestellet/ sondern auch wie solche zu vermeiden/ und die edle Tugend der Keuschheit zu erlangen/ kräfftige Mittel angewiesen werden.

Johann Friedrich Osterwald, 1663 als Sohn eines Predigers in Neufchatel geboren, erhielt seine theologische und wissenschaftliche Ausbildung in Zürich, Genf und Lyon, wo er 1678 mit der Abhandlung "De rerum naturalium principiis" den Magistergrad erwarb. Auf Reisen durch Frankreich und die Schweiz hatte er mit den wichtigen reformierten Theologen Kontakte. 1686 verheiratet er sich in seiner Vaterstadt, wird dort im gleichen Jahre Diakon, später Pastor und 1699 Oberpfarrer. 1746 wird er "auf dem Catheder vom Schlag gerührt", wovon er sich nicht mehr erholt und 1747 - 83-jährig - stirbt.[6]

Osterwald zählte zu den prominentesten reformierten Theologen seiner Zeit, wobei er in der Prädestinationslehre eine gemäßigte Position vertritt. In seinen zahlreichen Schriften und publizierten Predigten behandelt er vorwiegend Probleme der christlichen Moral und der praktischen Umsetzung der Heiligen Schrift im Alltag. "Besonders war er bemüht, ... weniger bekannte Pflichten ans Herz zu legen."[7] Wichtige Schriften sind neben der "Warnung" sein Katechismus von 1702, seine Kommentierung der einzelnen Bücher der Bibel (1716 engl.; 1720 franz.; 1723 deutsch) und schließlich die Herausgabe der ganzen Bibel samt seinen Kommentaren 1744.

Die "Warnung vor der Unreinigkeit" galt in reformierten Kreisen als Klassiker auf diesem Gebiet. "Gründlicher und erschöpfender war diese Materie bisher von keinem Theologen abgehandelt worden"[8], so ein Theologen-Lexikon des 19. Jahrhunderts.

Diese Hochschätzung des 19. Jahrhunderts hat sich Osterwald sicherlich durch seine Zurückhaltung hinsichtlich der Benennung der unreinen Sünden erworben. Er ist hierin der Gemäßigste. Er schreibt in der Vorrede, daß man in der Behandlung von anderen Sünden Freiheit in der Darstellung von "Beweggründen, Beweißthümern und Gegeneinwürfen" habe:

Schreibt man aber gegen die Unreinigkeit/ so hat man dergleichen Freyheit nicht/ sondern ist überaus gebunden/ und muß mit seinen Reden sehr behutsam und vorsichtig gehen/ damit die Schaamhaftigkeit unverletzt bleibe. Werde ich demnach nicht allezeit alles/ was ich doch gern wolte/ sagen/ ... allein so hätte ich alles genauer erörtern müssen/ als es der Wohlstand vergönnen mag. Also muß ich etliche Dinge nur in allgemeinen Worten anführen; andere darf ich bloß nennen; und einige muß ich verschweigen.[9]

Warum er sich aber auf dieses schwierige Terrain begibt und zur Feder greift, liegt im Mißverhältnis von Verbreitung der Sünde und Warnung davor. Er stellt fest, daß

eine Menge zur Unreinigkeit leitende Bücher vorhanden/ (und man) sieht ... dennoch schier keine einzige Schrifft/ welche die Menschen vor diesem so gefährlichen Affect warnen solte.
Kurtz: Es giebt unzehlich viel Leute/ welche/ ob sie wohl zur unzüchtigen Tat nicht schreiten/ dennoch allezeit den unordentlichen Lüsten des Fleisches Raum geben/ und sich an der Keuschheit auf vielerley Weise durch solche Handlungen und Begierden/ welche der Keuschheit zuwider sind/ beflecken.[10]

Osterwald geht in seiner "Warnung" sprachlich nicht ins Detail. Zu den Reinigungsvorschriften bei Moses sagt er:

Weil aber solche Gesetze so beschaffen/ daß man sie hier nicht wiederholen darf/ ich auch keine Betrachtungen darüber zu machen habe/ muß ich's nur mit zwey Worten anzeigen: ... allerhand Arten der Befleckung und Besudelung.[11]

Unreinigkeit, das sind Befleckungen und Besudelungen, und diese sind keineswegs identisch mit dem, was er im vorletzten Zitat "unzüchtige Handlung" nennt. Ohne diese Trennung an dieser Stelle weiterverfolgen zu wollen, muß doch festgehalten werden, daß hier die Unreinigkeit definiert wird. Sie ist nicht Teil der "natürlichen Unzucht", sondern meint anderes: Sie gehört "den unordentlichen Lüsten des Fleisches" an, sie gehört zum weiten Bereich der "widernatürlichen Unzucht".

Diese Zurückhaltung Osterwalds erfährt Kritik. Ihm wird vorgeworfen, er habe seinen eigentlichen Gegenstand

aus übermäßiger Bescheidenheit, fast gäntzlich mit Stillschweigen übergangen, oder doch nur zum wenigsten auf eine so allgemeine Weise davon geredet,[12]

daß die Bedeutung seines Themas nicht richtig zum Vorschein und ins Bewußtsein der Leser habe gelangen können.

So zumindest heißt es in der anonym - "non quis, sed quid"[13] - erschienenen Schrift, die aufgrund ihres den Gegenstand benennenden Titels von allen diesen Schriften die bekannteste geworden ist. Die Rede ist von "Onania, or the Hainous Sin of Self-Pollution", welche "nach der Funfzehnden Herausgebung aus dem Englischen ins Deutsche übersetzet" 1736 bei Johann Georg Löwe in Leipzig unter folgendem Titel auf den deutschen Markt gekommen war:

Onania, oder die erschreckliche Sünde der Selbst=Befleckung, Mit allen ihren entsetzlichen Folgen, so dieselbe bey Beyderlei Geschlecht nach sich zu ziehen pfleget; Nebst Geist= und Leiblichen Rath vor alle diejenigen, welche sich durch diese abscheuliche Gewohnheit bereits Schaden zugefüget haben.

Aufgrund einer Angabe Tissots soll der "Verfasser Doctor Bekkers zu London seyn"[14]. Dieser Verfasser geistert als Bekkers oder Bekker - mal mit, mal ohne Doktortitel - als Mediziner, Quacksalber, herumdokternder Kleriker, Theologe durch die Sekundärliteratur. Es scheint, je weniger die Schrift "Onania" wirklich gelesen wurde und nicht nur im Schnelldurchgang überblättert, wenn überhaupt dies, desto verpflichteter fühlten sich die Wissenschaftler angesichts dieser "irrationalen Kuriosität", sich zu distanzieren und gleichzeitig den Autor mit wertenden Attributen auszustatten.[15]

Meines Erachtens existiert kein Autor, es handelt sich vielmehr um eine Kompilation verschiedener Schriften zu diesem Themenkomplex, die sich in der verwirrenden Zahl der Auflagen zudem ständig erweitert zu haben scheint. Auch die Abgrenzung zu anderen Schriften wie "The Crime of Onan" von 1724 ist nicht ganz klar, da diesem Werk derselbe Anhang wie der "Onania" beigegeben ist. Beide Schriften beinhalten zudem die "Letters of Advice", die 1687 eigenständig erschienen waren. Hier handelt es sich um Briefe von einem Geistlichen an Ratsuchende in geschlechtlichen Dingen.[16] Mit der steigenden Zahl der Auflagen sind immer neue Briefe und Antworten in der "Onania" abgedruckt.

Der Geschichte der englischen Ausgabe der "Onania" kann an dieser Stelle nicht im Detail nachgegangen werden. Insgesamt sollen 19 Auflagen erschienen sein; das erste bibliothekarisch nachgewiesene Exemplar entstammt der 4. Auflage von 1718.[17] Diese Auflage hat einen Umfang von 88 Seiten, die 7. Auflage von 1723 besitzt 200 Seiten, die 15. Auflage samt Anhang von 1730 - sie wurde ins Deutsche übersetzt - zählt bereits 344 Seiten[18]. Als Ersterscheinungsjahr wird bibliographisch meist 1710 genannt; diese Jahreszahl kam aufgrund eines mit Fragezeichen versehenen, handschriftlichen Eintrags im Katalog in der British Library zustande.[19] Dieser Eintrag könnte aufgrund einer ähnlichen Überlegung zustandegekommen sein, wie sie MacDonald durchgeführt hat. Für MacDonald rücken die relativ hohe Zahl der nicht nachgewiesenen ersten 3 Auflagen und die Tatsache, daß die "Warnung" Osterwalds, auf englisch 1708 erschienen, in der "Onania" erwähnt wird, die Erstauflage der "Onania" an 1708 heran: er meint 1709 oder 1710[20]. Einen wirklichen Anhaltspunkt hierfür gibt es aber nicht. Sollte vor der 4. Auflage die "Onania" wirklich erschienen sein, dann höchstens als dünne Broschüre. Vielleicht aber wurde auch das Erscheinen einkompilierter Schriften als frühere Auflage mitgezählt. Die hohen Auflagenzahlen, die angeführt werden, entstammen entweder Zeitungsannoncen, z.B. 10.000 verkaufte Exemplare für die Ankündigung der 7. Auflage[21], oder einfach wissenschaftlichen Milchmädchenrechnungen, wie derjenigen, die die 19 Auflagen mit der Bemerkung zur 16. Auflage, es seien von jeder Auflage 2.000 Exemplare erschienen, zusammenmultipliziert: 38.000 Exemplare[22]. Die 19. und scheinbar letzte Auflage erschien 1759. Wieviele Auflagen allerdings wirklich auf den Markt gekommen sind und in welcher Auflagenhöhe, müßte in einer eigenen Studie untersucht werden. Die "Onania" war sicherlich ein für das 18. Jahrhundert erfolgreiches Buch, dennoch scheint es mir, daß in der Sekundärliteratur Auflagen und Einfluß zu hoch angesetzt werden. Jedenfalls macht sich 1764 Voltaire im Dictionnaire Philosophique im Artikel "Onan, Onanisme" über die 80. Auflage der "Onania" lustig, womit er wohl Verlegermethoden kritisieren will, die durch das Überspringen von Auflagen hohe Auflagenzahlen erreichten[23]. Von der deutschen Übersetzung erschien 1754 eine 2., laut Eigenangabe aber 7. Auflage in Frankfurt, eine weitere 1765 in Leipzig[24].

Die deutsche Ausgabe der "Onania" ist folgendermaßen gegliedert: Ein Textteil, der 3 Kapitel umfaßt:

1. Von der erschröcklichen Sünde der Selbst-Befleckung,
2. Von den erschröcklichen Folgen der Selbst-Befleckung,
3. Geist- und leiblicher Rath wider die Selbst-Befleckung.

Daraufhin folgt ein Teil mit Briefen und Antworten[25] und als letzter Teil ein Anhang, ein Sammelsurium verschiedenster zum Thema gehöriger oder einfach sensationalistischer Texte aus dem weiteren Umfeld[26].

Die "Onania" kritisiert, wie bereits angeführt, Osterwald als "allzu scrupulöß und allzu züchtig"[27]. Für den Herausgeber der "Onania" ist es ausgemacht und sicherlich nicht nur aus idealistischen Gründen, sondern vielmehr aus handfesten materiellen Interessen[28], daß dieses Thema öffentlich zu behandeln sei. Als Rechtfertigung des Titels wird im Vorbericht angeführt:

> Des Onans Sünde und GOttes deswegen plötzlich ausgeübte Rache sind so merckwürdig, daß jederman leichtlich erkennen wird, welchergestalt ich den Haupt Titul dieses kleinen Buches von seinem Nahmen hergeleitet habe. Und ob ich schon dieses Laster sowohl in Anschauung des Weiblichen Geschlechts, als des Männlichen abhandle, weil die Sünde bey beyden in der Selbst=Befleckung besteht; so habe ich mich doch auf kein anderes Wort besinnen können, welches dem Leser beydes die Sünde und zugleich auch deren Straffe besser zu Gemüthe führen könnte, als eben dieses.[29]

Auf diese Begründung der Einführung des Wortes "Onania" wird zurückzukommen sein.

Das dritte zu unserer Untersuchung herangezogene Werk ist das von Christian Gerber (1660-1731) stammende dreibändige Werk

> Unerkannte Sünden der Welt/ ... Aus GOTTes heiligen Wort/ der sichern Welt zu ihrer Bekehrung/ vor Augen gestellet. [30]

Herangezogen werden aus diesem ohne inneren Zusammenhang der inhaltlichen Entwicklung zusammengestellten Werk nur diejenigen Kapitel, die den geschlechtlichen Bereich betreffen, zum Beispiel:

Die Frage, ob das Fehlen des Wunsches nach weiteren Kindern Sünde sei, ob "Liebes Geschichte/ oder sogenannte Romanen" die Jugend in Gefahr bringe "Von den Sünden der Jugend", "Von den unheiligen und schändlichen Träumen/ obs Sünde sey/ wenn man dieselben nicht bereue'" "Von der heimlichen Unzucht", "Von den Sünden des Ehebettes'" "Von unzüchtiger Betastung", "Von der Verwahrlosung der Kinder im Mutterleibe" und "Von denen unerkannten Nacht=Sünden".[31]

Christian Gerber, der einem Pfarrhaus entstammte, war lutherischer Prediger, ab 1686 Pfarrer in Lockwitz und "war dabey ein halber Medicus, und curierte die Landleute offt glücklich."[32] Gerber entwickelte sich zu einem der Wortführer der pietistischen Strömungen in Sachsen. Neben den "Unerkannten Sünden" veröffentlichte er die "Unerkannten Wohltaten Gottes" und eine "Historie der Wiedergebohrenen in Sachsen". Nach seinem Tode 1731 erschien in 2 Teilen 1732 ein sogenanntes Totengespräch

"Curieuse/ Unterredungen/ im Reiche der Todten/ zwischen/ dem Weltberühmten Pastore in Lockwitz/ Christian Gerbern/ und dem/ hochgelahrten Herrn/ D.J. David Schwerdnern/ Hochmeritirten Superintendenten in Pirna",

worin die Auseinandersetzungen, die Gerber zu Lebzeiten mit den Vertretern der Amtskirche hatte, zusammengefaßt und nochmals diskutiert werden. Von allen Autoren, die über die Geschlechtlichkeit aus einer christlichen Sicht schrieben und die ich gelesen habe, hat Gerber die offenste und volkstümlichste Sprache. Das ist ihm schon zu Lebzeiten verübelt worden, vielleicht sind auch deshalb die "Unerkannten Sünden", mehr als sie es verdienen, in Vergessenheit geraten. Im Totengespräch wird erzählt, aus welchem Stoff Gerber seine "Unerkannten Sünden" gemacht hat.

Ein gewisser Mann ... in meiner Gemeine, ein Müller von Profession, liebte gar sehr den Brandtewein, und war dabey ungemein unzüchtig, nahm viel schändliche Dinge mit seinem Weibe vor wenn er truncken war, so daß diese auch klagete, sie könte es nicht länger bey ihm ausstehen, sie wolte aber auch durchaus nicht haben, daß ich ihm solche Greuel vorhalten, und ihn deswegen bestraffen solte, denn sie würde alsdenn gar zu viel und arge Schläge von ihm bekommen. Ich predigte also bey Gelegenheit öffentlich von denen Sünden der Unzucht, die im Ehe=Bette könnten begangen werden, und wäre zu besorgen, daß in manchem Ehe=Bette viel Greuel vorgehen möchten, zumahlen von trunckenen Männern, deren wir leider auch in der Gemeine hätten. Es könte der Heil. Geist unmöglich in Trunckenbolden wohnen, denn der komme nicht in eine boshaffte Seele, und wohne nicht in einem Leibe, der der Sünden unterworffen ist. Die Frau stellete ihm vor, er möchte doch bedencken, was er in der Predigt gehöret hätte, ich erinnerte ihn auch privatim wegen der Völlerey, allein das Weib klagete doch beständig über unnatürliche Unzucht, die ich nicht nennen darff, und zwar immer ärger. ... Ich versagte demnach den Beicht=Stuhl mit Vorwissen des Superintendenten so lange, biß er sich bessern würde. Das achtete aber auch gar nicht, blieb also über Jahr und Tag vom Heil. Abendmahl.[33]

Welches Material für das Totengespräch Gerber-Schwerdtner verwendet wurde, läßt sich heute nicht mehr entscheiden. Doch selbst wenn die angeführte Geschichte des unzüchtigen Müllers fiktiv sein sollte, fiktiv in dem Sinn, daß sie aus einem Text der "Unerkannten Sünden" rekonstruiert wäre, und ihr also nicht direkte Aufzeichnungen Gerbers vor der Veröffentlichung im Buch zugrunde lägen, so würde sich in ihr doch ein derartig hoher Grad an Alltagsbezogenheit zeigen, der Rückschlüsse auf tatsächliche Ereignisse zuließe. Überhaupt sind die Texte Gerbers sehr lebensnah. Wie über die Unzucht zu reden sei, damit hatte auch er Probleme:

Der HErr weiß es/ daß ich mich schon lange für dieser Materie gefürchtet habe/ und auch noch fürchte/ davon zu reden. ... Aber die Schande/ die auch heimlich getrieben wird/ ist noch schrecklicker. Ich erinnere mich itzo/ was ich vor diesem für Dinge gehöret habe/ als ich in meiner Jugend mit Handwercks=Gesellen und anderen gemeinen Leuten umgegangen bin. Ach/ mein GOtt! was für Greuel haben solche Leute begangen an ihren eigenen Leibern! Wie liederlich haben sie davon geredet/ und ärgerlichen Schertz damit getrieben; Also/ daß ich erschrecke/ und offt blutroth im Angesicht werde/ wenn mir wider Willen dieselben unreinen Reden des Teufels etwa in den Sinn kommen und einfallen.[34]

In einer Anmerkung zur 5. Auflage (1708)[35] verteidigt er sich gegen Angriffe:

Ich kan dem Leser bey Ausfertigung dieser neuen Edition nicht verhalten/ daß mir von iemanden sehr verarget worden/ daß ich in diesem Capitel von der heiml. Unzucht der stummen Sünden gehandelt/ und ist mir mit großer Bitterkeit vorgeworffen worden/ ich hätte damit nur groß Ärgerniß der Jugend gegeben/ welche ohne Anstoß dieses nicht lesen würde.[36]

Im Totengespräch werden sowohl diese Vorwürfe als auch Gerbers Position des Ansprechens und Benennens präzisiert:

Schwerdtner. ... Sie vergehen sich auch gar ärgerlich in Anführung der Specierum facti nach denen Umbständen, wenn sie die unerkandten Sünden wieder das sechste Geboth rügen, und dabey also viele Schand=Dinge, obscoena und so weiter mit erzehlen, zugeschweigen der seltsamen raisonements ex physicis ... Woher es komme, daß alte Jungfern und Adeliche Fräuleins mürrischer als alte Weiber und Wittwen werden, wenn sie keine Hoffnung zum Heyrathen mehr haben; gewiß das klingt sehr divertissant, und gereicht zum großen Anstoß und Verderb der Jugend, nachdem sie dadurch zu dergleichen Büchern begierig gemachet worden.
Gerber. Den Reinen ist alles rein. Spinnen aber saugen auch aus denen Rosen ihr Gifft. Und wie hätte ich anders genugsam Behutsamkeit brauchen können, die Sünden wider das sechste Geboth, so niemand davon erkennet, nachdrücklich und kenntlich abzuschildern, als ich würklich gethan. Wenn meine Gegner dergleichen etwas zu schreiben wagen würden, so würden sie erst die Schwürigkeit davon erkennen. Indeßen ärgert sich jemand an meinen Schrifften, so ist es ein genommenes und kein gegebenes Aergerniß, indem ich doch scapham scapham nennen mussen.[37]

Gerber beruft sich in seiner Argumentation auf bekannte Theologen und führt an, daß auch sie sich des Themas nicht geschämt hätten, ja daß es notwendig sei daß man die Sodomitischen Sünden in öffentlicher Predigt straffe (sintemal der Heilige Geist selbst in der Heil. Schrift dieselben nicht verschwieget) damit niemand wegen der Unwissenheit in seinem Gewissen sich für unschuldig halte.[38]

Man dürfe davon nicht schweigen, sondern im Gegenteil stehe es an, von der Kanzel herab

jedoch mit Bescheidenheit und Behutsamkeit/ also vorzustellen und dafür zu warnen. (Der Grund:) Am 30. Julii Anno 1668 ist uns ein Casus/ in puncto der Sodomiterey/ vorgeleget worden/ ein Urtheil darüber zu sprechen/ da der/ so die Sodomiterey begangen/ drey und zwantzig Jahr alt war/ und es bey Gott hoch betheuret hat/ er habe nicht gewust/ daß die Vermischung mit einem Schaaf/ Ziege/ Kuh oder andern Vieh/ Sünde sey.[39]

Das Benennen der heimlichen Unzucht ist ein prophylaktisches Unternehmen. Da die Ursache für diese Sünde oft die Unwissenheit sei, müsse man davor warnen und Klarheit schaffen, wo die Unzucht beginne. Gerber weiß um das Risiko seines Unternehmens, er nennt in diesem Zusammenhang das Buch Jesus Sirach, Kap. 23, welches wie folgt beginnt und die Schuld thematisiert, welche man sich durch ungebührliche Reden zuziehen kann:

O das ich künde ein Schlos an meinen Mund legen/ vnd ein fest siegel auff mein Maul drücken/ das ich da nit zu fal keme/ vnd meine Zunge mich nicht verderbet ... Auff das ich nicht sünde anrichte/ vnd grosse jrrthum stiffte/ vnd viel vbels begieng. (Sir 23, Anfang o.N., 3)

Gerber entscheidet sich, die Gefahr dieses Irrtums auf sich zu nehmen, die Behandlung dieser Themen der Obhut der Spezialinstanzen, den "Gerichtlichen Acten" und "Academischen Urtheilen", zu entreißen und sie jenseits "gemeiner Sage" einem größeren Publikum vorzustellen und sie öffentlich zur Sprache zu bringen.

Die Geschichte dieser Versprachlichung wird hier nachgezeichnet werden. Am Ende des 18. Jahrhunderts taucht die Frage erneut auf und wird negativ beantwortet. Dazwischen liegt eine Entwicklung, die für uns heute von größter Bedeutung ist. Denn wir leben noch immer die Folgen dieser Versprachlichung:

Versprachlichung ist nicht nur Freiheitsgewinn ... , sondern auch Beschränkung: Einpassung in ein neues Bewußtsein.[40]

Die unordentlichen heimlichen Lüste des Fleisches

"Selbst=Befleckung", "heimliche Unzucht der stummen Sünd", "Onania", "Sodomitische Sünden", "Unreinigkeit": Von welchen Sünden ist eigentlich genau die Rede, angesichts derer es den Autoren, die sie versprachlichen wollen, fast die Rede verschlägt?

Für die Autoren sind die Kriterien dieser Sünden in der Bibel gegeben. Folgen wir einstweilen der biblischen Bewertung und Einteilung (wodurch dieser Teil sich etwas labyrinthisch gestalten wird), bevor im nächsten versucht werden soll, ein analytischeres System in diesen Sündenkomplex zu bringen.

Gen 38, 9: Aber da Onan wuste/ das der Same nicht sein eigen sein solt/ wenn er sich zu seines Bruders weib leget/ lies ers auff die erden fallen/ vnd verderbts.

Gerber beginnt lateinisch zu zitieren, wechselt dann aber, seinem Programm der Bekanntmachung dieser Sünden folgend, ins Deutsche:

Wir wollen die Worte Teutsch hierher setzen: Es sind/ etliche Laster/ die man vor züchtigen Ohren nicht wohl nennen darff/ aber doch schleichen sie unter dem Christen=Volck umher/ wie wir aus denen Gerichtlichen Akten/ Academischen Urteilen/ gemeiner Sage und genügsamen Gründen offt wahrgenommen haben. So grassieret auch die Onanitische Sünde/ und muthwillige Verschüttung des Saamens mehr/ als man sich wohl einbildet. Es begiebt sich offt/ daß ledige Gesellen gestehen sie haben die Weibs=Person fleischlich erkannt/ und doch leugnen sie/ daß das Weib von ihnen schwanger sey: Fragt man/ woher sie das wüsten/ so kommt endlich heraus/ daß man wohl höret/ das Onanitische Bubenstücke sey begangen worden/ (welches noch ärger ist/ als Hurerey an sich selbst)/ und ich erinnere mich/ daß etliche in peinlichen Akten es gestanden/ welchergestalt sie im Beyschlaff des Onans böses Kunststück gebrauchet/ und es verschüttet haben/ für welcher und andern abscheulichen Sünden GOTT das Haus Jakob behüte! Sir. 23.[41]

Die Onanitische Sünde, taucht sie bei Gerber auf, ist immer der gegengeschlechtlichen Begegnung, ehelich oder außerehelich, zugeordnet.

... /so frage ich/ ob nicht nöthig sey/ für unnatürlicher Vermischung/ für Onanitischen und anderen stummen Sünden das Volck zu warnen. Zumal der Heil. Geist selber solche Sünden nicht verschwiegen/ sondern vom gottlosen Onen auffzeichnen lassen I. B.Mos. 38.9. Was mir sonst von etlichen Christlichen Ehe=Weibern ist geklaget worden/ wie ihre Männer pflegten mit ihnen umzugehen/ darff ich propter pudorem allhier nicht melden.[42]

Es ist bekannt/ daß Ehe=Segen und Kinder eine theure Beylage des lieben GOttes seyn/ ... und ein hochwertiges Gnaden=Geschenk/ das GOtt nicht allen Menschen giebet. ... Ists denn so große Sünde/ wenn man sich darüber betrübet? Antwort: Ja/ mehr als zu große Sünde. Denn (1) kömmt solche Betrübnis nirgends anders her/ als aus Unglauben und Mißtrauen gegen GOtt ... (2) Verschmähet man GOttes Geschenke/ und seine Wohlthat ist uns eine Last und Beschwerung. (3) Will man GOttes Reich/ um fleischlicher Ursachen willen/ nicht vermehren helffen. (4) Wird GOttes Befehl verachtet: Seyd fruchtbar und mehret euch. (5) Will man zwar des Ehestands sich gebrauchen/ und die von GOtt Christlichen Eheleuten vergönnte Lust geniessen/ aber es soll ohne Frucht seyn/ und wir wollen keine Mühe und Beschwerungen haben/ welches endlich auf eine Onanitische Unzucht und unverantwortliche Keuschheit hinaus läufft.[43]

Zweck der Ehe ist die Fortpflanzung und Vermehrung des menschlichen Geschlechtes, und wer sich dagegen wehren will, mit welchen Argumenten auch immer, stellt sich außerhalb der christlichen Eheordnung. Argumenten wie: Wir haben schon so viele Kinder und so wenig, sie zu unterhalten, begegnet Gerber mit:

Auch du bist auffgezogen worden. Wenn GOtt Kinder gibt/ gibt er auch Brot.[44]

Diejenigen, die trotzdem Kinder verhindern oder die Kinderschar begrenzen wollen, sind "unvernünfftige/ viehisch=gesinnte/ böse Eltern"[45], eben solche, die der Onanitischen Unzucht zuneigen. Es ist zu beachten, daß Gerber neben der Onanitischen Sünde immer andere Sünden anführt: "Hurerey an sich selbst", "andern stummen Sünd", "muthwillige Verschüttung des Samens". Für Gerber scheint die Onanitische Sünde der von Onan begangene Akt des coitus interruptus zu sein, Masturbation dagegen bedarf einer anderen Bezeichnung.

In der "Onania" ist diese Trennung nicht so klar. Die schon zitierte Begründung des Titels "Onania" spricht von "Selbst=Befleckung", legt aber den Schwerpunkt nicht auf die Handlung selbst, sondern auf die Form der göttlichen Abstrafung. "Self-Pollution", die "Selbst=Befleckung"' kann für die "Onania" vielerlei sein.

Man müsse auf die Jugendlichen aufpassen (heißt es in der Vorrede) im Alter von ca. 15 Jahren begänne, was bei den Knaben "Manufriction" genannt werde und was bei den Mädchen "cum digitis & instrumentibus" geschähe. Doch auch Erwachsene trieben es, beim gemeinsamen Zusammensein und auch allein.[46]

... ihre eigenen Leiber, ohne Beystand anderer beflecken können, indem sie sich der unreinen Einbildung überlassen, und sich in ihren Gedanken bemühen, die Natur nachzuäffen, und sich diejenige Empfindung selbst zu verschaffen, welche GOtt verordnet hat, die fleischliche Vermischung eines Mannes und eines Weibes, zur beständigen Fortpflanzung des menschlichen Geschlechts desto angenehmer zu machen.[47]

Masturbation, unkeusche Betastung des Körpers, sexuelle Phantasien und Gedankenspiele, all das meint "Selbst=Befleckung". Dennoch taucht auch Onan hier auf. Es ist nicht die interaktive Handlung Onans mit Thamar, welche hier den Zusammenhang herstellt, sondern die Handlungsweise Onans für sich genommen:

So war es demnach mehr dasjenige, was er that, als dasjenige, was er unterließ, so dem HErrn am meisten mißfiele. ... Die Worte der Heil. Schrift ... lassen ganz vernünftig zu, daß der vornehmste Grad der Sünde mehr in ipso actu oder in der Selbst=Befleckung als in muthwilliger Verneinung seiner Pflicht und Schuldigkeit bestanden.[48]

Die Handlung, die Onan ausgeführt hat, ist demnach Selbst=Befleckung. Der Autor zitiert einen "Casuisten"' welchen er aber nicht namentlich nennt.

Gleichwie der Selbst=Mord ärger ist, als die Ermordung eines andern; also ist die Selbst=Befleckung an und vor sich selbst noch ärger als die Befleckung einer andern Person. Denn die Regel heißt, daß die Sünde, so die Ordnung der Liebe am meisten übertritt, die ärgste ist. ... Denn je unnatürlicher die Sünde ist, desto größer ist auch die Schuld in solcher Betrachtung. ... Und gleichwie sich der Molken=Dieb oder die Motte in dem Lichte verbrennet, also verfaulen und schwächen diese Selbst=Beflecker ihren Leib durch einen dieser Sünde anklebenden Fluch GOttes über die massen. (Ende des Casuisten-Zitates, Anm. Verf.)

Es ist nicht eine Stelle, weder in dem Alten noch dem Neuen Testament, allwo die Unreinigkeit, die Lüste des Fleisches, oder die Greuel von Sodom verdammet sind, darinnen nicht unter andern auch diese Sünde mitberühret werden sollte. ... Tempel, welche zum öffentlichen Gottes Dienst gewidmet sind, durch keine Befleckungen entheiligt werden dürfen, sondern rein und unbefleckt erhalten werden müssen, wie große Heiligkeit wird nicht von unseren Leibern erfordert.[49]

Somit wird die Selbst=Befleckung dem Bereich der "Sünde wider den Heiligen Geist", einer der schwersten der möglichen Sünden, zugeordnet. Denn, so argumentiert die "Onania", der Heilige Geist bleibe nicht in einem befleckten Tempel wohnen, diese Sünde sei die Ursache, daß Gott, der Heilige Geist, seine Wohnstatt aus dem Menschen abziehe. Selbst-Befleckung meint hier allgemein Ausschüttung des Samens, die Benennung "Onanie" ist von der Strafe, die Onan ereilt hatte, hergeleitet.

Ein Brief aus der "Onania" und die Beantwortung akzentuieren diesen Fall für den Bereich des Alltagslebens genauer.

Die Frage nach der Authentizität der Briefe in der "Onania" läßt sich nicht beantworten. Einige mögen fingiert sein, andere, zumal die "Onania" aus verschiedenen Schriften zusammengesetzt und mit steigender Auflagenzahl ständig erweitert wurde, sind es sicherlich nicht. Der Medizinhistoriker Jacobs urteilt:

Im übrigen geben gerade diese ratsuchenden Briefe mit ihren aus der Not geborenen minutiösen Darstellungen der Krankheitserscheinungen und deren Entwicklung sowie die daran angeschlossenen Reflexionen über die Sünde ein außerordentlich farbiges Bild über die puritanische Geistesart.[50]

Der Schreiber des Briefes stellt sich als "gesund, stark" vor und hat manchmal Onanie betrieben. Er ist 23 Jahre alt. Unterzeichnet ist der Brief "C.T. London Dec. 31. 1719". Zuerst versichert er, daß "Onania" nicht aufreizend geschrieben sei.

Die einzige Gefahr, die ich daher besorge, bestehet darinnen, daß es einigen scheinen dürffte, als ob Sie die Unreinigkeit mit dem anderen Geschlecht derjenigen vorzögen, die man mit sich selbst begehen kann. (Er habe im Alter von 21) das Geheimnis den semen sine usu feminae zu ejiciren entdeckt. Und ob ich gestehen muß, daß ich diese Unfläterey mehrenteils der angenehmen Titillation wegen begienge, so that ich es doch auch manchmal aus vernünfftigen Ursachen.[51]

Eine vernünftige Ursache ist für C.T. zum Beispiel die "Linderung" des Mangels an "Evacuation". Denn er fürchtet bei Unterlassung der Samen-Ausschüttung, daß durch den im Körper verbleibenden Samen Krankheiten entstehen könnten. Außerdem bemühe er sich, beim Akt der Ausschüttung sündige Gedanken aus seiner Phantasie zu verbannen. Es handele sich um körperliche Notwendigkeit. Auch verspüre er seit er masturbiere, "eine starcke Neigung zum Heyrathen".

Hoffe auch in kurtzen von allen Versuchungen der sündlichen Selbst=Befriedigung durch das rechtmäßige und bewährte Recept eines angenehmen Weibes wircklich curiert zu werden.[52]

Die Möglichkeit eines Krank-Werdens aus Ursache der "retentio seminis", der Samenzurückhaltung im Körper, wird strikt zurückgewiesen. Auf die Frage, was schlimmer sei, Hurerei oder Onanie, wird geantwortet, daß beides schlimme Handlungen seien. Während jedoch die offene Hurerei durch die Scham vor der andern Person oft verhindert werde, fällt dies bei der Heimlichkeit der Selbst-Befleckung weg, zumal sich die Titillation, der dabei empfundene körperliche Kitzel, angenehm mache. Diese Empfindung sei aber Sünde, weiche von der Natur ab, wie sie von Gott gewollt sei.

Selbst-Befleckung sei ein bewußter Akt des Ungehorsams gegen Gott, Mord an einem möglichen und in Gottes Plan vorgesehenen Menschen. Daher bekommt C.T. diesen Rat:

Und gleichwie Seine Leibes=Beschaffenheit den rechtmäßigen Gebrauch eines Weibes zu erfordern scheine, also wolte er ihm wohlmeynend gerathen ... sich dieses Remedii je eher je besser zu bedienen.[53]

Doch innerhalb der Schriftenanhäufung der "Onania" lassen sich auch Stellen finden, wo gerade andersherum argumentiert wird: Nicht im Akt der Samenverschüttung bestehe die Hauptschuld, sondern in der Absicht Onans, die Fortpflanzung zu verhindern und sich so der Pflicht Gottes zu entziehen. Aus einem Brief:

Einige von unsern Auslegern haben in Zweiffel gezogen, worinnen die Sünde Ger und Onans vornehmlich bestanden. ... Denn da werden wir befinden, daß ihre Bemühung oder ihr Vorsatz, die Fortpflanzung zu verhindern, das Laster gewesen, weswegen sie so scharff gestraffet worden. ... Ihre Mißetat bestunde in einem wircklichen Mord. Weil sie diejenige Vermehrung verhinderten, welche ein ausdrücklicher Befehl war. ...[54]

In einem anderen Brief berichtet der verheiratete Vater von drei Kindern, der durch ein Unglück seinen vorherigen gesellschaftlichen Stand verloren hat. Er hätte den Auftrag der Fortpflanzung bereits ausgeführt; weitere Kinder würden eine weitere soziale Deklassierung bedeuten.

Diese traurigen Umstände nun, die noch vergrößert werden dürfften, trieben uns durch beyderseitige Einwilligung zu demjenigen Mittel, welches Sie ... insgemein u. mit Recht verdammen. Mein Gewissen scheinet mich von des Onans Laster freyzusprechen. ... Was ich hingegen thue, das geschiehet aus blosser Notwendigkeit beydes der Seele und des Leibes und hierinnen werde ich durch die letzten Verse des 14. Cap. an die Römer noch ferner bestärckt. ... Über dieses möchte nur Eifersucht und Mißtrauen daraus entstehen, wenn wir von dieser ehelichen Vertraulichkeit abliessen, die wir doch auf alle Art und Weise zu erhalten verbunden sind.[55]

Die Antwort fällt hart aus, den Ehepartnern wird mangelndes Vertrauen in die Vorsehung Gottes vorgeworfen.

Was eine offenbahre Sünde vor GOtt ist, und wissendlich und mit Willen begangen wird, das kan kein Umstand in der Welt gleichgültig und verantwortlich machen, oder entschuldigen: ... eine abscheuliche Sünde.[56]

Er soll sich mehr einschränken; falls nötig sollte auch die Frau mitarbeiten, das sei kein Ehrbruch. Sie sollten ihre Sünde bereuen.

Wer kein Kleid von saubern Englischen Tuch erzeugen kann, mag ein wüllenes tragen ... und bedienen Sie sich des Ehe=Bettes in allen Stücken mit einander zu demjenigen Endzweck, worzu es seine weise Vorsehung eingesetzt hat.[57]

Onania ist hier ganz eindeutig auf empfängnisverhütende Praktiken bezogen. Die Gleichsetzung der Onanie/Selbst=Befleckung mit Masturbation einerseits und coitus interruptus anderseits hat nicht nur einige moderne Forscher zu verständnislosen bis leicht spöttisch-ironischen Äußerungen veranlaßt[58], sondern auch zu einer zeitgenössischen Anfrage geführt.

Allein, wenn Sie pag. 3 melden, daß die Sünde Onans, weswegen der HErr so zornig auf ihn war, daß er ihn tödete, mit der Selbst=Befleckung, wodurch Sie meines Erachtens die Masturbation verstehen, einerley gewesen sey, so muß ich, mit ihrer Erlaubnis gestehen, daß mir zwischen dem einen und dem andern ein großer Unterschied zu seyn scheinet ... (Es folgt eine Erläuterung der Leviratsehe; Anm.Verf.) Da nun dieses ein ausdrückliches Gebot GOttes war, so war Onan verbunden, solches aus einer bürgerlichen Betrachtung zu beobachten ... Ferner Onan semen non ejicebat solum per se ipsum, sed cum femina in Actu Coitus. Wenn nun diesem also ist, so ist er, meines Erachtens, in diesen Betrachtungen in allen beyden gar sehr von unsern Masturbatoribus unterschieden: Darunter verhoffentlich die meisten nicht so gottloß sind, daß sie Personen von ihrem eigenem, und noch viel weniger von dem andern Geschlecht begehren, ihnen bey der Befriedigung ihrer angebohrnen Verderbniß Gesellschaft zu leisten. Da ein Theil der RedensArt, wodurch Sie die Sache gleich machen wollen, dieses ist, daß die That dem HErrn mißfiele, so muß ich gestehen, daß mir dieses vornehmlich auf den Endzweck seiner That selbst zu gehen scheinet ... so halte ich dafür, daß diese That gar zu weit von der gewöhnlichen Masturbation unterschieden sey.[59]

Hinter den Ausführungen des Briefschreibers steht die Argumentation, Onans Handlung sei doch wesentlich schwerwiegender gewesen als die Masturbation eines Erwachsenen, der aus welchen Gründen auch immer (noch) nicht habe heiraten können. Doch in der Antwort werden auch alle Formen der "Not-Onanie" als unzulässig ausgeschlossen.

Sie spielen das Gewicht ihrer Sünde herunter. ... So frag ich, ob jemand daran zweiffeln kan, daß es Unreinigkeit sey, wenn sich einer um des sinnlichen Vergnügens willen, durch seine eigene muthwillige Befleckung diejenige Titillation verschaffet, welche GOtt dem Wercke der Procreation beygefüget, und nur zwischen einem Ehmann und seinem Weibe erlaubet hat. Was den Grad des Vergnügens in emissione Seminis bey der unnatürlichen und gewaltsamen Masturbation, und desjenigen, so in copula cum Muliere vorgehet, anlanget, so ist versichert der Unterschied ungemein groß.[60]

Obwohl hier der Antwort-Schreiber ziemlich klar spricht, fügt er an, daß es bei dieser versteckten Empfehlung der Ehe bleiben müsse, um kein Ärgernis zu geben.

Osterwald dagegen bleibt in seinem ganzen Text sehr allgemein; so grenzt er Ehebruch und Hurerei von den Stummen Sünden ab:

Übrigens will ich hier nichts von den andern Lastern sagen/ worzu die Unreinigkeit den Menschen verführen kan; als das sind Blut=Schande/ und die stummen Sünden/ welche Schamhafftigkeit halber nicht einmal zu nennen: und deren ungezähmte Ausübung GOTT weiland mit Feuer vom Himmel abgestraffet.[61]

Als biblische Strafgerichte führt er die Sündflut, Sodom und Gomorrha und last not least Onan an und fährt fort:

Diese erschröcklichen Bestraffungen/ welche in Heiliger Schrift zu finden/ zeigen zur Genüge an/ wie sehr GOtt ein Feind der Unreinigkeit/ ohne daß er noch heut zu Tage dergleichen Exempel seines Zorns geben müßte. Inzwischen giebts ordentliche Gerichte/ so über die Unzüchtigen kommen.[62]

Die Bezeichnung "stumme Sünden" weist zwei Bedeutungsabstufungen auf. Zum einen sind sie stumm: sie geschehen in der Einsamkeit oder in vertrauter heimlicher Gemeinschaft; zum andern sollen sie stumm sein: sie sollen nicht zum öffentlichen Thema und zum Gegenstand der Rede werden. Doch dieses beinhaltet die Gefahr der Unwissenheit, die Gefahr, daß junge Leute sie ausführen, ohne um ihre Sündhaftigkeit zu wissen. Die Beantwortung der Frage, was denn nun "stumme Sünde" genau bedeutet, muß noch etwas aufgeschoben werden.

1 Cor 7,2.5.: Aber vmb der Hurerey willen/ habe ein jglicher sein eigen Weib/ vnd eine jgliche jren eigen Man. ... Entziehe sich nicht eins dem andern/ Es sey denn aus beyder bewilligung/ eine zeitlang/ das jr zum fasten und beten musse habt/ Vnd kommet widerumb zusamen/ auff das euch der Satan nicht versüche/ vmb ewer vnkeuschheit willen.

Eines der Probleme der Ehe und des christlichen Gebrauches des Ehebettes ist, daß auch dem Übermaß an Zuneigung und erlaubter Lust eine Gefahr innewohnt: die latente Gefahr der Kreaturvergötterung, die an Stelle Gottes einen Teil der Schöpfung setzt. Vor allem den jungen Eheleuten muß "Mäßigung und Bedacht" ans Herz gelegt werden. Gerber drückt ein Zuviel an Liebes-Lust auch in der zweckerfüllenden ehelichen Beiwohnung mit einer volkstümlichen Redewendung aus:

Die Alten haben gesagt: Man kan sich auch aus seinem eigenen Keller volltrincken. ... haltet Christlicher Weise Maße/ und glaubet/ daß es eine Art des Selbst=Mords sey/ seinen gesunden Leib also zu ruinieren. (Achtet darauf) daß ihr auch in eurer Schlaff=Kammer und Ehe=Bette vor GOttes allerheiligsten Augen offenbahr seid.[63]

Daß diese Angst nicht nur ideologischer Art und ein Versuch war, junge Eheleute zu bremsen, sondern im Komplex undiätetischer Lebensart durchaus verankert war, ist im ersten Kapitel bereits angeführt worden.

... auch der vergönnten (d.i. erlaubten Handlung im Ehebette, Anm. Verf.) nicht allezeit zu gebrauchen. ... Man sündigt in erlaubten Dingen viel eher/ als in verbotenen ... in erlaubten Sachen aber beobachtet der meiste Theil keine Reguln/ und meinet/ vollkommene Freiheit zu haben.[64]

Man gewöhnt sich an den erlaubten Genuß, wird so zum "Sklaven seiner Affekte im Erlaubten" und nähert sich dadurch dem Unerlaubten an, den heimlichen Sünden der Unreinigkeit oder sogar offener Unzucht.

Es erstaunt nicht, daß auch die "Onania" diesen Bereich der Unreinigkeit behandelt:

Erstlich in der Unreinigkeit vor dem Ehestande, 2. in der Unreinigkeit so im Ehestande begangen wird,
... wenn der Ehestand aus unreinen Endzwecken entweder gesuchet oder unternommen wird. Die rechtmäßigen Endzwecke sind diese: 1. Ein gottseeliger Saame, 2. die Vermeidung der Hurerey, 3. mutuum consortium oder das gesellige Leben.[65]

Für den Autor dieses Teils der Onania gehört es auch zur Unreinigkeit, wenn Personen ungleichen Standes heiraten. Denn dies kann Anlaß zur Entfremdung geben, welches einen "Einlaß des Teufels" bedeuten kann, der bald seine Gelegenheit in acht zu nehmen weiß, einen oder den anderen Partner zu fremden Fleische zu verleiten. Hierunter fällt auch eine von den Eltern nicht gewollte Ehe.

Diejenige Ehe ist auch unrein, welche ohne der Eltern Einwilligung geschlossen wird. Weil eines Mannes Kind ein Theil seines Vermögens ist und also ohne seine Verwilligung nicht veräußert werden kann. ... Es können aber Eltern auch selbsten Ursache an ihrer Kinder Unreinigkeit seyn, wenn sie die Blüthe ihrer Jahre vorbey lassen, und sie mit keiner geschickten Heyrath versorgen.[66]

Soweit Möglichkeiten von Unreinigkeit vor einem Eheschluß; es fällt hier vor allem das stark dem puritanischen Denken verpflichtete Wechselspiel der gegenseitigen Pflichten von Eltern und Kindern auf. Die Unreinigkeit im Ehestande umfaßt für die "Onania"

1. wenn Ehe=Leute zu solchen Zeiten zusammenkommen, da GOtt und die Natur einen Abscheu daran hat. 2. Durch übermäßigen Gebrauch des Ehe=Bettes ... 3. Ingleichen wenn eins dem andern die gebührende Freundschafft versaget, da wird auch Unreinigkeit und vielleicht gar Ehebruch begangen, wenn die Verweigerung von einem Mangel der Zuneigung gegen einander herrühret.[67]

Ein schwerwiegendes Problem, welches ausführlich diskutiert wird, stellt sich hinsichtlich des 1. Punktes dar. Gerber fragt sich, ob man während der Schwangerschaft den Geschlechtsverkehr vollziehen darf, oder ob dies, da es sich eindeutig um Samenvergeudung handelt, verboten ist. Das Problem wird im Sinne der männlichen Lust gelöst. Zuerst stellt Gerber fest, daß die "Schwangeren=Beywohnung" eigentlich unterbleiben sollte

dieweil die begeisterte edelste Kraft des Menschen freilich vergeblich dahingehet/ und verdirbet.[68]

Aber das Fleisch ist schwach, und in der Bibel ist diese Art des Beischlafs nirgendwo ausdrücklich untersagt. Also wird er wohl doch erlaubt sein.

1. ist der Mensch durch die Erbschuld sowieso unrein, 2. "kommt auch in der normalen Beywohnung nicht alles zur Frucht", wird also auch da Samen verdorben. Ebenso ist den Christen die Polygamie verboten, die zu Zeiten des Alten Testaments einen Ausweg bereitgehalten habe. Als 3. führt Gerber an, daß es auch die Patriarchen getan hätten: Adam, Abraham, Isaac, Jakob; eine Behauptung, die er allerdings durch keinerlei biblische Belegstellen absichert, wie er es sonst üblicherweise tut. Gerber führt zwar Gen 26, 8 an, aber eine "Schwangeren=Beywohnung" läßt sich hieraus nur mit sehr gutem Willen dazu ableiten.

Hieraus schliesse ich/ daß die lieben heiligen Patriarchen auch menschliche Affekten gehabt/ welche sie genöthigt zur Beywohnung/ die unfehlbar auch zur Zeit des Schwanger=seyens geschehen.[69]

4. Wenn semen humanum gar nicht vergeblich umkommen solte/ welches bey schwangeren Weibern freilich geschicht/ was solte man von denen Ehe=Leute sagen/ welche eine unfruchtbare Ehe besitzen?

Als 5. führt Gerber an, daß nicht allen die Gnade der Enthaltung gegeben sei, und die Versuchung bei so langer Dauer so stark, daß sie 6. zum Ehebruch führen könnte, oder 7. zumindest zu Pollutiones nocturnaes, die ebenfalls sündig seien.[70]

In der "Onania" befindet sich ein Brief, den, wie der Autor angibt, eine "vornehme Frau" an ihn geschrieben habe. In dem Brief resümiert sie Diskussionen, die sie mit ihren Freudinnen über die "Freyheit im Ehe=Bette" hatte, und stellt den männlich geprägten Standpunkt in Frage.

Ich traue Ihnen, Mein Herr, bessere Gedanken zu als daß sie die Ehe vor einen solchen Stand halten, welcher den viehischen Begierden des Mannes unumschränkte Freyheit ertheilet. ...
Daher wurde die Hurerey verboten, nicht als ob sie an sich selbst ein Übel gewesen wäre; Sondern weil solche nichts zum Besten der menschlichen Gesellschaft beyträget.[71]

Der Brief der "vornehmen Frau" fährt fort, daß, im Falle einer Schwangerschaft, die "Beywohnung ebenso nutzlos sey wie bey der Selbst=Beflekkung": "ein blosses sinnliches Vergnügen". Da der Mann immer zur Zeugung vermögend sei, so wäre es nur logisch, damit kein Samen nutzlos verschwendet würde, daß Polygamie als Ausweg existiere. Diese sei aber verboten.

Die in der "Onania" gegebene Antwort kritisiert als allererstes ihre Auffassung von Hurerey, die nur zum Nutzen der Gesellschaft verboten sei.

Dieses ist eine gefährliche Meynung, und giebet den Deisten und andern Frey=Geistern zu viel Gelegenheiten an die Hand, welche die Welt gerne bereden wolten, als ob die Religion nur eine politische Erfindung ... sey.[72]

Als Regel müsse Gottes Wort gelten; und der habe die Hurerey verboten. Natürlich teilt er ihre Meinung von den viehischen Begierden des Mannes nicht und fragt:

Was soll denn das seyn? Denn wenn Sie diesen Nahmen allen ehelichen Umarmungen insgemein geben, so müssen Sie auch die allerrechtmäßigsten, nemlich diejenigen, die nur auf Fortpflanzung abzielen, darunter begreiffen, und alsdann ist es ein recht unbilliger und schimpflicher Ausdruck.[73]

Und der Verfasser des Antwortbriefes folgert, wobei er - entgegen seinem vorher Gesagten - den Nutzen der Gesellschaft im Blick hat, daß Beiwohnungen während der Schwangerschaft nicht mit Selbst-Befleckung gleichzusetzen seien, denn

... es ist gewiß, daß sie sonst noch großen Nutzen zur Erhaltung der Gesellschaft haben. Sie sind das Band der ehelichen Freundschaft, wodurch tausend kleine Mißhelligkeiten zwischen Mann und Frau beygeleget werden.[74]

Nun ist es allerdings nicht so, daß diese vom biblischen Geist durchdrungenen Männer ihrem eigenen Geschlecht Rechte zugeschrieben hätten, welche die Rechte des Mannes über die Frau, wie sie in der Bibel festgelegt sind oder aus ihr herausinterpretiert wurden - "Vnd dein wille sol deinem Man unterworffen sein/ Vnd er sol dein Herr sein" (Gen. 3, 16) einfach so und bis zur Annäherung an die Sünde überschritten hätten. Die hier einmal bejahende Antwort in einer biblisch unentscheidbaren Frage steht im Gegensatz zur sonstigen Tendenz der Verneinung. Doch die Männersolidarität in der positiven Beantwortung dieser Frage entspringt sicher nicht nur der Lust, sondern dahinter steckt eine den Männern eigene Beunruhigung. Denn die Enthaltsamkeit birgt in sich Gefahren, welche eine Willensentscheidung überschreiten und welche Gerber als 7. Punkt angeführt hat: die "Pollutiones nocturnaes" und sonstige unfreiwillige Samenergüsse.

3 Mos. 15, 16.: Wenn einem Mann im schlaff der Samen entgehet/ der sol sein gantzes fleisch mit wasser baden/ vnd vnrein sein bis auff den abend.
3 Mos. 15, 2.: Wenn ein Man an seinem fleisch einen flus hat/ der selb ist vnrein.

Hinsichtlich der nächtlichen Samenergüsse vertritt Gerber im Kapitel von den "Träumen, unheiligen und sündlichen Pollutiones" die radikalste Position: Für ihn sind sie sündhaft. Die Frage, ob die Träume in des Menschen Verantwortung liegen, ob der Mensch Anteil daran habe, "daß seine Phantasie also gauckele"[75], wird von Gerber positiv beantwortet. Er sieht überall die Folgen der Erbsünde wirksam, in den sündigen Gedanken und den Träumen, die für ihn "die Gedancken der Nacht" sind. Sie sind für ihn Ausdruck einer "verderbten Natur": "an der Frucht erkennet man den Baum", und deswegen müssen auch die unfreiwillig erfolgten Ergüsse bereut werden.[76] Von seiner

Position aus negiert er hier eines der konstituierenden Elemente der Sünde: ihre Freiwilligkeit.

Ja rühret nicht die Unfläterey von deiner muthwillig verderbten Natur her. Ach so bleibet es dabey/ mit unzüchtigen und ehebrecherischen Träumen werden die Glieder Christi in Huren=Glieder verwandelt: auch im Traum kan man allerdings Höllen=würdige Sünde begehen. ... Ists keine Sünde/ warum hat denn GOtt geboten/ daß der/ welchem im Schlaf eine Unreinigkeit wiederfahren/ sein gantzes Fleisch mit Wasser baden und unrein seyn soll biß auf den Abend/ ... Sprichst du: das gehört zum Ceremonial-Gesetz des alten Testaments/ und hat im Neuen Testament keine Statt. Ich antworte aber: Das Baden und unrein seyn biß auf den Abend gehöret zwar zum Ceremonial-Gesetze; Die Ursache aber/ warum ein Mann baden solte/ gehört zum Moral-Gesetz/ welches uns noch verbindet. ... Es mißfällt GOtt dem HErrn alle Verschüttung des Saamens/ welche außer der rechtmäßigen Beywohnung des Weibes geschicht.[77]

Sowohl Osterwald wie auch die "Onania" sehen als Kriterium der Sündhaftigkeit die willentliche Entscheidung für die Sünde. Wohl ist aber Osterwald bei dieser Position auch nicht.

Ein keuscher Mann ist es auch im Schlaffe. Die Leute sind in der Nacht und in ihren Träumen insgemein so wie bey Tage. Meine Meynung ist hier nicht von dem/ was wider Willen geschicht/ und bloß natürlich ist. Eines Menschen Complexion und Einbildungskraft können im Schlaf und Traum närrische und seltsame Dinge hervorbringen. Doch dieses schadet der Keuschheit nicht/ falls keine vorsätzliche Einwilligung dabey; wenn man ihm nicht Raum giebt/ und beim Wachen sich einer großen Reinigkeit befleißiget. Übrigens sind die unreinen Träume und Spiegel=Fechtungen/ samt den unordentlichen Aufwallungen/ eine Anzeige/ daß das Fleisch nicht bezähmet: Sie kommen her entweder von einer zur Wollust geneigten Natur/ oder von einer Übermasse in Essen und Trincken/ oder von einer Erinner- und Einbildung/ die voll fleischlicher und unreiner Dinge.[78]

In der "Onania" findet sich der Brief eines Will. Smith, 24, gesund, der weder Verkehr mit dem weiblichen Geschlechte noch mit der eigenen Hand hatte. Doch hat er, wie man modern sagt, "wet dreams".

Es pfleget mir bisweilen von Weibern zu träumen. Sie können die Folgen letztlich errathen. Ich sage bisweilen. Denn es geschiehet etwa in 14 Tagen, oder des Monats einmal. ... Will. Smith von dem Fountain-Coffée-Haus dem Hay-Market gegenüber. Den 29. May 1722.[79]

Vor dasjenige, was wider unsern Willen geschiehet, dürffen wir keine Rechenschafft geben. ... Daher lassen Sie sich keine Pollution Ihre Gemüths=Ruhe stöhren, wo der Wille nicht darzukommet oder darinnen betroffen ist.[80]

Die Antwort für William Smith fällt somit beruhigend aus. Ebenfalls aus dem Briefteil der "Onania":

Dafern aber ungeachtet aller eurer genauen Beobachtung dieser allhier eingeschärfften Vermahnungen dennoch unwillige Pollutiones in eurem Schlafe euch beschwerlich fallen sollten, so wollte ich rathen, daß zur Zeit, wo ihr solche befürchtet, ihr dasjenige thun möchtet, was ein berühmther Medicus zu seiner Zeit vor ein gewisses Mittel ausgegeben, wenn sonst alles fehlgeschlagen wäre. Nemlich wenn ihr zu Bette gehet, eine Schnur um euren Hals zu binden und das andere Ende um den Hals eures Penis, welches wenn sich eine Erection ereigngt euch bey Zeiten erwecken und also die seminal Emission verhindert wird.[81]

Vom krankhaften "Samenfluß'" der Gonorrhea, ist in keinem der 3 Bücher ausdrücklich die Rede. Für diese Krankheit gelten jedoch ähnliche Überlegungen wie für die nächtlichen Ergüsse. In der Scheuchzerschen Kupffer-Bibel ist davon die Rede. Man beachte die Definition "Christliches Fleisch":

Die Schrifft redet sehr modest und bescheiden, denn sie gebraucht allhier ein general-Wort, und saget: Wenn das Fleisch; dadurch sie denn nicht alles Fleisch, oder den gantzen Leib eines Mannes, sondern allein die Schaam oder das männliche Glied verstehet. Wenn dieses also eitert, das ist, wenn es von demselben wie ein Spiegel oder Schaum unnatürlich fließet; oder wenn es verstopfet ist, das ist, wenn wegen Dickigkeit des Saamens der Gang verstopfet worden, und hernach immer Tropfen=weise abfleußt oder wegtrippet, so heißts alsdenn ein Eiter= oder Saamen=Fluß.[82]

Samenfluß meint alles Fließen am männlichen Geschlecht und gehört zur Unreinigkeit. Diese kann, wie bisher gezeigt wurde, vielerlei bedeuten. Die "Onania" faßt unter dem neuen Wort Onanie sowohl den coitus interruptus als auch die Masturbation. Diese wiederum ist bei Gerber mit einem anderen, äußerst wichtigen Begriff für das gesamte Thema bezeichnet. Ihn finden wir in der folgende Stelle aus dem Corintherbrief des Paulus, der insgesamt einen der wichtigsten Texte für die christliche Konzeption des Geschlechts darstellt.

1 Cor. 6, 9.10.: Wisset jr nicht/ Das die vngerechten werden das reich Gottes nicht ererben? Lasset euch nicht verführen/ Weder die Hurer/ noch die Abgöttischen/ noch die Ehebrecher/ noch die Weichlinge/ noch die Knabenschender/ noch die Diebe/ noch die Geitzige/] noch die Trunckenbold/ noch die Lesterer/ noch die Reuber/ werden das reich Gottes ererben.

In dieser bunten Mischung von Handlungen, die den Eintritt ins Himmelreich verwehren, sind besonders die geschlechtlich-fleischlichen Verfehlungen gut vertreten. In dem hier behandelten Zusammenhang interessieren uns vor allem die Weichlinge. Gerber gibt folgende Definition:

...die Unreinigkeit/ womit geile Gemüter ihren Leib beflecken/ und ihr gewissen verletzen. ... Solche nennet der heilige Paulus I Cor 6 v.9 weichlinge/ die etwa Hand anlegen/ und mit ihren Gebuhrts=Gliedern solche abscheulichen Dinge begehen/ daran man nicht gerne gedencket/ geschweige davon redet. ... daß nicht nur Manns=Personen dergleichen thun/ und muthwilliger/ ja abscheulicher Weise den Samen verschütten/ wie die Schrifft redet: sondern daß auch das weibliche Geschlecht sich von dem unreinen höllischen Geist verleiten lasse...[83]

Hier ist offensichtlich von der Masturbation die Rede, zumal Gerber fortfährt und die Handlung des Kynikers Diogenes anführt, der sich in aller Öffentlichkeit mit folgenden Worten masturbiert hatte: "Könnte ich nur auch den Hunger so vom Bauche abreiben."[84]

In der "Warnung" Osterwalds, die nie Details der kritisierten Handlungen anführt, ist nur ganz allgemein von "Unreinigkeit" die Rede. Homosexuelle Handlungen jedoch scheinen nicht unter den Begriff "Unreinigkeit" zu fallen. Beide, "Unreinigkeit" und gleichgeschlechtliche Handlungen, zählen jedoch zur "Sodomie". Bei Gerber wird gleichgeschlechtliches Handeln, "Sodomiterey" auch den "stummen Sünden" zugerechnet, obwohl sie "von denen andern stummen Sünden weit abgehet" [85], aber doch auch hierher gehöre, weil sie heimlich geschehe. Er nennt diese heimliche Unzucht die "Sünden der Heyden", weswegen Gott Sodom und die Canaaniter vertilgt habe.

... die Männer haben verlassen den natürlichen Brauch des Weibes (die ebenso)/ und sind aneinander erhitzet in ihren Lüsten/ und haben Mann mit Mann Schande gewürcket.[86]

Gerber paraphrasiert hier den Römerbrief 1, 26-27; die vorangehenden Verse 24 und 25 lauten:

Darumb hat sie auch Gott dahin gegeben in jrer Hertzen gelüste/ in unreinigkeit/ zu schenden jre eigene Leibe an jnen selbst. Die Gottes warheit haben verwandelt in die Lügen/ vnd haben geehret vnd gedienet dem Geschepffe mehr denn dem Scheppfer. (1 Röm 1, 24f)

Der Grund für das Verbot unnatürlicher Lust ist hier eindeutigerweise als Kreaturvergötterung gesehen. Unser Thema der "Unreinigkeit" hat nur am Rande mit homosexuellen Handlungen zu tun; dies zeigt sich auch daran, daß Gerber das Thema der "Sodomiterey" schnell auf mutuelle Befriedigung mit der Hand abbiegt. Der unkeuschen Betastung hat Gerber ein eigenes Kapitel gewidmet.

Hesekiel 23, 3: Die trieben Hurerey in Egypten in jrer Jugent/ Daselbst liessen sie jre Brüste begreiffen/ vnd die Zitzen jrer Jungfrawschafft betasten.

Eheleuten ist es erlaubt, sich in züchtiger Weise gegenseitig zu berühren, wie man in Gen 26, 8 am Verhalten Isaaks mit Rebecca ersehen kann. Vor- oder außereheliche sowie gleichgeschlechtliche Betastung aber gehört zu den Sünden Sodoms, sie sind verdammungswürdig.

Ich erinnere mich auch/ daß in meiner Jugend/ da ich mich unter gemeinen Leuten auffgehalten/ offt von Handwercks=Gesellen gehöret/ wie sie mit ihren Händen gebuhlet/ und die Schändlichsten Greuel damit getrieben.[87]

Fast erübrigt es sich, die Gründe für die Verurteilung, die Gerber hier angibt, anzuführen; sie sind bereits bekannt:

1. wird der Leib verunreinigt, aus den Gliedern Christi werden Hurenglieder, 2. der "Tauff-Bund" gebrochen, indem der Mensch sich dem Teufel zuneigt:"... nun aber ist die unzüchtige Betastung der Brüste und Geburts=Glieder allerdings ein schändliches Wercke des Teuffels und der Finsterniß ...", 3. droht ein Sich-Entzünden der "bösen Lust": "Solche Betastung verunreinigt und beflecket nicht nur den gantzen Leib/ sondern zündet auch an

all unseren Wandel...", 4. hat es Paulus sowieso verboten und als 5. und letztes bleibt ein Brandmal im Gewissen zurück.[88]

Für Osterwald geschieht Unreinigkeit in "Wercken, Worten, Gedancken":

Wenn wir uns also eines Dinges schämen/und es nicht vor den Leuten thun mögen/ wenn es bloß aus einer unordentlichen Begierde herrühret/ nur ein fleischliches Vergnügen/ und in unsern/ oder des andern Hertzen ein unreines Verlangen zu erwecken sucht/ und weder nöthig/ noch ausdrücklich erlaubt ist/ so muß mans meiden.[89]

Hier zeigt sich, daß die Unreinigkeit ein ausschließendes Konzept ist. Kriterium dessen, was darunter fällt, ist die Verletzung von Scham und Ehrbarkeit im allgemeinen. Ich breche den Gang durchs biblische Labyrinth hier ab und lasse die Bedeutung von Unreinigkeit ganz bewußt offen; das Konzept, das dahinter steht, wird sich bei der Vorstellung der "christlichen Ordnung des Fleisches" klar erweisen. Doch sei gesagt, daß mancherlei Verhaltensweisen, die heutigen Zeitgenossen als normal erscheinen, dazu zählen werden. Herr Gerber oder Herr Osterwald, könnten sie sich ins 20. Jahrhundert verirren, dächten angesichts eines Zeitschriftenkiosks, einer Diskothek oder des sommerlichen Englischen Gartens in München sicherlich, daß sie sich in Sodom oder bei den Kanaanitern eingefunden hätten. Doch auch ein Zeitgenosse von heute, müßte er sich plötzlich in seinem Alltag in einem Kreis von ernsthaften Lesern dieser Bücher zurechtfinden, wüßte wahrscheinlich vor Peinlichkeit weder aus noch ein, da sein ganzer körperlicher Ausdrucks- und Verhaltenskodex der geltenden Ehrbarkeit und Scham widerspräche.

3 Die christliche Ordnung des Fleisches

Im Paradies des I. Buches Moses waren den Menschen die Früchte aller Bäume gegeben, mit einer einzigen Ausnahme. Kaum hatten sie, verführt von der Schlange, von dieser verbotenen Frucht gegessen, "da wurden jr beider Augen auffgetan/ vnd wurden gewahr/ das sie nacket waren" (Gen. 3. 7). Die Erkenntnis der Körper beginnt in der Mythologie, die die abendländische Tradition und Geschichte geformt hat und bis heute prägt, mit Scham und Angst. Es scheint, als zeige sich in der Ordnung, die die antike christliche Welt dem Geschlechtsleben gegeben hat, eine Umkehrung der Ordnung des Paradieses, was das Verhältnis von erlaubt/verboten betrifft. War dort der Genuß aller Früchte bis auf eine einzige nicht gestattet, so ist in der irdischen Ordnung des Fleisches, welche Gott nach der Erbsünde und die Kirchenväter in der Auseinandersetzung mit den Irrlehren der Gnosis und des Manichäismus gesetzt haben, von den vielen Möglichkeiten, die der menschliche Körper an Lust bietet, nurmehr eine einzige erlaubt: die fleischliche Vermischung von Mann und Frau in der Ehe.

Die Ehe ist von Gott erlaubt aufgrund der fleischlichen Begierde, die durch die Erbsünde in die menschliche Natur Einzug gehalten hat. Die Begierde ist das unauslöschliche Zeichen der menschlichen Schuld, sie repräsentiert den Mangel nach dem Sündenfall. Eigentlich hätten die Geschlechtsorgane wie andere Organe auch gebraucht werden sollen. Johannes Scotus Eriugena schreibt im 9. Jahrhundert, sich an Augustinus anlehnend, über die ursprüngliche Bestimmung der Zeugungsglieder bei den Stammeltern Adam und Eva:

> Mit ruhigem Geist und ruhigem Körper, ohne Schädigung der Jungfräulichkeit, ergoß sich der Gatte in den Schoß der Gattin.[1]

Das Ideal: Begierdelosigkeit

Die körperliche Vereinigung "allein durch Willenskraft, ohne inneren Aufruhr und ohne Leidenschaft"[2], wie sie dem Menschen zugedacht war, ist für immer verloren. Nach dem Sündenfall ist der eigentliche Zustand des Menschen, die Jungfräulichkeit, nur durch völligen Ausschluß der Begierde zu erreichen. Daraus folgt für den Christen als erstrebenswertes Ideal: ein Dasein in völliger Enthaltsamkeit und totaler Keuschheit, das nicht von begehrlichen Gedanken, ja nicht einmal von wollüstigen Träumen oder den unwillkürlichen Regungen des Körpers gestört wird. Absolute Ruhe der Begierde, körperliche wie geistige Jungfräulichkeit in der Hinneigung zu Gott sollte das gültige Ziel des christlichen Lebens sein.[3]

Dieses asketische Ideal des Christentums hat, gespeist aus kynisch-stoischer Philosophie und wohl auch aus orientalischer Weltüberwindungstradition, seine hauptsächliche Ausprägung und Formulierung im frühchristlichen Eremiten- und Mönchstum erfahren[4]. Es handelt sich dabei zweifelsohne um ein elitäres Konzept, welches von der Mehrzahl der Gläubigen weder eingehalten werden konnte noch wohl auch sollte. Dennoch war dieses mönchische Keuschheitskonzept für die christliche Glaubenslehre entscheidend: Fast die Gesamtheit der Kirchenväter sowie die Mehrzahl der Mitglieder der kirchlichen Hierarchie stammte aus dieser Gruppe und war in diesem Ideal, das oft gegen die Interessen der Laien und sogar der einfachen Priester[5] gerichtet war, erzogen und ihm verpflichtet. Die Stellung zur Ehe ist nur von diesem Standpunkt zur Keuschheit zu verstehen.

Ort und Ordnung des Fleisches: die Ehe

So stellt die Ehe keineswegs das christliche Ideal hinsichtlich des Geschlechtes dar. Weder Paulus noch Augustinus noch sonst einer der Kirchenväter rechnen den ehelichen Verkehr, der den Kern der Ehe ausmacht, der eigentlichen, existentiellsten Bestimmung des Menschen zu.

Die Ehe[6] ist ein Ventil, eine Ausweichmöglichkeit für diejenigen, denen es nicht gegeben ist, ledig und dabei keusch zu bleiben. Die Möglichkeit eines zölibatären Lebens ist eine Gnade, ein Geschenk.

> Es ist dem Menschen gut/ das er kein weib berüre/ Aber umb der Hurerey willen/ habe ein jglicher sein eigen Weib/ vnd eine jgliche haben jren eigen Man. ... SOlchs sage ich aber aus vergunst/ vnd nicht aus Gebot. Jch wolte aber lieber/ alle Menschen weren wie ich bin. Aber ein jglicher hat seine eigene gabe von Gott/ Einer sonst/ der ander so. ... So sie aber sich nicht enthalten/ so las sie freien/ Es ist besser freien/ denn brunst leiden. (1 Cor. 7, 1-9)

Knapp und für Jahrhunderte gültig faßt Paulus im letzten Satz die Einstellung zur Ehe zusammen. Die Brunst, die fleischliche Begierde, und ihr Unordnung und Sünde stiftendes Wirken muß eingedämmt werden; Heil- und Bannungsmittel dagegen ist die Ehe.

Doch auch der Geschlechtsverkehr in der Ehe ist nicht unproblematisch: Ist er doch Teil der Begierlichkeit, in dem die Erbsünde nachwirkt und weitergegeben wird. "Deshalb ist der 'Geschlechtsverkehr verwerflich und böse, sofern er nicht entschuldigt ist durch die Güter der Ehe'"[7]. Die Güter der Ehe sind in der augustinischen Dreiheit zusammengefaßt: "proles, fides, sacramentum" (Nachkommenschaft, Treue, sinnbildende Beständigkeit)[8]. Von diesen drei Gütern der Ehe ist es jedoch nur die Absicht auf Nachkommenschaft, welche die fleischliche Vermischung erlaubt. Die Linie Zeugungsabsicht - Nachkommenschaft ist also der Zweck, die "natürliche Bestimmung" der geschlechtlichen Vereinigung in der Ehe.

Die Begierde und die mit der Zeugung verbundene Lust hat ihren Platz in der Ehe zugewiesen bekommen: Die Lust ist eine unumgehbare und deshalb geduldete Notwendigkeit.

Selbst Luther, der mit "Besser freien, denn Brunst leiden" gegen das institutionell verordnete Zölibat und die Verkommenheit des Mönchstums in der beginnenden Neuzeit Sturm lief, ist in Fragen der Ehe zwar praktisch, aber dennoch ganz der augustinisch-mittelalterlichen Auffassung verpflichtet geblieben:

> ... nicht als wäre solche lust und beischlafen rein im fleisch, denn die eheleute sind von beiden teilen mit der erbsünde, krankheit und lustseuche vergiftet, sondern weil Gott gesagt hat: ich will dir deine unreinigkeit nicht zurechnen, soferne du es bei dem gehülfen bleiben läßt, die um dich ist.[9]

Zwischen der Eheauffassung Luthers und der der frühchristlichen Kirche liegen Jahrhunderte, in denen sich die soziale Stellung der christlichen Ehe grundsätzlich gewandelt hat, obwohl die Konzeption der mönchischen Askese als bestimmender Unterstrom immer maßgeblich geblieben ist. Die abendländische Kirche mußte sich nach Zusammenbruch des römischen Reiches die Krieger- und Geschlechtsmoral der germanischen Stämme und des entstehenden Feudalsystems einverleiben: Eine Möglichkeit hierzu bot die Auf- und Umwertung der Ehe. Bis zum 10. Jahrhundert war sie eine private Angelegenheit zwischen Familien und Clans, nach der Jahrtausendwende entwickelte sie sich zum christlichen Sakrament[10]. Georges Duby hat diesen Prozeß in "Ritter, Frau und Priester" überzeugend beschrieben. Diese Transformation eines weltlichen Bundes in ein Sakrament unter kirchlicher Obhut vollzog sich innerhalb des Gedankengebäudes, welches der zur Lustfeindlichkeit bekehrte, ehemalige Manichäer Augustinus aufgerichtet hatte. Am Ende dieser Entwicklung steht in der protestantischen Reformation die Ehe völlig gleichberechtigt neben dem zölibatären Leben. Festzuhalten gilt: Nicht die *Geschlechtslust in der Ehe* wurde aufgewertet, sondern die *Institution Ehe als sowohl gesellschaftlicher wie kirchlicher Ordnungsfaktor*. Eine Emanzipation der Lust hatte in den herrschenden christlichen Glaubensgemeinschaften nicht einmal ansatzweise stattgefunden.

Luther hat den Charakter dieser alten Form der Ehe treffend benannt:

> Die wahre Definition aber ist diese: die Ehe ist eine göttliche und rechtliche Vereinigung von Mann und Frau in der Hoffnung auf Nachkommenschaft, oder wenigstens zur Verhinderung von Hurerei und Sünde zum Ruhme Gottes. Letztes Ziel ist es, Gott Gehorsam zu sein, von Sünden geheilt zu werden, Gottes Namen zu preisen, Nachkommen zu begehren, sie zu lieben und zu erziehen zum Ruhme Gottes, mit seiner Gattin in der Furcht Gottes zusammenzuwohnen, und das Kreuz zu tragen: Wenn keine Nachkommenschaft sich einstellt, sollst du mit deiner Gattin dennoch zufrieden leben und leere Ausschweifungen vermeiden.[11]

Der Ehegemeinschaft als Partnerschaft im heutigen Sinn kommt keinerlei Bedeutung zu; was die Eheleute verbindet, ist die Treue im Bund, nicht Zuneigung oder Liebe. Ehe und Liebe gehören zwei völlig verschiedenen Bereichen an, womit nicht behauptet werden soll, daß es in dieser Form der Ehe nicht zu festen Bindungen und Zuneigung gekommen wäre[12]. Eine Liebesheirat wurde den völlig unvernünftigen Handlungen zugerechnet. Die Ehe aus Liebe als Ausdruck des individuellen, gefühlsmäßigen Wollens findet sich als gesellschaftlich wichtige Erscheinung erst gegen Ende des 18. Jahrhunderts. Die Lust ist für die christliche Konzeption des Geschlechts - Enthaltsamkeit oder Ehe - entweder ganz auszuschalten, oder sie wird als Draufgabe, als Versüßung der natürlichen Bestimmung des Geschlechtsverkehrs, welche die Zeugung ist, gesehen. *Lust hat hier keinerlei Selbstzweck.*

Natürlich gab es immer Personen, die entgegen der Ideologie Lust suchten und lebten. Eines der großen ungeklärten und vielleicht nie ganz klärbaren Probleme der abendländischen Geschichte ist das wirkliche geschlechtliche Verhalten der großen Masse der Bevölkerung. Inwieweit die kirchliche Ideologie es wirklich schaffte, im Verhalten innerhalb der Volkskultur Fuß zu fassen und sich durchzusetzen, muß offenbleiben.

Zumindest aber kann man die Abweichungen innerhalb der Geschlechtsmoral der christlichen Ideologie aufschlüsseln, die vielfältigen Möglichkeiten, durch die die lustsuchenden Individuen zu Sündern vor Gott und zu Verbrechern vor ihren Mitmenschen wurden. Augustinus benennt diese Abweichungen im Vergleich mit der Nahrung.

Was die Nahrung für die Erhaltung des einzelnen Menschen bedeutet, das ist der Geschlechtsverkehr für die Erhaltung des Menschengeschlechtes; beides ist notwendigerweise mit sinnlicher Lust verbunden. Diese aber kann nicht Wollust sein, wenn sie, durch Mäßigung gemildert und gezügelt, nur der natürlichen Bestimmung dient. Was aber eine verbotene Speise für die Erhaltung des Lebens bedeutet, das ist bei dem Verlangen nach Nachkommen der Umgang mit Dirnen oder der ehebrecherische Verkehr; und der verbotenen Speise in der Ausschweifung des Bauches und der Kehle entspricht der unerlaubte Verkehr, der in der Wollust keine Nachkommenschaft wünscht; und das unmäßige Verlangen, das manche Menschen nach erlaubter Speise haben, ist zu vergleichen mit jenem verzeihlichen Verkehr von Ehegatten.[13]

In der Vergleichung mit erlaubter und unerlaubter Speise zählt Augustinus alle Möglichkeiten des christlichen Geschlechtsverhaltens auf:
Zucht in der Ehe, d.h. maßvoller, nicht auf Lust, sondern auf Fortpflanzung abzielender Geschlechtsverkehr;
Übermaß in den erlaubten Handlungen der Ehe;
natürliche Unzucht, d.h. nicht gegen die natürliche Bestimmung gerichteter Geschlechtsverkehr. Das sind: Hurerey, der Geschlechtsverkehr zweier Unverheirateter; Ehebruch, falls einer der beiden oder beide Partner verheiratet sind; Inzest, die gegengeschlechtliche fleischliche Vermischung von Blutsverwandten; Vergewaltigung und als deren Spezialfälle Schändung (eine gewaltsame Entjungferung) und Sakrileg (die Schändung einer Nonne). Ein kleineres Vergehen ist der Beischlaf zweier Verlobter, "die Unzucht mit seiner eigenen Braut" (Zedler, Unzucht); ein schwereres die

verschiedenen schweren fleischlichen Vermischungen, so sich z.B. zwischen Christen, Juden, Türken, und andern Ungläubigen, oder auch andern Personen zutragen ... Und zwar wollen einige sogar die Unzucht oder fleischliche Vermischung, die ein Christ mit einer Jüdin, Türckin, und andern ungläubigen Personen vollbringt denen Sodomitischen Vermischungen nicht ungleich gehalten wissen, indem dergleichen Personen in Absicht und Verhältnis ihres Glaubens gegen unsere allerheiligste Religion nicht anders als ein Hund geschätzt, und also die Unzucht oder fleischliche Vermischung mit denselben Gleichniß Weise fast wie mit einem Viehe getrieben. Weil aber dergleichen Vermischungen an und vor sich selbst gleichwohl nicht wider die Natur lauffen; so können selbige auch als rechte und wahrhafftige Sodomiterey nicht erkannt, noch weniger aber, wie diese, bestrafft werden; sondern es wird dieses Laster, dafern kein Ehebruch, Nothzucht, Blut=Schande, Entführung, u.s.w. darzu kommt, gemeiniglich nur mit Ruthen Aushauen, Galeren= und anderen ausserordentlichen Straffen angesehen.[14]

Man spricht dann von *natürlicher Unzucht*, wenn *Mann und Frau ihre komplementären Geschlechtsteile in nicht-ehelicher Vereinigung, jedoch bis zum Samenerguß und in der richtigen Stellung* - er auf ihr liegend - *ineinanderbringen*. Die Frage der Stellung ist deshalb von Wichtigkeit, weil andere Positionen (als verwerflichste der Möglichkeiten) die Frau auf dem Mann liegend oder sitzend, das Verhältnis von Mann und Frau, wie es die ganze Gesellschaft durchzieht - er der Bestimmende und sie die Untergebene -, im Geschlechtsleben umstülpt und deshalb dem letzten Bereich zugeordnet wird, *der widernatürlichen Unzucht*.

Die Sünden Sodoms oder: Widernatürliche Unzucht

Gott ist mit zwei Engeln bei Abraham zu Gast und verheißt Abraham im lang ersehnten Sohn von der schon betagten Gattin Sara "ein gros vnd mechtiges Volck" (Gen 18, 18). Darauf brechen sie zusammen in Richtung Sodom auf.

VND der HERR sprach/ Es ist ein geschrey zu Sodom und Gomorra/ das ist gros/ vnd jre Sünde sind fast schwere. Darumb wil ich hin abfaren und sehen/ Ob sie alles gethan haben/ nach dem geschrey das für mich komen ist/ Oder obs nicht also sey/ das ichs wisse." (Gen 18, 21).

Dann gehen die beiden Engel nach Sodom hinein, sie werden von Lot, einem Neffen Abrahams, als Gäste in sein Haus aufgenommen. Die Einwohner Sodoms jedoch verlangen von Lot: "Füre sie eraus zu vns/ das wir sie erkennen" (Gen 19, 5), wobei die Bedeutung von "erkennen" eindeutig ist, da Lot den Sodomern, um die Gastfreundschaft zu schützen, sogar seine "zwo Töchter/ die haben noch keinen Mann erkennet" (Gen 19, 8) als Ersatz anbietet. Damit ist das Schicksal Sodoms besiegelt; die Engel fordern Lot auf, mit den Seinigen die Stadt zu verlassen:

Denn wir werden diese stet verderben/ Darumb das jr geschrey gros ist fur dem HERRN/ der hat vns gesand sie zu verderben. (Gen 19, 13)

Das Zedler-Lexikon gibt zwei Versionen über den Untergang Sodoms, wobei ersichtlich wird, wie durch die Kanonisierung des christlichen Alten Testaments ein weiter und komplexer Zusammenhang aus der breiteren jüdischen Tradition herausgerissen wird, und dadurch eine neue Gewichtung und soziale Dynamik erhält.

Sodom, Sodoma, eine Stadt in Judäa, welche, wie Strabo berichtet, die Haupt=Stadt unter drey Städten war, die in einem See versunken, welcher durch ein Erdbeben verursacht worden, wovon auch einige unterirdische Schwefel=Adern sich entzündet ... Allein die

Heilige Schrift giebt eine andere Nachricht von ihrem Untergang. Denn sie meldet von fünff Städten, welche wegen ihrer abscheulichen Unreinigkeit und andrer Laster durch Feuer vom Himmel im Jahr der Welt 2107 und 1879 vor Christi Gebuhrt zerstöret worden. ... Da nun diese Stadt ihrer Sünden wegen für allen den andern berühmt ist, wollen die Juden wissen, daß solche vornehmlich darinne bestanden, daß, ... wenn einer einen Fremden etwas zu essen gegeben, sey er deswegen empfindlich gestrafft worden; wenn ein Bettler zu ihnen gekommen, habe er zwar von einem ieden etwas Geld bekommen, allein nirgends etwas zu essen dafür kriegen können, daher denn, wenn er Hungers gestorben, ein jeder sein Geld wieder genommen. Und da dereinst ein Mägdgen einem Bettler etwas Brod und Wasser gereichet, hätten sie die Sodomer mit Honig beschmieret, und also gebunden den Bienen und Wespen vorgeworffen, deren Geschrey dann eben vor GOtt gekommen, daß er bewogen worden, vom Himmel herab zu fahren, und zu sehen, wie es damit bewand sey. Allein es sind solches Jüdische Mährgen. Daß aber die grausame Sünde, so von ihnen noch den Nahmen hat, bey ihnen im Schwange gegangen, lässet sich aus dem, was sie mit Loths Gästen thun wollten gar wohl erweisen.[15]

Weder die Hartherzig- noch die Grausamkeit der Sodomer, sondern nur die fleischliche Lust, mit der sie die Boten Gottes begehrten, wird zum Grundmodell der abendländischen Sodomie. Dennoch kann man Sodomie nicht einfach mit Homosexualität oder Bestialität gleichsetzen, wie dies in sozialhistorischen Büchern oft geschieht. "Sodomie" ist bis zu Beginn des 19. Jahrhunderts ein wesentlich weiteres Modell, das die gesamte Unzucht wider die Natur meint. Im Zedler findet man:

Sodomie, Sodomiterey, Sodomia, Sodomiae oder Sodomiticum Crimen, bedeutet überhaupt einen jeden unnatürlichen Gebrauch der Zeugungs=Glieder, es sey mit Menschen oder mit Vieh. Sie ist dem Gesetze der Natur entgegen. Es wird zwar der Grund solcher Moralität auf verschiedene Art angegeben. Insgemein setzet man sie darinnen, daß man die Glieder wider die Natur brauche; dagegen aber andere einwenden, man könne nicht gleich das vor eine Sünde achten, wenn man die Glieder wieder, oder äußer der Natur brauche, z.E. die Zunge hätte die Natur dem Menschen gegeben, daß er seine Gedanken dadurch an den Tag lege, und die Hände, daß er damit arbeite; wenn er aber die Hand dazu anwende, daß er damit einem anderen seine gedanken anzeigen wollte, so würde man ja nicht behaupten, daß er eine Sünde wieder die Natur begienge. ... Noch andere mercken an, weil die Sodomiterey nur der Lust halber geschehe; so sey sie dem Gesetze der Natur zuwieder. Man kan beyde Ursachen zusammen nehmen: Den unnatürlichen Gebrauch und die geile Absicht, die man dabey hat; daraus aber auf das deutlichste erkennen, daß ein solcher Beyschlaff wieder den Willen GOttes sey, so fern er auch durch die Vernunfft aus der Natur des Menschen erkannt wird. ...[16]

Im Argument der Schamhaftigkeit, die insbesondere den "Zeugungs = Gliedern" zugeordnet ist, wirkt die erste Schuld der Stammeltern und deren Erkenntnis "das sie nacket waren" (Gen 3.7) nach. Scham und besondere Stellung des Geschlechts unter den Organen sowie ihr ausschließlicher Gebrauch zu Fortpflanzungszwecken ist die von Gott nach dem Sündenfall gesetzte Ordnung. Gerade *ein lustorientiertes, zeugungsnegierendes Verhalten* im geschlechtlichen Bereich *hat Gott verboten* und, wie seine Offenbarung zeigt, unbarmherzig abgestraft.

Paul Veyne hat auf die Bedeutung des "Wider die Natur", des "contra naturam" in der Antike hingewiesen:

Denn wenn es in der Antike heißt, etwas sei nicht natürlich, dann wird darunter nicht verstanden, daß es abstoßend ist, sondern, daß es den sozialen Regeln nicht entspricht oder ein Irrweg und künstlich ist: Die Natur ist entweder die Gesellschaft oder ein ökologisches Ideal, das auf Selbstbeherrschung und Autarkie abzielte."[17]

Dieser Begriff des antiken "contra naturam" ging ins christliche Abendland ein, jedoch mit der schwerwiegenden Umgewichtung, daß anstelle der sozialen Regeln und diätetisch-ökologischer Ideale das Gesetz Gottes trat, welches sowohl für soziale Regeln der Gesellschaft als auch für diätetische Lebensweisen einen vernünftigen Hintergrund, nämlich den Willen Gottes, herstellte. Somit unterliegt die menschliche Natur zwar auch den "kreatürlich-natürlichen" Gegebenheiten, aber diese wiederum sind der "gottgesetzt-natürlichen" Ordnung untergeordnet. *Die eigentliche Natur des Menschen ist Gottes Ratschluß und Heilsplan*. Weil die Handlungen "contra naturam" des christlichen Abendlandes offensichtliche Verneinungen des Willens Gottes sind, bekommen sie den abstoßenden und abscheulichen Charakter, der ihnen zwar modifiziert und aufgeweicht, aber noch immer wirksam als Diskriminierung bis heute eignet.

Steht die weltliche Ordnung zur göttlichen in direktem Abhängigkeitsverhältnis, ist es nur einleuchtend, daß ein Verstoß gegen die göttliche Ordnung auch als weltliches Verbrechen zu ahnden ist. So sind die Artikel "Sodomie" und "Unzucht" im Zedler wahrscheinlich von einem Rechtsgelehrten verfaßt worden; jedenfalls legt dies die Argumentationsweise, die auf Rechtsprechung und Strafe zentriert ist, nahe. In beiden Artikeln verweist der Verfasser auf die "Carolina", die "Peinliche Gerichtsordnung Kaiser Karls V" (1532), die als Grundlage rechtlicher Verordnungen bis zum "Allgemeinen Preußischen Landrecht" (1794) gelten kann. Die Carolina legt für Sodomie im Artikel 116 fest:

Straff der vnkeusch, so wider die natur beschicht
116. Item so eyn mensch mit eynem vihe, mann mit mann, weib mit weib, vnkeusch treiben, die haben auch das leben verwürckt, vnd man soll sie der gemeynen gewonheyt nach mit dem fewer vom leben zum tode richten.[18]

Bei "mann mit mann, weib mit weib" ist anhand der Formulierung die bereits zitierte Römerbrief-Stelle 1, 26-27 als Vorlage zu erkennen. Um kein Ärgernis zu erregen, wagt man nur die bereits in der Bibel aufgeführten Vergehen zu benennen; doch gehören zur "Sodomiterey, oder, wie sie sonst genennet wird, die stumme Sünde"[19] noch andere Vergehen, die jedoch "stumm" bleiben sollen. Welche Handlungen umfaßt nun das Sodomitische Verbrechen, das laut Zedler

auf dreyerley Art und Weise vollbracht (wird), als 1) mit ihme selber, 2) mit Menschen, 3) am Vieh.
Die erste Art davon, so auf lateinisch gemeiniglich Manustupratio, und von dem heiligen Apostel Paulo Mollities genennet wird, ist zwar vor sich selbsten keine wahre Sodomiterey, noch auch unter der Straffe derselben begriffen. Und da auch vornehmlich diese letztere Sünde selten vor Gerichte, sondern allenfalls, zumahl bey denen Römisch=Catholischen nur in dem Beichtstuhl gebracht wird, so ist hierauf keine gewisse Straffe gesetzt: Jedoch weil diese Sünde allerdings ein sehr schweres Laster, so würde es nicht unbillig, da es zu gerichtlicher Wissenschaft gelangete, mit ewiger oder zeitlicher Landes=Verweisung, oder anderswärtiger willkührlicher Straffe zu belegen seyn. ...
Der andere Fall ist, da eine andere Person mit der andern Person unnatürliche Unzucht treibet, als Mann mit Mann ..., Weib mit Weib ...., oder Mann mit Weib, auf unnatürliche umgekehrte Manier, (venere praepostera, so theils a parte post nennen) es sey nun mit seinem Ehegemahl, oder sonsten. Wie aber eine und andere Art derselben vollbracht werden, stehet weder uns zu beschreiben, noch auch schamhafften Augen zu lesen, zu. Wie denn auch diesfalls die Gesetze selbsten einen Abscheu haben, die Sache klar anzudeuten und auszudrücken. ... Wiewohl der heilige Apostel Paulus Rom I. 26 u.ff. eine mehrere Erklärung gegeben hat, als dem wohl bewußt war, was für saubern und züchtigen Personen er zu predigen hatte. ... In diesem andern Falle wird die Sodomiterey von der P.H.G.O. art. 116 mit dem Feuer abgestrafft, und zwar beyde Personen, so wohl Agens, als Patiens. ... Zudem ist die Sodomiterey, so mit dem Vieh verübet wird, abscheulicher und schwerer, folglich mit der Feuer=Straffe zu züchtigen. ...[20]

Das Zedler-Lexikon benennt diese drei Arten der Sodomie, trennt jedoch die erste Art, die Manustrupation (Schändung mit der Hand) oder Mollities (Weichlichkeit), von den beiden andern ab, indem es anführt, daß diese Praxis "für sich selbst keine wahre Sodomie" darstelle. Im Fortgang dieser Arbeit wird die erste Art als *kleine Sodomie* bezeichnet werden. Worin besteht nun der Unterschied, der die kleine Sodomie von der eigentlichen Sodomie (im Fortgang kurz: Sodomie) trennt und so letztere erst konstituiert?

Bei der *Sodomie* muß in allen Fällen, bei denen ein Mann beteiligt ist, dessen *Glied in ein ihm nicht zukommendes Körperteil eingeführt sein und darin der Same ausgestoßen* werden. Das heißt in moderner Terminologie: vollzogener homosexueller Akt zwischen Männern, männlich-weiblicher Analverkehr, alle Formen des Oralverkehrs sowie Bestialität. Die spezielle Problematik der Sodomie zwischen zwei Frauen muß noch ausgeklammert bleiben. Welche Handlungen umfassen nun genau den Bereich der kleinen Sodomie? Was charakterisiert die Praktiker der mollitia, die sogenannten Weichlinge?

Die "kleine Sodomie": Mollitia/Pollutio/Immunditia

Was hat es nun mit den gängigen Bezeichnungen der kleinen Sodomie in den christlichen Glaubensordnungen, wo neben "pollutio"/Befleckung und "immunditia"/Unreinigkeit an zentraler Stelle "mollitia"/Weichlichkeit zu stehen pflegt, auf sich? Im paulinischen Katalog der die Himmelstür verschließenden Sünden, 1 Cor 6, 9-10, sind sowohl die "molles" als auch die "masculorum concubitores" angeführt, was Luther mit "Weichlinge" und "Knabenschänder" übersetzt.

Aber wer sind die "molles" des Paulus und wer die "Weichlinge" der Lutherzeit, und sind diese wiederum identisch mit den Onanisten, mit denen sie ab Mitte des 18. Jahrhunderts gleichgesetzt werden?

Die paulinische Terminologie läuft entlang der Trennungslinie, die in der Antike sexuelle Handlungen in statthafte und schamlose schied. Ich beziehe mich im folgenden auf die Darstellung, die Paul Veyne in "Homosexualität im antiken Rom" gegeben und als eine unseren Werten sehr fremde Ordnung der Sexualität aufzuzeigen gewußt hat. Die Trennung lief entlang des *Gegensatzpaares aktiv/passiv*. Der Mann mußte der aktive sein; ob er dabei eine Frau, einen anderen Mann oder Knaben koitierte, war gleichgültig. Schamlos und verachtet war ein Mann, wenn er den passiven Part der Vereinigung innehatte, wobei das Geschlecht des aktiven Teils wiederum bedeutungslos war. Knaben und Heranwachsende, die noch nicht als freie Männer galten und also keine Ehre zu verlieren hatten, sowie die unfreien Sklaven sind davon ausgenommen; denn sie können durch Einnahme der Rolle des Pathicus nicht entehrt werden. Das mag die Verbreitung der Knabenliebe in Griechenland einsichtig machen, wie auch das Mißverständnis in der Rezeption, die sie im Abendland erfahren hat. Jedenfalls ist diese Rezeption noch bei Luther spürbar, wenn er die aktiven "masculorum concubitores" - diejenigen, die Männern beiwohnen - mit "Knabenschändern" übersetzt.

Als "molles" wurden in der Antike freie Männer bezeichnet, die als Pathicus homosexuellen Verkehr an sich zuließen. Dieser Ausdruck ist pejorativ und abwertend, wenn nicht Schimpfwort; er kennzeichnet seine Träger als ehrlos, verweichlicht, weibisch.[21] Ein "mollis", ein Weichling, ist derjenige, der seine Rolle, die ihm aufgrund seines Geschlechts zugeschrieben ist, aufgibt und nicht die Härte des starken, in andere Körper eindringenden Mannes zeigt: So wird der "mollis" zum "semivir", zu einem halben Mann, zu einer Art gesellschaftlichem Zwitter. Denn er nimmt die Rolle der Frauen ein, die aufgrund der ihnen zugeschriebenen Natur passiv sein müssen. Eine aktive Frau - Tribade, Mannweib[22] - ist eine schamlose Frau, so wie der Mollis ein schamloser Mann ist. Beide - der Mollis wie die Tribade - handeln im Sinne der Antike widernatürlich, da sie die gesellschaftliche Norm = Natur mißachten.

Bei der strikten Trennung in aktiv und passiv ist ein wechselseitiger Rollentausch bei männlicher homosexueller Praxis auszuschliessen. So ist der Pathicus, hat er nicht noch nebenher heterosexuelle Kontakte, für genitale Befriedigung auf Masturbation angewiesen: Während des Verkehrs kann der Mollis entweder sich selbst masturbieren oder er kann von dem ihn kopulierenden Partner masturbiert werden. In Gaston Vorbergs "Glossarium Eroticum", einer Sammlung des sexuellen Wortschatzes der Antike, findet sich unter "mollis": er "ist ein Pathicus: er gibt sich anderen hin", unter "malakós" jedoch, der griechischen Entsprechung von Mollis, sowohl "Zulasser" als auch "Masturbator", unter "malakia" "die Weichheit" 1. .. das Laster des Pathicus, der sich wie ein Weib gebrauchen läßt ... 2. Masturbatio" und unter "mollitia" "Üppigkeit, Wollust, Preisgabe des Körpers zu Wollustzwecken"[23].

Die Mollitia der Antike bezeichnete die ganze Lebensform der sozial klar eingegrenzten Gruppe der Molles, der ein Ensemble von Befriedigungsarten zugeordnet war. Preisgabe des Körpers zu Wollustzwecken meint nicht nur die Hingabe in der interaktiven Handlung der Kopulation, sondern ebenfalls Hingabe an erotisches Gedankenspiel und autoerotische Befriedigung. Insgesamt wird damit ein Mann bezeichnet, der aus der gesellschaftlichen Norm des "harten" Mannes fällt; es handelt sich hinsichtlich der Mollitia, wie Michel Foucault schreibt, "... um eine heftige Ablehnung von allem, was nach freiwilligem Verzicht auf Prestige und Erscheinung der männlichen Rolle aussieht".[24]

Michel Foucault hat im 2. und 3. Band von "Sexualität und Wahrheit" antikes Denken hinsichtlich der körperlichen Lust und die verschiedenen Techniken des Umgangs mit körperlicher Lust analysiert. Hier kann im einzelnen nicht darauf eingegangen werden; nur ganz kurz sei die Sicht der nicht im Umfeld der Mollitia stattfindenden Masturbation als diätetisches und zur Autarkie beitragendes Mittel skizziert:

So lautet die Lehre, die Galen aus der berühmten Geste des Diogenes zieht: ohne erst auf die Prostituierte zu warten, die er zu sich bestellt hatte, hatte der Philosoph sich selbst von den ihm lästigen Saft befreit; er wollte damit, so Galen, sein Sperma ausscheiden, 'ohne die Lust zu erstreben, die diese Entleerung begleitet'.

Man kann bei der Gelegenheit darauf hinweisen, welch diskrete Stelle die Masturbation und die einsamen Vergnügungen in diesen medizinischen Leibordnungen einnehmen - wie überhaupt in der gesamten Moralreflexion der Griechen und Lateiner über ihre sexuelle Aktivität. Wenn Masturbation erwähnt wird, was ziemlich selten ist, geschieht es in positiver Form: eine Geste natürlicher Abtuung, die zugleich als philosophische Lektion und notwendige Arznei gilt. Denken wir an den Bericht, den Dion von Prusa von Diogenes gibt, der lachend das Lob der Geste sang, die er vor aller Augen tat: eine Geste, die, zur rechten Zeit getan, den Trojanischen Krieg unnötig gemacht hätte; ... eine vernünftige Geste, denn sie hängt von uns allein ab, und wir brauchen niemand, um uns das Bein zu kratzen; eine Geste schließlich, die wir den Göttern verdanken, denn es war Hermes, der das Rezept dem Pan gab, hoffnungslos verliebt in die unerreichbare Echo; von Pan lernten es dann die Schäfer. Es ist die Geste der Natur selbst, die, fern von Leidenschaften oder Kunstgriffen, frei von aller Abhängigkeit, dem schieren Bedürfnis entspricht. In der abendländischen Literatur bleibt - seit dem christlichen Mönchtum - die Masturbation mit den Chimären der Einbildung und ihren Gefahren verknüpft; ja, sie ist Form der außernatürlichen Lust, die die Menschen erfunden haben, - die ihnen gesetzten Grenzen zu überschreiten.[25]

Ganz grob läßt sich eine *Definition der Masturbation in der Antike* in ihren verschiedenen Aspekten folgendermaßen geben: Sie ist 1.) entweder dem schamlosen Verhalten der Molles zugeordnet, welches dem freien Mann, der als aktiver Part zum sexuellen Genuß in andere Körper eindringt, als Lustgewinn nicht ziemt, oder sie gehört 2.) der Diätetik, der Technik der Gesunderhaltung des Körpers an, und wird dann ausgeführt, wenn keine Gelegenheit zum körperlichen Verkehr besteht, jedoch Same vorhanden ist, der zur Ausschüttung drängt, einer Ausschüttung, die ohne Erregung und Leidenschaft geschehen soll und als medizinischen Hintergrund die Angst hat, aus der Zurückhaltung des Samens könnten Krankheiten entstehen und 3.) als Technik der Unabhängigkeit von anderen Menschen und deren Körpern, als Technik jener Autarkie also, die Stoiker und Kyniker als Ideal verkünden. Foucault hat den Einfluß diätetischen und asketischen Denkens der vorchristlichen Antike für die Ausprägung der frühchristlichen Körpersicht und Sexualethik aufgewiesen. Wie aber erklärt sich, daß die Masturbation, die als Handlung als solche in der Antike keineswegs verpönt noch auch widernatürlich war - als widernatürlich und verpönt galt das Verhalten des Molles, nicht einzelne Handlungen, die er ausführte -, in der Herausbildung der christlichen Antike mit den "Chimären der Einbildung und ihren Gefahren verknüpft" und dem Bereich der widernatürlichen Sünde zugeordnet werden konnte? Dies wird verstehbar, wenn man die semantische Verschiebung, die der Begriff der "Mollitia" von der vorchristlichen in die christliche Antike durchgemacht hat, ins Auge faßt.

Wenn der aus streng pharisäischem Elternhaus stammende und in jüdischer, jegliche Homosexualität ablehnender Tradition erzogene Apostel Paulus in einem Brief nach Korinth[26] die griechische Trennung in aktive und passive Homosexualität explizit anspricht, dann berücksichtigt er nur den sozialen und kulturellen Hintergrund der korinthischen Christen. Im Leviticus (3 Mos 20, 13)[27] steht auf männliche Homosexualität die Todesstrafe; die neuen Christen, die aus griechischer Geisteswelt herkamen, mußten in die jüdische Tradition, die hinsichtlich vieler ethischer Fragen im Christentum kontinuierlich sich fortsetzte, umerzogen werden: Weder die molles noch die masculorum concubitores haben Zugang zum Himmelreich. Nachdem sich aber das Christentum als Staatsreligion des römischen Reichs durchgesetzt und sich damit auch die jüdisch-christliche Moral etabliert hatte, war es nicht mehr sinnvoll, Homosexualität in aktive und passive zu trennen, da diese generell verpönt und verfolgt war. So standen die Molles, die Paulus im Brief nach Korinth sinnvollerweise benannt hatte, im Laufe der Etablierung des Christentums zwar immer noch im Korintherbrief, semantisch aber ohne ihre ursprüngliche gesellschaftliche Referenz da.

Welches Verhalten bezeichnet nun die christliche Mollitia? Und wie ist die soziale Gruppe zusammengesetzt, die sich in der Frühzeit des Christentums mit dem Problem der Mollitia herumschlug?

Das Christentum als Staatsreligion ist nicht mehr das Urchristentum, in dem alle Gemeindemitglieder gleich intensiv am spirituellen Leben beteiligt waren. Es bildet sich eine elitäre Führungsschicht heraus, die sich von der Mehrheit der Gläubigen durch die Intensität der spirituellen Betätigung und durch die bewußte Gestaltung des Alltags nach den ethischen Forderungen der christlichen Lehre unterscheidet. In engem Zusammenhang ist die Herausbildung des frühchristlichen Mönchs- und Eremitentums, das in der Tradition östlicher Weltüberwindungstechniken steht, zu sehen. Weltüberwindung ist immer asketische Lebensweise: Die Mönche und Eremiten suchen ein Ruhen in Gott und nicht in den Freuden der Welt. Bei dieser Suche stören die Lüste und Begierden des Fleisches. Die jüdische Tradition, die jegliche Samenausschüttung ohne Zeugungsabsicht als Vergehen vor Gott sieht - "Es galt als rühmenswert, nie eine Pollution gehabt zu haben"[28], schreibt Julius Preuss in seinem Buch "Biblisch-talmudische Medizin" - und welche das frühchristliche Mönchstum vor allem über das Alte Testament prägt, muß alle drei Arten der antiken Masturbation ablehnen, auch wenn durch das ganze Mittelalter hindurch therapeutische Masturbation aus Angst vor Folgen der retentio seminis als Möglichkeit diskutiert und auch praktiziert wird.[29] Doch das zentrale Problem ist nicht die Samenausschüttung; denn diese ist nur Ausdruck davon, daß der gottsuchende Mensch sein Fleisch noch nicht gänzlich überwunden hat.

Das Ideal der christlichen Ordnung des Fleisches ist absolute Begierdelosigkeit, reines Existieren in Gott. Die Erfüllung dieses Ideals wird die sich selbst gestellte Aufgabe der Mönche und Eremiten. Im Weg dorthin zeigt sich eine Umwendung: nicht mehr die weltlich-heitere stoische Askese, sondern der Rückzug ins weltliche Abseits der Wüsteneien als erster Schritt hin auf ein himmlisches Jenseits ist gesucht. Die Eremiten konnten zwar das Treiben der Welt zurücklassen, nicht aber den eigenen Körper mit dem ihm innewohnenden Drängen und Begehren des Fleisches, das auch in die Seele einzudringen und sich dort festzusetzen vermag. Die Abtötung der Fleischeslust, der "concupiscentia", rückt für die weltflüchtigen Eremiten und Mönche ins Zentrum ihres Kampfes um Reinheit und Jungfräulichkeit. Bekanntestes Beispiel hierfür sind die Versuchungen des Eremiten Antonius des Großen (ca 250-356), die vielfache Gestaltung in Literatur und Kunst gefunden haben. Die Versuchungen der das Treiben der Welt flüchtenden Mönche entstammen zu einem großen Teil der Konkupiszenz und werden unter dem vorchristlichen Begriff "Mollitia" dem neuen christlichen Konzept "Sodomie" eingeordnet.

Michel Foucault hat das Problem der Konkupiszenz im frühchristlichen Mönchstum beispielhaft bei Johannes Cassianus (ca 360-435) untersucht. Cassian unterscheidet neben der "carnalis commixtio", der fleischlichen Vermischung, zwei Arten der Unzucht: die eine "erfolgt 'ohne weibliche Berührung' (absque femineo tactu) - damit zog Onan sich die Strafe Gottes zu" und die andere "ist die, 'welche nur in Geist und Gemüt begangen wird'".[30] An anderer Stelle benennt und präzisiert Cassianus die beiden letzteren Unzuchtsarten als "immunditia" und "libido":

die Unreinheit immunditia, welche 'zuweilen ohne jede Berührung eines Weibes Schlafende oder Wachende' überrascht, und zwar 'durch die Sorglosigkeit des unbewachten Geistes'; und schließlich die libido, die in den 'Schlupfwinkeln der Seele' entsteht, und dies 'auch ohne Teilnahme des Körpers'.[31]

Das Hauptproblem der einsamen, um die Abtötung ihres Fleisches ringenden Mönche ist nicht zwischenmenschliche Geschlechtlichkeit, sondern alle jene Sinnlichkeit, die in ihnen selbst aufsteigt, die durch die Natur des Körpers lockt und die ungewollte Wirkungen in Form von Samenergüssen zeitigen kann.

So erklärt sich die Tatsache, daß in diesem Kampf gegen den Geist der "Unzucht" und um die Keuschheit das grundlegende und gewissermaßen das einzige Problem die Pollution (im Orginal: la pollution; Amn.Verf.) ist - von ihren willentlichen Aspekten oder der Willfährigkeit, die sie auslöst, bis hin zu ihren unwillkürlichen Erscheinungen in Schlaf und Traum. ... Die ganze Arbeit des Mönchs an sich selbst besteht darin, den eigenen Willen niemals jener Bewegung zu überlassen, die vom Leib zur Seele und von der Seele zum Leib geht und auf die der Wille vermöge des Geistes Einfluß zu nehmen vermag, indem er sie begünstigt oder zum Stillstand bringt. ...
Und am Ende bleibt die Pollution ohne jede Spur von Komplizenschaft, ohne die Lustempfindung, die beweist, daß man darin einwilligt, ja sogar ohne das geringste Traumbild. Eben dies ist der Punkt, an den der Asket gelangen kann, wenn er sich genügend übt. Die Pollution ist nur noch ein "Rest", an dem das Subjekt keinerlei Anteil mehr hat. 'Dahin müssen wir also streben und so lange gegen die Leidenschaften und die Lockungen des Fleisches ankämpfen, bis dieser leibliche Vorgang nur eine Forderung der Natur befriedigt, ohne die Lust zu wecken, und die überflüssigen Stoffe ohne die Empfindung irgendeiner Lust, ohne Schaden und ohne für die Keuschheit einen Kampf hervorzurufen, ausscheidet.' Da es sich dabei um einen Naturvorgang handelt, kann uns auch nur eine Macht davon befreien, die stärker als die Natur ist: die Gnade. Deshalb ist die Freiheit von Pollutionen ein Zeichen von Heiligkeit, sie ist das höchste Siegel der Keuschheit, eine Gnade, die man erhoffen, aber nicht erwerben kann.[32]

Beim vorchristlichen Begriff "Mollitia" steht im Zentrum der Bedeutung, daß ein Mann sich *hingibt*. Das widerspricht dem männlichen Ehrkodex und erklärt die soziale Verächtlichmachung und Ausgrenzung der Molles, der Weichlinge. An erster Stelle der Hingabe rangiert dabei die reale Preisgabe des Körpers als Pathicus in der homosexuellen Interaktion. Daneben finden sich auch alle nur auf das Individuum selbst bezogenen Aspekte der Preisgabe des Körpers zu Wollustzwecken, denen die Kraft zur Verweichlichung der

Männerrolle zugeschrieben wurde, da sie nicht in das männliche Handeln - Eindringen in andere Körper - mündeten: Hierzu zählen das Sich-Überlassen an Gedankenspielerei, das Spielen am eigenen Körper, Befriedigung mit der Hand, solitäre Samenergüsse, kurz alle Handlungsweisen geschlechtlicher Selbstlust wie auch gegenseitiger manueller Befriedigung.[33]

Diese geschlechtliche "Selbst-Verweichlichung", Mollitia, ist in der vorchristlichen Antike an bestimmte soziale Situationen gebunden und dient dem Lustgewinn jener Männer, die die Erfüllung der männlichen Rolle verweigern. Das Konzept des "contra naturam", des Widernatürlichen in der Antike ist, es wurde schon gesagt, sozial motiviert. Nicht die Suche nach Lust und ihre Befriedigung gelten als widernatürlich, sondern gewisse soziale Formen dieser Lustsuche.

Der große Unterschied im *christlichen Konzept liegt* darin, daß *spezielle Arten der Lust selbst als widernatürlich* angesehen werden. Das christliche "contra naturam" ist nicht auf die Gesellschaft, sondern auf Gott und die von ihm eingesetzte Ordnung bezogen. Natürliches Verhalten ist demgemäß ein den Gesetzen Gottes konformes Verhalten, das auch die Gesellschaft regelt. Die natürliche Bestimmung der Geschlechtslust ist es, den Samen an jenen Ort zu bringen, wo ihm Frucht erweckt werden kann. John T. Noonan schreibt in "Empfängnisverhütung. Geschichte ihrer Beurteilung in der katholischen Theologie und im kanonischen Recht", einem zu wenig bekannten Klassiker historischer Geschlechtsforschung, dazu:

> Ein solcher Akt (Samenerguß außerhalb der Vagina, Anm.Verf .) ist Sünde, weil die befruchtende Funktion des Geschlechtsaktes vereitelt wird; diese Funktion ist es, die in diesem Zusammenhang unter "Natur" verstanden wird.[34]

Das christliche Konzept "mollitia"/"mollities" läßt die soziale Situation völlig außer acht. Die eigentliche Nebenbedeutung des antiken Mollis, das ganze Ensemble der "verweichlichten" Techniken zur Lustgewinnung wird in der christlichen Sicht zur Hauptbedeutung, allerdings mit der gravierenden Umgewichtung, daß das, was bei den Molles Produktion von Lust war, jetzt Unterdrückung und Ausschaltung der dem Fleisch innewohnenden Tendenz zur Lust wird.

Eine *Definition der Sünde der christlichen Mollitia* könnte also so lauten: Sie bezeichnet alle *Handlungen und Gedanken*, die mit dem *Geschlecht & seiner Lust außerhalb einer körperlichen Vereinigung*, geschehe diese nun natürlich oder widernatürlich, in Zusammenhang steht. Sie kann zwischen zwei oder mehreren Personen geschehen, unzüchtige Reden, Blicke, Körperhaltungen, Gebärden, Berührungen etc. Vor allem aber meint Mollitia die *Raumgebung und Hingabe an Unzüchtiges im einzelnen Individuum*: Gedanken und Eingebungen, die in der Einbildungskraft aufsteigen und denen man sich überläßt, wollüstige Selbstberührungen sowie - als krassester, greifbarster Ausdruck von Mollitia - *alle Arten der Samenverschüttung außerhalb eines fleischlich-körperlichen Ortes.*

In dieser weiten Bedeutung existiert "mollitia", neben anderen Bezeichnungen, für die kleine Sodomie vom Frühchristentum bis in die Aufklärung und läßt sich in allen christlichen Sündenkatalogen und Ethik-Systemen, sowohl katholischen wie protestantischen, finden. In der zweiten Reformation erfährt das Konzept der Mollitia eine Umgewichtung und Dynamisierung, die unter der neuen Bezeichnung Onanie oder Unreinigkeit gefaßt wurde. Doch bevor wir darauf eingehen, müssen noch einige Aspekte der Mollitia, besonders ihr Zusammenhang mit dem Begriff Pollution und der Handlung Masturbation sowie ihrer Rezeption in der neueren Sozial- und Sexualgeschichte angeführt werden.

Als Beispiel soll der Katalog der widernatürlichen Sünden, der in Thomas von Aquins (1225-1274) "Summa theologica" (1265-73) vier Punkte umfaßt, angeführt werden, da in neuerer Sexualitätsgeschichtsschreibung als Paradebeispiel für die geringe Besorgnis hinsichtlich solitärer Lust in Mittelalter und beginnender Neuzeit die Behauptung tradiert wird, selbst bei einem Kirchenlehrer wie Thomas von Aquin finde sich Masturbation noch nicht als Sünde angeführt. Diese Linie dürfte bei van Ussel beginnen. Er schreibt:

> In Beicht- und Pönitenzbüchern, in Katechismen und moraltheologischen Werken sind ausführliche Sündenlisten enthalten. Die Aufzählung sexueller Sünden ist sogar besonders lang. Die Masturbation wird jedoch gar nicht oder kaum erwähnt. Thomas von Aquin spricht mit keinem Wort davon.[35]

Doch wird der vier Punkte umfassende Katalog widernatürlicher Unzucht bei Thomas von Aquin von der uns schon bekannten Trias "immunditia, mollities, pollutio" eröffnet.[36] Ohne Zweifel gehört das Problem der freiwilligen Samenergüsse hierzu, und es ist durchaus falsch, wenn zum Beispiel behauptet wird:

> Bis ins 18. Jahrhundert schenkte man der Masturbation kein besonderes Augenmerk, sie wurde entweder nicht bemerkt oder anders beurteilt.[37]

Doch auch die entgegengesetzte, neuere Entdeckung innerhalb der Sexualhistorie (die in katholischen Moraltheologien des 19. Jahrhunderts bereits gang und gäbe war[38]) - die Annahme einer einfachen Übersetzbarkeit der Mollitia als Masturbation - kann nicht unwidersprochen bleiben. So fragt sich z.B. in Anschluß an Foucaults Thesen zur Antike Philippe Aries im Aufsatz "Paulus und das Fleisch":

> Michel Foucault wird uns noch Aufschluß geben müssen über die Wandlungen des Begriffs der *mollities*, die schließlich im Neulatein die Masturbation bezeichnete. Hinter dem vieldeutigen Wort *mollities* ... verbarg sich die Erotik, d.h. ein Ensemble von Praktiken, die den Koitus hinauszögerten, wenn sie ihn gänzlich vermieden, und zwar mit dem Ziel, besser und länger zu genießen, also ausschließlich der Lust wegen. Das sagt Paulus frei-

lich nicht; er sieht darin die Sünde gegen den Körper: *in corpus suum peccat*. Vielleicht ist die *mollities* die große Erfindung der stoisch-christlichen Zeit.
Nach den *fornicari*, den *adulteri* und den *molles* nennt Paulus die *masculorum concubitores*, die Männer, die miteinander schlafen.[39]

Man sieht, daß Aries die semantische Trennung in aktive und passive Homosexualität, wie sie im Korintherbrief angeführt ist, vernachlässigt und dadurch die "mollitia" als eigenständigen Bereich bereits für Paulus annimmt. Diese behauptete, selbstbezogene Erotik wird für ihn in historischer Verlängerung und christlicher Engführung identisch mit der Praktizierung der Masturbation. Doch die einfache Gleichung Mollitia = Masturbation geht auch im Neulateinischen nicht auf.

Zwischen den einzelnen Benennungen "mollitia" (Weichlichkeit), "immunditia" (Unreinigkeit) und "pollutio" (Befleckung), die in vielen Sündenkatalogen auftauchen, mögen je nach Temperament und moraltheologischem Konzept des Verfassers feine semantische Unterschiede existieren; einige davon werden im Fortgang beiläufig berührt werden. Im Grunde aber benennen alle drei Wörter dasselbe: den Bereich der kleinen Sodomie.

Sie ist das große sexuelle Thema, das sich durch die Geschichte des abendländischen Mönchstums hindurchzieht. Sie ist für den jungen Luther genauso Problem, wie sie es für Cassian gewesen war. Doch wenn Luther von "verzehrenden Feuern des nicht bezähmbaren Fleisches"[40] spricht, muß noch lange nicht von einem "aussichtslosen Kampf mit der Masturbation"[41] die Rede sein. Zwar schreibt Luther:

Pfui dich, sollte man doch um der schändlichen Pollutionen willen alle Klöster und Stifter zerstören.[42]

Analog der Bedeutung von "pollution" im Englischen und Französischen als Samenerguß und der "pollutiones nocturnae", die schon im Altertum nächtliche Samenergüsse bezeichneten, hat sich auch im Deutschen eingebürgert, "pollutio" mit "Samenerguß" zu übersetzen. Doch ist in historischen Texten keineswegs davon auszugehen, daß "pollutio" immer Samenerguß, "pollutio voluntaria" immer Masturbation bedeutet. Vielmehr wird dieser Begriff innerhalb der theologischen Konzeption von "Befleckung" gebraucht, wie sie sich noch in Wilhelm Abraham Tellers "Darstellung und Beurteilung der deutschen Sprache in Luthers Bibelübersetzung" von 1794/95 zeigt.

Beflecken, besudeln, verunreinigen ... Verunreinigen, unreinmachen ist das Allgemeinere. Geschieht es so, daß man die verunreinigte Sache bald und leicht wieder rein machen kann, so ist es ein Besudeln, in der anständigen Sprache beschmutzen; ist dieses nicht und erfordert die Reinigung Zeit und Mühe, so ist es ein Beflecken.[43]

Auch in der Antike bezeichnet "polluere" "besudeln, beflecken, beschmutzen, schänden", "pollutio" "Besudelung", "pollutus" "befleckt, lasterhaft, unkeusch, sündhaft".[44] Das Wortfeld ist also semantisch noch nicht auf den

Samenerguß beschränkt und dieser weitere Gebrauch erhält sich auch im Neulateinischen. Sprechen theologische Texte von "pollutio", kann wesentlich mehr als ein Samenerguß gemeint sein.

Luther schreibt im Römerbriefkommentar von 1515/16 zu Röm 1, 24: "in vnreinigkeit/ zu schenden jre leiber an jnen selbst":

> Denn gleichwie der Adel des Leibes ... in der Keuschheit und Enthaltsamkeit oder wenigstens in seinem rechtmäßigen Gebrauche besteht, so liegt die Schändung in seinem widernatürlichen Mißbrauch (perversus abusus). Aufs schmählichste aber wird er entehrt und erniedrigt, wenn man nicht nur die Ehe bricht und die Keuschheit verletzt, sondern sich mit dieser noch viel schlimmeren Gemeinheit befleckt.
> Die *Unreinigkeit* oder aber Weichlichkeit ist jede absichtlich gewollte und auf den einzelnen beschränkte Befleckung (est autem "Immundicia" Vel mollicies omnis voluntaria et solitaria pollutio), die auf verschiedene Weise erfolgen kann, durch die allzu heiße Brunst schändlicher Gedanken, durch Reiben mit den Händen (confricatione manuum) oder durch Berührung eines Körpers, zumal eines weiblichen, oder durch unzüchtige Bewegungen. Allerdings nannte ich sie eine willentlich herbeigeführte Befleckung, um davon die Verunreinigung auszunehmen, die während der Nacht oder gewiß auch tagsüber und im wachen Zustand, aber jedenfalls unabsichtlich erfolgt (ad exclusionem nocturne pollutionis aut ... dirne et vigilantis, sed preter consensum), wie es vielen zustößt. Solche Handlungen sind ja nicht selbst gewollt. Auf den einzelnen beschränkt nannte ich sie. Denn wenn es zum Geschlechtsverkehr innerhalb desselben Geschlechts oder mit dem anderen Geschlecht kommt, dann trägt diese Befleckung einen anderen Namen.[45]

Luther sagt hier eindeutig, was Pollutio sein kann: allzu heiße Brunst schändlicher Gedanken, das Reiben des eigenen Geschlechtsglieds mit den Händen, unkeusche Berührungen bei anderen. In moderner Terminologie ausgedrückt wären dies sexuelle Phantasien, Selbstbefriedigung, "petting".

Der körperliche Vorgang des Ausfließens des Samens heißt zwar auch "pollutio", dennoch ist der Samenerguß nicht konstitutiv für den Tatbestand der theologischen "pollutio". Zwar ist die willentliche Samenausschüttung an die freie Luft hinreichend für den Tatbestand "pollutio", aber nicht unbedingt notwendig. Tarczylo, der anderes Material als ich untersucht hat, betont in seinem Kapitel über die theologische Vorgeschichte der Onanie ebenfalls den weiteren Charakter der Bedeutung von "pollutio":

> Mais 'pollution' n'offre pas seulement l'avantage de pouvoir dèsigner *toute pratique non coitale*, synonyme de 'souillure' (Besudelung, Anm. Verf.) (ou encore d' 'impureté') il rappelle la dimension spirituelle du péché: la pollution volontaire, féminine aussi bien que masculine, implique la perte de la virginité.[46]

Es muß also betont und festgehalten werden, daß mit einer Bemerkung "einer oder eine hätte sich selbst befleckt" vor dem 18. Jahrhundert nicht notwendigerweise auf einen Akt von Masturbation referiert wird. Dennoch ist ein wichtiger und zentraler Punkt von Weichlichkeit jegliches Fließen des Samens ohne anderen Körper. Luther faßt dies kurz und bündig zusammen:

> Fleusset es nicht ynn das fleisch, so fleusset es ynns hembt.[47]

Die natur will eraus und sich besamen und mehren, und Gott wills ausser der ehe nicht haben, so mus yderman dißer nott halben ynn die ehe treten.[48]

Teller definiert "Weichling" in seiner Untersuchung der Luthersprache in der Bibelübersetzung Ende des 18. Jahrhunderts so:

Weichling, der sich selbst befleckt: I Cor 6, 9. ... So sagt Luther einmal: da hebt sich dann das fließen und die heimliche sünde, die St. Paulus nennet Unreinigkeit und Weichheit.[49]

Tellers Definition bleibt ambivalent, wenn man Befleckung als theologisches Konzept liest. Obzwar vermutet werden kann, daß Teller Weichling dem Sprachgebrauch seiner Zeit gemäß auch als "Masturbator" verstanden hat, hat er für das 16. Jahrhundert dies als ausdrückliche Bedeutung nicht angeführt. Doch existiert bereits ein Text aus dem 15. Jahrhundert, der Mollitia mit Masturbation, und zwar mit Kinder- und Jugendmasturbation eindeutig gleichzusetzen scheint. Seit Jean-Louis Flandrin auf die Beichtanleitung für Priester "Tractatus de modo inquirendi peccata in confessione Qui vulgò dicitur: De confessione mollicei" von Johannes Gerson (1363-1429), Theologe, zeitweiliger Kanzler der Sorbonne und Gegenspieler von Johannes Hus beim Konstanzer Konzil, hingewiesen hat, wird dieser Text häufig als Beleg der einfachen Identität von Mollitia und Masturbation angeführt.[50] Gerson spricht allerdings in eindeutiger Weise von kindlicher Masturbation, wenn er den Beichtiger anweist zu fragen:

Freund, erinnerst du dich, ob irgendwann in deiner Kindheit, als du 10 oder 12 Jahre alt warst, deine Rute oder Schamglied aufgerichtet war. Verneint er dies, ist er sofort als Lügner überführt, & daß er etwas vorgeben will & fürchtet, erwischt zu werden. ... Sodann der Beichtvater, besonders wenn es sich um einen Jüngling handelt: Freund, ist dieses dein Glied etwa nicht ungeziemend gewesen? Was hast du denn gemacht, daß es sich nicht aufgerichtet hat? ... Wenn er nicht antworten will, so frage ihn rundheraus: Freund, betastet du dein Glied und reibst du daran, wie es die Kinder gewöhnlich tun? ... Sagt er aber, es gehalten und gerieben zu haben, so frage ihn: Freund, das will ich gern glauben, aber wie lange? Eine Stunde, oder eine halbe? Bis daß Glied nicht mehr aufrecht war? Dabei sollte so vorgegangen werden, als ob der Beichtvater das für nichts Außergewöhnliches oder Sündhaftes hielte. Wenn er antwortet und zugibt, es so gemacht zu haben, so muß ihm klargemacht werden, daß er durch diese Handlung wahrhaftig die Sünde der Mollitia begangen habe, selbst wenn es wegen seines Alters nicht zu einem Samenerguß gekommen sein sollte. ...[51]

Im Volk scheint die Sünde der Mollitia als Konzept nicht vorhanden gewesen zu sein: Gersons Vorgehen ist nichts anderes als eine behutsame Strategie der Bekanntmachung dieser Sünde. Daß er bei der "Manufriction", dem Reiben des Gliedes mit der Hand einsetzt, muß keineswegs ja bedeuten, daß es ihm speziell um diese Sünde gegangen sei. Betrachtet man seine Schwierigkeiten, diesen handgreiflichsten Tatbestand der Mollitia den Beichtkindern als sündhaft einsichtig zu machen, dann versteht man, daß die subtileren Formen der Mollitia wie flüchtige Gedanken und Regungen der Einbildungskraft den Beichtkindern wahrscheinlich nicht zu vermitteln gewesen wären. Bei aller

"Modernität" seines Vorschlags zur Befragung der Kinder und Jugendlichen, zeigt sich in den anderen Studien Gersons hinsichtlich der Mollitia - "Tractatus de präparatione ad missam & pollutione nocturna. De dignitate celebrationis" und "Tractatus de pollutione diurna. De cognitione castitatis"[52] -, daß seine Beunruhigung noch ganz in der Problematik mönchischer und priesterlicher Lebensweise und Keuschheit verhaftet ist. Aus dem letztgenannten Tractat, der mit einer allgemeinen Betrachtung der Säfteausscheidung des menschlichen Körpers beginnt:

Zweitens muß man bei diesem Thema hauptsächlich sein Augenmerk darauf richten, welche Ergötzung und Erregung lustvollen Juckens oder welcher Kitzel in den Gliedern, von denen die Rede ist, auftritt, häufig auch ohne jeglichen Ausfluß. Es sind da nämlich die ätherischen Flüssigkeiten, die die Ärzte Spiritus nennen, und sie erhitzen, befeuern & dehnen die Gefäße & Nerven in jenen Gliedern und so entsteht solche Erregung & solches Jucken oder Kitzel, welcher, während man versucht, ihn abzustellen oder durch Berührung mit der Hand zu beruhigen, nur heftiger gefühlt wird. Und manchesmal kommt die lustvolle Erregung ohne jeden Ausfluß zu Ende ... Erregt aber wird ein derartiger Kitzel durch die ätherischen Säfte oder Spiritus entweder von innen heraus durch starke Weine & Gewürze, meist aber durch wollüstige & schmutzige Vorstellungen, oder von außen her durch unziemliche Reden, schlüpfrige Blicke oder unreine Berührungen, von sich selbst oder andern hervorgerufen. ...
Und es handelt sich dort um Sünde, sagt Augustinus, wo es willentlich geschieht, wo es aber nicht willentlich geschieht, liegt keine Sünde vor.[53]

Wir sehen bei Johannes Gerson dieselben Beunruhigungen, die wir auch bei Johannes Cassian und beim Mönch Martin Luther gesehen haben. Es ist der Kampf um die Befreiung von der Konkupiszenz. Wenn nun bei Gerson diese Beunruhigung in der einfachsten Form in den Beichtanleitungen für Priester auftaucht - in dieser Ausführlichkeit nach bisherigem Forschungsstand einmalig und eine Ausnahme -, so kann man daraus weder eine die gesamte Kirche betreffende Strategie zur Bekämpfung der Masturbation noch auch eine Tendenz zur generellen Gleichsetzung von Mollitia und Masturbation ableiten. Gerson fühlt sich als Kirchenlehrer - aus welchen speziellen Gründen auch immer - verpflichtet, diese schwere Sünde über die Institution der Beichte auch den Laien nahezubringen, mit welchem Erfolg, das mag dahingestellt bleiben. Zu ungenau ist unser Wissen über Wirkung, geistige Erziehung und auf innere Beständigkeit gerichtete Überwachung des alltäglichen Lebens durch den zumindest einmal jährlich erfolgenden Beichtgang der Katholiken der Vor- und Gegenreformation.[54]

Es folgen ein paar sprachliche Belegstellen aus dem Umfeld "Weichling", die zeigen, daß eine Einengung der Mollitia auf Masturbation nicht vor Mitte des 18. Jahrhundert sinnvoll anzusetzen ist.

Das folgende Zitat entstammt Johann Ellingers "Hexen=Coppel" von 1629 und stellt einen überaus interessanten und in bisheriger Forschung nicht beachteten Zusammenhang zwischen Mollitia und Teufelsglauben/Hexerei her:

Will jetzo geschweigen/ daß der Teuffel als hurtiger/ geschwinder unn behender Geist manchesmal von Samenflüßigen Leuten/ deßgleichen von stummen Sündern und Weichlingen den entgangenen Samen uff-fangen/ und in die Geburtglieder und Gefäß der Weibspersohnen/ besonders wo er incubus ist/ und einen Mann verweset/ transfundieren und einbringen kann.[55]

Die Gruppe der Männer, die hier den Samen nicht in ein körperliches Gefäß, sondern an die Luft und damit zur Disposition des Teufels bringen, ist weitgefächert: Es können sowohl an nächtlichen Pollutionen und Gonorrhöe leidende wie auch coitus interruptus oder Masturbation praktizierende Männer gemeint sein.

1711 findet sich in Johann Rädleins "Europäischem Sprach=Schatz oder ... Wörterbuch der vornehmsten Sprachen" neben der allgemeinen Erklärung des Weichlings als "Zärtling" folgender Eintrag:

weichling/ der mit sich selbst Unzucht treibt/ masturpatore, pollutore di se stesso, celui qui manie deshonnêtement les parties honteuses qui se soüille ou se pollue.[56]

Man sieht: Anfang des 18. Jahrhunderts ist "Weichling", obwohl für das Italienische schon eindeutig als Masturbator bezeichnet, im Deutschen und Französischen bei gleicher Tendenz dennoch ingesamt offener: "Unzucht mit sich selbst treiben" ist das Konzept der kleinen Sodomie schlechthin; in der Differenzierung von "souiller" (besudeln) und "polluer" (beflecken) ist noch ganz die theologische Unterscheidung des Sündengrades, wie wir sie bei Teller gesehen hatten, wirksam.

Das Zedler-Lexikon nennt "Weichling" einen "solchen, der die allerschändlichste Unzucht treibet, stumme Sünden begehet, die man nicht gerne nennet" und verweist dann auf allgemeine Verweichlichung.[57]

Ein neuer Begriff: Onanitisches Vergehen, Onaniterey, Onanie

Im 19. Jahrhundert, im Grimmschen Wörterbuch zum Beispiel, ist Weichling eindeutig mit Onanist als Masturbator gleichgesetzt[58]. Desgleichen geschieht auch mit der häufig verwendeten Bezeichnung "stumme Sünd"[59]. Seit dem Erfolg von Tissots "Onanisme", das die Masturbation zu schrecklicher Berühmtheit geführt hat, wird der Begriff "Onanie" als direkte und eindeutige Bezeichnung für Masturbation verwendet. "Onanie" hat das weitere Bedeutungsfeld der Mollitia/Weichlichkeit, innerhalb dessen sie entstanden ist, mit der eingeschränkten Bedeutung Masturbation überwuchert und so die Mollitia als Konzept fast ganz vergessen lassen. Denn auch aus dem Nachhinein, im historischen Rückblick, wurde die Mollitia nun als identisch mit Masturbation verstanden. In der Sexualitätsgeschichte existiert die vom heutigen Hin-Blick diktierte Gleichsetzung Masturbation = Onanie = Mollitia. Ein semantisch bestimmtes Her-Blicken-Lassen des Wortgebrauchs im Sinne der Begriffsgeschichte[60] wird erweisen, daß schon die Gleichsetzung Onania = Masturbation für die 1. Hälfte des 18. Jahrhunderts falsch ist und daß die Bedeutung von "Onanie" differenzierter gesehen werden muß.

Es handelt sich dabei um relativ junge Neologismen: Ableitungen aus dem Eigennamen "Onan" treten erst ab dem 17. Jahrhundert auf.

In Johann Konrad Dannhauers "Catechismus=Milch", die in 10 Bänden zwischen 1642-73 in Straßburg erschienen ist, wird das griechische "malakia"/Weichlichkeit folgendermaßen kommentiert:

so ist nun die erste stumme unzucht die mollities und weiche oder weichlichkeit, die unreinigkeit kat exochen ... die onanitische sünd.[61]

Samuel Butschkys lexikonartige Sammlung "a-z. Pathmos: sonderbare Reden und Betrachtungen der Hofwelt und Staatssachen", 1676 in Leipzig erschienen, verzeichnet als 281. Punkt "Sodomiterey = Onaniterey":

Wie durch die stumme/ abscheulichste Todt=Sünde/ der Sodomiterey und Onaniterey/ vil Seelen verterbet werden und umkommen/ erfähret man leider! allzu offt; so gar/ das auch teils Gotts vergessene Leute/ nur einen Scherz darmit treiben; achten nicht/ wie es dem Onan ergangen/ das ihme über solchen verteufelten/ eigenen Leibes=schänderey (indehm er seine eigene Schande ausscheumet/ und Gottes Segen zum Fluch verwandelt) die Sele/ samt dem Sahmen/ erschröklicher weise ist ausgefahren.
Es ist zwar/ was solche Onanitische *Cyclopes Centauri* schändliches treiben/ auch schändlich zu sagen/ spricht Paulus; drüm heist Er Sie Menschen=Diebe: eigene Leibes=Schänder/ die den Tempel Gottes verterben; ihr Fass/ mit Heidnischer Lust=Seuche beflekken; und wie Judas Thadäus saget/ ihre eigene Schande ausscheumen.[62]

Dannhauers "Onanitische Sünd" sowie Butschkys "Onaniterey" und das Treiben seiner "Onanitischen Cyclopes Centauri" sind die ersten Belege, die ich im Deutschen[63] finden konnte, bei denen der Name "Onan" als Wortbestandteil und zur Bezeichnung der Mollitia erscheint.

Im Sinne der Gleichsetzung von Mollitia/Weichlichkeit = Mastupratio[64] = Onaniterey (ohne daß letztere Bezeichnung explizit verwendet wird) spricht auch Benedict Carpzow (1595-1666), ein in seiner Zeit sehr berühmter Rechtsgelehrter, der "die wissenschaftliche Grundlage des positiven deutschen Strafrechts geschaffen hat"[65], von "dieser Art des sodomitischen Lasters". In Carpzows "Practica nova rerum criminalium" von 1695 heißt es:

Als erste Regel gilt: welche auch immer im Geheimen die Venusdinge mit sich selbst zur Ausführung bringen, müssen mit Landesverweisung oder etwas anderm Außergewöhnlichen bestraft werden.
Diese Art des sodomitischen Lasters wird von den Aposteln Weichlichkeit, gemeinhin aber auch Mastupratio genannt: so zweifelsohne auch, wer mit eigenen Händen oder irgendeinem Instrument sich selbst befleckt.[66]

Onaniter sind allgemein solche, die *willentlich ihren Samen zu Boden fallen lassen* und zwar unabhängig von der Situation eines Coitus interruptus, einer Statuenschändung oder einer Masturbation.

Hat es etwas zu bedeuten, daß neben dem alten Begriff "Mollitia" im 17. Jahrhundert neue Begriffe wie "Onaniterey", "Unreinigkeit" oder "Mastupratio" auftauchen und dabei die Mollitia" zwar als historischen Bezugspunkt, aber dennoch so, als sei dieser Begriff überholt, erwähnen?

Peter Winch hat in "Die Idee der Sozialwissenschaft und ihr Verhältnis zur Philosophie" darauf hingewiesen, daß der Bedeutungswandel eines Wortes oder das Auftauchen eines neuen Begriffes nicht zufällig und ohne Änderungen in der sozialen Struktur geschieht.

> ... habe ich zeigen wollen, daß eine neue Redeweise, die wichtig genug ist, um als neue Idee zu gelten, ein neues Arrangement sozialer Beziehungen impliziert. Es würde aber auch nicht ausreichen zu sagen, der bloße Wechsel einer Wortbedeutung brauche die Menschen nicht daran zu hindern, zueinander diejenigen Beziehungen zu unterhalten, die sie unterhalten wollen; denn dabei würde die Tatsache übersehen, daß unsere Sprache und unsere sozialen Beziehungen nur zwei Seiten derselben Medaille sind.[67]

Welches wäre nun das Neue der aus dem Eigennamen "Onan" gebildeten Begriffe? Worin läge der Unterschied zum alten Begriff der christlichen Mollitia oder Weichlichkeit und wo vor allem die neuen sozialen Implikationen? Oder beinhaltet das Konzept "Onanie" keine neue Idee im Sinne Winchs und ist einfach eine Fortsetzung der Mollitia mit anderen Worten ohne weiteren sozialen Hintergrund?

Werfen wir zuerst einen Blick auf die Geschichte des abendländischen Umgangs mit Onan, dem Ururenkel Abrahams, Enkel Jacobs, zweiten Sohn Judas, der eigentlich ebenfalls zu einem Dasein als einer der Urväter bestimmt war: ein Patriarch aus dem Stamm Juda, aus welchem zudem der Messias geboren werden sollte. Vielleicht läßt sich an dem Umgang mit Onan selbst das Neuartige, das die Wortbildungen aus seinem Eigennamen begleitet, fassen. Obwohl die Bibelstelle um Onan im Auszug schon zitiert ist, soll sie hier noch einmal ganz, mit der Vorgeschichte des Bruders Ger (auch: Her oder Er), und die Nachgeschichte um Juda und seine Schwiegertochter Thamar angeführt werden:

> UND Juda gab seinen ersten Son/ Ger/ ein weib/ die hies Thamar. Aber er war böse vor dem HERRN/ darumb tödet jn der HERR. Da sprach Juda zu Onan/ Lege Dich zu deines Bruders weib/ vnd nim sie zur Ehe/ das du deinem Bruder samen erweckest. Aber da Onan wuste/ das der Same nicht sein eigen sein solt/ wenn er sich zu seines Bruders weib leget/ lies ers auf die erden fallen/ vnd verderbts/ auff das er seinem Bruder nicht samen gebe. Da gefiel dem HERRN vbel/ das er thet/ vnd tödet jn auch. (Gen 38, 6-10).

Juda hat nun die Sorge, daß auch sein dritter und letzter Sohn Sela, der trotz seines Knabenalters in der Leviratspflicht - einem verstorbenen Bruder mit dessen Witwe Nachkommen zu zeugen, die als Söhne des Verstorbenen galten - stand, durch die Verbindung mit Thamar ums Leben kommen könnte. So schickt Juda Thamar als Witwe - nach dem Recht hätte sie mit Sela verheiratet werden müssen - unter dem Vorwand der Jugend Selas in ihr elterliches Haus zurück. Thamar läßt sich als Hure verkleidet von Juda beschlafen, um zu ihrem Recht auf Nachkommenschaft aus der Ehe mit Ger zu kommen. Sie gebiert von Juda die Zwillinge Perez (oder Phares) und Serah. Trotz der genealogischen Verwicklung - Juda ist Vater, wo er dem Recht nach als Großvater gelten muß - erkennt Juda die Zwillinge an.[68]

Ein paar Kapitel später werden die zwölf Söhne Jacobs samt ihrer männlichen Nachkommenschaft aus Anlaß der Auswanderung nach Ägypten aufgezählt. Hier heißt es bei den Kindern Judas:

Die kinder Juda/ Ger/ Onan/ Sela/ Perez vnd Serah. Aber Ger vnd Onan waren gestorben im lande Canaan. Die Kinder aber Perez/ Hezron vnd Hamul. (Gen. 46, 12)

Das Interessante ist hier, daß in der Liste derer, die nach Ägypten ziehen, Ger und Onan, obwohl sie längst der Tod als Zorn Gottes ereilt hatte, dennoch auftauchen. Ihr selbstverschuldeter Tod hat die ursprüngliche Ordnung Gottes durcheinandergebracht; die Liste sucht diese Ordnung trotz des Bruches in der Genealogie aufrecht zu erhalten. Die Störung des Heilsplanes, ihr Ungehorsam gegen Gott ist ihr Vergehen; sie unterscheiden sich nicht von anderen Ungehorsamen und Abgestraften des Alten Testaments. 1519 taucht Onan bei Martin Luther in einer Liste derer, die von Gott besonders auserwählt, aber durch Ungehorsam auch besonders tief gefallen sind, auf: "Lucifer, Adam, Cain, Esau, Ismael, Ruben, Onan, Amon et multi eiusmodi"[69] . Der geschlechtliche Charakter des Ungehorsams spielt dabei im Sinne einer besonderen moralischen Bewertung keinerlei Rolle. Das bleibt so bis in die Reformation; dort beginnt ein Umbruch, der in der zweiten Reformation zu der schon (anhand der Bücher von Gerber, Osterwald und der "Onania") gezeigten Beunruhigung in dem Bereich "Mollitia"/"Onanie" führt.

In der christlichen Ikonographie hat Onan als Ausführender der "stummen Sünde", jener Sünde, die im Geheimen geschieht und die öffentlich nicht zur Sprache kommen soll, damit kein Beispiel und weiteres Ärgernis erregt werde, natürlich keinen Platz gefunden. Die einzige bildliche Darstellung, die ich finden konnte, stammt aus der Schedelschen Weltchronik von 1493. Da ist er im Kreise seiner Brüder im Stammbaum der Patriarchen dargestellt, neben der "Lini Christi", zu der er oder sein Bruder Ger hätte beitragen sollen. Der Erwähnung Onans im dazugehörigen Text innerhalb der Erzählung der Zeugung des Perez (Phares) durch Juda und Thamar ist knapp und ohne jede moralische Bewertung: "Thamar die des her und Ona weib was gewesen"[70]. Onan ist in dieser frühneuzeitlichen Weltgeschichte nur einer der Patriarchen mit einem speziellen Schicksal, nichts weiter.

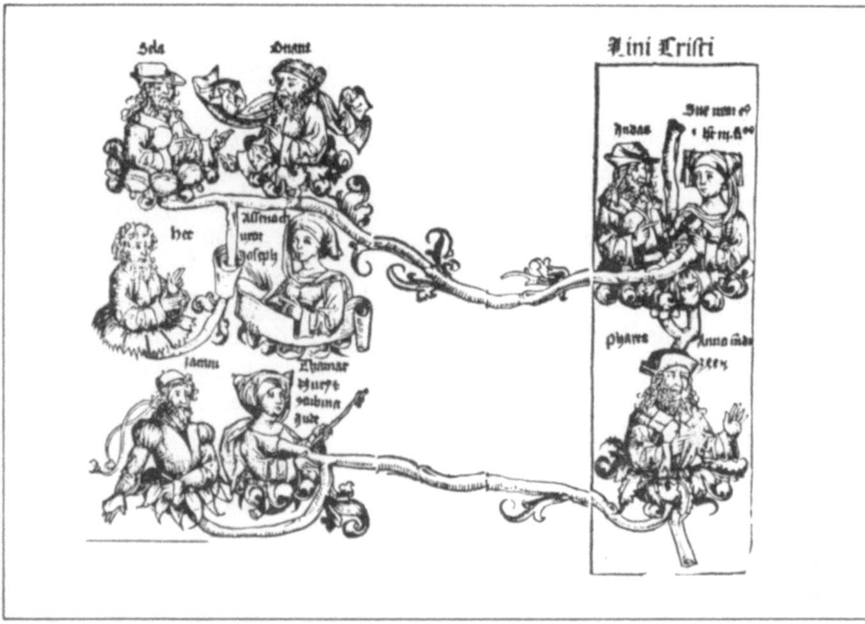

Martin Luther bietet in den Predigten "Über das 1. Buch Mose" aus dem Jahre 1527 erst eine direkte, dann eine allegorisch-metaphorische Deutung der Geschichte von Ger und Onan, die er 10 Jahre später unter dem Gesichtspunkt Mollitia wesentlich verschärfen wird. Hier die von 1527:

Dazu die zween, seine söne (Iudas Söhne, Anm.Verf.), verzweivelte buben sind: der eine, als er solt seinem bruder kinder zeugen, schütet ers auff die erden, Davon man nicht predigen thar (im Original, Anm.Verf.) und geschicht doch leyder allzuviel mit meydlin und knaben, Er aber sagts dürr eraus, das er das weib ym bette hat, aber ehe sie fruchtbar solt werden, ehe beraubet er sie des samens, das sie nicht kund kinder haben, Es ist wol grob gepredigt, aber müssen wir doch von andern groben dingen auch reden, Denn den natürlichen gang hat Gott eben so wol geschaffen als essen und trincken. Man und weib gehört ehelich zusamen, wer es aber misbraucht, wird seine strafe wol finden. ...[71]

Der erste man (Ger; Anm.Verf.) war böse fur dem Herrn, darümb tödtet er yhn, Das sind die prediger und lerer, die sind verzweifelte buben sampt dem volck, so öffentlich widder das gesetz sundigen und nicht halten. der ander aber, der bey yhr ligt und verderbts doch, das sie nicht fruchtbar werde noch empfangen kan, das sind, die auch das predigampt unter den Jüden mit dem schein haben, aber es wird nicht recht gefurt, sondern verderbt, das kein frucht davon kömpt. ... Denn wenn man das gesetz recht predigen wil, mus mans so treiben, das es nicht werck lere, sondern erkennen, was uns feylet, wie Paulus sagt "Durch das gesetz kömpt erkenntnis der sunde", Und das man die gewissen davon füre auff das erkenntnis der gnaden, Das were den Samen recht gefüret, davon die seelen fruchtbar werden, Die nu nicht so füren, sondern auff menschen weise und werck, die komen nymermehr zur gnade noch zur frucht. Darümb heisset dieser recht "*Onan*", das ist: eine müheselige predigt, damit nur die gewissen beschweret und gemartert werden und niemand geniessen kan. Diese zweyerley leute findet man nu ymerdar ynn dem volck, entweder die das gesetz ynn den wind schlagen und sich gar ynn die schanz geben odder die es nur zum schein füren, jhenes sind die rauchlosen offentliche buben, die andern sind heuchler und werckheiligen, Die werden beide totgeschlagen, das ist: von Gott verdampt und verworffen.[72]

Anhand von Ger und Onan erläutert hier Luther die Möglichkeit der Ablehnung der Gnade, indem er Ger einerseits den offen und trotzig Gottlosen, Onan anderseits den versteckt Gottlosen zurechnet, die nach außen hin heilig tun, ohne jedoch Gott im Herzen zu tragen. Luther nimmt die im Heilsplan vor- und umkommenden Patriarchen Ger und Onan beispielhaft für die frucht- und gottlose Ausführung des Predigt- und Kirchenlehreramtes. Die wahrhaft christliche Predigt und Lehre kann nur in der Erkenntnis der Gnade geschehen, sie soll diese Erkenntnis den Menschen vermitteln und dann zeugt sie die Frucht, die sie zeugen soll: Seelen für den Himmel. Wie Ger und Onan der Thamar keine leibliche Frucht erweckten, so erwecken falsche Prediger keine Frucht für den Himmel. Die Geschlechtlichkeit, der Zusammenfluß des Samens von Mann und Frau in der Ehe, dient zur Zeugung von Menschen, die im irdischen Wandel bereits zur Heiligung Gottes - Tempel des Heiligen Geistes - bestimmt sind; die Predigt der kirchlichen Lehrer an das Volk, geistiger Same, ist dazu vorgesehen, die irdische Frucht in eine jenseitige zu überführen. Wird der Samen und das Wort recht geführt, so bringen beide gottgewollte und gottgemäße Frucht. Ohne daß Luther es ausdrücklich sagt, wird dem Geschlechtsleben hier eine hohe, ganz neue und weit über sich hinausweisende Funktion übertragen: *Der eheliche Beischlaf ist fleischliche Predigt zum Ruhme Gottes.*

Die Handlung, welche Onan ausführt, ist eindeutig ein "coitus interruptus", eine absichtliche Handlung zur Verhinderung von Nachkommen, eine falsche "Predigt" des Fleisches. Im Aussetzen des Zölibates[73] kündigt sich eine Um- und Neubewertung des erlaubten, d.h. des ehelichen Geschlechtsverkehrs an. Hier muß eine Anmerkung eingeschoben werden: Selbst unser moderner Begriff "Geschlechtsverkehr", worunter heute auch der "coitus interruptus" fällt, ist für die Zeit vor dem 19. Jahrhundert nur mit Vorsicht anwendbar. Zur "Beywohnung" des "christlichen Fleisches" gehört als konstituierendes Element die Samenentleerung in einem körperlichen Ort. Ist dies nicht der Fall, dann ist der Tatbestand "Mollitia" gegeben. Wahrscheinlich bedeutet in alten Texten "Berührung des Weibes" in sexuellen Zusammenhängen oft nichts anderes als Vereinigung beim Samenerguß.

Luther kommentiert in den späten Genesis-Vorlesungen (1535-1545) die Tat Onans folgendermaßen:

Das muß ein mutwilliger, verzweiffelter (= ein zuchtloser, unverbesserlicher Anm. Hrsg. der Luther WA-Ausgabe) Bub sein gwest.
Es ist dies eine sehr abscheuliche Sünde, weit schlimmer als Inzest und Ehebruch: wir nennen sie Weichlichkeit (molliciem), desgleichen sodomitische Sünde. Es wird nämlich in sie eingedrungen, das heißt, er wohnt ihr bei und übt die Vereinigung aus, und, sobald

er zum Samenausstoß kommt, verschüttet er den Samen, damit das Weib nicht empfange. Fürwahr mit solcher Art und Weise ist die Ordnung der Natur, wie sie Gott in die Zeugung gelegt hat, ausgesetzt. Deshalb ist es ein schreckliches Verbrechen gewesen, der Frau auch Samen hervorzurufen, und sie in jenem Moment selbst zu betrügen. ... Eine böse that, darumb hat jn Gott gestrafft.[74]

In Johannes Calvins Genesis-Kommentaren wird die ganze Geschichte um Thamar in Hinblick auf Jesus und als Zeugnis der anfänglichen Verderbtheit des Stammes Juda, der Juden, gesehen. Vielleicht könnte eine Untersuchung der Tradition der christlichen Auslegung der Juda-Onan-Thamar-Geschichte einen wichtigen Beitrag zum Antisemitismus im allgemeinen und zum Vorwurf besonders ausgeprägter jüdischer Sinnlichkeit im besonderen leisten. Hier kann dieser Komplex nur angetippt werden. Calvin schreibt:

Ehe Josephs Geschichte weiter erzählt wird, gibt Mose Nachricht von Judas Geschlecht; das tut er mit besonderer Sorgfalt, weil aus ihm der Erlöser kommen sollte. Der Stamm durfte nicht aus den Augen gelassen werden; aber hier ist nichts zu berichten von ruhmvollem Adel, sondern wiederum von schwerer Schande. Judas Söhne können nur beschämt darauf blicken. Zunächst werden wir denken, daß auch Christi Würde dadurch verletzt sei ... Darin gerade strahlt der Reichtum der Gnade Gottes am herrlichsten, daß Christus, als er Fleisch wurde, in die tiefste Niedrigkeit hinabstieg. Sein Geschlecht sollte unter so schwerer Last der Schande stehen, damit wir uns an ihn selbst und ihn allein halten, ja auch bei ihm nichts suchen, was vor der Welt glänzt, - denn dahin neigt das stolze Fleisch. Wir wollen beides festhalten: der Stamm Juda hat seine besondere Würde, weil Gott ihn auserkoren hat, der Welt durch ihn das Heil zu schenken. Daneben aber ist das, was Mose von ihm erzählt, höchst unrühmlich: die Personen verdienen keine Achtung. So haben die Juden kein Recht, mit sich selbst oder ihren Vätern zu prahlen. ...[75]

Calvin sieht die Erzählung des 38. Genesis-Kapitels als ganze Serie ungezügelter Fleischeslust: Am Beginn steht die Leidenschaft und Heirat Judas mit einer Kanaaniterin, einer Frau aus dem Volk, das den Nachkommen Abrahams untersagt war. Es ist die Mutter, die die drei Kinder benennt: Ger, Onan, Sela. Ger und Onan freveln gegen Gott. Juda verweigert Thamar die Nachkommen aus Sela, so daß sie zum Inzest[76] mit ihrem Schwiegervater greifen muß, um zu ihrem Recht zu kommen. Sie hat es dabei nach den Worten Calvins nicht schwer:

Es ist eine Schande, wie Juda plötzlich von der Begierde nach einem unbekannten Weibe entzündet wird. Er muß doch schon in ziemlich hohen Alter gewesen sein; da pflegen sonst auch geile Menschen sich zügeln zu können. Er sieht das Weib nur von ferne, konnte es gar nicht genauer betrachtet haben, - aber die Lüsternheit wird bei ihm wach wie bei einem Hengst, der mit Gewieher die Witterung der Stuten aufnimmt.[77]

Den Tod von Ger und Onan sieht Calvin in Hinblick auf deren Großvater Jakob und die Verheißung Gottes, aus ihm - aus seinem Samen - werde der Erlöser kommen:

Für Jakob aber war dies die schwerste Anfechtung, daß er kaum hoffen durfte, Gott werde diese verruchten Menschen als Erben des Gnadenbundes ansehen. Gewiß ist es ein beson-

deres Glück viele Kinder zu haben; für den Mann Gottes kam der besondere Umstand hinzu, daß Gott ihm verheißen hatte, er werde seinen Samen segnen. Nun sieht er aber mit der Nachkommenschaft auch den Fluch sich ausbreiten, der die erhoffte Gnade hinwegzufegen droht. Daß Ger *böse* war *vor dem Herrn*, ist mehr, als wenn ihm nur die Fehler angehangen hätten, die man auch sonst bei den Menschen findet: seine Lasterhaftigkeit war so groß, daß sie dem Herrn unerträglich wurde. ...
Onan gönnt seinem verstorbenen Bruder nicht diese Ehrung und handelt schändlich. Es liegt ihm nichts daran, daß der Stamm des Verstorbenen fortblühe; ein dunkler Schandfleck liegt auf dem ganzen Geschlecht. Wie manchmal verstattet wird, daß sein Kind von seinem Freunde adoptiert wird! Hier aber wird dem leiblichen Bruder alles versagt.
Da gefiel dem Herrn übel ... Die jüdischen Ausleger haben viel schamloses Geschwätz über diese Stelle gemacht. Ich will mich begnügen, kurz das zu sagen, was die Schamhaftigkeit auszusprechen gestattet. Es ist unnatürlich und widernatürliche Schandbarkeit, wenn außerhalb des Verkehrs mit dem andern Geschlecht eine Ergießung des Samens herbeigeführt wird; noch schändlicher ist, was hier geschieht, weil die Hoffnung auf Nachkommenschaft zunichte gemacht und ein Mensch umgebracht wird, ehe er geboren ist. Es ist, als würde hier ein Stück des Menschengeschlechtes zugrunde gerichtet. Mit Recht hält man es für ein unsühnbares Verbrechen, wenn ein Weib ihre Leibesfrucht mit medizinischen Mitteln beseitigt. In die gleiche Schuld verstrickt sich Onan, indem er die Erde mit seinem Samen beschmutzt, damit Thamar nicht einen Erdenbewohner empfange.[78]

Onans Tat, Samenverschüttung, steht in der Interpretation Calvins in einer Linie mit Abtreibung, beides wird als eine Art Homizid im Frühstadium gesehen. Diese Sicht ist keineswegs neu; in Noonans Studie findet man sie ab der christlichen Antike das ganze Mittelalter hindurch bis heute in der Stellung der katholischen Kirche zur Empfängnisverhütung belegt.[79] Hier ist nicht der Ort, diesen Zusammenhang ausführlich zu diskutieren. Dennoch sei die Nähe von freiwilliger Samenverschüttung und Mord im christlichen Denken zur Geschlechtlichkeit festgestellt. *Onan ist ein Mörder*. Eine ganze Geschlechtslinie wird unterbrochen.

In der "Kupffer-Bibel" oder "Physika sacra" von Johann Jakob Scheuchzer findet sich folgender Kupferstich mit dem Titel "Genealogia Iacobi"/"Jacobs Geschlecht Register" zur Bibelstelle Gen. 46, 8-27. Zweimal stehen in der Liste die Namen von Ger und Onan, die zu diesem Zeitpunkt schon tot sind. Im Kommentar heißt es:

Bey dem Geschlechts=Register des Ertz=Vaters Jacoks äußern sich unterschiedliche dem Schein nach widereinander streitende Sachen, die einem Rechen=Meister zu schaffen geben; im 26. Vers liest man: Alle Seelen, die mit Jacob in Egypten kamen/ welche von seinen Lenden ausgegangen ... waren, sind alle zusammen 66. Hingegen im 27. stehet: Alle Seelen des Hauses Jacobs, die in Egypten kommen, waren 70. ... nicht minder die beeden Söhne des Peretz, nemlich Hezron und Hamul, des Juda Enkel, welche bey Jacobs Ausreyse in Egypten vermutlich noch nicht gebohren gewesen; an deren Stelle haben diese Ausleger den Er (Ger) und Onan gesetzet, welche annoch in Canaan verblichen.[80]

Es wäre unnötig, die ganze Rechnung um Jacob selbst, um die bereits Abberufenen Ger und Onan, um Joseph und dessen Söhne, die sich schon in

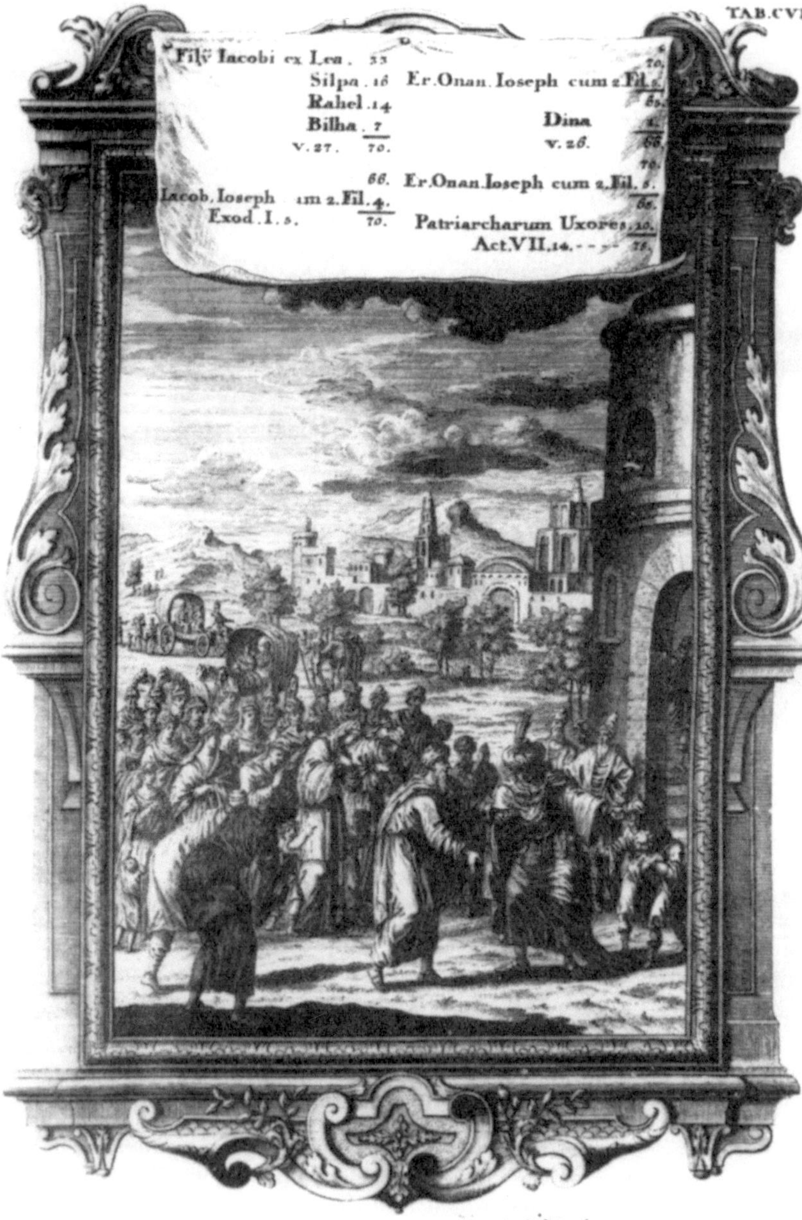
Filii Iacobi ex Lea . 33
Silpa . 16
Rahel . 14
Bilha . 7
v. 27. 70.
66.
Iacob, Ioseph cum 2. Fil. 4.
Exod. I. 5. 70.
70.
Er. Onan. Ioseph cum 2. Fil. 5.
65.
Dina 1.
v. 26. 66.
70.
Er. Onan. Ioseph cum 2. Fil. 5.
65.
Patriarcharum Uxores. 10.
Act. VII. 14. - - - - 75.

GENESIS Cap. XLVI. v. 8. 27.
Genealogia Iacobi.

I. Buch Mosis Cap. XLVI. v. 8. 27.
Jacobs Geschlecht Register.

Ägypten aufhielten, nachzuvollziehen. Sondern es kann hier nur darum gehen, aufzuweisen, wie präsent einerseits Onan und sein Handeln im damaligen protestantischen Diskurs war und wie anderseits die von ihm ausgegangenen störenden Folgen auf den Gang der biblischen Geschichte - Anfang der Weltgeschichte als Warnung und Regulativ für protestantische Glaubenspraxis dienten. Ein *Samenfleck ist eben nicht nur ein Fleck am Boden, im Bett oder im Hemd, sondern einer, der der ganzen Abstammungslinie Schande bereitet und ganze Generationen verunmöglichen kann.* Verschütteter Same befleckt, indem er den Körper befleckt, auch Gottes Heilsplan und vertreibt Gott: der befleckte Körper ist kein Tempel des Heiligen Geistes. Dies ist die Lehre und Botschaft, die aus der Geschichte Onans im 18. Jahrhundert entnommen wird.

In Richard Capels "Tentations, their natur, danger, cure", 1640 ([5]1648) in London erschienen, einem Klassiker puritanischer Anleitungsliteratur, findet man im widernatürlichen Sündenkatalog die "self-pollution" anstelle der Mollitia. "Self-pollution" ist für Capel schlimmer als natürliche Unzucht und auch schlimmer als die anderen Arten der widernatürlichen. Die Schwere der Unzuchtssünden insgesamt begründet Capel folgendermaßen:

> ... weil sie die Ordnung und den Lauf der Menschheit zerstören indem sie die rechte Lebensfolge der Familien durcheinanderbringen ...[81]

Im Zentrum der Beunruhigung steht die genealogische Unordnung, die Störung der *rechten Lebensfolge der Familien.* Onaniterey, self-pollution, Onania, Weichlichkeit, kurz die Samenausschüttungen auf den Boden, begehen einen Mord, indem sie einen neuen Menschen verhindern, der in Gottes Plan vorgesehen gewesen war. Das Beispiel Onans zeigt die Störung der Genealogie, aus der Christus geboren werden sollte. Hier koppelt sich der Diskurs um verschütteten Samen an den alttestamentlichen Diskurs um Erweckung reichen Samens = großer Nachkommenschaft, wie ihn Gott in seinen Verheißungen an Abraham und Jakob geführt hatte. Das Schicksal ganzer Sippen, ganzer Völker steht dabei auf dem Spiel. Die Identifikation der rigiden Protestanten mit den Patriarchen des Alten Testamentes wurde schon angesprochen; in der Negativ-Identifikation mit Onan kommt sie hinsichtlich des Umgangs mit dem Samen zum Tragen. Die rigiden Protestanten sind zum Eheleben und damit zur Erweckung eines gottseligen Samens bestimmt. Im zölibatären Konzept der "Mollitia" spielte dieser Gesichtspunkt keine Rolle.

Wir hatten nach dem Neuen des Begriffes "Onanie" gefragt. Es handelt sich zunächst um eine neue Bezeichnung, einen neuen Signifikanten, für einen alten Tatbestand, die Mollitia. Die Umbenennung vollzieht sich im Umfeld des rigiden Protestantismus, also in jenen Gruppen, die das begrenzte irdische Leben als Prüfstein und Vorlauf des ewigen himmlischen Lebens in

Dienst nehmen. Trotz der Ablehnung des Zölibats durch den Protestantismus verbleibt das Denken hinsichtlich des Geschlechts im Rahmen dessen, was von Augustinus als Wohlverhalten des christlichen Fleisches abgesteckt worden war.

"Mollitia" und "Onania" als Konzepte der kleinen Sodomie entspringen derselben Wurzel, jedoch unter völlig verschiedenen historischen Gegebenheiten. Es existiert zwischen beiden Begriffen ein gewisser Parallelismus, da sie aus Gleichem kommen - der Heiligen Schrift als Offenbarung und Richtschnur ethischen Verhaltens - und auf Gleiches abzielen - der Abzweckung irdischen Daseins auf ein himmlisches -, ohne daß eine direkte Abhängigkeit voneinander bestünde. Parallelismus möchte ich hier so verstanden wissen, daß keine direkt durchgehende Kontinuität zwischen beiden Konzepten besteht, sondern daß ein Bruch nach der Reformation stattgefunden hat und daß in der 2. Reformation ein Neuanfang einsetzt, der der alten Begriffslinie gleichlaufend ist, aber mehr als verdoppelnde Parallele denn als kontinuierliche Fortsetzung.

Den Reformatoren der ersten Stunde waren zweifelsohne die Schriften der Patristik vertraut, und sowohl Luther wie Calvin halten am Konzept der Mollitia fest. Doch die protestantischen Kirchenlehrer, Pfarrer und gläubigen Laien der 2. Reformation sind völlig unabhängig vom Katholizismus und seinem Schrifttum; sie besitzen als Bezugspunkt neben der Bibel die Schriften und Bibelauslegungen der Reformatoren und der protestantischen Tradition.

Die Herauskristallisierung der "Onanie" vollzieht sich in den Gruppen des rigiden Protestantismus ohne bewußten Hintergrund und Einfluß der zölibatären Tradition der "Mollitia". Die Alltagsorientiertheit, die sich in der schon angeführten Hinwendung zu den alltagsgeprägten Geschichten um die Patriarchen der Bücher Moses zeigt, kommt auch hier zum Tragen: Die protestantische Konzeption der kleinen Sodomie gruppiert sich um den Patriarchen Onan. Seine Handlungsweise war seit jeher dem Bereich der Mollitia zugeordnet, jedoch als eine Handlung unter vielen, die nicht eigener Erwähnung bedurfte. Die leviratseheliche Problematik der Onan-Geschichte sprach auch in ihrem Kern die zentrale Beunruhigung der Eremiten, Mönche und Priester nur am Rande an. In der neuzeitlichen Herausbildung eines protestantischen Konzeptes der kleinen Sodomie dagegen spielt die Person Onans, dessen Handlung so plastisch geschildert ist, die Rolle eines Modellgebers. In seiner Handlung, die zum einen Gottes Willen negiert und zum andern durch Ausübung des Coitus interruptus zum Resultat des auf der Erde verdorbenen Samen führt, verdichtet und konkretisiert sich die gesamte Beunruhigung, die aus der Samenverschüttung als klarstem Ausdruck kleiner Sodomie entsteht. Die Vielfalt und die Feinheit der Schattierungen dieser Beunruhigung wurden anhand der Schriften Osterwalds, Gerbers und des englischen Anonymus schon aufgewiesen. In der zweiten Hälfte des 17. Jahrhunderts taucht Onans

Name in Ableitungen vermehrt auf - Onaniterey, Onaniter -, bis er schließlich zur neuen Bezeichnung der kleinen Sodomie herhalten muß: Onanismus, Onania, Onanie.

Pointiert könnte der Unterschied von "Mollitia" und "Onanie" folgendermaßen benannt werden: Beides sind Konzepte, die den Bereich der kleinen Sodomie fassen.

"*Mollitia*" ist an die Bedingungen des *Ideals völliger Keuschheit und an die mönchische und priesterliche Lebensweise im Zölibat* gebunden, "*Onanie*" dagegen wirkt *im Alltag streng gläubiger Laien*, deren normaler Stand zur Vermeidung von Unzucht *die Ehe* darstellt. Soziologisch gesehen hat dieser Unterschied enorme Folgen: das Konzept der *"Onanie" - des Überschusses an Begehren und Lust jenseits der erlaubten ehelichen Vereinigung und ohne direkte fleischliche Übertretung der Ehebeschränkung* - birgt in sich eine bislang unbekannte Dynamik.

Das Konzept der "Onanie" entwickelt sich im deutschsprachigen Raum unter der Benennung "Unreinigkeit". Das kann vorerst nur behauptet werden; die genaue Untersuchung von Georg Sarganecks "Ueberzeugender und beweglicher Warnung vor allen Sünden der Unreinigkeit" wird dieses Buch als erste deutsche Monographie des protestantischen Onanie-Konzepts erweisen.

Vom Fortleben der Mollitia

Während sich im Protestantismus die "Onanie" als Ausdruck der spezifischen Bedingungen verheirateter Gläubiger herausbildet, existiert in der katholischen Kirche das Konzept der "Mollitia" ungebrochen fort. Als solches erscheint Mollitia oder Pollutio neben eigentlicher Sodomie und Bestialität in den Moraltheologien und Sündenkatalogen der gegenreformatorischen Kirchenlehrer und Glaubenserneuerer.

Théodore Tarczylo hat dies unter Verweis auf ältere Kirchenlehrer in seinem Kapitel über die Mollitia "Le péché de mollesse" zum Beispiel für den Franziskaner Jean Benedicti, für den Gründer des Salesianerinnen-Ordens Franz von Sales (1567-1622) und den Gründer des Redemptoristen-Ordens Alphons von Liguri (1696-1787) aufgezeigt.[82] Jean Stengers/Anne van Neck haben in ihrem Kapitel "Quand la peur n'existait pas encore" eine ganze Liste an Beispielen quer durch alle katholischen Länder geliefert.[83] Auch Foucault bezieht sich mitunter auf den nachtridentinischen Katholizismus, vor allem auf die Aufwertung der Beichte.[84]

Auch die katholischen Theologen beschäftigen sich mit der biblischen Figur Onan bei Fragen der Empfängnisverhütung, aber vor allem auch aus

Gründen der Abwehr protestantischer Angriffe auf die zölibatäre Lebensweise. Noonan schreibt:

So widersinnig es scheinen mag, trug doch die protestantische Strenge dazu bei, daß der katholische Standpunkt zäh beibehalten wurde. ... Die (katholischen; Einfügung Verf.) Moraltheologen waren indessen nicht bereit, sich dem protestantischen Vorwurf auszusetzen, daß sie die Sünde Onans verteidigten.[85]

Es gab zwar Ausnahmen wie den vom Jansenismus beeinflußten Priester Philipp Boucher, der im frühen 18. Jahrhundert in Paris eine Predigt über Sodomie hielt und dabei auch "das verabscheuungswürdige Verbrechen Onans" erwähnte[86], aber die offizielle Strategie und Linie der katholischen Kirche war eine andere: Die stummen Sünden sollten stumm bleiben. Das heißt, die Masse der Gläubigen sollte - außer in einzelnen Fällen, wo es in der Verschwiegenheit des Beichtstuhls aufgrund der begangenen Sünden angebracht schien - nicht mit dem Thema der kleinen Sodomie konfrontiert werden. Die katholische Kirche lehnte die Strategie der öffentlichen Diskursivierung dieses Sündenbereiches strikt ab. Wahrscheinlich hängt auch das Verbot von Tissots französischer Übersetzung des "Tentamen" in Paris, das Rousseau in seinem Brief an Tissot erwähnt[87], mit dieser Strategie zusammen. Noonan über die Strategie der katholischen Kirche des "Stumm-Belassens" der Mollitia für Eheleute:

Der Römische Katechismus enthielt Anweisungen an die Seelsorger, wie die Gläubigen über die Ehe unterrichtet werden sollten. Kein Wort solle dem Seelsorger entschlüpfen, 'das ein frommes Ohr beleidigen oder ein frommes Gemüt verletzen könnte.' Zweierlei sollte besonders eingeschärft werden: daß eheliche Akte nicht um des Genusses oder der Lust willen vorgenommen werden sollten und daß es gut sei, sich zuweilen des Verkehrs zu enthalten, um sich dem Gebet zu widmen.[88]

Noonan konnte die erste Verwendung der Begriffe "Onanismus" und "Onanisten" in einem Dokument der katholischen Kirche erst 1822 auffinden.[89] Sie tauchen dort in einer Anfrage an die Pönitentiare noch immer im strikt biblischen Sinn des "coitus interruptus" auf.

Natürlich konnte sich die katholische Pastoralmedizin der "Krankheit Onanie" nach dem Erfolg des Buchs von Tissot nicht entziehen. Doch nimmt die katholische Moraltheologie und Pastoralmedizin an der philanthropischen Kampagne gegen die Masturbation der Jugend, die ihren Höhepunkt zwischen 1770-1790 hat, kaum teil und erst als die Philanthropen sich zum Abbruch des Diskurses entscheiden, erscheinen einige sehr diskrete katholische Schriften, die das Thema berühren und von denen einige das 19. Jahrhundert hindurch immer wieder aufgelegt werden.[90]

Die Mollitia war seit jeher ein Problem der katholischen Elite; die Onanie (= Masturbation) als Krankheit überdeckt langsam die Mollitia und wurde - unter dem Druck des Zölibats in der mehr und mehr sexualisierten Welt des

19. und 20. Jahrhunderts - eines der großen Probleme der katholischen Priesterschaft und Elite, so sehr daß noch heute allenthalben die Meinung herrscht, es sei vor allem die katholische Kirche gewesen, die das krankmachende Element der Masturbation aus Gründen der moralischen Abschreckung erfunden und bis in die 50er Jahre dieses Jahrhunderts propagiert hätte.[91]

Das christliche Fleisch: Zucht gegen Unzucht

Fassen wir kurz zusammen: Das oberste Ideal der alten Kirche war die absolute Jungfräulichkeit an Leib und Seele. Die Durchsetzung dieser Lebensweise war einer Elite vorbehalten, die im Frühchristentum in der individuellen Weltflucht der Eremiten, später in der Organisation der mönchischen Orden ihren Ausdruck fand. Der große Störfaktor war bei dieser Lebensweise die Mollitia, das Nachgeben - "Weichwerden" - gegenüber der Konkupiszenz in willentlichen Gedanken, Berührungen, Samenergüssen. Ab dem Hochmittelalter wird der jungfäuliche Stand der gesamten Priesterschaft im Zölibat verordnet.

Das der breiten Masse empfohlene Mittel gegen das Fleisch und die ihm innewohnende Konkupiszenz war der rechte Gebrauch der Ehe, die Konzession, die Gott nach dem Sündenfall den Menschen als erlaubte Vereinigung der Geschlechter zur Bevölkerung der Erde und zur Verhinderung von Unzucht gewährt hatte.

Natürliche Unzucht ist der rechtmäßige Gebrauch von männlichem und weiblichem Geschlechtsorgan, aber in nicht-rechtmäßiger, das heißt außerehelicher Vereinigung.

Widernatürliche Unzucht ist jeder unrechtmäßige Gebrauch oder Vereinigung der Geschlechtsorgane in und außer der Ehe. Darunter fallen alle hetero- oder homosexuellen Praktiken wie Oral- und Analverkehr sowie die fleischliche Vereinigung mit Tieren sowie die Teufelsbuhlschaft.

Hierzu zählt auch die kleine Sodomie in ihrem Hauptaspekt der Ausschüttung des Samens ohne aufnehmendes körperliches Organ sowie alle Gedanken, Berührungen an sich selbst oder an anderen, die solche Samenausschüttung vorbereiten können.

Mollitia ist kleine Sodomie unter den Bedingungen versuchten jungfräulichen Lebens; Onanie oder Unreinigkeit ist kleine Sodomie unter den Bedingungen der erlaubten Vereinigung in der Ehe.

Das Konzept der Geschlechtlichkeit als *christliches Fleisch ist um den Samen konzentriert und die Klassifizierung einer unzüchtigen Handlung erfolgt aufgrund des Weges, den der Same genommen* hat. Bis ins 18. Jahrhundert wird von der Existenz des weiblichen Samens ausgegangen. Die Tatsache, daß weibliche Homosexualität - trotz ihrer Zugehörigkeit zur Sodomie - oft milder beurteilt wurde als männliche, mag vieleicht damit zusammenhängen, daß der weibliche Same an den für ihn bestimmten Ort gerät.

Im christlichen Fleisch ist für eine "Beywohnung" nicht die Vereinigung zweier Organe konstituierend, sondern die Entleerung des Samens während der Vereinigung der zwei Organe. Im "Geschlechtsverkehr" liegt die Betonung auf der Tatsache der Vereinigung und nicht auf dem Weg, den der Same nimmt. Deswegen gehört eben der "coitus interruptus" zur Mollitia und Onanie, während er heute dem Geschlechtsverkehr zugerechnet wird. Noch ein Beispiel, das diesen für das Verständnis des christlichen Fleisches wichtigen Sachverhalt, erhellen mag. Im Sodomie-Artikel des Zedler-Lexikons findet sich:

> Wie denn Carpzow ... z.E. anführet, daß jener, der auch bey Vorstellung des Schaarff=Richters beständig ausgesagt, daß er den Saamen in das Mutter=Pferd nicht gelassen, öffentlich ausgehauen worden sey.[92]

Bei vollendeter Bestialität wäre dieser fleischliche Deliquenent mit Feuer oder Schwert hingerichtet worden. Da im Pferd kein Samenerguß erfolgte, kann seine Handlung als Mollitia eingestuft werden, und diese wird mit Auspeitschen oder Landesverweisung bestraft.[93]

"Beywohnung" oder "Berührung" in geschlechtlicher Hinsicht heißt in alten Texten nichts anderes als erfolgte Samenausschüttung. Auf diesem Hintergrund wird die angeführte Cassian-Zitierung Foucaults verständlich, wenn er sagt, Onan habe ohne Berührung eines Weibes - "absque femineo tactu" - sich die Strafe Gottes zugezogen.

In der Ausprägung, die die kleine Sodomie im protestantisch antizölibatären Konzept der "Onanie" erfährt, bleibt diese Samenfixierung erhalten, sie wird sogar durch die an den Samen gekoppelte Sorge um die Nachkommenschaft aufgewertet. Diese Aufwertung findet, vor allem hinsichtlich der zwar körperlich ehefähigen, sozial aber eheunfähigen Heranwachsenden, ihren Ausdruck in der Engerfassung und schließlichen Gleichsetzung der Onanie mit der medizinisch greifbareren Masturbation.

Diese alte christliche Geschlechtsordnung, deren Untergang mehr oder weniger mit dem des ancien régime zusammengefallen ist, kann unter dem Begriff "*geschlechtliche Zucht/Unzucht*" gefaßt werden. Bezugspunkt dieser Geschlechtsordnung ist nichts dem Geschlecht selbst Immanentes und Zugehöriges, sondern etwas, das außerhalb von ihm liegt: der Ratschluß Gottes, wie er dem Menschen in der Offenbarung gegeben ist. Das Geschlecht wie der ganze Mensch soll der von Gott eingesetzten Ordnung gehorchen, einer Ordnung, die jahrhundertelang als natürliche Ordnung galt.

Wäre es sinnvoll, diese gesellschaftliche Organisationsform der Geschlechtlichkeit "Zucht/Unzucht vor Gott" mit dem Begriff "Sexualität" fassen zu wollen? Kann man für die Zeit vor dem 19. Jahrhundert überhaupt von Sexualität reden? Was konstituiert eine alltägliche Lebenswelt unter dem Banner "moderne Sexualität" im Gegensatz zu einer unter dem Banner "geschlechtliche Zucht/Unzucht vor Gott"?

Der Versuch der Beantwortung dieser Fragen muß noch etwas aufgehoben werden.

4 Über das Fehlen des protestantischen "Onanie"-Konzepts bei Michel Foucault und Max Weber. Theoretisches Innehalten I

Es kann hier nicht darum gehen, Michel Foucaults "Histoire de la sexualité" (dt. "Sexualität und Wahrheit") oder Max Webers "Die protestantische Ethik und der Geist des Kapitalismus" darzustellen, sie im Gesamtwerk Foucaults oder Webers zu verorten oder die Diskussion der Sekundärliteratur nachzuvollziehen. Ich habe mich fast ausschließlich auf die genannten Texte beschränkt; Ziel dabei war, anhand dieser Studien, die beide zentral den hier untersuchten Gegenstand berühren, das bisher deskriptiv Gesagte in theoretische Zusammenhänge zu stellen und dort fruchtbar zu machen.

Auf den Spuren der Mollitia gerät Foucault in die Antike

Michel Foucaults Einleitungsband "Der Wille zum Wissen", erschienen 1976, hatte große Erwartungen auf die Folgebände geweckt. Die These, daß eine bereits vorhandene und ausgeprägte Sexualität in der Moderne durchgehend unterdrückt und durch diese Repression an der Entfaltung gehindert worden sei, hatte Foucault zurückgewiesen und dagegen behauptet, daß erst durch Diskursivierung des Sexuellen auf verschiedensten Gebieten der Gesellschaft eine Sexualisierung stattgefunden habe. Foucault führt dabei den Begriff des "Sexualitätsdispositives" ein, unter dem er das ganze "heterogene Ensemble" versteht, "das Diskurse, Institutionen, architekturale Einrichtungen, reglementierende Entscheidungen, Gesetze, administrative Maßnahmen, wissenschaftliche Aussagen, philosophische, moralische oder philanthropische Lehrsätze ... umfaßt"[1], ein ganzes Netz also, das als Verknüpfung dieser disparaten Elemente die Gesellschaft durchzieht und so den Individuen ihr eigenes Begehren zum Bewußtsein bringt und hinterfragen läßt. Das Eingespannt-Sein in dieses Netz, die Wechselwirkung zwischen Dispositiv und Subjekt, bewirke die Formung "sexueller Subjekte"[2].

Das Dispositiv ist eine Strategie ohne Strategen[3], Foucault sieht in ihm eine neue Dimension des Verhältnisses von Individuum und Macht, die sich im 18. Jahrhundert um das "Leben" gruppiert, indem sie sich um Bevölkerungszahl, Gesundheitszustand der Bevölkerung, Kindersterblichkeit, Hygiene, Wohnweisen zu kümmern beginnt. Das Sexualitätsdispositiv, das Hingestoßen-Werden eines jedes Einzelnen auf das Sexuelle als Problem, sei im Individuum der Punkt, an dem dieses Lebens-Interesse der Macht sich Zugang zum Individuum verschafft hätte. Zentrales Problem dieser These ist die unausweichliche Frage, warum einerseits das Interesse für das Leben seitens der "Macht", die bei Foucault reichlich hypostasiert auftritt, sich so sehr an die Geschlechtlichkeit knüpft und aufgrund welcher Beunruhigungen andererseits die Individuen bereits disponiert scheinen, sich in ein Dispositiv mit sexuellen Ansprüchen und sexualisierenden Wirkungen einspannen zu lassen. Wenn das Dispositiv eine Strategie der Macht ohne bewußte Strategen, also das Ergebnis der Interaktion aller Individuen ist, die mit der Macht befaßt sind - sowohl derjenigen, die von Berufs wegen an der institutionellen und diskursiven Ausformung beteiligt sind, als auch derjenigen, die ohne direkte Teilhabe davon betroffen sind -, dann erstaunt es, wie schnell - ungefähr zwischen 1750 und 1800 - dieser Umbruch stattgefunden haben soll.

Derartige, die ganze Gesellschaft umwälzende Entwicklungen brauchen meines Erachtens im Vorlauf irgendwelche soziale "pressure-groups", Protagonisten, die auf dem in Frage stehenden Bereich, hier der Sexualität, gesellschaftliche Initiative, vielleicht unter ganz anderen Vorzeichen, gezeigt haben mit der Konsequenz, daß in der Gesellschaft zumindest eine kleine soziale Gruppe vorhanden ist, die für Ausbildung und Strukturgebung des Dispositivs als predisponiert betrachtet werden kann.

Michel Foucault fehlte eine solche Gruppe von Subjekten des 17. und 18. Jahrhunderts, die theoretisch schlüssig die Protagonistenrolle für die Einleitung der Sexualisierung hätten abgeben können. Es fehlte ihm ein derartiger Initialdiskurs.

Nach 8 Jahren, 1984, veröffentlichte Michel Foucault zwei weitere Bände "Der Gebrauch der Lüste" und "Die Sorge um sich selbst", die die griechische und römisch-griechische Antike zum Thema haben. Als posthumer Band 4 ist der in der ursprünglichen Konzeption an zweiter Stelle stehende Band "Die Geständnisse des Fleisches" geplant. Foucaults Zurücksteigen "von der Moderne durch das Christentum hindurch zur Antike"[4] ist auf ziemliches Unverständnis gestoßen.

Meines Erachtens hängt dieser unerwartete, aber in sich folgerichtige Salto damit zusammen, daß Foucault den historischen rigiden Protestantismus als initiative und innovative Kraft nur am Rande in seiner Theorie berücksichtigt. Denn es ist - eine der zentralen Thesen der vorliegenden Arbeit - der Geschlechtsdiskurs im rigiden Protestantismus, der bei der Schaffung des Sexualitätsdispositivs und somit bei der Einleitung der modernen Sexualität die Protagonistenrolle übernommen hat. Doch muß betont werden, daß das erfolgte Ergebnis von der Intention der rigiden Protestanten weit abgeht.

Die rigiden Protestanten wollten die Fleischeslust in der Ehe aufgehen lassen und jeglichen Überschuß beschränken. Am Ende des 18. Jahrhunderts steht bei vielen Individuen der bürgerlichen Klasse ein Bewußtsein ihres Sexuell-Seins, dieser komplexen Aneinanderbindung von Geschlechtstrieb einerseits und von aufs "Leben" gerichteten Techniken anderseits, die in der Reflexion über Gesundheit, Normalität, Eltern- und Kinderrolle u.a. gesellschaftlichen und individuellen Ausdruck fanden.

Foucault spricht zumindest andeutungsweise einen Zusammenhang an:

> ...das Sexualitätsdispositiv scheint keineswegs von den traditionell so genannten "leitenden Klassen" zur Einschränkung der Lust der andern installiert worden zu sein. Vielmehr scheinen sie es zuerst an sich selbst versucht zu haben. Handelt es sich um eine neue Wendung der bürgerlichen Askese, die im Zusammenhang mit der Reformation, der neuen Arbeitsethik und dem Aufschwung des Kapitalismus so oft beschrieben worden ist? Es scheint sich gerade nicht um eine Asketik im Sinne eines Verzichtes auf Lust oder einer Disqualifizierung des Fleisches zu handeln, sondern im Gegenteil um eine Intensivierung des Körpers, eine Problematisierung der Gesundheit und ihrer Funktionsbedingungen.[5]

Foucault setzt hier, wie viele andere vor ihm, die protestantische Ethik und die ihr entstammende Askese, wie sie von Max Weber formuliert wurde, in eins mit bürgerlicher Askese. Dabei geht das eigentliche Movens, das zur Ausprägung geschlechtlicher Askese bei den rigiden Protestanten führt, verloren. Es ist die Begehrlichkeit, die über die erlaubte eheliche Lust und über offenen fleischlichen Ungehorsam hinaus im Individuum sich Raum zu verschaffen versucht: der Bereich der kleinen Sodomie, der "Onanie". Foucault spürt, daß das Entscheidende für eine Sexualisierung in diesem Bereich stattfindet; da ihm aber die "Onanie" als eigenständiges protestantisches Konzept der kleinen Sodomie unbekannt ist, greift er zwangsläufig auf das Konzept der "Mollitia" zurück. Doch mit dem Konzept der "Mollitia" ist bei aller Ähnlichkeit zu dem der "Onanie" der Umbruch, der um die Wende vom 17. zum 18. Jahrhundert anfängt und langfristig zur "modernen Sexualität" hinführt, nicht zu fassen. Denn die gesellschaftlichen Implikationen, die das Konzept "Onanie" mit sich bringt, sind ganz und gar verschieden von denen der "Mollitia".

Ob Michel Foucault in einer Fortsetzung seiner Sexualitätsgeschichte noch auf den Unterschied von "Mollitia" und "Onanie" gekommen wäre, muß der Spekulation oder einer Veröffentlichung des Nachlaßes vorbehalten bleiben. Eines der großen Verdienste seiner Studien zur Antike ist es, das Konzept der "Mollitia" überhaupt wieder ans Licht gebracht zu haben.

In Foucaults erstem Veröffentlichungsplan war als dritter Band "Der Kinderkreuzzug"[6], eine Auseinandersetzung mit der Kampagne gegen die kindliche Onanie in der zweiten Hälfte des 18. Jahrhunderts, vorgesehen. In einem Gespräch mit Pariser Psychoanalytikern nach dem Erscheinen von Band 1 "Sexualität und Wahrheit" erläutert er, daß sein ganzes Vorhaben als Ausgangspunkt eben jenen "Kinderkreuzzug" habe. Aus dem Gespräch:

...in dem nächsten Band, der sich mit dem christlichen *Fleisch* befassen wird, werde ich versuchen herauszuarbeiten, welche Ausprägungen diese diskursiven Prozeduren (das Bewußtwerden und die Geständnisse der Sünden des Fleisches; Anm.Verf.) vom 10. bis zum 18. Jahrhundert angenommen haben. Und dann werde ich zu jener Transformation kommen, die mir in ganz anderer Weise rätselhafter scheint als diejenige, die sich mit der Psychoanalyse produziert hat (immerhin bin ich von der Frage, die sie mir aufgegeben hat, dazu gekommen, aus dem, was eigentlich nur ein kleines Büchlein sein sollte, dieses ganze, ein wenig verrückte Projekt zu entwickeln, das ich zur Zeit verfolge): für einen Zeitraum von etwa zwanzig Jahren war in ganz Europa bei den Ärzten und Erziehern von nichts anderem mehr die Rede, als von dieser unglaublichen, die gesamte Gattung des Menschen bedrohenden Epidemie: der Masturbation der Kinder. - Etwas das niemand zuvor praktiziert hatte![7]

Doch bei der Untersuchung der "Geständnisse des Fleisches" scheint Michel Foucault in den Sog des Konzeptes "Mollitia" geraten zu sein. Die "Mollitia" aber -

bezeichnenderweise stammt die erste Abhandlung über die Sünde der *Mollities* von dem Pädagogen und Mystiker Gerson im 15. Jahrhundert; und die im 18. Jahrhundert von Dekker (in der dt. Übersetzung Dekker statt Bekker; Anm. Verf.) verfaßte Sammlung *Onania* übernimmt Wort für Wort ihre Beispiele aus der anglikanischen Pastoraltheologie[8]

- führt ihn über Jean Gerson weit über den von ihm geplanten Zeitraum des 10. bis 18. Jahrhunderts hinaus und zurück zu den ersten Eremiten und Kirchenlehrern und darüberhinaus zu deren Wurzeln und Traditionslinien in vorchristlichen Philosophien.

Foucault findet in der vorchristlichen Antike Philosophen, die aus Gründen einer ästhetischen Gestaltung ihres Lebens[9] und aus Gründen der Autarkie ihr geschlechtliches Begehren dominieren wollen und es für diesen Zweck problematisieren müssen; er findet in der christlichen Antike die mit dem Problem der "Mollitia" beschäftigten Eremiten und Mönche, denen - da ihr ganzes Begehren Gott gelten soll - die Ausschaltung der Fleischeslust, der Konkupiszenz, am Herzen liegt. Problematisierung des Begehrens und der Versuch der Ausschaltung der Konkupiszenz setzen Subjekte voraus, die sich ihrer begehrlichen Fleischeslust bewußt geworden sind und diese zu kontrollieren versuchen. Der Kampf gegen die Sünde der "Mollitia" kann nur von Subjekten geführt werden, die dies erfüllen: Subjekte, die ein Bewußtsein ihrer Begehrlichkeit besitzen und die Foucault in moderner Terminologie "sexuelle Subjekte" nennt. Er schreibt hierzu in der Einleitung von "Der Gebrauch der Lüste":

Von der "Sexualität" als einer historisch besonderen Erfahrung zu sprechen, setzte auch voraus, daß man über geeignete Instrumente verfügt, um die drei Achsen dieser Erfahrung

in ihrem je eigenen Charakter und in ihrem Zusammenhang zu analysieren: die Formierung des Wissen, die sich auf sie beziehen; die Machtsysteme, die ihre Ausübung regeln; und die Formen, in denen sich die Individuen als Subjekte dieser Sexualität (an)erkennen können und müssen. ...
Hingegen machte mir die Untersuchung der Weisen, in denen die Individuen dazu gebracht werden, sich als sexuelle Subjekte anzuerkennen, viel mehr Schwierigkeiten. ... Die Erfahrung der Sexualität mag sich zwar als eine besondere historische Figur von der christlichen Erfahrung des "Fleisches" unterscheiden: jedoch scheinen beide von dem Prinzip des "Menschen des Begehrens" beherrscht zu sein. Jedenfalls schien es schwierig, die Bildung und Entwicklung der Sexualität vom 18. Jahrhundert an zu analysieren, ohne eine historische und kritische Arbeit über das Begehren und das begehrende Subjekt zu leisten. Also: ohne eine Genealogie in Angriff zu nehmen. Damit meine ich nicht eine Historie der aufeinanderfolgenden Konzeptionen des Begehrens, der Begehrlichkeit oder der Libido, sondern eine Analyse der Praktiken, durch die die Individuen dazu verhalten worden sind, auf sich selber zu achten, sich als Begehrenssubjekte zu entziffern, anzuerkennen und einzugestehen und damit zwischen sich und sich selber ein gewisses Verhältnis einzuleiten, das sie im Begehren die Wahrheit ihres - natürlichen oder gefallenen - Seins entdecken läßt.[10]

Beim Kampf um die völlige Keuschheit erfüllt das Konzept der christlichen "Mollitia" (das ist jedes Scheitern in diesem Kampf mit sich allein, ohne Partner) die Bedingungen zur Konstitution eines "sexuellen Subjektes" durchaus: In der Mollitia findet die Begehrlichkeit ihren - wenn auch verbotenen - Raum, in der Mollitia findet das Subjekt seine - wenn auch negative - Wahrheit: die menschliche Existenz im Fleisch fordert die Rechte des Fleisches ein. Der Mensch lebt die Nachwirkungen der Erbschuld, und die Lehre daraus ist, daß die Rechte Gottes gegen die Rechte des Fleisches nur in beständigem Kampf durchzusetzen sind. Die behauptete Kontinuität des "Menschen des Begehrens" von der christlichen Antike bis ins Zeitalter der modernen Sexualität, muß sich an solchen Fragen zu erweisen haben wie: Welche Bevölkerungskreise wurden zu welchem Zeitpunkt in den Bann der Problematisierung des eigenen Begehrens gezogen? Warum und in welcher Form ist dies geschehen? Dann kann auch die Unterscheidung, die Foucault hinsichtlich der Erfahrung der modernen Sexualität und der Erfahrung des christlichen Fleisches andeutet, genauer gefaßt werden.

Das Wissen um die Mollitia ist in der katholischen Kirche einer Elite vorbehalten; für die große Masse sollen die stummen Sünden nach Strategie der katholischen Kirche auch stumm bleiben: Die kleine Sodomie soll nicht zum Gegenstand der allgemeinen und öffentlichen Reflexion werden. Daran ändern einzelne Versuche, wie die Beichtanleitungen Gersons oder die auf Alltagsreform gerichtete Anweisungen eines Franz von Sales oder Alphons von Liguri, nichts. Meines Erachtens setzt Foucault den Wert der mittelalterlichen und nachtridentinischen Beichte als Zugriffsmöglichkeit auf die breite Masse der Gläubigen viel zu hoch an. Die Beichte mit ihrer sakramentalen Kraft zur Sündenlösung konnte die Menschen nur schwerlich zu der Beständigkeit erziehen, die dauernde Reflexion, Problematisierung und Kontrolle des Begehrens erfordern[11]. Das Konzept "Mollitia" in der Beschränkung auf eine zölibatäre Elite konnte meines Erachtens weder den Anstoß zu einer Sexualisierung geben noch diese selbst leisten. Dazu brauchte es andere Protagonisten als die mit der "Mollitia" ringenden Katholiken. Ich behaupte hierfür die Gruppen des rigiden Protestantismus.

Der Unsicherheit in den Kreisen der streng gläubigen Protestanten hinsichtlich des Problems "Soll man öffentlich über diese Sünden schreiben?" war das erste Kapitel dieses Teils gewidmet. Der stummen Sünde und damit der ihr innewohnenden Begierde Sprache zu verleihen, war für die Zeitgenossen, die dies für nötig hielten, ein durchaus umstrittener und gewagter Schritt. Der daraus entstehende protestantische Diskurs über die Onanie entwickelte sich unabhängig von der Mollitia und war den Bedürfnissen und Beunruhigungen des alltäglichen Lebens des 17. und 18. Jahrhunderts angepaßt. Der Einfluß der Versprachlichung der Onanie wirkte zunächst auf das Handeln der rigiden Protestanten ein, und ist einer der wichtigsten Vorläufer des medizinischen Diskurses der "Krankheit Onanie". *Diese medizinische Sicht der Onanie* ist der "*Transmissionsriemen*", durch den *die Besorgnisse der kleinen Sodomie* im modern-weltlichen Gewand der "Onanie" und in der Engführung auf Masturbation ein - als Krankheit zum Tode - *gesellschaftliches und säkularisiertes Phänomen wird, das über das christliche Fleisch weit hinausgeht.*

Den Protestanten Max Webers fehlt der Körper

Für Max Weber führen die calvinistischen theologischen Annahmen - vor allem die Prädestinationslehre bei gleichzeitiger Heilsungewißheit - zur "jenseitigen Abzweckung des diesseitigen Daseins". Diese Abzweckung gibt dem alltäglichen Leben einen asketischen Zug, den Weber im Unterschied von mönchisch-weltabgewandter Askese innerweltliche Askese nennt. Alltags- und Berufsorganisation unterliegen einer strengen Durchrationalisierung und Systematisierung, die, vielleicht gerade weil sie aus jenseitigem Bedürfnis entstanden sind, dem Diesseits ein neues Gepräge verleihen. Sie produzieren eine neue Ethik: die dauernder Selbstkontrolle und daraus resultierend die langanhaltender Beständigkeit[12], was bei Weber gerade der Berufsethik eine ganz spezifische Ausrichtung gibt: Sie soll nicht unwesentlich den *Geist* des Kapitalismus beeinflußt haben. Heute würde man anstelle von "Geist des Kapitalismus" vielleicht von einer *inneren Disposition zu Verhaltens- und Handlungsweisen* sprechen, *die später für die kapitalistische Wirtschaftsweise typisch geworden sind.* Die lange und meines Erachtens nicht fruchtbare Diskussion, ob nun Calvinisten, Methodisten, Pietisten besonders erfolgreiche kapitalistische Unternehmer gewesen waren[13], geht am Kern der Weber-These vorbei: Die beginnende Industrialisierung setzt auch in England zu einem Zeitpunkt ein, an dem der rigide Protestantismus nicht mehr die gesellschaftsbeherrschende Kraft war, die er zum Beispiel in der englischen Revolution dargestellt hatte. Die Aufweichung des strengen Gottesbildes im Prozeß der Aufklärung - der deistische Gott als Weltuhrmacher, die nun ohne sein Eingreifen abläuft - hat auch die rigide jenseitige Abzweckung aufgeweicht und auch in den Gebieten, wo der rigide Protestantismus eine Zeitlang gesellschaftstragend gewesen war, ihn zu einer Strömung unter vielen anderen werden lassen. Zwar existieren die rigiden Protestantismen als kirchlichen Gruppen oder Sekten je nach Gegend mehr oder weniger einflußreich weiter, aber der große Prozeß der Säkularisierung ist eingleitet. Doch wirkt die Ethik des rigiden Protestantismus in wichtiger Weise selbst in der sich säkularisierenden Gesellschaft weiter: Die Erziehung der Kinder in einer Glaubensgemeinschaft mit rigiden theologischen Prämissen prägt nicht nur die Glaubensvorstellungen, sondern das ganze Wesen und die ganze Breite der Verhaltens- und Handlungsmöglichkeiten dieser Individuen. Ihre Sozialisation hat unter den ethischen Vorgaben der Gemeinschaft stattgefunden. Selbst wenn sie in ihrem biographischen Werdegang Gott und Jenseits als Bezugspunkt verlieren sollten, so verlieren sie noch lange nicht die Ethik, die einst an diese Bezugspunkte geknüpft und aus ihr herausgewachsen war, und noch weniger die Verhaltensstandards, die völlig auf den Alltag ausgerichtet sind und auch nicht mehr als theologisch vermittelte erkannt werden können. In diesem Sinne, als Sozialisationsinstanz für eine ethische Grundhaltung, hat der Calvinismus - der rigide Protestantismus - als "geistige" Erscheinung die Entwicklung des Kapitalismus durchaus beeinflußt und ihm durch Einprägung seiner Tugenden die typisch abendländische Dynamik mit auf den Weg gegeben, die später mit der Bezeichnung "bürgerlich" gefaßt wurde.

Hier zeigt sich eine Schwachstelle der Theorie Max Webers. Jede Sozialisation zielt nicht nur auf die geistig-psychische, sondern auch auf die körperliche Einpassung des zu erziehenden Kindes in die vorgegebene Gemeinschaft ab. Vor allem jede asketische Ethik erzwingt die Einschränkung irgendwelcher sinnlicher Genüsse, das heißt, sie muß direkt auf den Körper einwirken. In Webers Theorie geschieht der Schritt von den theologischen Aussagen zur Rationalisierung und Systematisierung der Alltags- und Berufswelt und so zur gesellschaftlichen Installierung der protestantischen Ethik leichthin und ohne daß der Ort, an dem eine solche Installierung stattfinden muß, thematisiert würde. Die Zwischenschaltung dieses Ortes fehlt bei Max Weber: Es ist der Körper mit seiner Sinnlichkeit im Allgemeinen. In unserem Fall wird als Besonderes die Geschlechtslust herausgegriffen.[14]

Neuere Forschungen versuchen den Begriff der "innerweltlichen Askese" zu stürzen, indem sie den Ehebegiff des rigiden Protestantismus als durchweg positiv darstellen. So schreibt Edmund Leites in seinem Essay "Puritanisches Gewissen und moderne Sexualität":

> Wenn Weber recht hatte mit seiner Ansicht, der Hauptstrom des westlichen Mönchstums sei bestrebt gewesen, mit methodischen Mitteln konstante Motive und eine dauerhafte Ordnung im Herzen des Mönchs und der Nonne zu gestalten, dann hat er eine bemerkenswerte Kontinuität zwischen Mönchtum und Puritanismus aufgedeckt. Wenn aber der Geist des Mönchstums ebenso asketisch und weltverneinend war, wie Weber es ihm nachsagte, dann unterscheidet sich der Puritaner vom Mönch nicht nur darin, daß er *in* der Welt ist, sondern auch darin, daß er (zumindest in Hinblick auf die Ehe) *von* der Welt und *für* die Welt ist.
>
> Angesichts dieser Ideen muß Webers Auffassung, das "entscheidende Merkmal" der Puritaner sei ihre Askese gewesen, die sich mit voller Gewalt gegen das unbefangene Genießen des Daseins wandte, zurückgewiesen werden. Die puritanische Ethik der Ehe ist wirklich weltbejahend. Die Liebe und das Begehren, die Eheleute füreinander empfinden, sind an sich gut und bringen Freude in die Welt.[15]

In Leites Essay ist die Realität Gottes, wie sie sich für Gläubige im 17. und 18. Jahrhundert als unausweichlich darstellt, gleichgesetzt mit der eines postnietzscheanischen Gottes, an den geglaubt werden kann oder nicht. Daher entgeht Leites die von Gott gesetzte und auf Gott bezogene Trennungslinie "erlaubt/verboten". Durch die Verwischung diese Gegensatzes treten moderne Formulierungen wie "Liebe und Begehren in der Ehe sind an sich gut" ein, während im alten christlichen Denken eheliches Begehren erlaubt und deshalb nicht nur schlecht ist. *Von der Welt*, das heißt aus Fleisch und Blut, sind die Mönche und Nonnen auch; aber *für die Welt* sind weder die Mönche und Nonnen noch die rigiden Protestanten, da beide Gruppen *für Gott und Jenseits* leben mit dem Unterschied, daß erstere zölibatär und letztere in erlaubter ehelicher Gemeinschaft das Jenseits zu erreichen suchen. Es soll hier keineswegs geleugnet werden, daß die Ehe als Normalfall im Protestantismus zu einer Aufwertung und Emotionalisierung der ehelichen Beziehung geführt hat; davon wird noch die Rede sein.

Hinter der Emphase für die Weltlichkeit der Ehe im rigiden Protestantismus steckt eine nicht ungefährliche Vereinfachung: Dort Zölibat = Askese, hier Ehe # Askese. Denn auch die Ehe als erlaubtes Ventil der Konkupiszenz kann in asketisch jenseits-gewandten Zusammenhängen stehen. Es bleibt noch immer das Verbot und das Verbotene: Zum einen die offene fleischliche Unzucht mit andern Personen, zum andern jenseits dieses fleischlichen Ungehorsams die Spannung von erlaubter Lust in der Ehe und den darüber hinausgehenden Überschuß an Begierde, der im einzelnen Individuum wirkt, drängt und sich Raum zu verschaffen versucht.

Das Umgehen mit diesem Überschuß, den wir als "Onanie", als kleine Sodomie im Protestantismus definiert haben, ist der Bereich, wo die Askese neben der Ehe, in der Familie und im alltäglichen Kontakt mit der Gesellschaft, also durchaus *innerweltlich*, zur Wirkung kommt. Am Beispiel der

neben der Ehe, in der Familie und im alltäglichen Kontakt mit der Gesellschaft, also durchaus *innerweltlich*, zur Wirkung kommt. Am Beispiel der "Onanie" kann plastisch werden - denken wir an die Schriften von Gerber, Osterwald und die "Onania"-Schrift selbst - , was innerweltliche Askese für das Geschlechts- und Alltagsleben meint, und wie die "Onanie" über die selbstkontrollierte Auseinandersetzung mit fleischlichen Regungen und Wünschen - dem ganzen unerlaubten Begehren - die rigiden Protestanten zu "sexuellen Subjekten" erzieht und somit Pate steht bei der Ausbildung des "Sexualitätsdispositivs".

5 Der Tempel des Heiligen Geistes II

Das protestantische Onanie-Konzept und seine Motivierung ist, so hoffe ich, klar herausgestellt. Nun muß gezeigt werden, wie dieses neue Konzept wirkt. Zwei Wirkungsweisen sind dabei - über die theologisch fundierte moralische Beunruhigung hinsichtlich der geschlechtlichen Lust hinaus - zentral: zum einen die Einwirkung auf das Verständnis der "Natur", der natürlichen Gegebenheit des menschlichen Körpers, zum anderen die Auswirkung auf das gemeinschaftliche Zusammenleben und dessen Organisationsform. Welches sind nun die "physikalischen" und sozialen Konsequenzen der kleinen Sodomie "Onanie"?

"*Physikalisch*", Hermann Bausinger hat darauf hingewiesen, "bedeutet ... zu jener Zeit das Natürliche im Gegensatz zum Moralischen. ... Physikalisch ist, was 'in der Natur der Dinge, in ihrer Veränderungskraft gegründet' ist"[1]. Gibt es natürliche Gründe dafür, daß der Same nicht auf den Boden fallen soll? Sind diese Gründe nur theologischer Art, oder hängen sie ursächlich mit der Einrichtung des natürlichen Körpers zusammen? Wie und warum entstehen gewisse Krankheiten und daraus vorzeitiger Tod? In einem ersten Schritt muß die geschlechtliche Weltsicht und Naturerkenntnis im rigiden Protestantismus betrachtet werden. Die physikalische Einrichtung der Welt wird mit dem Maßstab einer an der Bibel orientierten Rationalität gemessen. In den Büchern Wolfgang Philipps zur Frühaufklärung habe ich hierfür den Begriff "Physikotheologie" gefunden, der mir treffend scheint. Unser Thema ist die Physikotheologie des Geschlechts.

Ist einerseits das hiesige Leben nur Funktion eines anderen, jenseitigen Lebens, ist aber anderseits den Gläubigen die "Weltflucht" in Einsiedelei und Kloster als Ausweg versperrt, dann muß dieses irdische "Prüfungs"-Leben "mitten in der Welt", d.h. in Familie und Beruf, bestanden werden. Das Onanie-Konzept hat in diesen beiden sozialen Bereichen weitreichende Folgen.

Naturerkenntnis und Weltmodell Bibel: "Lesen im Zweiten Buch"

Sowohl die soziale Weltsicht wie die Naturerkenntnis sind dem "Weltmodell" Bibel verpflichtet. Die Bibel ist die alles durchdringende Offenbarung: Sie ist 1. ethische Richtschnur, da sie sagt, aufgrund welcher Lebensweise - des Einzelnen und im Zusammenleben - Gott geehrt werden kann, und sie ist 2. als Wort Gottes der Schöpfung übergeordnet. Die Natur ist das "Zweite Buch", zweite Quelle der Offenbarung. Naturerkenntnis dient zur Stützung biblischer Aussagen oder zur Aufhellung unklarer Stellen, sie ist "Lesen im Zweiten Buch"[2]. Viele Denklinien der modernen abendländischen Wissenschaft setzen an den nicht kohärent zu machenden Bruchstellen von Bibelaussage und Naturerkenntnis ein; darauf beruht nicht zuletzt ihr Status der "Modernität"[3]. Das Denken der Aufklärung hat bereits ab dem letzten Drittel des 17. Jahrhunderts viele Punkte biblisch vermittelter Annahmen über die Natur in Frage gestellt, aber das Primat der Theologie war längst noch nicht gebrochen. Ernst Cassirer schreibt in "Die Philosophie der Aufklärung":

> Dazu (der Natur ihr ... Geheimnis zu entreißen) aber war vor allem erforderlich, daß das Band zwischen *Theologie und Physik* nunmehr endgültig zerschnitten wurde. So sehr dieses Band im achtzehnten Jahrhundert bereits gelockert war - völlig gelöst war es keineswegs. Die Autorität der Schrift wurde auch in Fragen der reinen Naturerkenntnis noch immer eifrig gehütet und verteidigt. Der Spott, den *Voltaire* immer wieder über die "biblische Physik" ausschüttet, erscheint uns heute überlebt und schal; aber ein gerechtes historisches Urteil darf nicht vergessen, daß er im achtzehnten Jahrhundert noch immer einem gefährlichen und ernsthaften Gegner galt. Die Orthodoxie hatte auf das Prinzip der Verbalinspiration noch keineswegs verzichtet; und in diesem Prinzip lag die Forderung beschlossen, daß in der mosaischen Schöpfungsgeschichte eine echte Wissenschaft der Natur enthalten sei, an deren Grundergebnissen nicht gerüttelt werden dürfe. Nicht nur Theologen, sondern auch Physiker und Biologen bemühen sich darum, diese Wissenschaft zu stützen und zu erläutern.[4]

Viele Biographien der Aufklärungszeit schwanken zwischen Gläubigkeit und aufklärerischem Impetus, zwischen göttlicher und menschlicher Vernunft. Viele Philosophen und Wissenschaftler der ersten Generation der Aufklärung kommen aus protestantischem Umfeld, sind protestantisch sozialisiert. Der Konflikt zwischen biblischer Natursetzung, deren biblisch-naturhistorischer Verteidigung und davon abweichender empirischer Naturerkenntnis führt Verteidiger der Bibel aus Glaubensgründen in das Lager der Aufklärung. Andere verbleiben trotz abweichender Naturerkenntnis in ihrer Gläubigkeit. Hinsichtlich des Erdalters berichtet zum Beispiel Wolf Lepenies von der Position des Natursystematikers und rigiden Protestanten Carl von Linné (1707- 1778), auf den wir am Schluß dieses Kapitels etwas ausführlicher eingehen werden.

> Mehr und mehr empirische Befunde sprechen dagegen, die kurzen Zeiträume der mosaischen Chronologie für die Weltentstehung und Weltentwicklung als ausreichend anzuse-

hen: die Trennung von Kosmologie und Genesis drängt sich auf. Linne - in jene Komission berufen, die mit der schwedischen Bibelübersetzung beauftragt wurde - schrieb, er hätte die Erde gern für älter halten wollen, als selbst die Chinesen, die bei einer Schätzung von 19 Millionen Jahren angelangt waren, wenn nur die Heilige Schrift es ihm gestattet hätte.[5]

Teil der Sozialisation im rigiden Protestantismus ist die Erlernung von Kultur- und Sozialtechniken wie Rationalisierung, Systematisierung und daraus resultierend Selbstkontrolle und Beständigkeit. Diese an alltäglicher Lebensweise erlernten und erprobten Techniken werden für die Arbeit der Aufklärung - rationale und systematische, das heißt im modernen Sinne wissenschaftliche Durchdringung und Erkenntnis der Welt - fruchtbar und wirksam. Das ist einer der zentralen Punkte der Verknüpfung von rigidem Protestantismus und Aufklärung. So sind die protestantisch geprägten Gebiete dadurch gekennzeichnet, daß in ihnen - im Gegensatz zu den Ländern mit staatlich verordneter Aufklärung[6] - ein breites Potential an aufklärungswilligen und aufklärungsfähigen Individuen vorhanden ist.

Zwei Prozesse, die nebeneinanderlaufen: zum einen die langsame Durchsetzung einer von religiöser Dogmatik befreiten und sich allein auf beobachtbare Tatsachen stützenden Wissenschaft, zum andern das Festhalten des rigiden Protestantismus an der wörtlichen Wahrheit der Bibel durch den Versuch der Physikotheologie, der in der Kohärenzschaffung von Bibelaussage und Naturerscheinung besteht. Beide Prozesse stehen zueinander in Wechselwirkung; jedoch ist der Sieg der aufgeklärten Denkweise nicht aufzuhalten. Physik, Biologie, Vor- und Frühgeschichte werden eigene Wissenschaften.

Die Aufklärung dringt in Form der Neologie in die Theologie selbst ein, es beginnt die historisch-kritische Analyse der Bibel. Die Theologie etabliert sich als zwar gläubige, also an der Offenbarung festhaltende, aber dennoch die Methoden kritischen Denkens auf die Bibel anwendende Wissenschaft.

Eine Anstrengung allerdings, die Physikotheologie - "das 'Buch der Schrift' am 'Buch der Natur' zu verifizieren, die absolute Wahrheit der Bibel zu erweisen und die Endlichkeit der Dinge heilsgeschichtlich ... zu deuten"[7] - und ihre Folgen aufzuweichen, ist im 18. Jahrhundert nicht unternommen worden: Auf dem Gebiet der Geschlechtlichkeit behielt die biblische Sicht Gültigkeit. Bis heute sind viele Ansichten über Sexualität in vielfältiger Weise biblisch vermittelt, obwohl das meist nicht mehr bewußt ist.

Das Geschlecht ist ein zentraler Schnittpunkt, wo sich die göttlichen mit natürlichen Forderungen treffen. Ist die göttliche Geschlechtsordnung mit den natürlich-körperlichen Gegebenheiten in Einklang zu bringen? Kann die "diskursive Kultur" des göttlichen Anspruchs mit der "triebhaften Natur" des Geschlechtes kohärent gemacht werden? Und wenn ja, um welchen Preis?

Hierzu wollen wir zwei Werke heranziehen, die beide dem großen Umfeld der Literatur des "Lesens im Zweiten Buche" angehören. Das erste ist das schon mehfach erwähnte vierbändige Monumentalwerk:

Kupfer=Bibel. Jn welcher die PHYSICA SACRA, oder geheiligte Naturwissenschafft derer Jn Heil. Schrift vorkommenden Natürlichen Sachen deutlich erklärt und bewährt von JOH. JACOB SCHEUCHZER ... Anbey zur Erläuterung und Zierde des Wercks jn Künstlichen Kupfer=Tafeln ausgegeben und verlegt durch Johann Andreas Pfeffel. Ulm und Augsburg 1733-1735

Der Naturwissenschaftler, Mathematiker und promovierte Mediziner Johann Jakob Scheuchzer (1672-1733)[8] war Stadtarzt und Physikprofessor in Zürich, Mitglied verschiedener Gelehrter Gesellschaften, darunter auch der Royal Society London. Die "Physica sacra" als eine "biblische Naturgeschichte"[9] darf durchaus den Anspruch erheben, ein ernsthaftes naturwissenschaftliches Kompendium der damaligen Zeit zu sein.

Das zweite Werk ist von Georg Sarganeck (geb. 1702) die

Ueberzeugende und bewegliche Warnung vor allen Sünden der Unreinigkeit und Heimlichen Unzucht, darinnen aus Medecinischen u. Theologischen Gründen vernünftig vorgestellet wird, I. Was für Gefahr und Schaden, II. Schulden und Gerichte, und III. Für Rettungs=Mittel vorhanden. Aus Liebe und Verbindlichkeit dem menschlichen Geschlecht sonderlich aber zur studirenden Jugend auf Schulen und Universitäten mit züchtiger Feder und tiefer Ehrfurcht vor Gott entworfen. Züllichau 1740.

Sarganeck stammte aus Teschen in Oberschlesien, studierte in Halle, wurde 1726 Lehrer am Königlichen Pädagogikum in Halle, 1728 Konrektor in Teschen, mußte aber 1730 fliehen, denn er wurde "in der von einigen fleischlichen Lutherischen Lehrern gegen die treuen Knechte GOttes allda erregten Verfolgung mit verjagt"[10]. Er wurde dann Rektor in Neustadt/Aisch und war ab 1736 als "Inspektor Adjunctus" wieder am Pädagogikum in Halle. Er ist Verfasser mehrerer theologischer, mathematischer und pädagogischer Schriften und hat an Johann Jakob Schmidts Serie "Biblischer Mathematicus", "Biblischer Geographus", "Biblischer Medicus", "Biblischer Historicus", erschienen in den 40er Jahren des 18. Jahrhunderts, mitgearbeitet, indem er zum "Mathematicus" und "Geographus" Schriften für den Anhang verfaßt hat:

"Höchstnöthige Berechnung der Sündenschulden, derer Größe und Mannigfachigkeit" und "Zeugniß für die göttliche Wahrheit, gegen einige dunckele Zweiffel, welche wider das gantze Werck unserer Erlösung bey unvorsichtiger Betrachtung des großen Welt=Gebäudes in dem finstern Hertzen aufsteigen können".

1.Physica sacra N° 23: "Erschaffung und Zeugung des Menschen"

Dieser Kupferstich zeigt "Erschaffung und Zeugung des Menschen". Zugrunde liegt eine Bibelstelle aus dem 1. Kapitel des 1. Buches Moses.

VND GOTT SPRACH/ LASST VNS MENSCHEN MACHEN/ EIN BILD/ DAS VNS GLEICH SEY/ Die da herrschen vber die Fisch im Meer/ vnd vber die Vogel vnter dem Himmel/ vnd vber das Vieh/ vnd vber die gantzen Erde/ vnd vber alles Gewürm das auff Erden kreucht.
VND GOTT SCHUFF DEN MENSCHEN JM ZUM BILDE/ ZUM BILDE GOTTES SCHUFF ER JN/ VND SCHUFF SIE EIN MENLIN VND FREWLIN. (Gen 1, 26.27.)

Die Genesis spricht hier von der Erschaffung des Menschen, von der Zeugung aber ist nicht die Rede.

Der Kupferstich zeigt Adam im Paradies sitzend, ein breiter Lichtstrahl, der die Gegenwart Gottes bezeugt, fällt auf ihn. Adam blickt zur Lichtquelle auf, mit fragendem Ausdruck und die Hände in seltsamer Weise erhoben, fast so, als sollten sie ihm gebunden werden. Der obere äußere Rand des Lichtstrahls fällt genau auf seine Stirn, der untere verblaßt an den Händen. Jetzt wird die Bewegung der Hände einsichtiger, sie verdecken das Geschlecht Adams. Denn würde der untere Lichtstrahl verlängert, so zielte er genau auf Adams Penis, der allerdings keusch zwischen den Beinen versteckt ist. Um Adam herum das Paradies: mit Hügeln, Wäldern, einem Flußlauf oder See. Dort tummeln sich Tierpaare: im Hintergrund ein Pferdepaar, davor im Zentrum ein Storchenpaar, davor eine Schwanenfamilie - der Zyklus der Zeugung hat also schon begonnen -, dann neben den Füßen Adams ein Hasen- und schließlich im unteren Eck ein Waschbärenpaar.

Versteht man die Tiere symbolisch - und dies ist sicher zulässig, da die Ikonographie der Kupfer-Bibel noch sehr der emblematischen Tradition verpflichtet ist und am Übergang von sinnbildlicher zu rein naturgeschichtlicher Darstellung steht[11] -, so deuten die "kinderbringenden" Störche, die sich in der Mitte befinden, auf Nachkommenschaft hin, das Schwänepaar mit den drei kleinen Schwänen auf ein treu sorgendes Elternpaar, die Waschbären auf Reinlichkeit, die Pferde - denken wir an Calvins Genesis-Kommentar zu Judas Reaktion auf die verkleidete Thamar - auf die Stärke und Kraft der geschlechtlichen Lust und last not least die zeugungsfreudigen Hasen vielleicht auf Geilheit, auf den von Gott auferlegten Zwang zur geschlechtlichen Vermischung. Denn die Köpfe des Rammlers und der Häsin stoßen genau dort zusammen, wo die Verlängerungslinie des unteren Randes des göttlichen Lichtstrahls, nachdem dieser Hände und Geschlecht Adams passiert hat, hinfällt. Die Szene spielt noch vor Erschaffung Evas und vor dem Sündenfall. Im Text heißt es:

Jetzt tritt der Mensch, das aller=edelste Geschöpffe, die kleine Welt, auf die Schaubühne der großen Welt; die Tafel ist gedeckt und besetzet, der Gast darf sich nur hinsetzen.[12]

Im Bilde lauern jedoch schon die Gefahren und Pflichten, die auch dieses edelste Geschöpf, den Mann, bedrängen werden: sein Fleisch und die Fleischeslust. Scheuchzer weist ausdrücklich bei der Erläuterung der Erschaffung des Weibes, Gen 2, 21 und 22, eine mögliche Interpretation von Gen 1, 27 als gleichzeitige Erschaffung von Mann und Frau zurück, wobei er sinniert, daß die Frau wahrscheinlich nicht aus der Rippe, sondern aus dem Fleisch um die Lendengegend gemacht worden sei.

Lächerlich aber ist die nach dem Heydenthum schmeckende Fabel, daß das Weib und Adam zugleich erschaffen worden, es wären aber diese beyden Eh=Gemächte am Rücken, wie der zwey=gesichtige Janus am Kopffe zusammengewachsen gewesen, welche bereits zwey Leiber gehabt hätten.[13]

Dennoch ist die Frau auf der Tafel "Erschaffung und Zeugung des Menschen" in ihrer Abwesenheit eindringlich präsent: In der Fassung des Kupferstichs ist die Entwicklung des menschlichen Embryos im Mutterleib dargestellt, wobei die Entwicklung vom Ei bis zur Ausbildung der menschlichen Form in Darstellung 1 mit 7 als Embryo, die weitere Präzisierung der menschlichen Gestalt in Darstellung 8 mit 11 als foetales Skelett geboten wird. Die Kommentare Scheuchzers zu den einzelnen Stufen der Entwicklung lauten folgendermaßen:

Die Fassungen gegenwärtiger Tafel entdecken den (im Orginal, Anm.Verf.) Wachsthum der Menschen, von dem ersten Anfang eines Eyleins biß auf 4 Monath, nach der neuern Bemerkung des Welt=berühmten Ruysch in seinem anatomischen Schatz.
FIG I Zeigt eine Menschliche Frucht in der Größe eines Aniß=Korns.
FIG II Eine andere so groß als ein Gersten=Korn, mit dem Anfang der Nabelschnur.
FIG III Enthält eine größere, woran der Kopff bereits von dem Leibe besonders zu sehen, auch die äußerliche Gliedmassen nach Art kleiner Knötchen erscheinet (im Orginal, Anm.Verf.).
FIG IV Eine andere nach Maß eines Quer=Fingers.
FIG V Eine andere mit deutlichern Gliedlein, so aber noch nicht in Finger zertheilet.
FIG VI Eine andere, da die Finger zu sehen.
FIG VII Dergleichen in etwas größer.
FIG VIII Ein Beingerüst von einem Kinde, so lange als ein kleiner Finger, welcher in beyden Händen ein Eylein hält.
FIG IX Ein etwas größeres, an dessen rechter Hand ein fruchbar Ey herunther hanget.
FIG X Ein anders in der Länge eines Zeige=Fingers, von dessen linken Hand ein die quer geschnitten fruchtbar Ey hanget.
FIG XI Eins angeführt von 4 Monathen, welches ein zartes mit unzehlich viel Blut=Gefässen durchwürcktes Hautlein, gleich einem Schnupftuch gegen dem (im Original, Anm.Verf.) Auge hält, als wolte es das Menschliche Elend beweinen.[14]

Bei ihrem vorgeburtlichen "Totentanz" links und rechts vom Paradies halten die foetalen Gerippe mit Ausnahme von Figur 11 Eizellen in Händen. Ohne den Kommentar für die Figuren 9 und 10 wären die seltsam haarig-pelzigen Gebilde nicht als "fruchtbar Eylein" zu erkennen. Figur 8 hält die Eizellen über den Lichtstrahl, eine der drei Kugeln ist genau auf dem unteren Rand des Lichtstrahls gerichtet. Adams Blick scheint auf die Lichtquelle, das heißt auf Gott, zu gehen, aber dabei muß ihm auch das Zeichen der menschlichen Fortpflanzung in den Blick geraten.

Der Zwang zur Fortpflanzung im Fleische, dem der Tod innewohnt, steht zwischen Gott und Adam - die Position der "Eylein" in der linken Hand von Figur 8 lassen daran keinen Zweifel. Obwohl Eva nach biblischer Chronologie noch gar nicht erschaffen ist, scheint der Mann Adam im Paradies die Folgen, die durch seine Gefährtin auf ihn zukommen werden, bereits zu ahnen. Diese Folgen sind - als etwas Unausweichliches - im Rahmen, der die Zeichnung des Paradieses umgibt, bereits dargestellt. Der Rahmen ist also eine Art postparadiesische Überblendung des paradiesischen Zustandes; ihm sind dabei durchaus weibliche Attribute zugeordnet:

Er ersetzt die Darstellung des Mutterleibes, zumindest für die Bilder der embryonalen Entwicklung: Die Figuren 1-4 treten anstelle von Verzierungen auf, wobei Figur 1, das befruchtete Ei, mit dem Totenschädel von Figur 8 in bildlicher Korrespondenz steht; die Nabelschnur der Figuren 5-7 sind am Rahmen befestigt. Eine anatomische Darstellung des schwangeren wie des weiblichen Leibes überhaupt wird abgelehnt. Scheuchzer sagt anläßlich der Forderung, daß eine Frau bei der Verheiratung noch Jungfrau (5 Mos 22, 13-21) sein soll:

> Inzwischen wolle bey Vorlegung einer zu diesem Texte dienlichen Kupfer=Platten der geneigte Leser keine *anatomische* Vorstellung von mir erwarten, darinnen etwan die Theile ausgedrücket, wovon anjetzo die Rede ist, daraus aber ein Anlaß zu unziemlichen Gedanken erwachsen könnte ...[15]

Natürlich gibt es in der ersten Hälfte des 18.Jahrhunderts solche anatomischen Darstellungen. Das klassische und in der Abbildung freieste Werk dürfte hier Nicolas Venettes "Tableau de l'amour conjagal" (dt. 1711) sein. Im rigiden Protestantismus werden solche Abbildungen jedoch entschieden abgelehnt. Erinnern wir uns: Tissot hatte einmal Venette angeführt, ohne ihn jedoch genau zu zitieren[16]. Hier zeigt sich Tissots calvinistischer Hintergrund deutlich.

Adams fragender Blick nach oben ist jetzt - die bedrohliche Präsenz der Frau trotz ihrer Abwesenheit - verständlich. Er besagt soviel wie: "Ob es wohl möglich wäre, daß dieser Kelch an mir vorüberginge. ... ?" Aber er bekam die ihm zugedachte "Gehilfin" (Gen 2,18). Gottes unmißverständlicher Auftrag des "Seid fruchtbar und mehret euch!" (Gen 1,28) geht gemäß der Schriftauslegung Scheuchzers der Erschaffung Evas zeitlich voraus. Der

Kupferstich zeigt diesen Augenblick: Adam ist geschaffen, er - der Mensch - wird Mann und Frau sein, sie werden in den Kreislauf der Zeugung eintreten wie die Tiere, die um ihn sind, und dem in paradiesischen Zuständen lebenden Adam ist - der Kupferstich stellt sich hier gegen die biblische Theorie des uneingeschränkten Wohlbefindens im Paradies - nicht ganz wohl bei diesem Gedanken.

In diesem Kupferstich zeigt sich die männliche Sicht der Geschlechtlichkeit im rigiden Protestantismus: Der Mann braucht eine Gefährtin, aber von der Weiblichkeit dieser Gefährtin geht Verunsicherung und Angst aus, sie ist, da sie das Begehren des Fleisches weckt, Hindernis auf dem Weg zum Himmel. Doch ist die Lockung und schlimme Lust des Fleisches von Gott selbst nach dem Sündenfall in die natürliche Ordnung gepflanzt worden. Dieses Wissen scheint der paradiesische Adam von 1733 bereits mit seinen protestantischen Nachfahren zu teilen.

Warum sind es aber gerade die Zeugungsglieder, woran die Wirkung des Sündenfalls so mächtig wird?

Unschuldig war die Blöße im Stande der Unschuld, welche nunmehro Schande heißet; und wie sie annoch bey Kindern ist, war sie vor dem Fall ein Zeichen der Unschuld; Jetzo leider ein Zeichen äußerster Verderbnis. Wie kommt das? Warum allein die Geburts=Glieder, welche doch so nöthig als die übrigen sind? Warum haben Hände, Füsse, Zunge und Angesicht nicht gleiches Schicksal erfahren, welche nebst andern Gliedern, gleich so wol schändlich und täglich zu sündlichen Wercken mißbraucht werden? ... Inmittelst bin ich dessen versichert, daß die Fortpflantzung Menschlichen Geschlechtes inwohnende Begierden, vor dem Fall ordentlich= und nach erheischender Nothdurfft der Natur eingerichtet, der Vernunfft gemäß, unsündlich, und dahero auch unstraffbar gewesen.[17]

Es liegt an der Verführung, die zum Sündenfall führt. Scheuchzer zweifelt, ob die Schlange wirklich gesprochen habe, denn dadurch wäre sie "zu einer vernünfftigen Schlange gemachet" worden. Was war also die Verführung?

Unterschiedliche, und zum Theil sehr schwere Dinge eussern sich bey dem traurigen Sünden=Fall des Menschlichen Geschlechts, deren Untersuchung aber um so weniger von uns zu erwarten, weilen sehr viele derselben die Gräntzen der Naturwissenschaft überschreiten. Ja, ich würde mir gar keine Mühe geben dürffen, wenn nach Philons Ausspruch die Schlange nichts anders als eine verblümte Vorstellung der verführenden Wollust gewesen wäre. ...,daß Eva durch die Schlange nicht sowol in einer Unterredung verführet worden, als vielmehr durch das Exempel und Vorspiel ihres öfftern Auf= und Absteigens, künstlichen Wendungen, unschädlichen und zulässigen Essens von der verbottenen Frucht: Welchenfalls die ganze Verführung in denen eigenen sündlichen Gedanken unserer ersten Mutter bestanden hätte.[18]

Die sündlichen Gedanken unserer ersten Mutter: Die erste und die Schöpfung verderbende Sünde ist hier eindeutig der Frau zugeschrieben.

Auf diesem Hintergrund offenbart der Kupferstich "Erschaffung und Zeugung des Menschen" ein perfides Szenario: Verkündet er doch, daß die Frau zwar das irdische Leben zur Welt gebiert, daß die Frau aber gleichzeitig auch den irdischen Tod - jeder Foetus trägt schon das Skelett in sich - gebiert, den sie durch ihre Verführbarkeit in die Welt gebracht hat. Der Schwäche der Frau ist das Joch der besonderen Schlechtigkeit des Geschlechts zu verdanken. Ihm wohnt das Schlechte inne. Die Frau konnte nicht widerstehen. Das ist der Sündenfall, die Erbschuld, die sich durch alle Geschlechter zieht.

Das abendländische Bild der Frau hat in dieser Ideologie seinen Ursprung. Sie wird als schwächer, als nicht widerstandsfähig gegen die Versuchung gesehen, ihre Existenz wird als identisch mit ihrem Geschlecht betrachtet: Beugt sie sich unter die Ordnung, das Joch, das dem Geschlecht und der Wollust auferlegt ist, so ist sie Mutter und Gattin, lehnt sie sich dagegen auf, so ist sie Hure. Deshalb soll die Frau nicht nur im Protestantismus, sondern im ganzen christlichen (und auch islamischen) Denken dem Mann untertan sein, in der Zucht des Mannes stehen.

Vnd zum Weibe sprach er/ Jch wil dir viel schmertzen schaffen wenn du schwanger wirst/ Du solt mit schmertzen Kinder geberen/ vnd dein wille sol deinem Man vnterworffen sein/ vnd Er sol dein Herr sein (Gen 3, 16)

In einer neueren Ausgabe habe ich den Vers nach den Schmerzen bei der Geburt so übersetzt gefunden: "(doch) wirst du nach deinem Manne verlangen, der dich beherrschen wird."[19] Der Frau wird so das Begehren zugeschrieben. Das männliche Begehren ist nur Reflex auf dieses weibliche Begehren, ist eigentlich Verführt-Sein. In dieser Theorie, die noch heute allenthalben nachwirkt - im männlichen Diskurs über Vergewaltigung zum Beispiel -, kann sich der Mann als an die Verführungskraft = Begehren der Frau ausgeliefertes Opfer fühlen. Mann und Frau stehen in der Zucht Gottes, aber die Frau ist außerdem noch der Zucht des Mannes unterworfen. Es ist die Zucht des Mannes über die Frau, die für beide die Möglichkeit der Überwindung des irdischen Lebens und Todes in ein jenseitiges Leben öffnet.

Erst nach dem Sündenfall benennt Adam den "weiblichen Mann" (Gen 2, 23) mit dem Namen "Eva" (Gen 3, 20), was soviel wie "Leben" und metonymisch "Spenderin des Lebens" heißt.

Vielleicht hängt der Erfolg der wissenschaftlichen Theorie des Ovismus im ausgehenden 17. Jahrhundert mit diesen biblischen Aussagen zusammen? Der Kupferstich trägt als weitere Unterschrift "Homo ex Humo", "der Mensch entsteht aus dem Feuchten". Im Abschnitt über "Samen- und Zeugungstheorien" hatten wir gesehen, daß sich die weibliche Konstitution dadurch von der männlichen unterscheidet, daß ihre Säfte feuchter, dünnflüssiger und kälter seien. Der Satz "Homo ex Humo" schließt direkt an Harveys Aussage "Vivum omne ex ovo" - "alles Leben aus dem Ei" - an. Scheuchzer vertritt hier eine ausgesprochen ovistische Zeugungstheorie. Das weibliche Ovum ist der Ort der Weitergabe des menschlichen Lebens.

Als solcher birgt das Ovum auch den Keim irdischen Todes in sich. Die foetalen Skelette, ausgestattet mit fruchtbaren "Eylein", sprechen eine klare Sprache. Das Leben nach dem Sündenfall ist eine sich aus dem weiblichen Ei entfaltende Kette[20] aus Geboren-Werden und Sterben, mit der Gefahr, daß der Tod nicht nur ein irdischer, sondern auch ein jenseitiger werden könne. Denn der Teufel hat Macht bekommen, und der Mensch keine Gewißheit seines Heiles.

Ist auf dem Kupferstich auch eine Repräsentation des Bösen zu sehen? Dem Storchenpaar nähert sich von links ein echsenartiges Tier und stört deren Ruhe. Soll man in dieser Echse einen Vorläufer der Schlange[21] sehen, die Eva verführt hat? Bezeichnet diese Echse, da sie sich den Störchen, die ich als Sinnbild der Nachkommenschaft Adams interpretieren möchte, nähert, für die Menschen über die Gewißheit des irdischen Todes hinaus die Gefahr des ewigen Todes? Durch die Frau ist diese Gefahr in die Welt gekommen; durch das Fortpflanzungs-Muß, das unweigerlich an die Frau gebunden ist, und durch die Lust, die der Fortpflanzung beigegeben ist und die nur unter Anstrengung und Mühe in dem ihr verordneten Ort - der Ehe - gehalten werden kann, reproduziert sich diese Gefahr um die Zeugung herum in jeder neuen Generation von neuem.

Tafel 23 der "Physica Sacra" stellt eine ganze Theorie der Zeugung aus der Sicht rigid-protestantischen Denkens vor: Durch die Erbschuld ist der eigentliche Sinn der Erschaffung des Menschen gefährdet. Die Zeugung ist Fortsetzung der Erschaffung unter den Bedingungen der Erbschuld. Die Gefährdung der menschlichen Existenz lebt gerade in dem fort, was mit der Weitergabe des Lebens zu tun hat. *Das Geschlecht ist zum Prüfstein des Menschen geworden.*

Die Präsenz Gottes, der auf Adam fallende Lichtstrahl, erweist, indem er auf Stirn und Geschlecht zielt, die Pole der Spannung, in der der Mensch zu leben haben wird: Vernunft und Trieb. Der Mensch, der durch den Biß in den verbotenen Apfel gut und böse zu unterscheiden, also seine Vernunft einzusetzen gelernt hat, wird am Trieb, an der Lust, die die Vernunft ausschalten könnte, in Zucht genommen. Das ist der Ursprung der geschlechtlichen Zucht, die Gott durch Erlaubnis der Ehe und durch Verbot aller über die Ehe hinausgehenden geschlechtlichen Lust gesetzt hat.

Rechts neben Adam steht das eigentlich fingergroße, aber in der Darstellung überdimensionale Gerippe, das mit dem Haut-Tüchlein in Händen "das menschliche Elend zu beweinen" scheint. Das menschliche Elend: aus eigener Schuld in dieser Spannung leben und sterben zu müssen.

2. *Physica sacra N° 266: "Unreinigkeit der Kindbetterin"*

Das 3. Buch Moses, der Leviticus, enthält einen ganzen Katalog von ausführlichen Vorschriften zu gottgemäßer Alltagsgestaltung. "Jemanden die Leviten lesen", das läßt sich noch heute im Deutschen als Zurechtweisung falschen Verhaltens hören. Ein zentraler Punkt des Leviticus sind die Reinigungsvorschriften, die sowohl Männer wie Frauen betreffen.

Nach einer Geburt gilt die Frau als unrein. Die Reinigungszeit bei Mädchen ist doppelt so lang wie bei Jungen.

Wenn ein Weib besamet wird/ vnd gebirt ein Kneblin/ So sol sie sieben tage vnrein sei/ so lange sie jre kranckheit leidet. Vnd am achten tage sol man das Fleisch seiner Vorhaut beschneiten. Vnd sie sol da heim bleiben drey vnd dreissig tage/ im blut jrer reinigung/ Kein heiliges sol sie anrüren/ und zum Heiligthum sol sie nicht komen/ bis das die tage jrer reinigung aus sind. Gebirt sie aber ein Meidlin/ So sol sie zwo wochen vnrein sein/ so lange sie jre kranckheit leidet/ vnd sol sechs vnd sechzig tage da heim bleiben in dem blut jrer reinigung. (3 Mos 12, 2-5)

Wir haben die Gründe bereits genannt, warum die Frau die Hauptlast der Fortpflanzung zu tragen hat.

So ist demnach durch GOTTES weisen und heiligen Rath das Weib zum gebähren geordnet, und damit bey der Geburth eine lebendige Frucht ans Licht tretten möchte, so solle vermöge dieser hohen Ordnung die lebendige Hoffnung neun Monat lang in dem Mutter=Zimmer verbleiben, und in dem finstern Kerker so genau verwahret sitzen, daß ihr nicht einmal erlaubet wird zu athmen, oder frische Luft zu schöpfen; So lange muß nemlich das Kind in solchem Gewölbe ausharren, bis es genügsam erwachsen, Krafft und Tüchtigkeit erlanget, so wohl den Nothzwang der Geburths=Arbeit als auch die ungleiche Drückung der äussern Luft ... auch zu ertragen.[22]

Nun folgt eine Theorie der Menstruation, die mit der Ernährung des Kindes in Zusammenhang gebracht ist.

Zu dem Ende, und damit das Kind ohne Nachteil der Mutter neun Monath lang in dem mütterlichen Leibe ernähret würde, hat der allergütigste Schöpffer dem Weibe mehr Blut zugemessen als dem Mann, und zwar gerade in dem behörigen Maß, als dem Zweck vorträglich ist. Damit aber außer der Zeit menschlicher Schwangerschafft die Adern von allzuhäuffig- und überflüssigem Geblüte nicht beschwehret noch verstecket, oder allzusehr ausgedehnet würden, folglich allerhand Kranckheiten daraus entspringen möchten, hat die Weißheit des Allerhöchsten gedachten Überfluß des Geblüts auf eine ordentliche Weise aus dem Wege zu führen, dem Weibe eine monathliche Reinigung angewiesen.[23]

Während einer Schwangerschaft wird das normalerweise bei der Menstruation abfließende Blut vom Kind aufgebraucht; wenn das Kind geboren ist

so können sich die eröfnete Mutter=Adern nicht alsobald und in demselben Augenblick zusammen schliessen, sondern der Fluß, *Lochia* genannt, gehet, wenns recht und ordentlich gehet, 8. oder mehr Tage fort, bis die Zäsern der Mutter sich nach und nach wieder völlig eingezogen, damit das Geblüte innerhalb der Adern des Leibes zurücke bleibet...[24]

Der nachgeburtliche ebenso wie der monatliche Fluß macht die Frau unrein. Die Unreinheit wird damit erklärt, daß die austretenden Flüssigkeiten - vor allem in heißeren Zonen - in Fäulnis übergehen und ansteckend wirken können. Auf den Unterschied zwischen den "hitzigen Orientalischen Ländern" und "unsern und andern kältern Welt=Gegenden"[25] muß dann eingegangen werden, wenn der Unterschied von Zeremonialgesetz im Alten Testament und Moralgesetz und Aufhebung dieser Vorschriften im Neuen Testament zu besprechen sein wird. Laut Scheuchzer dienen also die Reinigungsgesetze des Alten Testaments der Gesundheitsprophylaxe.

Nun stellt sich die Frage, warum die Geburten von Mädchen und Jungen unterschiedlich lange Reinigungszeiten bedingen. Es muß dafür natürlich-körperliche Gründe geben. Zuerst weist Scheuchzer bisher vorgebrachte Gründe zurück:

Vallesius, Grotius suchen zwar auch natürliche Ursachen dieses mercklichen Unterschieds, und bringen nebst dem Ansehen Hippocratis und Aristotelis folgende Gründe, daß die Knäblein eher zu ihrer vollkommenen Gestalt kommen als die Mägdlein, inmassen derselben Natur feuchter und kälter seye, deßhalben auch die Weiber, welche ein Mägdlein zur Welt gebohren, auch einer längeren Reinigung nöthig hätten ... Allein diß ruhet auf seichtem Grunde. ... Und meyne ich, das Argument oder Beweiß=Grund lasse sich vielmehr umkehren: Wenn alles weibliche Geschlecht kälter und feuchter ist, über das auch mehr Blut hat, als das männliche, so wird von diesem kältern und feuchtern Blut vieles weg= und dem jungen Mägdlein zugehen, als zu einem Knäblein, mithin die Mutter bey jenem mehr als bey diesem ihrer angegeben Unreinigkeit loß werden, ich sage: es solte die Sechswöchnerin nach der Geburth eines Knäbleins eine längere Reinigung auszustehen haben, als wenn sie eines Töchterleins genesen. So hält auch dieses den Stich nicht, daß die Geburth eines Mägdleins schwehrer als bey einem Knäblein von statten gehe, gestalten nicht allein die erfahrne Weiber und Wehmütter solches belachen und widersprechen, sondern auch die Erfahrung lehret, daß die harte Geburth von andern, und ganz unterschiedlichen Sachen herrühre.[26]

Eine natürliche Erklärung kann jedoch Scheuchzer auch nicht anführen; er zieht sich "bis zur Auffindung bewährterer natürlicher Ursachen" auf den uns schon bekannten erbsündebedingten, geschlechtsspefizischen Unterschied zurück und erklärt diese Vorschrift als nichts "in der Natur selbsten Liegendes" und "mehr auf das Ceremoniale als Naturale gerichtet"[27].

Es mußte ein Knäblein am achten Tage beschnitten werden, und so nahm es bereits einen Theil der Blutvergiessung, und also auch der Reinigung auf sich; Bey der Geburth eines Mägdleins aber mußte die Mutter eine doppelte Reinigung oder Absonderung aushalten ... Das Knäblein that dem Gesetze auf einmal genug durch die von ihme erdultete Beschneidung, das Mädchen aber, nachdem es erwachsen muß alle Monat eine Reinigung und Absonderung ausstehen; Will jemand hiemit annoch nicht vergnügt seyn, weil solchenfalls die Ursache allein auf das Kind und nicht zugleich auf die Mutter fällt ..., dem geben wir noch einen Vorschlag, nemlich weil das weibliche Geschlecht im Paradies den Anfang zur Sünde als geistlichen Unreinigkeit gemacht, so solte das Angedenken desselben durch eine auferlegte doppelte Reinigung bey deerselben erhalten werden, ob gleich solches an Gnade und Seeligkeit so wenig hinderlich und verdammlich, als wenn in gleichem Absehen auf

TAB. CCLXVI.

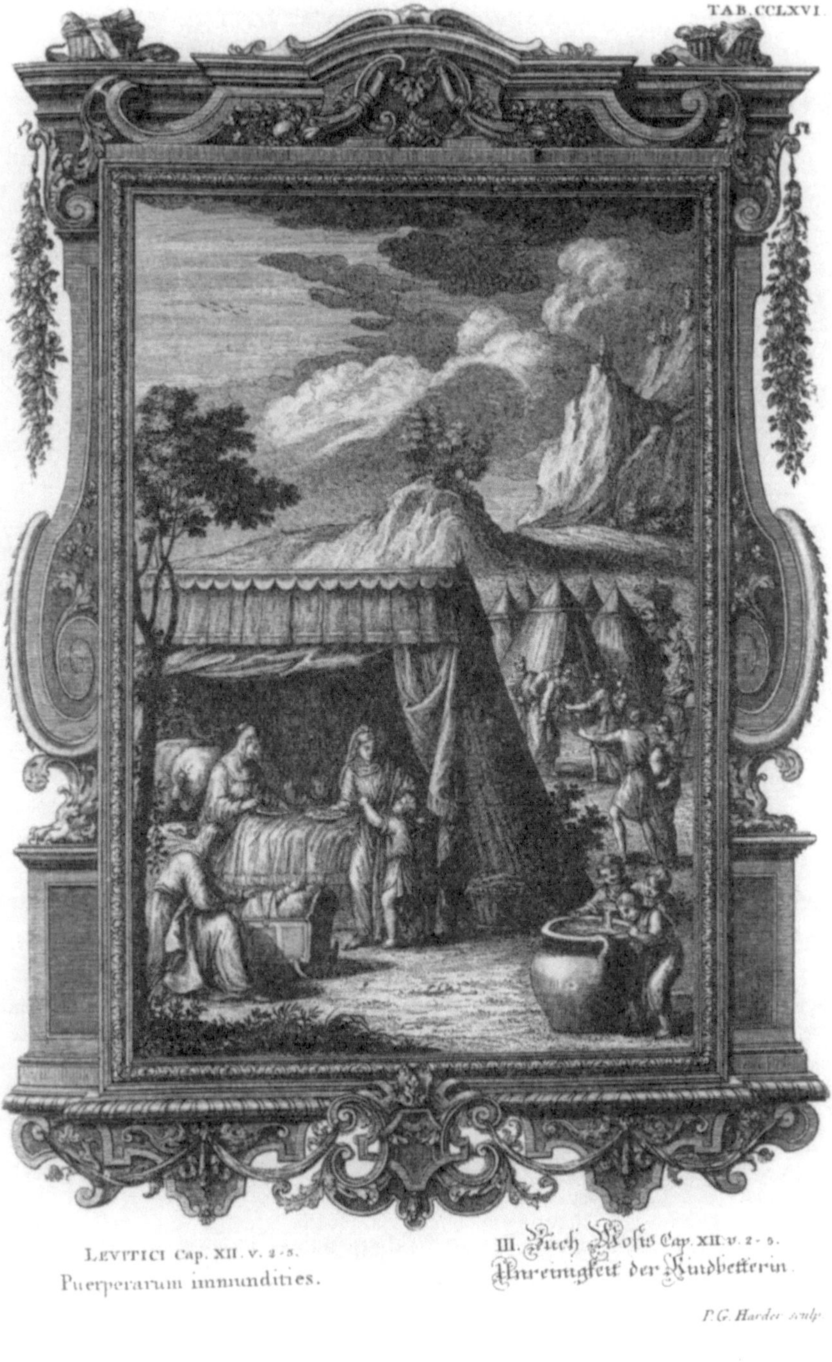

LEVITICI Cap. XII. v. 2-5.
Puerperarum immunditiës.

III. Buch Mosis Cap. XII. v. 2-5.
Unreinigkeit der Kindbetterin.

P. G. Harder sculp.

den ersten Fall denen Weibern eine schmertzhafte Geburth und Be- schwehrlichkeit in Fortpflanzung der Menschen aufgebürdet worden, womit GOTT die Männer verschonet, und ihnen allein die saure und beschwehrliche Ernährung angekündiget.[28]

Der Sündenfall, die jeweilige Rolle der beiden Geschlechter bei der Erbsünde und die im Anschluß daran an sie erteilte Arbeitsaufteilung für das Leben außerhalb des Paradieses, ist Grundlage der für die vormodernen abendländischen Gesellschaften *gültigen Anthropologie*. Der Mensch wird aus Gott erklärt, nicht aus biologischen, psychologischen oder soziologischen Theorien. *Ein gottzentriertes Weltbild muß logischerweise eine gottzentrierte Anthropologie besitzen*. Was heute als Ideologie erscheint, ist sowohl anthropologische Grundannahme als auch Norm sozialen Zusammenlebens: Die Frau ist Gebärerin und Mutter, der Mann verdient im Schweiße seines Angesichtes den Lebensunterhalt. Wenn Scheuchzer bei dem Erklärungsversuch des 40-tägigen Wochenbetts bei Knaben und des 80-tägigen bei Mädchen die naturwissenschaftliche Erklärung zugunsten des Ceremonialgesetzes, das auf die anthropologische Grundannahme seiner Weltsicht verweist, aussetzt, so bleibt er dennoch im Rahmen damals akzeptierter Argumentation. Denn die behauptete schwächere Konstitution der Frau kann sich einer natürlichen Erklärung entziehen, da sie, so wie sie ist, von Gott als Natur der Frau gesetzt wurde.

Die Frau, obwohl schwächer, ist von Gott zum "Zeugungs=Werck" bestellt. Wir hatten gesehen, daß von Scheuchzer eine ausgesprochen ovistische Zeugungstheorie vertreten wurde. Welchen Anteil hat die Frau an der Prokreation, an der Fort-Schöpfung? Im Einleitungsgedicht dieses Kapitels über die "Unreinigkeit der Kindbetterin" heißt es:

GOTT hat das Weibs=Geschlecht zum Zeugungs=Amt benennet/
Und stellts zum Saamen=Feld und fruchtbarn Acker dar.[29]

Die beiden Zeilen scheinen sich zu widersprechen: Weibliches "Zeugungs =Amt" entstammt ovistischer, "Saamen=Feld" animalkulistischer Theorie.

Wir wollen uns aber allhier nicht einlassen, die Ursachen und Gründe der Redens=Art: Wenn ein Weib besaamet wird, *Tasria*, eigentlich Saamen geben wird, zu entscheiden, vielleicht ists unnöthig, eine physicalische Streit=Frage hier anzustellen, ob? und was das weibliche Geschlecht zu der Zeugung und Besaamung beytrage? Wenn man gantz einfältig bey der Weise in Heiliger Schrifft zu reden bleibet, nach welcher effectus pro causa, ein Kind oder Nachkömmlingschafft unter dem Wort Saamen angedeutet wird ...; d.i. das Weib empfängt den Saamen, und gibt, bringt ihn an das Licht, sie geben einem gantzen Geschlechte Saamen und Nachkommenschafft durch ihre Fruchtbarkeit und glückliche Geburthen ...[30]

Eigentlich hängt Scheuchzer der alten Theorie des Zusammenflusses und aufschäumenden Gerinnens von männlichem und weiblichem Samen an, und so ist er bei der Entscheidung, welchen Anteil Frau und Mann an der Entstehung eines neuen Menschen haben, unentschieden. Wir hatten das auch bei

Albrecht von Haller gesehen; die Naturwissenschaft der ersten Hälfte des 18. Jahrhunderts schwankt insgesamt zwischen ovistischen und animalkulistischen Annahmen, die beide der Präformation, der sich ausschachtelnden Kette der seit der Schöpfung eingeschachtelten Lebewesen angehören.

In Band 4 behandelt Scheuchzer die "Zeugung Jesu" als wunderbare Ausnahme, wobei er schreibt:

Man frage nicht, wie diß zugehen könne? Bey der gemeinen Empfängnis, einer sonst schweren und bißhero fast unergründeten Sache, läßt sich noch ein und anders sagen von Hinein=Kriechung gewisser Menschen=Würmlein in den Leib der Mutter und Eyleins oder Zeitigmachung der im Eyer=Stock liegenden Eylein; Hier aber muß alle Welt=Weisheit verstummen, weilen etwas geschiehet, das über alle von GOTT in die Natur gelegte Ordnungen steiget ...[31]

Die theoretische Unsicherheit der Epoche hinsichtlich der männlichen oder weiblichen Ursache eines neuen Lebens - Ausschlag durch die Spermatozoen = "Menschenwürmlein" oder Ausschlag durch das Ovum = "Zeitigmachung der Eylein" - hat sicher neben der zur christlichen Tradition gehörenden Scham und anerzogenem Schuldgefühl dazu beigetragen, daß die Tradition der Genesis ungebrochen weiterbestand.

Eingehender beschäftigt sich Scheuchzer mit dem männlichen Samen anläßlich der Reinigungsvorschriften für Männer.

3. Physica sacra N° 275: "Reinigung vom Saamen=Fluß"

Jeglicher männlicher Samenfluß, sei er nun krankhaft oder einfach ungewollt, fällt unter das Verdikt der Unreinheit.

Wenn ein Man an seinem fleisch einen flus hat/ der selb ist vnrein/ ... Alle lager darauff er ligt/ vnd alles darauff er sitzt/ wird unrein werden. Vnd wer sein lager anrüret/ der sol seine kleider waschen und sich mit wasser baden/ vnd vnrein sein bis auff den abend. ...
WEnn einem Man im schlaff der Samen entgehet/ der sol sein gantzes fleisch mit Wasser baden/ vnd vnrein seyn bis auff den abend. Vnd alles kleid und alles fell/ das mit solchem samen befleckt ist/ sol er wasschen mit wasser/ vnd vnrein sein bis auff den abend. (3 Mos. 15. 2-5, 16-17).

Gonorrhöe, Samenabgang untertags oder während der Nacht fallen unter die Reinigungsvorschrift. Der Kupferstich zeigt die Männer-Reinigungsecke in der Wüstenzeltstadt der Israeliten. Zwei sitzen im Wasser, einer zerschlägt ein Gefäß, andere reinigen Bottiche und Kleidungsstücke. Die Reinigungsnotwendigkeit wird wie bei den Frauen mit Ansteckungsgefahr begründet:

Diese schändliche, von geilen Lüsten herrührende Kranckheit machte einen Mann unrein, und zwar nicht ohne Ursache. Wenn der Saame, oder auch das aus den Vorstehern, Prostatis, kommende flüssige Wesen in eine gährende Schärffe geräth, oder aus dem gantzen Geblüte allerhand scharff=ätzende, saltzichte Theile daselbsten sich ablegen, und mit dem Saamen vermischen, so werden sie in ein Gifft verwandelt, das andere auch anstecken kann.[32]

Es folgt eine ausführliche Schilderung der Ansteckung der Gonorrhöe, Eiter- und Samenfluß sowie ihr Zusammenhang mit andern "unreinen Krankheiten Morbus Gallicus sive Vernereus, die Venerische oder Frantzosen=Krankheit".[33]

Daß die Reinigungsmaßnahmen bei auch "nicht-eitrigem" Samenfluß notwendig waren, leitet Scheuchzer davon ab,

daß der allerheiligste Gesetz=Geber seine Absicht nicht nur allein auf eine leibliche, äusserliche, in Orientalischen Ländern höchst=nöthige Reinigkeit gerichtet, sondern auch vielmehr und hauptsächlich auf die innere und geistliche Zucht und Mässigkeit, auf eine Enthaltung von vielen, unordentlichen, geilen Lüsten und fleischlichen Werken; Ein Mensch, der so manche Reinigungen, Waschungen, Sonderungen, und dergleichen Umstände in Acht zu nehmen hatte, ja so zu reden gleichsam nur ein äusserlich erbares Leben führen wolte, fande Mittel und Trieb genug, sich vor mancher sündlicher Unreinigkeit zu hüten, damit er sich nicht so viele Mühe und Beschwehrlichkeit schaffete, welche in dem Gesetze auf ihn gewartet: Keinem konnte unbekannt seyn, daß auf eine jegliche Unreingkeit eine Waschung, Badung, Sonderung, Opfer, u. geordnet wären, was brauchte diß für Mühe, Beschwehrde, Verdruß, Versäumnis, Nachreden, und dergleichen Unzehliches mehr?[34]

Scheuchzer zieht dann die Reinigungsvorschriften der antiken Kultur heran und faßt zusammen:

So viel ist gewiß, daß nicht nur wegen fleischlicher Wercke, sondern überhaupt wegen jeder und sündlicher Unreinigkeiten die Heydnische Waschung in Übung gestanden. ... so dienet doch die Vorstellung eines so reinlichen Lebens denen Christen dazu, daß sie sich noch mehrerer Reinigkeit und Keuschheit befleissigen, als sie gemeiniglich zu thun pflegen, und dieses, weilen sie die Juden hieran übertreffen sollen, als das auserwählte Geschlecht, ... das Volck des Eigenthums, das verkündigen soll die Tugend deß, der sie beruffen hat von der Finsternis zu seinem wunderbaren Licht, I Pet. 2,9.[35]

Die Berufung der Christen zum wunderbaren Licht der himmlischen Existenz ist durch die Unreinigkeit in Frage gestellt. Unreinigkeit umfaßt nicht nur die direkten fleischlichen Werke, sondern auch jegliche innere Regung. Unter der Hand ist damit der Bereich der Zuständigkeit der Vorschriften des Leviticus erweitert. Ist dort nur der Samenabgang gemeint, so zählen jetzt auch unreinliche Gedanken, Wünsche, alles, was die Seele von ihrer Berufung abhält, dazu. Scheuchzer spricht von "innerer und geistiger Zucht". Denken wir einen Moment an Foucaults Cassian-Kommentar zurück: Im nächtlichen Samenabgang zeigen sich noch Reste fleischlichen Begehrens, das sich in der Seele eingenistet hat. Die "nächtliche Beunreinigung, pollutionem nocturnam, somniale semen"[36], wie Scheuchzer schreibt, zielt in die gleiche Richtung. Auch Gerber hatte den nächtlichen Samenabgang als sündhaft betrachtet.

Der Begriff *"Unreinigkeit" ist die im deutschen Sprachraum üblichste Bezeichnung für das protestantische Konzept der "Onanie".* Schon in Osterwalds Abgrenzung und Aufzählung ist diese Konzept vorhanden:

TAB. CCLXXV.

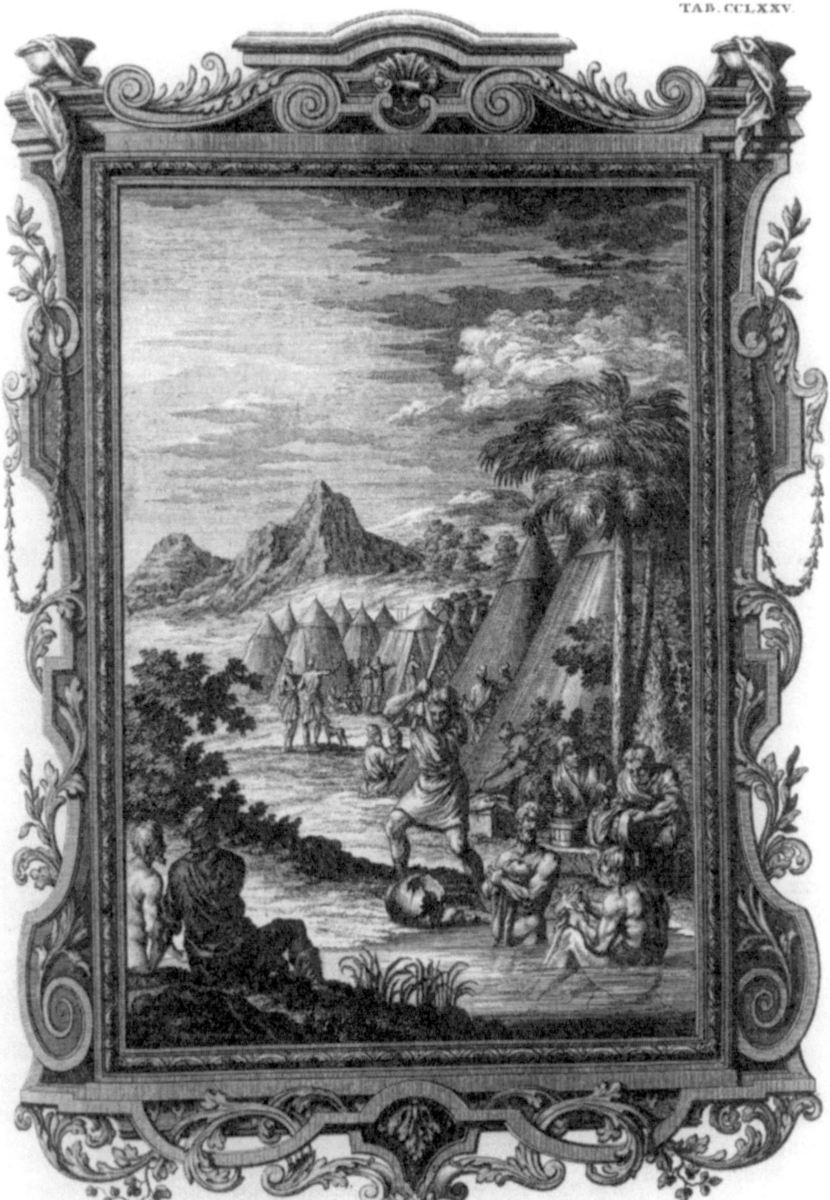

LEVITICI Cap. XV. v. 2-18.
Purgatio Gonorrhœorum.

III. Buch Mosis Cap. XV. v. 2-18.
Reinigung vom Saamen-Fluß.

G. D. Heümann sculp.

... und hält sich/ so lange man nicht in Hurerey und Ehebruch verfällt/ für unschuldig ... alle Arten Unreinigkeit/ alle so leiblich= als geistlichen Befleckungen/ unehrliche Handlungen/ unziemende Blicke/ verführerischer Umgang/ freye und der Scham zuwiderlaufende Reden und Worte.[37]

Ihren klarsten Ausdruck findet die Unreinigkeit/Onanie in der gewollten, aber auch ungewollten Samenverschüttung. Eitriger Samenfluß, die Gonorrhöe, kann durch Ansteckung übertragen werden; doch ist theoretisch keineswegs eine "endogene" Entstehung von Gonorrhöe und Lustseuche/Syphilis[38] ausgeschlossen. Die Besorgnis und Angst der rigiden Protestanten um die Reinigungsvorschriften ist nicht um Gonorrhöe und andere Geschlechtskrankheiten konzentriert, sondern setzt vorher an: "Unreinigkeit" als solche ist angstbesetzt genug.

Ein bißchen Bedauern schwingt bei Scheuchzer mit, daß zu seiner Zeit keine Öffentlichkeit - Bäder in abgesonderten Bereichen und daraus entstehender Klatsch - hinsichtlich der Unreinigkeit mehr bestehe. Soziale Kontrolle würde helfen, dieses Laster einzudämmen. Doch durch den Wort-Bund des Neuen Testamentes ist jeder Mensch gezwungen, die "Reinigung" ohne Zeremonie in innerer Pflichterfüllung allein mit sich auszumachen. Scheuchzers Schlußgedicht zu diesem Kupferstich lautet:

Es ist auch diß Gesetz ein Stück vom alten Joch,
So in dem alten Bund auf Juden-Hälsen lage,
Und nun zerbrochen ist; doch daurt die Pflicht annoch,
Daß man genauen Fleiß im neuen Hause trage,
Daß weder Leib noch Geist sich sträflich finden lasse,
Vielmehr in Heiligung unreine Lüsten hasse.
Woferne aber sich die Seel mit Lust beschmitzt,
Und ausser Ordnung sich im Sünden=Pful begeben,
Wo noch dazu der Leib sich schändlich hat erhitzt,
Und mit der wüsten Welt vermischt in Sodoms Leben:
Muß er im Lammes=Blut die Kleider helle machen,
Im Wasser=Bad des Worts sich reinigen und waschen.[39]

Christus ist das fleischgewordene Wort, Stifter des Neuen Bundes, das zwar den Alten Bund nicht aufgehoben, aber dennoch das Zeremonialgesetz hinweggenommen hat; das Moralgesetz aber, das hinter der Zeremonie stand, besitzt weiterhin seine Gültigkeit. Die Christen sind an die Erfüllung der äußeren Formen des Alten Bundes nicht mehr gebunden, an die moralischen Pflichten und Anweisungen sehr wohl.

Überleget man nun, daß in dem Alten Testament nicht nur der innere GOTTES=Dienst heilig seyn sollen, sondern GOTT auch bey dem äusserlichen, als einem Vorbild des innern und vollkommenern im neuen Bund, alles rein haben, und von aller Befleckung sorgfältig verhütet wissen wolte, so begreiffet man die geheime und wahre Absichten zum voraus, welche Er bey Ausfertigung dieser der Vernunft zuweilen überflüssig=scheinenden Gesetzen gefuhret.[40]

Osterwald behauptet sogar, daß der Unterschied von Altem und Neuem Testament in einer Verschärfung der Pflichten besteht.

... daß ein großer Unterschied/ in Ansehung der Pflichten der Keuschheit/ zwischen den Gläubigen Alten Testaments und Uns/ und daß GOtt/ wegen des damahligen Zustandes der Juden/ und ihrer fleischlich=gesinnten Art/ ihnen viele Fehler übersehen/ um deren Willen die Christen vom Reiche GOttes sollen ausgeschlossen werden.[41]

Gottes Verbote sind nicht willkürlich, auch wenn das dem menschlichen Verstand manchmal nicht direkt einleuchten will. Die Ausleuchtung dieser auf den ersten Blick dunklen Vernunft Gottes ist die Arbeit der Physikotheologie, das Lesen im zweiten Buch. Bei Osterwald heißt es:

Warum schleust GOtt die Unreinen vom Himmel aus? Wollen wir sagen/ es geschehe bloß darum/ weil es Ihm also beliebe/ und daß Ers nicht für gut befinde/ sie hinein zu nehmen/ unerachtet ihn daran nichts hinderte/ falls er nur wollte? So merckt man wohl/ daß diese Antwort nicht zulänglich. Wir müssen uns ja GOTT einbilden als ein unendlich gutes Wesen/ als vollkommen Weise/ und als Allergerechtesten/ mithin von ihm gantz andere Gedancken hegen. Wenn also GOTT gewisse Gesetze und Straffen gesetzt/ so muß man glauben/ es sey darum geschehen/ weil es der Menschen Wohlseyn erfordert/ solche Gesetze vorzuschreiben/ daß diese Straffen eine gantz natürliche Folge der Übertretung seiner Gebote seye.[42]

Da Gott per Definition ein guter Gott ist, kann er nicht um der Verbote willen verbieten, sondern er verbietet zum Nutzen der Menschen. Die Verbote sind nicht Einschränkung, sondern Schutz vor Schaden, den der Mensch einerseits aus Unwissenheit dem Heilsplan Gottes, anderseits sich selbst zufügen kann. *Ein guter Gott verbietet nicht ohne Grund.* Es muß dafür nicht nur theologische, sondern auch in der Physis verankerte Gründe geben. Zwischen dem Grund für das Verbot und der Art der Strafe muß eine Wechselbeziehung bestehen. Wie sieht die Strafe für die Übertretung des Verbotes der Unreinigkeit und natürlich auch offener Unzucht aus? Im Gegensatz zum Alten Testament wird nicht mehr sofort und exemplarisch bestraft. Wie zeigt sich die Strafe im 17. und 18. Jahrhundert, in einem von mechanistischen Vorstellungen beherrschten Weltbild? Noch einmal Osterwald:

Diese erschröckliche Bestraffungen/ welche in Heiliger Schrift zu finden/ zeigen zur Gnüge an/ wie sehr GOtt ein Feind der Unreinigkeit/ ohne daß er noch heut zu Tage dergleichen Exempel seines Zorns geben müßte. Inzwischen giebts ordentliche Gerichte, so über die Unzüchtigen kommen.[43]

Den ganzen Bereich der Unreingkeit kann jedoch die Gerichtsbarkeit nicht abdecken. Zeitliche Strafen sind neben "Schmach/ Schmerzen/ Armuth/ und allerhand Unglück" auch Krankheiten:

Hingegen Unzucht und Geilheit verkürtzen die Tage und bringen viel Böses. Man sucht die Ursachen gewisser Kranckheiten: man weiß nicht woher gewisse lange/ hartnäckige und unheilbare Schäden entstehen/ da sie doch öfters nirgendes als in der Unreinigkeit anzutreffen.[44]

Darum hat also Gott die Unreinigkeit verboten: Sie schadet der Gesundheit des Menschen, sie läßt ihn krank werden. Der Mediziner Scheuchzer schreibt am Schluß des Kupferstich-Kommentars zur Samenflußreinigung:

... gleichwolen ist uns Medicis nicht unbekannt, wie manche Kranckheiten von unreiner Aufführung in offt=gedachten Fällen entspriessen können.[45]

4. Physica sacra N° 286: "Der bestraffte Ungehorsam"

"Krankheiten als der Rebellen Strafe" lautet die lateinische Unterschrift zum Kupferstich N° 286 zum vorletzten Kapitel des Buches Leviticus, in dem Segen und Fluch für die Einhaltung der Vorschriften angekündigt werden.

Jch wil euch heimsuchen mit schrecken/ schwulst vnd fieber/ das euch die Angesicht verfallen/ vnd der Leib verschmachte. Jr solt vmb sonst ewren Samen säen/ vnd ewre feinde sollen jn fressen. (3 Mos 26, 16)

Der Kupferstich zeigt die "fleischlichen Rebellen", wie sie vor der Stadt am Felsen liegen, teils die Arme flehend erhoben, teils auch dazu schon zu schwach. Im 4 Buch Moses 5, 1-4 heißt es, daß "alle Aussätzigen, alle Samenflüssigen, alle, die sich durch eine Leiche verunreinigt haben, außerhalb des Lagers" sein sollten, "damit sie nicht das Lager verunreinigen, in dessen Mitte ich (Gott, Anm. Verf.) wohne".

An welchen Krankheiten leiden sie? Scheuchzer, unter Berücksichtigung der hebräischen Ausdrücke, schreibt:

Die erste unter denen schwehren Kranckheiten, welche GOTT der gerechte Richter einem Rebellischen ungehorsamen Volck angedrohet hat, ist Schachepheth ... Die jüdische Lehrer ... beschreiben sie also, daß sie das Fleisch schwellend mache, und Blatern aufwerfe so groß als die Aepfel, darum gibt man vielleicht das Ebreische Wort am füglichsten durch Tumorem, Geschwulst. Es sind aber der Geschwulsten vielerley ... Kimchius schreibet in seinem Wörter=Buch, daß nach Anleitung des Talmuds die Menschen durch diese Kranckheit geschwächet, ausgemergelt, mager werden, mit einem Wort, er verstehet die Dörr= oder Schwindsucht.[46]

Dörr- oder Schwindsucht: Tissots medizinische Theorie ist hier als himmlische Strafe schon vorgeprägt.

... so euch die Augen ausfrisset, und die Seele euch auszehret, so verfällt allerdings das Angesichte, so verschmachtet der Leib, so werden ... die Augen finster und blöde; Das ist, wenn diese Kranckheiten aufs höchste steigen, so fallen die Augen in den Kopff, die Haut wird schlaff und runzelicht, das Gesichte blaß und Todten=färbig; die Kräffte und Lebens=Geister werden aufgesogen, der Leib fällt vom Fleisch, und hanget kaum noch mit Haut und Knochen zusammen, daß ein solcher Mensch dem bittern Tode ähnlich wird, und ein lebendiges Todten=Gerippe vorstellet...[47]

TAB. CCLXXXVI

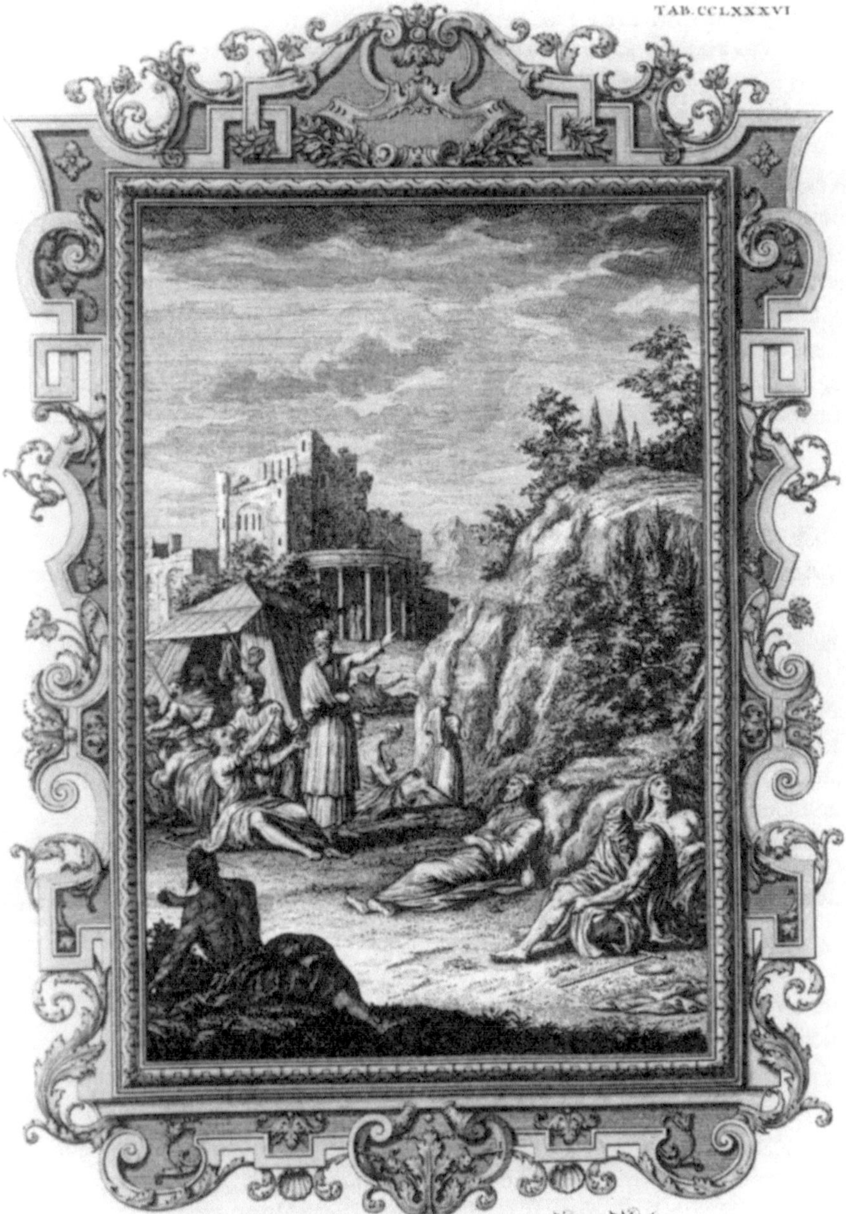

LEVITICI Cap. XXVI. v. 16.
Morbi Rebellium poenæ.

III. Buch Mosis Cap. XXVI. v. 16.
Der bestraffte Ungehorsam.

So lautet Scheuchzers Schlußgedicht zu dieser Kupfertafel:

> Der Bund wird freventlich und leichten Dings gebrochen,
> Das muß ohn alle Gnad nachdrücklich seyn gerochen;
> Wer an GOTT Eckel hat, geräth in solchen Stand,
> Daß er ein Eckel wird in seinem Volck und Land.[48]

Wer den Tempel des Heiligen Geistes verunreinigt, also seine Lust am Fleisch lebt, dadurch seinen Ekel an Gott zeigt und dabei entdeckt wird, der wird in der Gemeinschaft mit vorherrschend gläubiger Ideologie entweder gerichtlich verfolgt, sozial geächtet oder zumindest verachtet.

Dieses Erbe hat die bürgerliche Gesellschaft als solche übernommen: Die "Perversen" des 19. und die "sexuellen Abweichler" des 20. Jahrhunderts erregen in der bürgerlichen Gesellschaft nicht zuletzt Abscheu und Ekel. Die Geschichte frühbürgerlichen Libertinismus ist wenig erforscht.[49] Warum stehen eigentlich de Sade und Fourier nicht in den Lehrbüchern der Philosophie?

Zur Krankheitsvorstellung im rigiden Protestantismus

Die Sünde wird im rigiden Protestantismus als weitverbreitete Ursache von Krankheit angenommen. Es mag zwar auch Krankheitsfälle als reine Prüfung der Standhaftigkeit im Glauben an Gott in Analogie zum biblischen Fall des Hiob geben, aber im Grunde sind die rigiden Protestanten so sehr von der Sündhaftigkeit des Menschen überzeugt, daß Krankheiten durchweg als "zeitliches Gericht Gottes" gelten konnten.

Bei diesem Krankheitsbild sind drei Momente besonders zu beachten: 1. Die Krankheit kommt von Gott, 2. sie ist zuerst Ungehorsam oder Verderbnis der Seele - Sünde -, die sich 3. in körperlichem Verfall niederschlägt.

Dabei gibt es innerhalb der dogmatischen Unterschiede im rigiden Protestantismus unterschiedliche Interpretation des Zwecks von Krankheit. Bei strikter Annahme der Prädestination ist Krankheit entweder reinigende Züchtigung und zeitliche Abstrafung der Sünden im hiobschen Sinne, oder sie ist bereits irdischer Vorlauf der irreversiblen ewigen Verdammnis. Im Pietismus, worin der Moment der Bekehrung - der Erkenntnis der Gnadenwahl - den großen Einschnitt im Leben bildet, kann Krankheit eine "Heimsuchung des himmlischen Vaters"[50] sein oder gar Hebammendienst für das Innewerden der eigenen Erwähltheit leisten. Was Endre Zsindely hierzu in seiner Studie "Krankheit im älteren Pietismus" schreibt, trifft - läßt man den Bekehrungsmoment weg und setzt dafür Prädestination - mit anderen Akzentuierungen ebenso für Calvinismus und Puritanismus zu:

Die pietistische Einteilung der Kranken in Bekehrte und Unbekehrte bedeutet deshalb zugleich, dass die Krankheit einen doppelten Sinn erhält; für die Unbekehrten bleibt sie Strafe, für die Bekehrten dagegen wird sie zur Züchtigung Gottes. Gott schickt die Krankheit, sagt Spener, entweder 'als ein gerechter richter einem gottlosen zur strafe, oder als ein getreuer vater seinem kinde zur besserung'. Urlsperger betont den doppelten Sinn und Zweck der Krankheit mit besonderer Schärfe: '... also die Krankheiten den Buss- fertigen zur Arzney werden, den Unbussfertigen wahrhafte Zornzeichen bleiben'. In diesem Sinn nennt er die Krankheiten entweder 'väterliche Ruthen' oder 'richterliche Peitschen' Gottes.[51]

Der Pietist Sarganeck umschreibt die Gnade Gottes und die Züchtigung im Gegensatz zur Strafe mit folgendem Bild - Gott als Vater, der erwählte, bekehrte oder bekehrungswillige Mensch als Kind - und fragt, ob denn ein Vater Kinder bei allen Fehltritten und Unerzogenheiten hart abstrafe.

Es ist ein himmelweiter Unterschied zwischen der Neigung, die eine Mutter zu ihrem eigenen Kinde, und dagegen zu ihrem Gesinde; ein Fürst zu seinen Printzen und wiederrum zu seinen Unterthanen (ich will nicht erst sagen Rebellen) im Hertzen heget und empfindet.[52]

Sarganeck führt dazu den Unterschied von *"Schwachheits- und Bösheitssünden"* ein. Die Kinder und Prinzen sind schwach und unerfahren, sie handeln jedenfalls nicht aus Bosheit, Verstocktheit oder Eigennutz, wie es im Bild dem Gesinde und den Untertanen als aufbegehrenden unterstellt wird. Gerade die Unreinigkeit/Onanie - Gedanken, fleischliche Regung, sinnliche Träume - kann Schwachheit vor dem Drängen des Fleisches sein; sobald jedoch die Lust daran sich Raum zu verschaffen weiß, beginnt der Ungehorsam und die Bosheit. Werden Handlungen der Unreinigkeit - Hingabe an Lust ohne Ehebruch, Hurerei, große Sodomie, doch unter Umgehung des Joches rechtmäßiger Fortpflanzung - wiederholt und bewußt ausgeführt, zeichnet sich Onans Schicksal ab. *Was bei Onan direkt erfolgte Exekution war, ist jetzt entweder zur "richterlichen Peitsche" oder "väterlichen Ruthe" der Krankheit geworden.* Im letzteren Fall sieht Sarganeck die Krankheit als Frist zur Buße und Bekehrung, als Aufruf zur Umkehr:

Ach, ich bitte Sie, kommt Ihnen denn des Onans seine Sünde I Mos 38. 9.10. nicht ins Gewissen ... und wie ihm der HErr aus größter Ungnade, daß er seinen Samen auf die Erde fallen ließ , und ihn verderbete, also fort, und so viel uns bewußt, ohne ihm einigen Termin zur Busse zur setzen, so er doch sonst gewohnet ist, getödtet hat? Kann Sie das nicht überführen, mit welcher Ungnade und Verabscheuung das der Allerhöchste ansehen müsse?[53]

Wen jedoch die "väterliche Ruthe" nicht zu erziehen weiß, der hat sich selbst aufgrund der Einrichtung seiner körperlichen Maschine bei lebendigem Leib aufs "Rad geflochten", auf das Rad einer Krankheit zum Tode. Denn er wird seiner Bosheit folgen und nicht zu seiner Berufung umkehren: Tempel des Heiligen Geistes zu sein. So wird er die körperlichen Folgen seiner Sünde und nach diesem selbstverschuldeten Tod ewige Verdammnis zu tragen haben.

Hat ärztliches Eingreifen bei einer solchen Krankheitsvorstellung Sinn? Selbstverständlich ist die erste Instanz Gott. Hat der Mensch sich zu Gott bekehrt, dann gibt es die von Gott geschaffenen Arzneien sowie die Arzneikunst, die dem innerlich aufgekommenen Menschen auch äußerlich im körperlichen Leiden aufhelfen können.

Wann sich der Krancke erst von ganzen Herzen, mit Bitten und Flehen zu dem Herrn gewandt, ... so solle Er darnach, den Arzt zu sich lassen, welchen der Herr selbst zu einem Werckzeug der Hülffe verordnet habe ...[54]

Die entsprechenden Bibelstellen zur Medizin finden sich im Buch Jesus Sirach; die Ärzte sind dabei Helfer im großen Heilsplan Gottes.

Mein Kind/ prüfe/ was deinem Leibe gesund ist/ vnd sihe/ was jm vngesund ist/ das gib jm nicht. ... (Jesus Syrach 37, 30)
Ehre den Artzt mit gebürlicher Verehrung/ das du jn habest zur not. Denn der Herr hat jn geschaffen/ vnd die Ertzney kompt von dem Höhesten/ vnd die Könige ehren jn. ... Der HERR lesst die Ertzney aus der Erden wachsen/ vnd ein Vernünfftiger veracht sie nicht. ... Wer für dem Schepffer sündigt/ Der muß dem Arzt in die hende komen. (Jesus Syrach 38, 1-4 und 15).

Im rigiden Protestantismus ist der ärztliche Stand sowie die Erforschung des Körpers und der Heilmittel eine geachtete und wichtige Tätigkeit. Viele bedeutende Mediziner des 18. Jahrhunderts stammen aus streng protestantischer Familie.

Das Problem, wie sich Ungehorsam gegen Gott körperlich auswirkt, inwieweit diese Schäden heilbar sind und durch welche Mittel dies geschehen könne, muß die Gläubigen des rigiden Protestantismus bei ihrer Grundannahme der Sündhaftigkeit des Menschen umtreiben. Ausgangspunkt bleibt hierbei natürlich Gott. Ohne innere Umkehr ist eine Heilung langfristig ausgeschlossen, denn oberster Arzt ist "Gott, ohne dessen Wissen und Willen keine Krankheit auf Erden möglich ist"[55], und, so muß man hinzufügen, auch keine Heilung.

Wirstu der stim des HERRN deines Gottes gehorchen/ vnd thun was recht ist fur jm/ vnd zu ohren fassen seine Gebot/ vnd halten alle seine Gesetz/ So will ich der Kranckheit keine auff dich legen ... Denn ich bin der HERR dein Artzt. (2 Mos 15, 26)
Alle anderen Ärzte stehen unter diesem: und viel Segen sie von ihm haben, so viel können sie andern wieder mittheilen.[56]

Die medizinische Wissenschaft im rigiden Protestanismus ist "Lesen im Zweiten Buch", ist Physikotheologie, die im Laufe des 18. Jahrhunderts wie andere Wissenschaften zur Aufklärung hin umbricht. Ein Beispiel soll diesen Umbruch illustrieren: Eine Stelle aus einem Brief Friedrich Christoph Oetingers (1702-1782) vom Frühjahr 1768 an seinen Sohn Gottlieb Friedrich

(1750-1806), der Medizin studierte und "wegen eines Fiebers 'in desparate Worte ausgebrochen' war".

So ist's , wenn man etwas bloss von der Natur, abstract von Gott annimmt. Ein Christ denkt aber: Gott ist gegenwärtig: Lasset uns anbeten, es komme woher es wolle, er regiert alle Enden der Welt und der Natur.[57]

Der Vater ist noch ganz physikotheologisch orientiert, während der Sohn schon einer aufgeklärteren Krankheitssicht - "abstract von Gott" - nahesteht.

Georg Sarganecks Monographie zur Onanie I

Sarganecks Buch ist die erste in deutscher Sprache verfaßte Monographie zur "Onanie". Sie wird noch im Erscheinungsjahr dreimal rezensiert, in den Hamburger Berichten, der Frankfurter sowie der Leipziger Gelehrten Zeitung. In der Leipziger Gelehrten Zeitung heißt es über das Werk, "daß man dasselbe für das vollständigste und gründlichste in dieser Art achten kann"; dieses Urteil wird vom Zedler-Lexikon wörtlich unter Hinzufügung von "es wird überall als nöthig, behutsam geschrieben ... angegeben" übernommen.[58] Es hat mindestens zwei Auflagen erlebt, 1740 und 1746. Van Ussel behauptet sogar, Sarganecks "Warnung" sei verbreiteter gewesen als die deutsche Fassung der "Onania".[59]

Sarganecks Buch ist das exemplarische Werk der Physikotheologie zur Onanie/Unreinigkeit. Als solches steht es zwischen zwei Denkstilen und ist wohl deshalb gründlicher in Vergessenheit geraten als Osterwald auf der theologischen und Tissot auf der medizinischen Seite. "Die Warnung vor der Unreinigkeit" ist nicht mehr reine Theologie, noch nicht reine Naturwissenschaft. Sarganecks Buch ist weit ernsthafter und in sich geschlossener, als es die englische "Onanie", in der durchaus physikotheologische Argumentationen eingestreut sind, schon aufgrund ihres Charakters - eine reißerische Kompilation aus Verlegerinteressen - sein konnte.

Georg Sarganeck, zum pietistischen Kreis in Halle gehörend, gibt an, daß er zur Abfassung der medizinischen Teile von befreundeten Ärzten Rat eingeholt hat, was durchaus glaubhaft ist. Die Teile über die Samentheorie stehen in ihrer Kohärenz der Tissotschen Darstellung nichts nach, im Gegenteil. Sarganecks Buch hat keinen geschäftlichen Charakter, was durch den Vorwurf, das "Buch setzt sich aus Auszügen der *'Onania'*-Ausgabe zusammen"[60], von van Ussel indirekt unterstellt worden ist. Denn der englischen "Onania" wurde immer die marktschreierische Anbietung heilender Mittel zum Vorwurf gemacht; diese Praxis ausschreierischer und "reklamehafter" Anbietung von wunderbar helfenden Medikamenten war auch im hallischen Pietismus um die Wende vom 17. zum 18. Jahrhundert üblich, wie die Diskussion um die "essentia dulcis" des Arztes des Franckischen Waisenhauses

Christian Friedrich Richter (1676-1711) zeigen mag.[61] Sarganeck dagegen verweist die ihn lesenden "Patienten", ohne selbst andere als geistliche Mittel anzubieten, zuerst an Gott und dann erst an die Ärzte und ihre Medikamente. Diese doppelte, noch nicht von Gott "abstrahierte" Sicht auf die körperlichen Schäden der Fleischeslust zeigt sich in der Begründung, warum er das Buch verfaßt hat:

Man führte viele Überzeugungs= und Bewegungs=Gründe an, den Seelen einen Abscheu davor (Unreinigkeit, Anm.Verf .) einzupflanzen, und sie zur Zucht und Keuschheit zu vermögen. Man berief sich darauf, daß es ja auch einem Heiden aus anatomischen und medizinischen Gründen sonnenklar könte erwiesen werden, derjenige, der ein Sclave seiner Fleisches=Lüste ist, müsse sich notwendig nach Seel und Leib selbst ruinieren, und begehe einen unverantwortlichen ob wohl langsamen Selbstmord.[62]

Der erste Teil ist fast wörtlich identisch mit dem Anliegen Osterwalds - "denen Christen einen Schrecken vor der Unreinigkeit einzujagen" -, der zweite entstammt dem Sog der vernünftigen Hinterfragung von Gottes natürlicher Einrichtung der Welt, die selbst von Heiden eingesehen werden müßte. Tissot und seine von Gott abstrahierte, rein physiologisch-medizinische Beschreibung der Schäden der Onanie kündigt sich an. Ich will hier weder Osterwalds oder Gerbers theologische noch Tissots wissenschaftliche Argumente wiederholen, dennoch muß beim Buch Sarganecks eingehalten werden: Denn nirgendwo zeigt sich die Abhängigkeit des zur modernen Sexualität hinführenden Denkens vom biblischen Geschlechtsdenken klarer und eindringlicher. Schlagartig werden einige der später vergessenen theologischen Prämissen klar, die über Tissots "Onania", Kaans "Psychopathia sexualis" (1843) und Krafft-Ebings "Psychopathia sexualis" ([1]1886) in die moderne Sexualwissenschaft und die allgemeinen Sexualvorstellungen hineingewirkt haben.

1. Zwang des Viehs und Freiheit des Ebenbildes Gottes

Sarganeck setzt mit dem unterschiedlichen Sexualverhalten von Mensch und Tier ein. Das Tier geht nie außer seiner Zeit, nie außer seinem Zweck - "wiewol auf eine viehische Art"[63] - dem Fortpflanzungsgeschäfte nach. Tiere verkehren nur zum Zweck der Empfängnis miteinander; es mag erstaunen, daß sie außer diesem Zweck nicht geschlechtlich zusammenkommen, und dies umso mehr

da sie doch wegen Versorgung, Erziehung der Jungen, Theurung, Unruhe, Krankheiten u., wie es die Menschen gleichwohl zu thun pflegen, nichts zu bedenken hätten. Ist nun nicht wahr, daß sich das Vieh, so doch nur seinem natürlichen Trieb nachgehet und lebet ohne Gesetz, hierin sich viel besser halte, als der Mensch?[64]

Der Mensch leidet seit dem Sündenfall ein doppeltes Joch: Er unterliegt dem Gesetz, der Einschränkung seiner Lust, bei gleichzeitiger Befreiung von zyklischer Brunst, wodurch die Lust eine dauernde Präsenz erhält. Durchbricht der Mensch das Gesetz, so sinkt er "weit, weit unter alles unvernünftige Vieh"[65]: Es wurde bereits im Teil über Tissots Argumentation auf diesen Topos des 18. Jahrhunderts auf geschlechtlichem Gebiet hingewiesen. Der Mensch akzeptiert entweder die Zucht Gottes, dann steht er über dem Vieh, oder er lehnt sich dagegen auf, dann steht er darunter. Eine Gleichstellung kann es nicht geben. Denn wäre der Mensch wie's Vieh, könnte er dann das Ebenbild Gottes sein?

Was aber das erstere betrifft, da ein Mensch den Muth und Hertzhaftigkeit hat, mit seinem Schöpfer zu expostulieren, und ihm vorzuwerfen, warum er ihm denn diese Lust beygeleget, sich auch so anzustellen, als könte man daher prätentieren, den Lüsten frey und ungestraft nachzugehen: so ist das viel was wichtigeres, und greiffet bis an die Beleidigung der höchsten Mäjestät GOttes hinan, um desto mehr, weils durchaus unbillig, unvernünftig und ungereimt ist.[66]

Der Schöpfer hat dem Geschöpf das Joch der Fortpflanzung auferlegt, diese - "um der Noth (= Notwendigkeit, Anm.Verf.) willen"[67] - mit Lust versüßt, aber er hat ihm nicht die Freiheit der Lust, sondern nur die Lust in der Ehe gegeben. Der Mensch in seiner existentiellen Bedingung als Ebenbild Gottes kann nicht mit Gott rechten:

Warum hat mich GOtt also gemacht? und warum hat er denn die Menschen durch den Fall so verderben lassen?
... mußte er ihm nicht Verstand und Willen geben, und in den Willen vornehmlich eine völlige Freiheit legen, zu wehlen und zu thun, was er wolte?[68]

Die menschliche Existenz als ebenbildliche Gottes ist es, die die Einschränkung der Lust auf das Erlaubte erzwingt. Auflehnung dagegen ist - wie Adams und Evas Handlung - Rebellentum, Mißbrauch des freien Willens. Den Sündenfall begleitend trat die Geschlechtsscham[69] auf. Deshalb ist nicht zuletzt die fleischliche Lust zu einem Prüfstein des freien Willens für den Gehorsam dem Schöpfer gegenüber aufgerückt. Mangelnde "Loyalität" in fleischlichen Dingen beleidigt nicht nur den Schöpfer, sondern hat aufgrund der Einrichtung der körperlichen Maschine auch körperliche Auswirkungen auf das rebellische, im Übermaß lustsuchende Individuum.

2. Zum Lobe Gottes und zum Nutzen des Körpers: Züchtiger Same

Warum man annimmt, daß der Same im Körper verbleiben soll und nur zum Fortpflanzungsgeschäfte ausgeschüttet werden soll, wissen wir bereits aus der Argumentation Tissots, der darin Haller gefolgt war, wobei die Theorie der Retentio seminis das erklären sollte, was heute von der Funktion der Hormone abgedeckt wird. Am Problem des Samenüberschusses und der retentio seminis, der Zirkulation und Rückkehr überflüssigen Samens ins Blut, zeigt sich der Unterschied von Sarganecks Physikotheologie und Tissots Naturwissenschaft klar.

Die wollüstige excretio kann unmöglich eine Absicht seyn. Denn warum hätte GOtt einen so edlen liquorem mit so einem admirablen apparatu zum Verderb gemacht ...? Als ein heiliger GOtt kann er den Überfluß des Samens unmöglich zur wollüstigen Verschwendung veranstaltet haben, auch nicht den Menschen ohne Mittel, durch welche der Same ins Geblüt wieder zurück fliesse, gelassen haben; sonst hätte er ihm eine necessitatem peccandi auferlegt. Als ein gütiger GOtt kann er unmöglich den so admirable generirten liquorem, darin entweder die corpuscula organica des Menschen schon verborgen sind, oder doch so eine gewaltige Kraft stecket, daß die in ovulis maternis verborgenen stamina corporis belebet und evolvieret werden, zum Verderb gemacht, oder auch nur in dem Zustand gelassen haben, daß man ihn verderben müsste: sonst würde er wieder sein eigen Werk, das ihm künftig dienen kann, unbarmherzig seyn. Da nun excretio voluptuosa unmöglich die andere Absicht seyn kann: so muß es diese seyn, daß der Same wieder ins Geblüt zurückgebracht werde.[70]

Heute geht man von einer reichlichen Überschußproduktion an Samen aus. Das 18. Jahrhundert ist in seinen Annahmen sparsamer und zweckgerichteter: Es wird genau so viel Same produziert, wie notwendig ist. Zweckorientierter? Auch heute dient der Same einem theoretisch untermauerten Zweck: der Möglichkeit zur permanenten Lust, während eben im 18. Jahrhundert der einzige Zweck die Fortpflanzung war und für den Überschuß ein anderer Zweck gesucht werden mußte. Sarganeck setzt und behauptet aus theologischen Überlegungen diesen anderen Zweck - die Rückkehr des Samens ins Blut -, während Tissot diese "andere Absicht" in einen empirisch belegbaren Funktionszusammenhang einzugliedern sucht.

So wird die Theorie der Notwendigkeit eines züchtigen Samens durch Abstraktion Gottes Element in einem - wenn auch erst im Rohbau stehenden - naturwissenschaftlichen Gedankengebäude, dessen theologisches Fundament nicht mehr sichtbar ist.

3. Die Sünden des Samens werden am Samen abgestraft

Diese Auswirkungen betreffen nicht nur das Individuum, sondern ebenso die Nachkommen desselben. Jede Lust, auch die erlaubte, schwächt den Körper; zuviel Lust läßt den Samen und mit ihm die Nervenflüssigkeit herunterkommen, mindert die Zeugungsfähigkeit. Die Argumente, die Sarganeck anführt, kennen wir bereits; es sind die medizinischen Argumente über Beschaffenheit, Wichtigkeit und Funktion des Samens sowie seinen Zusammenhang mit den Lebensgeistern und die Erschütterung des ganzen Nervensystems beim Samenausstoß, die Tissot im "Onanie"-Buch anführt. Sarganeck spricht nur vom männlichen Geschlecht, widerspricht sich hinsichtlich des weiblichen Samens und subsumiert den weiblichen Körper als Rippenstück Adams einfach unter den männlichen[71], ohne sich über die theoretischen Folgen daraus Gedanken zu machen. Die Präzisierung dieses Unterschiedes war auch Tissots Stärke nicht gewesen; die gesamte Medizin des 18. Jahrhunderts geht leichtfertig damit um. Zu sehr hat die alttestamentarische Fixierung auf den männlichen Samen die Physikotheologie und die sich daraus entwickelnde Medizin geprägt.

Der Same hat in der Bibel eine Doppelbedeutung: Der Same eines Mannes ist zugleich die Bezeichnung seiner Nachkommenschaft (siehe 1 Mos 12, 7). Sünde am Samen ist auch Sünde an der Nachkommenschaft. Sarganeck faßt das folgendermaßen zusammen:

> ... vitia seminis puniuntur in semine: das ist, Laster, die am Samen begangen werden, werden auch am Samen, oder an den Nachkommen und durch die Nachkommen abgestrafft. (2 Mos 20, 5)
> Wer weiß nicht, daß die Kinder, so von Eheleuten, die nicht ihr völliges Alter haben, oder in hohem Alter, oder bey zu öfterer Verschwendung des Samens ... erzeuget werden, gantz weichlich, allezeit kräncklich, miserabel und in continuirlicher Gefahr des Todes sind? Der Same muß aber unreiff, wässerig und nicht legitim seyn, wo er verschwendet wird, inmassen er ja nicht Zeit bekommt zu seiner rechten Kraft und Reiffe zu gelangen.[72]

Samenverschwendung und Samenverlust führen über das Krankwerden des samenverlierenden Mannes hinaus zur Schwächung der neuen Generationen und somit langfristig *zu allgemeiner Degeneration*. Eine besondere und geläufige Form der Herabminderung des Samens ist für Sarganeck die Zunahme der weiblichen Geburtenrate. Die Theorie des "schwächeren Geschlechts" - sexus sequior - wird hier mit uns phantastisch erscheinenden körperlichen Argumenten gestützt.

> ... je schwächer, wässriger und gröber derselbe (männlicher Same, Anm.Verf.) ist, je schwächer wird das Kind, und dazu stets allerley Kranckheiten unterworffen, eines gar kurtzen Lebens, auch mehrentheils sexus sequioris. ... Ueberdis, wenn die ovula, darin die rudimenta femellae seyn, einer zärteren und schwächeren, die ovula zum sexui masculino aber einer zäheren und stärckeren Art sind: so muß folgen, daß der unkräftige und geschwächte Same etwa noch wohl die schwächeren ovula penetrire, aber die stärckeren nicht wol mehr durchdringen kann; weil er dazu nicht geistreich und kräftig genug ist: mithin läßt sich auch von vorne her und ohne habende Exempel begreiffen, daß bey so geschwächten Naturen eher ein sexus sequior produciret werden müßte.[73]

Der Stolz über die Erstgeburt eines Sohnes, der im Abendland (und nicht nur da) üblich war und auch heute mitunter noch anzutreffen ist, fand eine physiologische Begründung: der Stammhalter als Beweis der Samenstärke und Samengesundheit des Vaters!

Mit dem hier behaupteten Überhang weiblicher Geburten aus Unreinigkeit kann erstmals das Verhältnis von männlicher und weiblicher Geburtenrate theoretisches Problem werden. Auch die hohe Kindersterblichkeit und die Schwachheit der Kinder in großen Städten rückt in das Interesse derer, die die von Gott befohlene ordentliche Bevölkerung der Erde durch die Ausbreitung fleischlicher Unzucht gefährdet sehen. Sarganeck zitiert aus dem Buch "Rechter Gebrauch und Mißbrauch des Ehebettes" des Engländers Salmon:

Wo sind rothe Augen? Wo sind Wunden ohne Ursache? nemlich wo man beym Wein liegt, und kömmt auszusaufen, was eingeschenckt ist, Sprüche 23,29. Also mag man gleichfals sprechen: Wo sind magere Gesichter? Wo sind verfaulte Gebeine? Wo sind garstige Kranckheiten? Wo man seinen unordentlichen Begierden weder Ziel noch Maß vorzuschreiben weiß.[74]

Wo eigentlich ein gesundes Gottesvolk leben sollte, sind überall nur Schäden, welche aus Ungehorsam gegen Gott entstehen, anzutreffen. Steht nicht das gesamte Ziel der Schöpfung auf dem Spiel: die gottgefällige Bevölkerung der Erde durch den Menschen?

Süßmilch oder: Die ordentliche Bevölkerung der Erde

Gott hat den Menschen zweimal den Auftrag zur Bevölkerung der Erde gegeben, ein erstes Mal Adam und Eva im Paradies, ein zweites Mal den Söhnen Noahs nach Landung der Arche.

Seid fruchtbar vnd mehret euch/ vnd reget euch auff Erden/ das ewer viel drauff werden. (Gen 9, 7)

Die Völker aus den Söhnen Noahs - Semiten, Hamiten und Japhethiten - sind viel geworden auf der Erde. Eine der ersten anthropologischen Diskussionen im Abendland des 16. und 17. Jahrhunderts ging denn auch darum festzustellen, welches Volk von welchem Sohn Noahs abstammte.[75] Diese Diskussion wird im Zeitalter von Mechanismus und Physikotheologie von anderen Fragen abgelöst: Wie muß ein gottgefälliger Zuwachs der Erdbevölkerung aussehen? Was sind Faktoren, welche die zahlreiche Vermehrung der Menschen verhindern? Läßt das Verhältnis von Geborenwerden und Sterben einen Bevölkerungszuwachs zu? Stimmt das Verhältnis von männlichen und weiblichen Geburten?

Genau solche Fragen beschäftigen nur ein Jahrzehnt nach Sarganeck den "Urvater" der Demographen und Statistiker, den Pfarrer einer Hugenotten-Gemeinde in Berlin, Johann Peter Süßmilch (1707-1767). 1741 erscheint sein Werk "Die göttliche Ordnung in den Veränderungen des menschlichen Geschlechts, aus der Geburt, dem Tode und der Fortpflanzung desselben erwiesen"[76]. Süßmilchs Werk kann an dieser Stelle nicht auch nur annähernd gewürdigt werden, sondern es soll bei diesem Exkurs nur der Schaden, den "die jugendliche Ausschweifung in der Venus" und die "unordentlichen Lüste" insgesamt anrichten, kurz skizziert werden.[77]

Dadurch (Unordnung und Unmäßigkeit in fleischlichen Dingen, Anm.Verf.) wird der Cörper vor der Zeit, ehe er zu seiner rechten Stärke gekommen ist, geschwächt, an der Vollkommenheit gehindert, die ausgewachsene und zur vollen Kraft gekommene werden bald erschöpft und zum Grabe vor der Zeit reif gemacht. Hievon habe ich in der Zeit, da ich als Prediger bey der Armee gestanden, viele traurige Beweisthümer gesehen, daß junge baumstarke Leute erblast und hingefallen, daran die Ärzte vergeblich ihren Fleiß gewandt. ... So wie viele Menschen durch die Unordnung ihre Jahre auf die Hälfte und wol noch mehr verkürzen; so sind die, die davon kommen und endlich heyraten, zur Zeugung meist untüchtig. Es kommen aus ihren Ehen entweder gar keine oder doch wenige Kinder, und diese wenige sind schwach und kränklich, die wie ein unreifes Obst vor der Zeit abfallen. Hier kann man die Ursache finden, weshalb in Städten im ersten Jahre des Lebens mehr Kinder sterben als auf dem Lande. Es wird unten bewiesen werden, daß unter 10000 Sterbenden sich an Kindern, von der Geburth an bis zum ersten Jahre des Alters, befinden in großen Städten 3000 und mehrentheils darüber, auf dem Lande aber nur 2000. Dieses beweisen die Listen von London, Stockholm, Breßlau, Berlin und Wien.[78]

Als Hauptursachen der Kindersterblichkeit gibt Süßmilch "Abzehrung, Schwindsucht, Epilepsie, Convulsionen", vor allem solche, "die mit den Zähnen einhergehen,"[79] an, also lauter Krankheiten, die nach dem damaligen theoretischen Stand ihren Grund in der Unordnung des Lebensgeisterstroms in den Nerven finden können. Am meisten erstaunt Süßmilch die Zunahme der Todesursache "Convulsion" bei Kindern.

Die ausschweifenden Lüste der Jugend erschöpfen die Kräfte, daher kommen schwache Kinder im Ehestande, deren Nerven nicht den Bau des Körpers hinlänglich unterstützen können, daß er also wie ein zarter Keim wieder vertrocknet und umfällt. Die Sache ist von Wichtigkeit. Man erschrickt, wenn man ... siehet, daß unter einer Summe von 25 bis 26000 Todten sich allein 7 bis 8000 Kinder befinden, die an Convulsionen gestorben, und die meist 1/3 von allen ausmachen, da vormals bey noch nicht so allgemeiner Frechheit und Geringschätzung des Lasters ohngefehr 4000 daran starben.[80]

Auch bei Erläuterung der sogenannten "Englischen Krankheit" sieht Süßmilch diesen Zusammenhang gegeben:

Englische Krankheit, Rickets, Lat. Rachitis, Fr. noeud, noue, wenn die Kinder auswachsen, eher reden als gehen können. Soll in England sonderlich sehr häufig seyn, daher sie auch von den Deutschen die Englische Krankheit genannt wird, muß also auch vormals unbekannt gewesen seyn, mag aber wol jetzt nicht mehr so selten seyn, da die Ursache häufiger ist, indem sie nach den schon angeführten Worten des großen Boerhave *a semine maris effoeto* entstehet. Sie ist also auch eine natürliche Strafe der jugendlichen Unordnung. Die Kinder tragen und büßen also die Sünden der Väter.[81]

"Jugendliche Unordnung" ist Onanie und Unreinigkeit. Wenn gegen Ende des 18. Jahrhunderts die Onanie in eindeutiger semantischer Verengung auf kindliche und jugendliche Masturbation als "zerstörerische Geißel des gesamten Menschengeschlechtes" bezeichnet werden kann, so sieht man hier die tiefer und weiter zurückreichenden Ursachen.

Im Anschluß an das vorletzte Zitat teilt Süßmilch eine für das Selbstverständnis des rigiden Protestantismus interessante Beobachtung mit.

Selbst in Berlin findet sich dieser Unterschied zwischen der Totalität der Einwohner und der Französischen Kolonie, da von letzterer unter 10000 Todten nur 2000 einjährige Kinder, in der Totalität aber 3000 befindlich sind. Das macht, weil die Colonie ein mehr auserlesener Haufe ist, und in der That ist bey ihr wenigstens mehr äußerliche Zucht und Ehrbarkeit als bey dem grossen Haufen aller Einwohner zusammen, wo Bürger und Soldaten und die vielen Handwerksgesellen und Bedienten zusammengerechnet sind. Die bey der Französischen Kirche noch vorhandene Kirchenzucht und Aufsicht auf die Sitten hat auch gute Wirkungen und es wird dadurch vieler Menschen, Erwachsener und Kinder, Leben erhalten. Wie vorteilhaft wäre es, wenn diese dem Staat so heilsame Sache wieder mit Vigeur eingeführet würde?[82]

Die reformierte Hugenotten-Gemeinde hebt sich hinsichtlich gottgemäßen Lebens positiv von den anderen Teilen Berlins ab. Der untergegangene Traum einer Theokratie klingt in diesem Lobe strenger Kirchenzucht ein bißchen wehmütig nach.

Im Zuge der Physikotheologie tritt mehr und mehr die Vernunft neben Gott; die Vernunft als Ausdruck des göttlichen Willens und Gott werden identisch gesehen. Im Prozeß der Aufklärung - der Zeit der sich verselbständigenden, d.h. von Gott abstrahierenden Vernunft - ersetzt staatlich rationales Handeln die "vernünftig" ordnende Kraft der Gemeinschaft der Gläubigen, die Kirchenzucht. Der Staat hat "diese so heilsame Sache" wieder eingeführt, aber nicht mehr im alten Gewand "Kirchenzucht", sondern im modernen Kleid "medizinische Policey".[83] Man darf nicht vergessen, daß Süßmilch im merkantilistisch aufstrebendenen Preußen Friedrichs des Großen (1712-1786) arbeitet, der alles daran setzt, Wohlfahrt - wie er sie versteht - und Reichtum des preußischen Staates zu mehren. Gesunde und vielköpfige Bevölkerung zählt erstmals dazu. Süßmilch hat entscheidenden Einfluß auf die sich ausbildende "Lebenswissenschaft", um die Terminologie Foucaults zu verwenden, diejenige Wissenschaft also, die sich um Bevölkerungszahl und -zuwachs, Gesundheit, fruchtbare Ehen, Hygiene zu kümmern beginnt.

Georg Sarganecks Monographie zur Onanie II

4. Glaube und Angst als Zaumzeug für die Phantasie

Es ist schon bei Tissot angeklungen, daß sich die Neigung zu Onanie und Unreinigkeit besonders in der Einbildungskraft festzusetzen weiß. Junge Menschen

sind durch die Wollust, die sie also in und mit ihrer Seelen getrieben, in diese Brunst gerathen, daß sie hernach auch wirklich ihren Leib haben angefangen zu schänden, und sind auf diese Gräuel durch Handleitung des Satans selbst gekommen, ohne daß sie jemand dazu verführet hätte. ... Die Phantasie oder Einbildungskraft des Menschen ist die eigentliche Hauptresidenz und Beherbergerin dieser Sünden. Alles, was die Augen erblikken, was die Ohren hören, was die Zunge schmecket, und was sonst durch die äusserlichen Sinne empfunden wird, prägt sich gleichsam dahinein. Alles, was das Fleisch kitzelt, und dem thierischen Menschen annehmlich vorkommt, das fühlet und genießet er zwar nur so lang, als lange es wehret ... allein es geht darum nicht vom Menschen weg, sondern es nistet sich nur inzwischen in seine Phantasie ein.[84]

Haben sich einmal in der Einbildungskraft solche fleischlichen Bilder angesammelt, dann geben sie keine Ruhe mehr und drängen nach neuer Realisierung. Sarganecks Vorstellung von der Einbildungskraft entspricht dem Funktionsmodell, wie es von Descartes entworfen wurde: Sinneswahrnehmungen werden über die Lebensgeister dem Gehirn eingeprägt und sind reaktivierbar, indem das Eingeprägte als Arbeit der Erinnerung neuen Lebensgeistern eingegeben wird. Setzen sich Sinneswahrnehmungen einer Art - zum Beispiel fleischlicher Erregung - fest, so wird es immer schwerer, diese wieder aus dem inneren, mechanisch sich erneuernden Bilderkreislauf zu entfernen.[85] Es droht die "Sklaverei der Fleischeslust", die Unmöglichkeit, ihrem schon durch mechanische Einprägung von Bildern und Wahrnehmung verinnerlichten Anspruch widerstehen zu können. Der Verderbnis der Einbildungskraft folgt die Entmachtung des Willens und dieser wiederum die Zerrüttung der Lebensgeister und des gesamten Körpers.

Je mehr unzüchtiger Bilder, Personen, Handlungen us. man gesehen, je mehr schändlicher Worte, Lieder und Historien man gehöret, je mehr Seel vergiftender Romänchen und Vorstellungen man gelesen ...: je mehr dergleichen Schlangenbrut sammelt sich nach und nach in die Phantasie ein ... in einer recht wütenden und wimmelnden Heftigkeit ... , um sie gleichsam in reserve fertig zu haben, und zu seiner Zeit zu lauter giftigen Pfeilen und Entzündungsmitteln zu gebrauchen. Dis ist die größte Mördergrube des Satans, darinn er seine meisten und größten Mordbrenner verborgen hält, und sie dann und wann in alle Seelen und Leibeskräfte plötzlich ausschicket, um ein höllisches Feuer der Unzucht anzulegen und alles in diesen unseligen Brand zu stecken.[86]

Was kann man dagegen tun? Das Übel muß an der Wurzel gepackt werden: Sich rein halten und, falls die Unreinigkeit sich schon festgesetzt haben sollte, muß diese gründlich ausgerissen und die Seele gereinigt werden. Dies kann nur im Glauben und Vertrauen auf Gott geschehen. Diese drei großen Regeln empfiehlt Sarganeck:

I PERSEVERA Halte aus
II FUGA Weiche aus
III MEDITARE Erwege und nimm zu Hertzen[87]

Gebet und Besinnung auf Gott sollen helfen, die Versuchung zu überwinden. "Lesen Sie GOttes Wort" und "Beten, Wachen und Lernen der Befehle GOttes"[88] sind gute Hilfsmittel. Überhaupt ist Wachsamkeit - ständige Selbstkontrolle der Gedanken - die vordringlichste Rettung.

So fliehen Sie nicht bald, sondern halten Stand und lassen sich in einen förmlichen und feierlichen Kampf und Disput mit dem Satan ein, tractieren deshalb mit sich selbst, und ihrem Gewissen, in einer tieffen Überlegung ihres Zustandes, und stellen mit GOtt eine ehrerbietige Unterhaltung an, gleichwie dorten Joseph anfangs auch auf dem Kampfplatz beherzt stehen blieb.[89]

Innerlich standhalten wie Joseph, der die Versuchung mit der Frau Potiphars standhaft zurückwies (Gen, 39,6 ff) und im Gegensatz zu Juda und Onan als Inbild der Keuschheit des Alten Testaments gilt, und gleichzeitig äußerlich so weit wie möglich ausweichen. Wer viel Müßiggang hat und dadurch in Versuchung geführt wird, der "arbeite, arbeite scharf"[90]. Auf den Ausweg harten Arbeitens, der von Sarganeck der Hauptregel "Weiche aus" subsumiert ist, wird noch zurückzukommen sein.

Neben "Standhalten" und "Ausweichen" tritt als drittes das "Erwägen": Sarganeck rät, die Einrichtung der körperlichen "Maschine" und die Schäden daran zu bedenken ebenso wie die Folgen für die Seele. Hier mischt sich Glauben und Angst, die Erwägung ewiger Höllenstrafe und irdischer Vergänglichkeit soll die fleischliche Versuchung unterbrechen. Das Erwägen der Physiologie wird zur Theologie: die schrecklichen Folgen des Abfalls von Gott sollen anatomisch vermittelt werden.

Sage mir mein Hertz, ists billig, daß man die wunderbare Einrichtung dieses Creislaufs, die Communication des Geblütes mit dem Samen, und wiederrum des Samens mit dem Geblüte also eigenmächtig zerstöre und verderbe? ... die allerstärckste Medicin, die GOtt dem Menschen in dessen eigen Leib geleget ... also verschwenden und also wie ein Unflat achten. ...
Sie können es thun im Anschauen eines Todesbildes, am Knochengerüste eines Todten, oder im Kupffer und dergleichen; doch nicht eher, bis sie sich starck genug dazu finden. Sie können dazu singen: Weg Lust, du Unlust volle Seuch u. ... Heilig heilig heilig ...
Ich aber bin ein grämlicher Mensch, ein ungestalter, scheußlicher Madensack, voller Unflats=Sünden und Ungerechtigkeit. In meinem Cörper toben und wüten zuweilen solche schändlichen Lüste, die deine Heiligkeit aufs höchste beleidigen und ihr verhaßt sind. O wie weit bin ich noch von deinem Ebenbilde. ... Noch mehr: du hast deine höchste Verabscheuung gegen alle Unreinigkeit auf vielerley Art bewiesen, ja sogar um deswillen die gantze Sache der Empfängnis und Geburt der Menschen vor aller Welt so sündhaft und beschämet dargestellet.[91]

Auf der einen Seite der heilige Gott, der, folgt man ihm nach, ewiges Heil verheißen hat und gewähren wird, auf der anderen Seite die heillose, aber reizvolle Lust, die dem Fleische innewohnt und die ihre Aufgabe, Empfängnis und Geburt neuer Menschen zur gottgewollten Bevölkerung der Erde, um ihrer selbst willen ständig zu überschreiten sucht. Bevor wir zur Lust im rigiden Protestantismus kommen, begegnen wir noch einmal dem menschlichen Skelett.

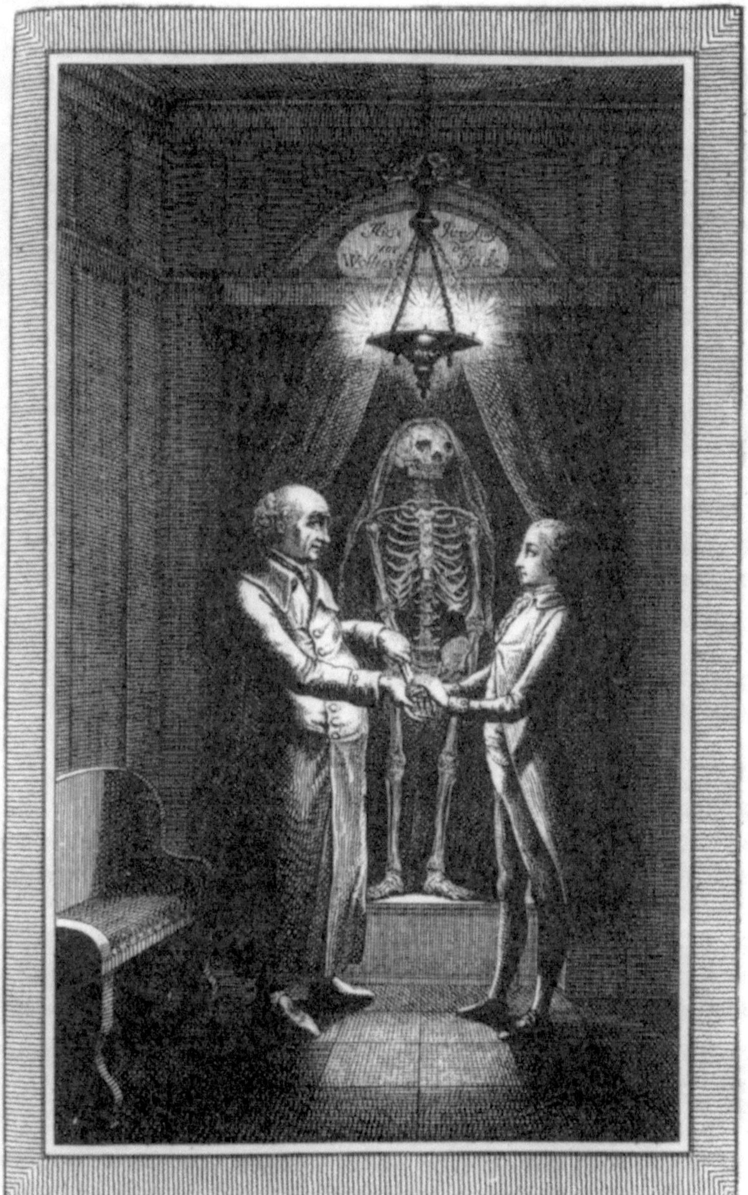

Wenn schnöde Wollust dich erfüllt.
So werde durch diß Schreckenbild.
Verdorrter Todtenknochen.
Der Kützel unterbrochen.

Ich kenne einen Freund, der ein Sceleton oder Todtengerippe von einem Weibsbilde, so ihrer Unzucht und Kindsmordes wegen am Leben erst vor 5 Jahren bestraft worden, besitzet, und selbiges zu dergleichen Vorstellungen für sich und andere gebrauchet. Oben an der Stirn dieses Knochengerüstes stehet die Überschrift angebracht: Wo ist nun deine Wollust! hinunter u. Ezech. 32.19...[92]

Dieser Vorschlag Sarganecks wird in der Anti-Onanie-Kampagne verwirklicht und eingesetzt. Ein Kupferstich aus Gotthilf Sebastian Roetgers "Über Kinderunzucht und Selbstbefleckung" (1787) mag dies illustrieren.[93] Wir wissen nicht, wieviele Kabinetts mit derartig präparierten Skeletten im 18. Jahrhundert existiert haben mögen und ebenso wenig, wieviele junge Menschen ihre erste theoretische Lektion über körperliche Lust durch Handreichung an einem Skelett demonstriert bekommen haben.

5. *Christliches Fleisch: "Weg Lust, du Unlust volle Seuch"*

In dem von Sarganeck zum Ausharren und Erwägen empfohlenen Lied "Weg Lust, du Unlust volle Seuch"[94] zeigt sich der schwierige Umgang des Christentums insgesamt und des rigiden Protestantismus im besonderen mit der fleischlichen Lust.

Es wurde schon mehrmals kurz gestreift, warum die Lust überhaupt existiert. Ohne sie wäre der Fortpflanzungsauftrag Gottes angesichts der Verderbtheit der Menschen eine höchst unsichere Sache. Die Lust ist aus der Notwendigkeit zur Fortpflanzung dem Menschen gewährt worden; diese Gewährung, dieses Geschenk Gottes zur Versüßung der Pflicht ist jedoch gleichzeitig Prüfstein für den Gehorsam gegen Gott, da die Lust ihren alleinigen Ort in der Ehe zugewiesen bekommen hat.

Der Schweizer Arzt Ernst Daniel Langhans benennt die Notwendigkeit der Lust in seinem fast zur gleichen Zeit wie Tissots Werk erschienenen Buch "Von den Lastern, die sich an der Gesundheit selbst rächen" (1762), das ebenfalls durchgehend medizinischen Charakter besitzt und worin natürlich ein Kapitel über Unreinigkeit und jugendliche Ausschweifungen in der Venus nicht fehlen darf.[95] Wäre nicht das Vergnügen, so schreibt Langhans,

wie klein würde nicht die Anzahl der Patrioten sein, die blos um des allgemeinen Besten der Welt willen, ... Kinder erzeugten. ...

Das Geschäft der Erzeugung des Menschen muß nothwendig das allerreizbarste und angenehmste Vergnügen für unsern Leib und Sinnen in sich halten, mehr als die Erlangung des besten Glückes in der Welt, der größten Ehre, Reichthums und Gewalt, weil ohne dieses die Welt auf diese Weise nicht bevölkert würde.[96]

So großes, schier unvergleichliches Lob für die Lust beim Zeugungsgeschäft findet sich im rigiden Protestantismus nicht. Der Verfasser des Artikels "Generatio" im Zedler kann mit seiner Begründung für die Existenz der Lust als typischer gelten.

Generatio die Zeugung oder Fortpflanzung des Geschlechts. Es ist allen Thieren, so wohl denen unvernünfftigen als vernünfftigen, nemlich denen Menschen eine Begierde seines gleichen zu zeugen und hervorzubringen von GOtt, da er spricht: Seyd fruchtbar und mehret euch, und erfüllet die Erde, Gen. I geschenket worden, und zwar zu dem Ende, damit die Welt, bis zu ihrem Untergang beständig möge bewohnet, und mit lebendigen Creaturen angefüllet seyn, indem der Tod sonsten in kurtzen alles würde aufreiben und zernichten; Wer würde auch über dieses eine fast so heßliche, gleichsam verhaste und verdrüßliche Sache, als der Beyschlaff ist, begehren, und wünschen? Ja, welches Frauenzmmer würde so unweislich und thöricht handeln, sich so vielen Gefährlichkeiten und Unglücke, ja der Gefahr des Todes (so sie fast aller Augenblicke bey der Geburth müssen gewärtig seyn) unterwerffen? So ferne nicht der große Befehl GOttes, und die Begierde, so uns eingepflanzet, alle diese Hindernisse aus dem Wege räumeten, und was vorher verhasset, annehmlich, das verdrüßliche aber, lustig machten.[97]

Das aus Lust abgeleitete "Lustigkeit"[98] - das Lustig-Machen - kennzeichnet den protestantischen Umgang mit dem der Fortpflanzung beigegebenen Vergnügen sehr treffend: Fleischliche Lust ist nicht mehr als ein angenehmes, aber vorübergehendes Vergnügen, darin einer guten Laune und Stimmung ähnlich, eine kurze Freude, wenn sie in der Ordnung geschieht; aber gerade wegen ihres flüchtigen Charakters ist sie nicht dazu angetan, eine wichtige Rolle in der Konzentration auf das Streben zur himmlisch ewigen Freude einzunehmen. Im Gegenteil: Sie ist Repräsentant der zwar unvermeidlichen irdischen Lust, die jedoch durch ihre zur Kreatur lockende Kraft unversöhnlich der Lust für Gott entgegengesetzt ist und diese gefährden kann. So mag es möglich sein, daß Eheleute die auf Fortpflanzung gerichtete Lust genießen, aber immer im Bewußtsein, daß das eigentliche Vergnügen in Gott und nicht in der fleischlichen Lust angesiedelt ist. Sarganeck schreibt:

Sagen Sie mir doch die Vortheile und den Nutzen dieser schnöden Dienstbarkeit! (Beiwohnung, Anm.Verf.) Was hat Ihr Leib, was Ihre Sinnen, was Ihr Verstand, Ihr Wille, Ihr Gewissen gutes und schönes daher zu geniessen. Meinen Sie, die Lust? 'Gleichwie diejenigen, die etwas ins Wasser schreiben wollen: so sind auch diejenigen, die der Wohllust froh werden wollen. So bald die That selber vorbey, ist auch die Empfindung der Lust vorüber.' (Gregor. Nyssenus)[99]

Auf körperliche Lust, auf ihren flüchtigen Charakter, läßt sich das ewige Heil nicht bauen. Die Physikotheologie, wie sie Sarganeck vertritt, gibt die Gründe dafür an, warum ein Übermaß an Lust auch schon im Erdenleben für den Körper schädliche Konsequenzen zeitigt. Das müßte, so Sarganeck, doch allen Menschen einleuchten und auf den Weg zu Gott bringen.

Ein Mensch muß sich durch die stärcksten Bewegursachen und Gründe lassen überwinden, wo er anders vernünftig seyn will. Verfangen nun diese nichts, und können diese nicht bewegen, von solcher Schande abzustehen: so müssen sie noch wichtigere und stärckere Gründe haben. Die einzige Lust, die das Fleisch kützelt, kann doch unter dem menschlichen Geschlecht, dem vernünftigen und edelsten Geschöpfe, unmöglich so wichtig seyn, einen stärckeren Grund abzugeben. Denn sie ist ja eine viehische Wohllust, ein fleischlicher, höchst schädlicher, sclavischer, grober Trieb, dessen sich die Menschen selbst unter einander ungeheissen schämen. Was soll denn nun ewig so vermögend seyn, ihr armes Hertz und Leib und Leben an die Unreinigkeit so anzufesseln. Die angeführten Gründe sind von unwiedersprechlicher Gewißheit und von höchster Wichtigkeit.[100]

Für Sarganeck als rigiden Protestanten müssen diejenigen als Narren zählen, die die irdisch-fleischliche Lust der himmlisch-geistigen vorziehen. Vom unbedingten Vorzug der zweiten ist er überzeugt und will er überzeugen. Vernünftig ist für ihn, wer Lust in der Unvergänglichkeit Gottes sucht. Osterwald, auf den Sarganeck sich öfters bezieht, hat diesen Unterschied schön ausgedrückt:

Solte die Seeligkeit der wir warten/ eine leibliche seyn/ so würden die Gewohn= und Beschaffenheiten/ die man durch Übung der Wollust überkömmt/ an ihrem Besitz nicht hinderlich fallen: und wäre in solchem Fall die Liebe zu fleischlichen Ergötzungen einiger massen zu verzeihen. Allein mit uns Christen ists nicht als mit den Ungläubigen/ welche die fleischlichen Wollüste unter die Güter des Paradieses rechnen. Wir haben eine gantz andere Hoffnung. Wir erwarten ein geistliches und Göttliches Paradies.[101]

Die fleischliche Lust dient nur zur Bevölkerung der Erde. Sie hat keinerlei anderen, auf den Menschen oder seine Befindlichkeit gerichteten Wert. Sie hat im Reich Gottes keinen Raum und ist so im christlichen Denken wirklich nichts weiter als eine notwendige, jedoch gefährliche Draufgabe. Gefährlich deshalb, da jedes Übermaß einerseits, da jedes Durchbrechen der Ordnung andererseits den Zorn und die Strafe Gottes mit sich bringt. Denn Gott haßt jede Unordnung in der fleischlichen Lust, sei es Ehebruch und Hurerei, sei es große oder kleine Sodomie, und stellt den ungehorsamen Menschen vor sein Gericht.

6. Das Damaskuserlebnis des Georg Sarganeck

Sarganecks Gottesbild ist nicht das eines weit entrückten und von jeher entschiedenen Gottes wie im Calvinismus, sondern es ist die gefühlsmäßig vermittelte Vatergestalt des deutschen Pietismus. Den Kindern guten Willens offenbart er seine Gnade und rechtfertigt sie dadurch. Das Innewerden der Gnade ist der Bekehrungsmoment. Sarganeck schildert in einer Fußnote zu folgendem Satz "Wer sich bemüht, dem verzeiht und hilft Gott" eine solche Bekehrung aus einem Lebenswandel in Unreinigkeit. Die intime Kenntnis des Sünders und der Detailreichtum bei der von ihm verübten Selbstbefleckung und der sogleich erfolgten, gründlichen Zerknirschung lassen fast annehmen, daß Georg Sarganeck hier seine eigene Geschichte erzählt. Wenn dem so wäre - ganz frei erfunden ist die Geschichte sicher nicht -, dann hätte die abendländische Kulturgeschichte in dieser Geschichte das Damaskuserlebnis eines in Onanie befangenen Saulus, der als bekehrter Paulus gegen die Onanie anschreiben wird.

Ein gewisser Patient des HErrn JEsu studirte vor ein paar Jahren auf der Universität. Dieser war in den Schuljahren in die Lüste und Sünden des Fleisches hinein verführt worden.

GOtt machte ihn aber davon frey, nicht durch Wunder, sondern durch den ordentlichen Prozeß der Busse, des Glaubens und der Rechtfertigung. Er stund so mit GOtt, daß er ihn gerne irgend womit betrüben wolte. Einst geht er vors Thor spatzieren, und weil er seine Augen nicht im Zaum hält und nicht plötzlich abwendt: so kommt durch ein ihm begegnendes *obiekt* ein stürmend heftiger Anfall von der alten Fleischeslust wie ein Blitz in sein Hertz; durchdringt und entzündet auch seinen Leib mit so einer Gewaltthätigkeit, daß ehe er sich begreift, und nur zur Wehre setzen kann, er, weil er sich allein fand, die erschröckliche Sünde der Selbstbefleckung auf der Stelle beging. Auf der Stelle schlägt ihm das Gewissen dergestalt, daß er ganz matt und kraftlos wird, und kommt in einen solchen jammernden Eifer wider diese seine Bosheit , daß er anhebt, GOtt auf seinem Angesicht anzurufen, er möchte ihn doch nur auf der Stelle umbringen, damit er seine Mäjestät nimmer beleidigen und sein so liebevolles Hertz nimmer betrüben könte. Es wird auch sein gantzer Ernst, nicht von der Stelle zu gehen, bis er sich diesen Todessentenz von GOtt als eine Gnade erbeten hätte. Denn er konte sich selber nicht mehr ertragen, daß er seinem allerliebsten GOtt so undanckbar, so lieblos, so untreu und so ungerecht begegnet hätte. Dis sein suppliciren und provociren der Gerechtigkeit GOttes wehrete eine lang Zeit. Das Gewissen ließ nicht zu, Hand an sich selber zu legen: aber durch GOttes gerechte Hand wolte er kurzum getödet seyn. Was thut nun GOtt?, der allerliebste GOtt, der GOtt von unvergleichlicher Gerechtigkeit höret das so eine Weile mit jammerndem Hertzen an: und statt daß der arme Sünder Blitz und Wetterstrahl über seinen Scheitel flehentlich forderte, sendet ihm GOtt ein durchdringend starckes und hertzerquickendes Licht und Feuer seiner Liebe in seine Seele hin; daß er nicht nur vom Pardon völlig versichert, sondern auch mit überschwenglichem Frieden und Freude an diesem seinem so barmhertzigen GOtt überschüttet wird, und geht voller Lust und neuer Lebenskräfte in sein Haus mit Loben und Dancken. Ein solcher ist mein Freund! mein Freund ist ein solcher ihr Töchter Jerusalems! Hohel. 5, 16.[102]

Ein einmaliges Dokument, wie im 18. Jahrhundert das Drängen des Geschlechtstriebes als Unlust an Gott erlebt wurde und wie dies Drängen in Gott Entspannung und Auflösung - göttliche Lust - fand. Obwohl in eine Fußnote verbannt, ist für Sarganeck diese "Historie" als Argument fast wichtiger als die gesamten Vorstellungen aus dem anatomisch-physiologischen Bereich.

Wer von Gott in dieser Weise angenommen wird, der ist gerettet. Nach der "Abstrahierung von Gott" ist Onanie nurmehr eine tödliche Krankheit im medizinischen Sinn, aus der keine Gnade zu helfen vermag.

Onanie und irdisches Eingespannt-Sein I: Ehe und Familie

In einem Klassiker der frühen puritanischen Literatur, in John Bunyans (1628-1688) "Pilgrim's Progress", wird folgende Episode erzählt: Mit den Fingern in den Ohren, um die Rufe seiner Frau und Kinder, die er abgeschüttelt hat, nicht hören zu müssen, flüchtet der fromme Held aus der "Stadt des Verderbens" und brüllt dazu seine Sehnsucht "Life, eternal life" hinaus.[103] Hier zeigt sich nicht so sehr die alte Vorstellung von Ehe und Familie - das Fehlen des Gefühls, eine geistig verbundene Gemeinschaft zu sein[104] -, als vielmehr der tiefe, aber unerfüllbare Wunsch des gläubigen puritanischen Mannes, unbelastet von Frau und Nachkommenschaft den Weg zum himmlischen Leben antreten zu können. Eine Sehnsucht, die meiner Meinung nach auch bei Scheuchzers "Adam im Paradies" an der die Fortpflanzung abwehrenden Geste der Hände abzulesen war.

Diese Sehnsucht, bei Bunyan im Fluchtversuch gefaßt, läßt sich vielleicht dadurch verstehen, daß der gläubige Protestant der Zweiten Reformation in ganz neuer Weise in die eheliche Pflicht genommen ist. Diese Verpflichtung wird nicht so sehr als Anforderung von außen an ihn herangetragen, sondern ergibt sich aus seinem bibelvermittelten Status und paßt sich als innerer Anspruch in seine eigenen Bestrebungen zu einem frommen Leben.

Durch die Reformation hat die Ehe bedeutsame Umgewichtungen erfahren, die im Willen der Zweiten Reformation zu einer frommen Lebensgestaltung zum Tragen kommen und eine neue gesellschaftliche Dynamik entwikkeln. Durch Abschaffung des Zölibats und die damit Hand in Hand gehende Ablehnung des Ideals völliger Jungfräulichkeit, durch die gleichzeitige Negierung des sakramentalen Status der Ehe und die daraus sich ergebende weltliche "Normalität und Natürlichkeit"[105] verliert die Ehe den von der alten Kirche propagierten Charakter als *von vorneherein und per se geheiligten "Übertragungsort des Lebens der Güter und des Namens"*[106] und wird unter Beibehaltung der genannten Übertragungen und Sicherung sozialer Kontinuität zu einem durch tägliche Anstrengung beider Ehegatten zu *heiligenden* Ort irdischer Gottgefälligkeit. Die Heiligung der Ehe ist nicht mehr sakramental gegeben, sondern muß täglich durch Gehorsam und Pflichterfüllung errungen werden. Zu dieser Pflicht gehört als Folge des Sündenfalls die fleischliche Vermischung, die allein in der Ehe erlaubt ist. Der eheliche Beischlaf erfährt dadurch eine starke Um- und Aufwertung; ich habe ihn im Zusammenhang mit Luthers Interpretation der Ger-Onan-Stelle - trotz Luthers Festhalten am traditionellen augustinischen Ehebild - sogar als fleischliche Predigt zum Ruhme Gottes bezeichnet. Die täglich zu erringende Heiligung der Ehe ist Aufgabe für beide Eheleute: Ihre Verbindung wird zur Zweckgemeinschaft auf dem Weg zum Himmel. Damit kann die Ehe erstmals als *Lebensgemeinschaft* aufgefaßt werden, die durch eine innere Bindung und Notwendigkeit zusammengehalten wird. Schon Calvin spricht das klar aus:

> Mann und Frau sind komplementäre Manifestationen des gleichen Wesens, eben der menschlichen Natur, die in dieser Dualität ihre volle Einheit verwirklicht. ... Das ursprüngliche Wesen des Menschen ist das Paar.[107]

Wenn Gott die Ehe als Pflicht gesetzt hat, so hat er auch die von jeher zusammengehörenden oder zumindest zueinander passende Gatten geschaffen. Im gesamten Protestantismus tauchen Ideen ursprünglicher und wieder herzustellender Androgynität auf; im Puritanismus geschieht dies in nüchternerer und zweckgerichteterer Weise als in dem von der protestantischen Mystik

Jakob Böhmes (1575-1624) beeinflußten deutschen Pietismus.[108] Tiefgreifender aber hat eine andere Versinnbildlichung der Ehe gewirkt, die Idee der Seelenbräutigamschaft, die besagt, daß die Kirche im ganzen und jede Seele im besonderen Braut des himmlischen Herrn ist. Schücking führt Zitate von John Bunyan und von William Gouge, "Of Domesticall Duties", an:

Es ist einer von Gottes hauptsächlichen Zwecken bei der Errichtung der Ehe, daß Christus und seine Kirche sinnbildlich überall da sein möchten, wo ein durch Gnade gläubiges Paar ist.

Wie Eltern durch die Liebe zu ihren Kindern besser als die kinderlosen die Liebe Gottes zu verstehen vermögen, so können die glücklich Verheirateten besser das Wesen Jesu Christi begreifen, der mit jeder gläubigen Seele vermählt ist.[109]

Auf Ebene der Ehe steht Jesus für den Mann, die menschliche Seele für die Frau. Dies beinhaltet eine Aufwertung der Stellung der Frau: sie wird zwar Partnerin des Mannes, aber eine untergeordnete. Diese Aufwertung wird meines Erachtens zuweilen zu positiv gesehen.[110] Das mag daran liegen, daß in das Verhältnis Gott/Seele = Mann/Frau eine heutige, durch Pädagogik und Kinderliebe geprägte Gottesvorstellung anstelle der des streng strafenden und einsam entscheidenden alttestamentarischen Gottes eingesetzt wurde und daß dadurch der patriarchalische Grundzug dieser Gleichung überdeckt wurde.

Wie der Mensch der Zucht Gottes unterliegt, so steht die Frau in der Zucht des Mannes; die Kinder wiederum haben in der Zucht der Eltern zu stehen. Die Aufgabe des Mannes, Frau und Kinder in der häuslichen Zucht zu halten, ist auf dem Hintergrund der damals gültigen Ideologie keine einfache. Man kann die Sehnsucht auf Flucht aus dieser Verpflichtung verstehen, wenn man sich klarmacht, daß die Frauen - wie Eva im Paradies - als schwächer und anfälliger für Verführung und als der körperlichen Wollust zugeneigter gelten, daß die Kinder als ganz der Erbschuld verhaftete, als böse, zügellos wilde Geschöpfe gesehen werden, denen ihr eigener Wille durch Pflichtnahme in Gott gebrochen und deren *schuldige* - die kindliche Unschuld wird erst Rousseau propagieren - Neigung zu Vergnügen und Lust in die Neigung zur Gottesheiligung umgebogen werden muß.[111]

Mit einem Wort: *Frau und Kinder sind dem Mann ein schweres Sturmgepäck bei seinem Sturm auf den Himmel.*

Die angesprochene Sehnsucht auf Flucht aus Familie und Fortpflanzung erweist sich so als eigentlich eremitisch-monastische Sehnsucht, als Konzentrierung auf das eigene Ich ohne die Versuchungen, die in der Ehe lauern. Aber gerade die eheunlustige Lebensweise ist im Protestantismus, wollte man gottgemäß leben, theoretisch wie praktisch fast unmöglich gemacht. Eine Untersuchung der "Hagestolze", der Junggesellen im 18. Jahrhundert, und der durchaus aggressiv geführten Diskussion um diese Existenzform - zum einen Vorwürfe der Unreinigkeit und des Geizes, zum andern Spott - könnte einiges Licht auf die unerfüllbare monastische Sehnsucht protestantischer Männer werfen.[112]

Die Eheunlust einerseits, die Unausweichlichkeit des ehelichen Joches anderseits mögen zu Mißtrauen, Spannungen und Kälte in vielen dieser Ehen geführt haben. Die Annahmme der göttlichen Einsetzung der Unausweichlichkeit der Ehe jedoch und die damit angebotene Möglichkeit, in gegenseitiger und demütiger Pflichterfüllung das himmlische Ziel gemeinsam zu erreichen, dürften in vielen dieser Ehen zumindest tendenziell zu größerer innerer Nähe, zu Intimisierung durch wachsendes Vertrauen zueinander, zu gegenseitiger Rücksichtnahme und zu strenger, aber pädagogisch anleitender Hinwendung zum Kind geführt haben. Es besteht auf diesem Hintergrund die Möglichkeit eines willentlich positiven Umgangs mit der Ehe- und Familiensituation.

Diese "psychische Innenstabilisierung"[113] des intim familiären Raumes sowie die "eigentliche Ethisierung der Ehe nach innen, in der gegenseitigen Beziehung der Gatten und der Eltern und Kinder"[114], kann zum einen als sekundärer Effekt des theologischen Vorgangs der Entwertung jungfräulicher Lebensweise und der Anerkennung der natürlichen Neigung des Menschen zur Fleischeslust gelten und ergibt sich zum anderen aus der Einordnung dieser Tatsache in den auf himmlische Existenz ausgerichteten Lebenswandel. Levin Schücking:

> (Es) liegt das letzte Ziel und höchste Glück jeder Gemeinschaft hier ja eben nicht darin, das tiefste rein-menschliche Erleben miteinander zu teilen, sondern die Vertrautheit eines so nahen seelischen Verhältnisses wie Ehe und Familie soll in erster Linie fruchtbar für den andern und höchsten Zweck gemacht werden, sich gegenseitig zur Wiedergeburt zu verhelfen und bei ihr zu beharren. Die Familienmitglieder sind mehr als alles andere Weggefährten auf dem Wege zum Jenseits ... So stellt die Familie einen gemeinsamen Bund zur Bekämpfung vermeintlich sündhafter Regungen dar.[115]

Die Ehe samt der fleischlichen Vermischung darin trägt also über die Züge einer Zweckgemeinschaft hinaus diejenigen einer Notgemeinschaft, da sie aus der von Gott auferlegten Notwendigkeit der individuellen Fortpflanzung zur Bevölkerung der Erde geboren ist. Die Umwandlung von einer Not- in eine Liebesgemeinschaft geht historisch langsam, aber unaufhaltsam voran. Langsam geht dieser Prozeß, da es einiger Zeit bedurfte, die aus der jenseitigen Abzweckung entstehende Angst vor dem Ungenügen des Partners oder der Kinder in die notwendig engen innerlichen Beziehungen dieser Familienform befriedigend zu integrieren, unaufhaltsam jedoch, da die bisher unbekannte "interaktive Verdichtung und tendenzielle Intimisierung des Familienlebens" sowie die "Pädagogisierung der Familie"[116] nicht ohne eine Harmonie gebende oder zumindest Harmonie vorspiegelnde Ideologie auskommen konnte. Es mußten neue kulturelle Muster entwickelt und sozial eingeübt werden, die den Ansprüchen des emotionalen Näher-Zusammenrückens der Familienmitglieder und der daraus resultierenden gefühlsmäßigen Aufheizung des binnenfamiliären Klimas Rechnung tragen konnten.

Natürlich unterscheiden sich in dieser Entwicklung die verschiedenen Formen der rigiden Protestantismen. Vor allem im Puritanismus ist der Mann als Patriarch gefühlsmäßigem Zugang weit entrückt. Das "Fühlen" und "Empfinden" als theoretisch festlegbarer Eigenwert wird - es ist im Teil 1 ausgeführt - erst durch Hallers Trennung von reizbaren und empfindlichen Teilen des Körpers ermöglicht. Gefühlsbetonung ist im Pietismus längst vorbereitet, so erstaunt es auch nicht, daß Hallers Entdeckung vor allem über pietistische Strömungen auf die Gefühlskultur der 2. Hälfte des 18. Jahrhunderts eingewirkt hat. Hartmann Tyrell benennt die Unterschiede von Puritanismus und Pietismus folgendermaßen:

> Mit familialer Intimität inkompatibel ist schließlich die offenkundige *'Gefühlsarmut' des puritanischen Familienlebens*, die der Erstreckung der puritanischen Askese und Selbstdisziplin gerade auch auf den affektiven Bereich entspringt; für die Darstellung von 'Herzenswärme und Zärtlichkeit' ist hier kein Raum; Ausdrucksmuster stehen dafür kulturell nicht zur Verfügung ... Es ist in Deutschland der Umweg über den *Pietismus* mit seiner "stärkeren Pflege der Gefühlsseite der Religion" gewesen, der der Sentimentalisierung des Familienlebens im 18. Jahrhundert nachhaltig zugute gekommen ist.[117]

Sicher waren bei den Übergängen zu emotional bestimmteren Familienformen regionale und soziale Unterschiede vielfach wirksam, dennoch muß der Beginn der modernen Kleinfamilie mit dem ideologischen Hintergrund von Liebe und Nestwärme in der Familiendynamik der rigiden Protestantismen gesehen werden. Dabei sollten jedoch, wie es hier geschehen muß, die Entwicklungen und Reaktionen im nachtridentinischen Katholizismus nicht außer acht gelassen werden[118].

Die Errichtung einer staatlichen Theokratie hat sich auf Dauer nirgendwo durchsetzen lassen. In der Zweiten Reformation tritt die kleine Einheit "Familie" an die Stelle des ganzen Gemeinwesens in einer Art "Familientheokratie"[119]. Versteckt aber lebt in der Familientheokratie die Idee der Theokratie fort. Denn die Familie wird als kleinste, aber strukturgebende Zelle einer größeren Einheit begriffen. Das aus diesen Zellen sich zusammensetzende Gebilde war zunächst die Gemeinschaft der "wahren Gläubigen"; diese Stelle wurde später vom modernen Staat für sich reklamiert.

> Sie ist der Keim und das Vorspiel der Kirche, insofern die religiöse Hausgemeinschaft der eigentliche Zusammenhalt der Familie ist und in der Hausandacht und in der Katechismusunterweisung durch den Hausvater das kirchliche Leben zunächst gepflanzt wird. Sie ist schließlich der Urtypus aller sozialen Gliederungen, indem sie urbildlich die Autoritäts- und Pietätsverhältnisse darstellt ...[120]

Häusliche Zucht und das protestantische Modell der "Onanie" müssen in Konflikt miteinander geraten. Steuermann des mehr oder weniger mit Intimität aufgeheizten Familienbootes mit Richtung Himmel ist der "Hausvater". In der Nachfolge der Patriarchen und in Stellvertretung Gottes - René König hat von "Sekundärpatriarchalismus" gesprochen[121] - steht der Mann dem Haus vor und leitet obrigkeitsmäßig die "religiöse Hauszucht".

Die hausväterliche Zucht und Erziehung besteht vor allem darin, die "kleine Welt der Bibel" in der "kleinen Welt der Familie" durch religiöse Unterweisung durchzusetzen.

> Das strukturell Neue und für die Intimisierung der Familie Folgenreiche an der puritanischen Familienstruktur war zunächst eine im Vergleich zu den mittelalterlichen Gegebenheiten *nie gekannte Konzentration der Familienmitglieder auf das mit Gebeten, Psalmengesang und geistlichen Lesungen allenthalben durchsetzte häusliche Leben*; solche Einbindung in das beständige häuslich-religiöse Geschehen fesselt Präsenz und Aktivität des familialen Personals dauerhaft ans Haus, und erst damit entsteht so etwas wie ein kontinuierliches 'Familienleben' und soziales 'Zuhause' im modernen Sinne.[122]

Diese Beschreibung trifft sicher nicht nur für die puritanische Familie zu, sondern für die ganze Bandbreite der "Internationale für fromme Lebensgestaltung". Erwähnt wurde bereits das sekundäre Bibelschrifttum, dem die in dieser Arbeit vorgestellten Schriften durchweg zuzurechnen sind.

Die Ängste, die an das protestantische Konzept der kleinen Sodomie - Onanie, Unreinigkeit, Befleckung - gebunden sind, treffen und schneiden sich in vielfältiger Weise in Ehe und Familie. *Der eigentliche Ort der Onanie ist die Familie*. Es ist ratsam, sich die Definition von Onanie erneut zu vergegenwärtigen:

Onanie als Konzept kleiner Sodomie meint den Überschuß an Lust und Begehren jenseits der erlaubten ehelichen Vereinigung ohne direkte Übertretung der Ehebeschränkung in Hurerei, Ehebruch, großer Sodomie. *Onanie ist ein auf das innere Erleben des Individuums, nicht auf soziale Interaktion bezogenes Konzept*. Die von ihr ausgehende Beunruhigung meint alle geschlechtliche Selbst-Lust, gleichgültig ob diese in Handlungen, gesuchten oder ungewollten Gedanken, ja selbst in unwillkürlichen Regungen geschehen. Das Konzept *Onanie transformiert das ephemere und disparate Drängen und Aufblitzen fleischlicher Lust-Regungen in ein klar definiertes und zu kontrollierendes Feld des Innenlebens*, mit dem das Individuum weitgehend allein bleibt, da die Scham ihm/r verbietet, darüber zu sprechen.

Die heimliche Lust bedroht in ihrer dauernden Präsenz und ihrem allerorts und jederzeit möglichen Anspruch - das Fehlen der Brunstzeit beim Menschen wurde schon erläutert -, ständig den Stand der Keuschheit in der Ehe, besonders deswegen, weil sie in dem komplizierten Wechselspiel von erlaubter, von vielleicht schon übertriebener oder von schon sündiger Lust stattfindet. Die Eheleute sind nicht nur fleischlich untrennbar zusammengekoppelt, sondern sie dürfen auch in der Einbildungskraft nicht voneinander lassen und müssen sich gedanklich treu bleiben. Phantasierte Lusterfüllung zählt im rigiden Protestantismus als Onanie mit derjenigen Schuldzuweisung auf dem jenseitigen Konto, die die real ausgeführte Handlung zugeschrieben bekommen hätte: fleischliche Vermischung eines Ledigen mit einer Ledigen zählt als Hurerei, eines Verheirateten als Ehebruch, Gewaltphantasien als Vergewaltigung oder Schändung. Die im Teilkapitel "Unordentliche heimliche Lüste des Fleisches" aufgeführten Beunruhigungen wie Beiwohnung während der Schwangerschaft, unkeusche Berührungen im Ehebett, wollüstige Träume mit anderen Personen, Not-Masturbation Pubertierender, Unverheirateter oder zeitweilig getrennt Lebender, fleischliche Vermischung alter, zur Zeugung unfähiger Eheleute wie selbstverständlich der ganze Bereich empfängnisvermeidender Praktiken in der Ehe bekommen auf diesem Hintergrund eine andere Plastizität und Verständlichkeit.

In der Ehe, im engen Zusammenleben der beiden Geschlechter, drohen unzählige Verführungen: Versuchung bei der geschlechtlichen Vereinigung andere, wollüstigere Stellungen einzunehmen als die erlaubte; in zu große fleischliche Erregung zu geraten und so die Grenze zur Kreaturvergötterung zu überschreiten; zu häufige Lust auf die Vereinigung - "man kann sich auch im eigenen Keller volltrinken" -; Gedankenspiele, wie es denn mit einem anderen Partner wäre; plötzliche fleischliche Regungen beim Sehen eines anderen angenehmen Menschen; das Heraufrufen von Lust in Gedanken oder gar masturbatorische Betätigung aus gegenseitiger geschlechtlicher Frustration oder umständebedingter zeitweiliger Unmöglichkeit des Verkehrs; Eheverweigerung - aus welchen Gründen auch immer, in deren Folge nächtliche Pollutionen auftreten können oder zur Masturbation gegriffen wird; die Versuchung wegen der schon stattlichen Kinderzahl und/oder aus sozialer Bedrängnis, den Samen nicht an den für ihn bestimmten Ort gelangen zu lassen; der Gedanke, sich aus eben denselben Gründen die zur Zeugung bestimmte Lust gegenseitig mit der Hand zu verschaffen; die Gewöhnung an die Lust mit sich selbst, gedanklich oder handgreiflich ausgeführt, um aus Rücksicht auf den Partner oder aus Unlust am Partner nicht offen Ehebruch zu begehen; ... kurz: es gibt eine ganze Menge von Onanie-Anlässen, die zur Zernichtung der ehelichen Rein- und Keuschheit führen.

Marianne Weber hat die Konsequenzen dieser ehelichen Situation zutreffend, aber dennoch, da ihr das Konzept der Onanie fehlt, zu positiv benannt:

> Es ist klar, daß eine derartige asketische Zucht des Trieblebens, grade weil sie die religiös ernstesten Naturen *nicht* zum weltflüchtigen Cölibat, sondern zur Arbeit in der Welt und zur effektiven Monogamie auch des Mannes, zur Gleichheit der Geschlechter auch in der Moral führten, indirekt auch die Lage und Schätzung der Frau im Sinne der Gleichstellung beeinflußen mußte. ... Erst mit dem Zurücktreten der rein sexuellen Spannung aber konnte die Innigkeit der gemütlichen und geistigen Gemeinschaft der Gatten, - ihr *seelisches* Zusammenwachsen -, als Sinn der Ehe in den Mittelpunkt treten.[123]

Auch die Kinder sind in Ansicht der Onanie höchst gefährdet: Sind sie noch klein, so stehen sie noch ganz unter dem Einfluß der Erbsünde und suchen aus angeborener Verderbtheit Lust an ihren Zeugungsorganen. Im Aufwachsen tauchen Gedanken und Fragen auf, die sie zum Nachgrübeln über die Zeugungsglieder anregen; sie fragen sich, was die Eltern im Schlafzimmer machen; sie sehen kopulierende Tiere oder andere Kinder auf der Straße, die sich schamlos verhalten, sich anfassen, ihre Teile herzeigen; durch zufällig gehörte unzüchtige Reden, Lieder, Witze und durch schlüpfrige Anblicke wird ihr Sinn nachhaltiger auf fleischliche Lust hingestoßen; die Geschlechtsteile beginnen mit der natürliche Funktion, werden steif oder naß und locken so zur Berührung und Lust. Werden sie älter, müssen sie das Drängen ihres Geschlechtes bis zu einer Eheschließung im Zaume halten. Aufgrund der Differenz von Heiratsalter und geschlechtlicher Reife lebt der junge Mensch in Gefahr, sich an onanitische Selbstlust zu gewöhnen, er oder sie überläßt sich lustvollem Gedankenspiel, das gedankliche Zulassen der Lust wird zum Handspiel am Zeugungsgliede, und so verspielt der junge Mensch, erst, ohne es zu wissen und zu wollen, später, ohne es stoppen zu können, die zum Wachstum so notwendigen Lebensgeister und darüberhinaus die Ausrichtung auf sein Lebensziel: den Himmel.

Jenseits der elterlichen Ängste, was durch Onanie ihren Kindern Schlimmes geschehen könne, existiert eine andere, das eigene Gewissen belastendere Angst. Wenn ein Kind zu früh auf fleischliches Vergnügen kommt - zufriedener Gesichtsausdruck des Kleinkindes beim Betasten der Geschlechtsteile zum Beispiel -, liegt das vielleicht nicht an den fleischlichen Vergehen der Eltern, an der schwächeren Konstitution und Abwehr, die den Kindern von den Eltern selbst vererbt wurden? Wird in Schwäche und fleischlicher Neigung von Kindern und Jugendlichen nicht die von Gott angedrohte Strafe am Samen wirksam, die ihren theoretischen Ausdruck in Degenerationsangst und Süßmilchs bevölkerungstheologischen Überlegungen fand? Solche Gedanken müssen für gläubige Eltern sehr schwer erträglich gewesen sein, besonders in solchen Fällen, bei denen ein Elternteil den Vorwürfen des anderen ausgesetzt war. Die Angst, an den Kindern das eigene Versagen vor der Onanie vor Augen gestellt zu bekommen, mag die brutale Härte und Gehorsamsforderung in der patriarchalischen Familie mitgeprägt und zur elterlichen Gewissensentlastung beigetragen haben[124].

Es gibt für die rigid gläubigen Protestanten nur einen Ausweg aus den Gefahren der Onanie. Ehe und Familie muß, um den Preis harter psychischer Anstrengung und Anspannung, die einen enormen Krafteinsatz an Selbsterforschung und Selbstkontrolle erfordert, davon frei gehalten werden. Dieser psychische Druck muß ein Ventil finden. Dies ist die positive Akzeptanz der ehelichen, fleischlichen Lust, die als Ideal das höfische Modell der Minne - die erhöhende keusche Liebe - übernimmt und bürgerlich umgestaltet.

Die Umgewichtung dahin hatte sich in der Reformation angekündigt: Luther hat sie in der Heirat mit Katharina von Bora vorgelebt, während er in seinen Äußerungen an der alten Sicht der Sündhaftigkeit auch des ehelichen Verkehrs festhielt; gedacht und klar ausgesprochen hat sie der konsequentere Denker Calvin, wenn er sagt, "der Mensch solle fröhlich dieses 'Heilmittel' (Lust in der Ehe; Anm.Verf.) benutzen, das den Menschen die ursprüngliche Reinheit des Geschlechtes zurückgibt"[125].

Was heißt aber "fröhlich das Heilmittel benutzen"? Es heißt nichts anderes, als in züchtiger Demut vor Gott das Erlaubte in erlaubter Weise zu genießen. Diese "fleischliche Fröhlichkeit", von Luther gelebt, von Calvin gedacht, kommt in der Zweiten Reformation zum Tragen und bricht endgültig mit der paulinisch-augustinischen Tradition der Schlechtigkeit auch des ehelichen Fleisches. Das ist ein wichtiger Schritt im Christentum; denn er beinhaltet, daß fleischliche Lust - wenn auch unter bestimmten Bedingungen - positiv eingeschätzt werden kann. Der Bedingungsrahmen ist erweiterbar und ist in der modernen Sexualität auch konsequent erweitert worden.

Aber dennoch muß diese Anerkennung der ehelichen Fleisches, interpretiert man sie als Erlangung eines "Selbstwerts" von Lust, mit Vorsicht gesehen werden. Denn es handelt sich dabei keineswegs um Entlassung der Lust aus den theologischen Prämissen, sondern die Lust wird zum Einsatz und Garanten der Aufrechterhaltung und Stabilisierung der enger gewordenen, dadurch auch gefährdeteren und zerbrechlicheren Beziehung der Eheleute ernannt. Sie ist allgemeines "Mittel gegenseitigen Beistands". Auf jeden Fall bekommt die erlaubte, züchtig durchzuführende eheliche Lust die Aufgabe zugewiesen, jenseits der Abwehr offener Unzucht, das christliche Bollwerk gegen Onanie und Unreinigkeit zu sein.

Auch hierfür bietet die Bibel ein Modell, das in die Sprache der rigiden Protestanten Eingang findet: Die Sprüche und das Hohe Lied Salomons. Laut theologischer Auslegung besingt dieses Liebeslied die Vereinigung der Seele mit dem Bräutigam Jesu; aufgrund der Parallelität von Ehe und Seelenbräutigamschaft kann die Liebessprache Salomons auch auf die eheliche Vereinigung auf Mann und Frau angewandt werden.

Anschließend zitiert er (der puritanische Theologe Thomas Gataker, Anm.Verf.) eine Stelle aus den Sprüchen, die in puritanischen Schriften über die Ehe oft angeführt wurde: 'Trink' sagt der weise Mann, 'Wasser aus deiner eigenen Quelle ... Freue dich an dem Weibe, das du in deiner Jugend gewählt hast, denn sie ist lieblich wie eine Hinde und holdselig wie ein Reh. Ihre Brüste mögen dich allezeit erquicken, ihre Liebe möge dich immerdar berauschen.'...
Sich mit einem Ratschlag an die Frau wendend, sagt Daniel Rogers: 'Verströme dich über deinen eigenen Ehemann und seine Glieder, laß ihn, wie Abimelech zu Sara sprach, die Decke über deinen Augen sein und schaue nicht weiter.' Dem Mann rät er: Lasse deine Frau 'deinen wertesten Schatz sein; denke nur an ihre Vorzüge; die kleinen mache groß durch häufige Betrachtung, die größeren schätze und bewerte, wie es ihnen gebührt.' Wil-

liam Gouge schreibt: 'Die Zuneigung eines Mannes zu seiner Frau muß seiner Meinung von ihr angemessen sein: daher sollte er an seiner Frau vollkommenes Ergötzen finden, das heißt: sich so an ihr ergötzen, als fände er sein ganzes und einziges Ergötzen bei ihr; ... wenn ein Mann eine Frau hat, die nicht sehr schön oder ansehnlich ist, sondern eine gewisse körperliche Häßlichkeit aufweist', sollte er sich gleichwohl ,an ihr entzücken, als wäre sie die schönste und in jeder Hinsicht vollkommenste Frau der Welt'.[126]

Edmund Leites fragt sich, ob das genannte Ergötzen "jenes hochgradige, durch und durch erregte Entzücken, wie es mit romantischer Leidenschaft und Ekstase einhergeht" darstellt, oder ob "es etwas Nüchterneres und Maßvolleres, das wir besser Freude nennen sollten statt Erregung"[127] war, aber er kann meines Erachtens für die Wende zum 18. Jahrhundert keine angemessene Antwort finden, da *sein* 17. und 18. Jahrhundert eigentlich unser Jahrhundert in historischer Verkleidung vorstellt. Der Gott der Puritaner ist für Leites Ideologie, nicht Realität. Dies verführt ihn - und nicht nur ihn, er steht hier als Beispiel - die moderne anthropologisch fundierte Kategorie "Sexualität" anzuwenden.

Innerhalb der Grenzen des Ehebettes waren Sexualität und sexuelle Lust nicht nur erlaubt, sondern wurden als etwas Gutes aufgefaßt. Der eheliche Geschlechtsverkehr diente nicht nur der Fortpflanzung oder der Vermeidung von Unzucht, sondern war an sich gut, sofern er sowohl dem Mann als auch der Frau Freude und Erquickung schenkte. ...
Die puritanische Forderung nach Beständigkeit in allen Lebensbereichen setzte, wie Weber schrieb, durchgängig 'die Vernichtung der Unbefangenheit des triebhaften Lebensgenusses' voraus. So stellt es sich gewiß aus der Sicht des 20. Jahrhunderts dar. Aber Webers Aussage sollte nicht als eine Beschreibung dessen verstanden werden, was die Puritaner selbst anstrebten. Sie dachten nicht daran, daß die Forderung nach Beständigkeit sich notwendig gegen die Unbefangenheit oder gar gegen den erotischen Genuß richtete. ... Es ist daher trotz des weltbejahenden Ideals der puritanischen Ehe nicht verwunderlich, daß Weber glaubt, die puritanische Ethik wende sich gegen die Freuden der erotischen Erregung.[128]

Es stellt sich die Frage, ob es sinnvoll und für irgendetwas hilfreich ist, die unter den Vorgaben "züchtig vor Gott" und "Vermeidung jeglicher Unreinigkeit" stattfindende Lust in rigid protestantischen Ehen mit modernen Begriffen wie "sexuelle Lust", "erotische Erregung" oder gar "Sexualität" zu beschreiben. Ich glaube nicht. Denn die meist nicht bedachten und oft auch nicht gewußten Implikationen solcher moderner Begriffe transportieren unmerklich unsere Weltsicht in die vergangene. Auf solches Gefangensein in den Fangeisen des Begriffes "Sexualität" bei der Verwendung für historische Beschreibungen werde ich im letzten Teil eingehen.

Geschlechtsspezifisch unterschiedene Aufträge Gottes haben die Vertreibung aus dem Paradies begleitet: Die Frau solle unter Schwierigkeiten und Schmerzen gebären; der Mann solle im Schweiße seines Angesichtes beider Brot verdienen.

Diese göttliche Einsetzung der männlich-weiblichen Rollenzuweisung, die sicher zur Zeit der Niederschrift der Genesis nur Beschreibung herrschender Rollen in der Familie des vorderen Orients darstellte, hielt sich praktisch bis zum 1. Weltkrieg und ist noch heute nicht aus allen Köpfen verschwunden. Die Frau gehört zu den Kindern und zu den häuslichen Arbeiten, der Mann vertritt die Familie nach außen und ist verantwortlich für den Lebensunterhalt. In der alt-europäischen Wirtschaftsform der "großen Haushaltsfamilie"[129] lag zumindest die Arbeitsbelastung des Familienunterhalts auf beider Schultern, wobei die alte Aufteilung, daß die Hausmutter nach innen ins Haus, der Hausvater nach außen in die Gesellschaft wirkte, eher repräsentativen und arbeitsfunkionalen Charakter besaß. Das "ganze Haus" war Produktions- und Reproduktionsort in einem, und das Hauswesen der Hausfrau trug wesentlich zur Gewinnung des Lebensunterhaltes bei, der noch weitgehend auf Subsistenz aufgebaut, also relativ unabhängig von Gelderwerb war. Die Zeitspanne der Zweiten Reformation (zwischen 1650-1770) fällt zeitlich mit der Auflösung des "ganzen Hauses" zusammen. Der sich neu herausbildende Familientyp, die bürgerliche Kern- und Kleinfamilie, ist viel abhängiger von der Zirkulation des Geldes, welches nun weitgehend außer Haus verdient werden muß. Nun greifen die Rollenzuweisungen der Genesis in anderer, neuer Weise, und die Frau wird hier in einer bisher unbekannten Konsequenz in die nur häusliche, reproduktive Arbeit gezwungen. Dieser Umbruch, der langsam und in vielfältigen Mischformen vor sich geht, erhält aus den Trägergruppen der Zweiten Reformation wesentliche Impulse, da im rigiden Protestantismus aus anderen Gründen, wie wir gesehen haben, die binnenfamiliären Grundlagen eines engeren und intimeren Familientyps parallel entstanden, dort sozial eingeübt und so die kulturellen Verhaltensmuster für die Durchsetzung der Kleinfamilie insgesamt geliefert werden konnten.

Neben der Aufrechterhaltung der häuslichen Zucht - "Vnd er sol dein Herr sein" (Gen 3,16) - ist dem Mann die Besorgung des Lebensunterhaltes - "Jm schweis deines Angesichts ..." (Gen 3,19) - für die Familie aufgetragen. Zusammenhang und Opposition von häuslicher Zucht und Onanie wurden aufgezeigt. Sollte nun Onanie auch bei der Organisationsform und kulturellen Ausprägung der zweiten Pflichterfüllung eine Rolle spielen?

Der Lebensunterhalterwerb wurde im Deutschen mit dem Begriff "Beruf" belegt. Den theologisch protestantischen Hintergrund dieser Benennung hat Max Weber aufgezeigt.

Und verfolgen wir nun das Wort geschichtlich und durch die Kultursprachen hindurch, so zeigt sich zunächst, das die vorwiegend katholischen Völker für das, was wir "Beruf" (im Sinne von Lebensstellung, umgrenztes Arbeitsgebiet) nennen, einen Ausdruck ähnlicher Färbung ebensowenig kennen wie das klassische Altertum, während es bei *allen* vorwiegend protestantischen Völkern existiert. Es zeigt sich ferner, daß nicht irgendeine ethnisch bedingte Eigenart der betreffenden Sprachen, etwa der Ausdruck eines "germanischen Volksgeistes" dabei beteiligt ist, sondern das Wort in seinem heutigen Sinn aus den *Bibelübersetzungen* stammt, und zwar aus dem Geist der Übersetzer, *nicht* aus dem Geist des Originals.[130]

Der Mensch ist von Gott "berufen". Doch bedeutet dieses "Broterwerben im Schweiße deines Angesichtes" schon "Berufen-Sein" zur Arbeit im Sinne eines Berufes? Sicher nicht. Gearbeitet und geschwitzt dabei haben die Männer in katholisch geprägten Gesellschaften auch, ohne jedoch eine Arbeitsethik des "Berufes" - Erwerbsstellung als rastlose Lebensaufgabe - entwickelt zu haben. Das Zedler-Lexikon definiert Beruf so:

Beruff, einen zu etwas beruffen, heißt nichts anderes, als einen zu etwas bestimmen, oder ihn zu etwas besondern verpflichten. Der Beruff ist also eine Pflicht, nach der wir etwas besonders in der Menschlichen Gesellschaft zu verrichten schuldig sind. ... Der innerliche Beruf ist nichts anders, als diejenige Fähigkeit, welche von der Natur in uns ist geleget worden. ... Der innerliche Beruf gehet aber nicht nur auf gewisse Aemter, sondern überhaupt auf die Lebens=Art: da kann einer durch den Ehestand viel gutes stifften: Da hingegen ein anderer mit der Gabe der Keuschheit der Welt zum Beispiel dienen soll. ... Außer dem Bewegung Grunde ..., daß dieser Beruf der göttliche Wille sey, sind auch nachfolgende Gründe vorhanden, welche uns nöthigen demselben zu folgen. Der erste ist die Selbst=Liebe. Ein jeder will sein Glücke machen, nemlich er erwählet sich solche Endzwecke, durch deren Erlangung er seine Zufriedenheit zu befördern gedencket. Nun kan man zu keinem Endzwecke komen, worzu die Mittel nicht in unseren Händen stehen. Die Mittel sind unsere Kräffte; diese sind ihrem Ursprunge nach nicht in unserer Willkühr ... Der andere Grund ist der Nutzen der Gesellschaft. Ein jeder ist verpflichtet, etwas, es sey auch, was es wolle, zu demselben beyzutragen. ... Der Spruch Luc. 9, 62 daß derjenige nicht geschickt zum Reiche GOttes, welcher die Hand an den Pflug lege und zurück sehe, ist überhaupt von dem Christenthum, nicht aber von einem Amte insonderheit zu verstehen. Widersprechen sich also die Vernunft und die Offenbahrung hierinnen einander gar nicht.[131]

Als Beruf zählt hier insgesamt der Stand, und zwar in folgender Reihenfolge und Opposition: gottgemäßer Lebenswandel - nicht gottgemäßer Lebenswandel; verheiratet - ledig; für den Mann Beruf im Sinn einer Arbeit - für die Frau, ohne daß dies besonders gesagt würde, Kindergebären und die tägliche Arbeit im Haus.

Auffällig ist der letzte Abschnitt des Zitats. Der Autor des Artikels wendet sich gegen solche Stimmen, die Beruf - die Hand an den Pflug legen - im engen Sinne eines Amtes, des Berufes im heutigen Sinne, verstehen wollen. Er lehnt diese Lesart ab, läßt einen Wechsel des Amtes zu, indem er die "Berufshand am Pflug" auf ein christliches Leben insgesamt bezieht. Dies deutet darauf hin, daß "Beruf" und Arbeit als Lebensunterhalt schon fast als identisch aufgefaßt werden konnten. Zur Erklärung dieser Bedeutungsverschiebung muß etwas weiter ausgeholt werden.

Ich habe von der eremitisch-monastischen Sehnsucht des puritanischen Mannes gesprochen. Das frühchristliche Eremitentum ist sicher Weltflucht in reine Kontemplation und den einsamen Kampf gegen die Konkupiszenz; die klösterliche Organisationsform dagegen stellt ein Ausgewogensein von Kontemplation und Arbeitseinsatz dar: Bezwingung der inneren Natur im spirituellen Wachsen und der äußeren Natur in Urbarmachung und allgemeiner Kultivierung. Durch die protestantische und aufklärerische Propaganda gegen den Katholizismus ist diese Seite klösterlichen Lebens verdrängt und verkommene Formen monastischer Lebensweise des ausgehenden Mittelalters und der beginnenden Neuzeit - Versorgung nachgeborener Söhne und unverheirateter adeliger Töchter - oft in den Mittelpunkt gerückt worden. Der ursprüngliche Klostergedanke ist der von Kontempation und Arbeit mit dem Hintergrund der Berufung zum himmlischen Leben.

Die protestantische "Kontemplation", die spirituelle weltabgewandte Arbeit, wird vor allem in der Familie durch Bibellesung und -kommentierung, Katechismusunterricht und geistige Belehrung geleistet. Die praktische weltzugewandte Arbeit geschieht entweder noch im ganzen Haus und in direktem Angebundensein an die Familie oder infolge der modernen Umstrukturierung von Produktion und Verwaltung mehr und mehr außerhalb der eigenen Wohnstätte. Der Mann muß zum Broterwerb die Familie verlassen, er trifft dort - lebt er in einer einigermaßen frommen Gemeinschaft - andere Männer, die so denken wie er, und die Arbeit, die sie leisten, ist ihrem eigenem Selbstverständnis nach Pflichterfüllung zur Versorgung der Familie und zur gleichen Zeit Fortsetzung der Kontemplation mit anderen Mitteln.

Bleibe in Gottes wort/ vnd vbe dich drinnen/ vnd beharre in deinem Beruff/ Vnd las dich nicht jrren/ wie die Gottlosen nach Gut trachten. Vertrawe du Gott/ vnd bleibe in deinem beruff/ Denn es ist dem HERRN gar leicht/ einen Armen Reich zu machen.
(Jesus Syrach 11, 20.21)

Weber meint, daß hier "Beruff" "ganz in unserem heutigen Sinn verwendet" worden sei[132]. Ich sehe das nicht so. "Beruff" meint noch ganz die *Berufung zur Heiligung Gottes durch Heiligung des eigenen Lebens* auf dem Hintergrund einer gewissen Sorglosigkeit hinsichtlich des Erwerbs irdischer Güter und Vertrauens auf Gott, der für die Seinen - wie für die "Vögel, die nicht säen und doch ernten" - schon Sorge tragen wird.

Das Im-Beruf-Bleiben heißt also nicht zuerst in der Arbeitstätigkeit zu bleiben, sondern es bezieht sich auf die göttliche Berufung zur Heiligkeit, die im irdischen Dasein sowohl duch kontemplative wie praktische Arbeit zu erreichen und zu gewährleisten ist. Daß die kontemplative Arbeit Teil dieser Berufung ist, liegt klarer auf der Hand als bei der praktischen Arbeit. Hier setzt meines Erachtens die Bedeutungsverschiebung an: *"Beruf" als Begriff setzt sich metonymisch an Stelle der Erlangung des Im-Beruf-Bleibens durch weltzugewandte Tätigkeit.*

Primäres Ziel des Berufs in diesem Sinne ist also keineswegs die Erlangung von irdischem Reichtum, wohl aber die Versorgung der dem Mann unterstellten Familie, soweit ihn diese in seiner Berufung, die auch die seiner Familie ist, beläßt. Es ist öfter auf einen gewissen Gleichlauf von frühindustrieller und monastischer Arbeitsorganisation und -struktur hingewiesen worden, zum Beispiel in Hugo Treibers und Heinz Steinerts Arbeit "Die Fabrikation des zuverlässigen Menschen".[133] Für die Gläubigen des rigiden Protestantismus hat "Berufstätigkeit", ohne daß dies intendiert war oder ihnen bewußt werden konnte, sicher einige, klösterlicher Arbeitstätigkeit ähnliche Merkmale besessen: Gottesdienst mit anderen Mitteln und in weltzugewandter Weise. Wenn also gewisse Arbeitsgegebenheiten in einem rein protestantischen Umfeld monastische Züge angenommen haben, so ist dies sicher nicht zufällig, aber auch nicht Ausdruck einer Kontinuität, sondern einer Parallelentwicklung, wie wir sie auch in der jeweiligen Ausbildung des Konzeptes für die kleine Sodomie - klösterlich-zölibatär: Mollitia, familiär: Onanie -, feststellen konnten.

Bei allen gravierenden Unterschieden liegt der wichtigste in der Frage, wem die erworbenen Güter zugute kommen, sowie im Umgang mit dem erworbenen Reichtum. Klösterlicher Reichtum verbleibt bei der Gemeinschaft, und auch der priesterliche Zölibat ist von der vortridentinischen Kirche wegen des Zusammenhalts kirchlichen Besitzes und der Vermeidung von Zersplitterung durch Erbregelungen eingesetzt worden. Gerade in verschiedenen kleineren Gruppen und Sekten des rigiden Protestantismus gab es Versuche, das Armutsgebot in einer Art "klösterliche" Weltflucht mit Familie zu praktizieren und die weltzugewandte Seite des Gottesdienstes, die Arbeit, kollektiv zu organisieren und dadurch individuelles Reichwerden und dessen vom Himmel ableitenden Bequemlichkeiten auszuschließen.

Ich meine hier gemeinsame Ortsgründungen oder den Aufbruch kleiner Glaubensgemeinschaften in unbewohntes oder unwirtliches Land und die Realisierungsversuche protestantischer Sozialutopien im 19. Jahrhundert. Daß dabei manchmal selbst kollektiver Reichtum als Bedrohung empfunden wurde, vermag die Geschichte der Kolonisten um Georg Rapp (1757-1847) illustrieren. Zweimal gründet sich die Kolonie auf unwirtlichem Boden, wird blühend und zieht, um den Gefahren des Reichtums zu entgehen, weiter in noch unwirtlicheres Land.[134] Das ist schon im 19. Jahrhundert. Das vorliegende Kapitel aber behandelt den Zeitraum von ungefähr 1650 bis 1750, also die Zeitspanne vor Einsetzen der eigentlichen Industrialisierung. Schon für diesen Zeitraum ist es an dieser Stelle nicht möglich, die nötige soziale Differenzierung für die einzelnen Formen des rigiden Protestantismus oder die

Gründe für die Teilnahme am inneren Aufbruch, den die Zweite Reformation darstellt, zu leisten.

Als allgemeine Tendenz des Umgangs mit dem Ertrag von Arbeit kann folgendes angegeben werden.

Der Druck der Familie und die Sorge um die Nachkommen haben die Möglichkeit kollektiver Aneignung und Verwaltung des erwirtschafteten Reichtums weitgehend ausgeschlossen. Die protestantische Option ging eindeutig in die Richtung individuellen, das heißt familiären Besitzes. Dies war auch theologisch untermauerbar.

Denn materieller Wohlstand wurde insofern als gut und von Gott bewilligt betrachtet, als er die Versorgung der eigenen Familie gewährleisten konnte. Dies ist angesichts von Familienehre, Ausbildung und Heirat der Kinder, Angst vor Krankheit und Unglück, Altersversorgung usw. ein äußerst dehnbarer Begriff. Gott gibt, wie Jesus im Gleichnis sagt, die Talente (= eine Geldeinheit), und der Mensch muß damit wuchern, also das Beste daraus machen. Im obigen Zitat aus Jesus Syrach heißt es zwar: "laß dich nicht wie die Gottlosen nach Gut trachten", aber eben sogleich danach: "der Herr kann gar leicht einen Armen reich machen". Das Streben nach Gütern ist eigentlich abzulehnen; wird die nötige Arbeit jedoch in Demut und Gehorsam vor Gott geleistet, so steht es in den Händen Gottes, aus dieser Arbeit, aus diesem "Verdienen des Brotes im Schweiße des Angesichtes" Reichtum werden zu lassen.

Der Begriff "Beruf" beinhaltet genau diese Spannung: Er wird nicht wegen Bereicherung an irdischen Gütern, sondern wegen der Heiligung des eigenen Lebens und derjenigen Gottes ausgeführt, aber er kann in sekundärer Auswirkung durchaus zu Reichtum führen. Daß so erlangter Reichtum fast durchgängig - es gibt nur ganz wenige Ausnahmen - als Gnade Gottes und nicht als besonders gefährliche Versuchung, die des traditionellen Geldteufels oder "Mammonismus"[135], verstanden wurde, ist eine der Eigenarten der abendländischen Gesellschaften. Unter den Bedingungen des Konkurrenzdrucks im entstehenden Kapitalismus und bei gleichzeitiger innerer Ungewißheit des eigenen Auserwähltseins und Heils konnte dann sogar im Calvinismus und den von ihm abgeleiteten Gruppen errungener Reichtum als Indiz für Gottgefälligkeit und für positive Prädestination genommen werden. Dies ist allerdings eine sekundäre und durchaus nicht zwangsläufig und überall auftretende Wirkung rigider protestantischer Berufsarbeit.

Die eigentlich erstaunliche Tatsache solch positiver Akzeptanz von Reichtum hängt im rigiden Protestantismus mit der Art der Berufsausübung einerseits und andrerseits mit der symbolisch belasteten Konzeption von Geld als zirkulierende Potenz ursächlich zusammen.

Betrachten wir zuerst die spezifische Art der Berufsausübung: Es fällt dabei vor allem die ungebrochene Einsatzfreude und Rastlosigkeit auf, mit der der Beruf ausgeübt wird.

Ein schönes Beispiel für die Rastlosigkeit und Unaufhörlichkeit der Arbeit - neben der frommen Praxis in der Familie - findet sich Johann Gottfried Schnabels (1692- ca. 1750) Roman "Insel Felsenburg". Die Kolonie um den Patriarchen Albert Julius befleißigt sich, nachdem die katholischen Gegenspieler, Tagediebe und Lüstlinge, durch Gottesurteil beseitigt sind, einer unaufhörlichen, oft ans Sinnlose grenzenden, jedoch die Sinnlichkeit disziplinierenden Tätigkeit. So werden im ersten Jahr auf der Südseeinsel Wintervorräte angelegt, die aber, obwohl es nie Winter wird und der Unterhalt durch geringe tägliche Arbeit gesichert wäre, jedes Jahr erneuert und erweitert werden, bis die Aufbewahrung dieser Vorräte zum Problem und neuer Arbeitsbeschaffung wird. Paul Mog hat in seiner Studie "Ratio und Gefühlskultur" die rigid protestantischen Grundlagen der "Insel Felsenburg" in übergreifender Weise und nachlesenswert dargestellt.[136] Laut Max Weber wird in der Rast- und Endlosigkeit, die das protestantische Arbeitsethos prägen und ihm durchgängig anhaften, "die alte asketische Begründung der Arbeit als eines Mittels, *dem 'inneren' Menschen die Herrschaft über den Leib* zu verleihen"[137], wirksam. Was hauptsächlich die Herrschaft über den Leib in Frage stellt und in der Familie vielfältige Möglichkeit zum Angriff hat, ist die Neigung des Menschen zur fleischlichen Lust und ihrer speziellen Form Onanie, die Lust verschafft, ohne daß dazu eine soziale Interaktion erforderlich wäre.

So ist die harte Konzeption von Arbeit auch Flucht vor den hohen Ansprüchen in der Familie. Leites hat dies richtig gesehen:

> Im Geschäftsleben erfolgreich zu sein, ist leicht, gemessen an dem, was in der Familie von einem erwartet wird, wo die Forderung nach Integration von erotischen und moralischen Elementen einen so großen Raum einnimmt. Die Arbeit ist eine Erholung von einer Familie, die mehr verlangt, als möglich ist.[138]

Die eremitisch-monastische Sehnsucht und die Fluchttendenz vor der Familie und den dort lauernden Gefahren läßt nun den frommen Mann nicht mehr, wie in John Bunyans "Pigrims Progress", stadtauswärts und querfeldein, sondern direkt an den Arbeitsplatz laufen. Der Kriegsruf dabei bleibt der gleiche: "Life, eternal life!" Zumindest partiell findet die monastische Sehnsucht in der Berufsausübung - die Arbeit ist reine Männerwelt - Erfüllung; von einem gewissen Gleichlauf mit klösterlichen Formen der Arbeitsorganisation ist schon die Rede gewesen.

Der *Beruf ist in doppelter Weise auf die Familie bezogen*; er stellt *gleichzeitig ein Ausweichen vor ihren Ansprüchen* und die *Gewährleistung ihres Unterhaltes* dar. Somit ist die Familie im Beruf indirekt immer auch präsent: vor allem in ihrem so starken, negativen Anspruch der Vermeidung von Onanie. Denn läuft die Ehe gut, denkt der arbeitende Mann vielleicht an die häuslich erlaubte Lust und diese Gedanken sind schon im Grenzbereich, denn sie unterschlagen eindeutig den Zeugungszweck der ehelichen Lust und geschehen also nur um der Lust willen. Läuft die Ehe schlecht, ist gerade fernab der Familie Raum gegeben für unzüchtige Bilder und Gedanken, die in der Phantasie durch Blicke, Gesten und Lieder auf der Straße und dem Weg zur Arbeit oder durch Reden von Arbeitskollegen aufsteigen könnten.

Der Hang zur Unreinigkeit wird in der Familie durch biblische Unterweisung und spirituelle Konzentration gebannt, im Berufsleben wird er durch unerhörte Konzentration auf die Arbeit und durch Rastlosigkeit in ihr überdeckt. Das ***spezifisch protestantische Arbeitsethos besteht in Abwehr unzulässiger Sinnlichkeit*** durch Einsatz aller Sinne und des Körpers im *Beruf*, im arbeitenden Verbleiben in der Berufung.

Sarganeck hatte bei Müßiggang und dem aus Untätigkeit resultierenden Drängen des Fleisches die Empfehlung "der arbeite, arbeite scharf" ausgesprochen. Bei Osterwald heißt es:

Arbeit hingegen ist ein *Praeservativ* wider die Wollust: Sie schwächet die Leibeskräfte/ und vertrocknet die Quelle mancher Anfechtungen. ... ja sich gar ermüden/ plagen und abmatten/ und den Leib gantz nicht viel schonen.[139]

Eindeutig zeigt sich der auf Abtötung von Sinnlichkeit und Herrschaftsgewinnung über den Leib ausgerichtete Zweck der Arbeit.

Arbeit als Beruf wird doppelt nützlich: Der Beruf nützt der Gemeinschaft im Allgemeinen und zweitens dadurch, daß er durch Verhinderung von Sünde auch die Schwächung des Familienvaters verhindert und so die wirtschaftliche Autarkie der Familie und das Nicht-Eingreifen-Müssen der Gesellschaft gewährleistet. Gibt der Mensch aber der Sünde nach, schwächt er auch seinen Körper und dessen Arbeitskraft und dadurch auch die Nützlichkeit im Beruf; der Sünder wird zum unnützen Glied der Gemeinschaft. Georg Sarganeck benennt dies in der "Höchstnöthigen Berechnung der Sünden=Schulden", wobei zweimal der Begriff "Beruf" im modernen Sinn auftaucht.

So überlege es doch ein jeder um seines eigenen Lebens willen, was für ein unermeßlicher Schade daraus (in der Sünde leben, Anm.Verf.) entstehet; und da sich derselbe hernach in alle Umstände des Lebens, ins Christenthum, in die Beruffs=Geschäfte, in das Amt, in den Umgang mit andern, und dergleichen hinein erstrecket, welch ein großes Maaß von Schulden daraus erwachsen kan?...
Die Sünde verdirbet auch die Kräfte des Leibes und Lebens ... Dis hindert nun den armen Menschen auch an seinen Beruffs=Geschäften, daß er Gott und seinen Nächsten nicht halb, oder nicht den zehnden und hundersten Theil so brauchbar seyn kan, als er etwa hätte seyn können, wo er sich nur nicht hätte zu schanden gesündiget, das ist, seinen Leib und Seele durch die Tyrannei der Sünde nicht hätte ruinieren lassen, die sich doch Gott so heiliglich zugeeignet hat, daß sein Bild und Ehre darinnen wohnen sollte, I Cor. 11,7. c. 6,19.[140]

Die aufgeführte Stelle aus dem 6. Kapitel des 1. Korintherbrief erstaunt an diesem Ort keineswegs. Es ist diejenige vom Leib als "Tempel des Heiligen Geistes". Interessant wird in unserem Zusammenhang die erste, da sie auf das Geschlechterverhältnis abzielt und den Mann an seine Zucht über die Frau gemahnt.

Der Man aber sol das Heubt nicht bedecken/ sintemal er ist Gottes bilde und ehre/ Das Weib aber ist des mannes ehre. Denn der Man ist nicht vom weibe/ sondern das Weib ist vom manne. Vnd der Man ist nicht geschaffen vmb des weibes willen/ sondern das Weib vmb des mannes willen. (1 Kor 11, 7-9)

Obwohl Sarganeck von Sünden allgemein spricht, ist die fleischliche Sünde in Form des Bibelzitats präsent. Denn wenn sich der Mann an seiner Frau, die doch in seiner Zucht stehen und die "seine Ehre" sein soll, versündigt, dann mißachtet und beschmutzt er über die Sünde der Fleischeslust und des Ungehorsams hinaus die ihm anvertraute und unterstellte Gefährtin. Marianne Weber hat meines Erachtens zutreffend festgestellt, daß die protestantische Problematisierung der fleischlichen Sünden eine "sexuelle Disziplinierung der Männer" und "Zucht des männlichen Trieblebens"[141] mit sich gebracht habe. Hervorragender Ort dieser Disziplinierung aber ist die Arbeit im Beruf gewesen. Kein Wunder also, daß sich dieser Ort mit unbewußten symbolischen Gleichsetzungen aus dem körperlich-geschlechtlichen Bereich gefüllt hat.

Gleicht nicht die Zirkulation des Geldes - Geld verstanden als abstrakte Frucht der Arbeit - in der Gesellschaft derjenigen des fruchtbringenden Samens im Körper? Benjamin Franklin (1706-1790), aus rigid protestantischer Tradition stammend, selbst aber schon ganz diesseitig utilitaristisch ausgerichtet, hat diesen Zusammenhang wohl in der klarsten Form ausgesprochen; er rät in dem "Advice to a young tradesman" (1748):

Bedenke, daß Geld von einer zeugungskräftigen und fruchtbaren Natur ist. Geld kann Geld erzeugen, und die Sprößlinge können noch mehr erzeugen und so fort. Fünf Schillinge umgeschlangen sind sechs, wieder umgetrieben sieben Schilling drei Pence und so fort, bis es hundert Pfund Sterling sind. Je mehr davon vorhanden ist, desto mehr erzeugt das Geld beim Umschlag, so daß der Nutzen schneller und immer schneller steigt. Wer ein Mutterschwein tötet, vernichtet dessen ganze Nachkommenschaft bis ins tausendste Glied. Wer ein Fünfschillingstück umbringt, mordet alles, was damit hätte produziert werden können: ganze Kolonnen von Pfunden Sterling.[142]

Führt nicht Verschwendung des Samens wie des Geldes zum Ruin? Also muß mit beiden sparsam umgegangen werden. In einem Aufsatz "Das Sparschwein" im "Museum des Geldes" schreibt Koos Dalstra über das Nichtausgeben, das Sparen:

... die Sparideologie, die Opferbereitschaft, hat mit dem Aufschieben der Befriedigung von Bedürfnissen zu tun. Sparen ist eine primitive Form von Kapitalsammeln, es ist noch nicht Investieren. Es geht dem Fetischisten um die Liebe zum Objekt, nicht um die Vermehrung seines Besitzes.[143]

Das "Fetischobjekt" des rigiden Protestanten ist nun nichts Greifbares: es ist die Hoffnung auf das jenseitig Leben, den Himmel. Um die Option auf jenes jenseitige Objekt nicht zu verspielen, schränkt er die Zuwendung seiner Sinnlichkeit an irdische Objekte rigide ein. Diese Askese, die alle Sinne betrifft, hat sich in besonderer Weise an der mit dem Geschlecht verbundenen Sinnlichkeit, am "Umschlagort" des Lebens und Bewahrungsort der leiblichen Wärme, festgemacht: am Lebensgeisterstrom, dessen qualitative Identität mit dem Samen als sicher angenommen wurde.

Auf der Ebene des Berufslebens und der gesellschaftlichen Organisation erhält dieser imaginäre Strom ein real einflußreiches, dennoch abstraktes Äquivalent: das Geld, diese entsinnlichte, von aller Kreatürlichkeit entleerte Größe reinen Tauschwertes.

Das Geld zirkuliert in der Gesellschaft wie der Samen im Geblüt. Die "retentio seminis" ist nun gerade kein Sparen im Sinne eines unproduktiven Aufbewahrens, sondern Rückkehr ins Geblüt zur Verbesserung und Höherqualifizierung der Säfte und zu deren höchster Verfeinerung in Lebensgeister. In ähnlich produktiver Weise soll das Geld im "Gesellschafts-Körper" zum Einsatz kommen: Es soll - ist einmal eine Quantität davon vorhanden, die die direkte Notwendigkeit übersteigt - neu eingesetzt und investiert werden und dadurch produktiv sein.

Eine gleichlaufende Bewegung vom Zirkulieren der Lebengeister und des Geldes ist auszumachen: Werden die beiden in angemessener Weise zusammengehalten und weiter verwendet, dann entsteht auf physiologischer Seite aus dem richtig geführten Samen eine ordentlich vermehrte und verbesserte oder zumindest nicht herabgeminderte Nachkommenschaft, auf staatlich-gesellschaftlicher Seite Vermehrung und Verbesserung des allgemeinen und damit auch individuellen Wohlstands. Verschwendung und Verschüttung des Samens - der Samenfleck als sichtbares Zeichen von Onanie und Unreinigkeit - verhindert die Nachkommen und beläßt ganze Generationen in dem Nichts, aus dem zukünftig zu kommen ihnen vorbestimmt war, gerade so wie ein nutzlos ausgegebenes Geldstückchen ganze mögliche Berge von Banknoten im voraus zerrinnen läßt.

Same wie Geld stellt eine "Produktionsbasis" für die Erfüllung des zentralen göttlichen Auftrages dar: Macht euch die Erde untertan. Die Erde: daß euer viel drauf werden - Bevölkerung aus geordnetem Samen; macht sie euch untertan: daß die Kreatur ihre Schätze zur Ehre Gottes und zum Nutzen des Menschen herzeige und hergebe - Wohlstand in anständiger gottgefälliger Gemeinschaft.

Beruffen hat uns GOtt nicht zur Unreinigkeit, sondern zur Heiligung

So lautet der Artikel im Zedler-Lexikon, der nach "Beruff" und "Beruffen, oder Beschreyen der Kinder" zu finden ist. Die Fleischeslust im allgemeinen, Sodomie sowie Unreinigkeit / Onanie im besonderen sind die großen Gegenspieler der Berufung des Menschen, sei es die zum Christentum insgesamt, zur Bevölkerung der Erde im Stand der Ehe, zur Unterwerfung der Erde im Stand der beruflichen Tätigkeit.

Beruffen hat uns GOtt nicht zur Unreinigkeit, sondern zur Heiligung. 1 Thess. 4, 7. Gott ist es, welchem ein so liebreiches Bezeigen beygeleget wird. Er hat sich unser Elend jammern lassen, und uns der ewigen Glückseligkeit durch seine holdselige Gnaden=Stimme theilhaftig zu machen gesucht. ... Der Beruff wird mit einem solchen Worte vorgestellet, welches soviel als einen mündlich beruffen heisset. So ist denn dasselbe durch das Wort GOttes geschehen. Das Wort des Gesetzes hat ihnen den Willen GOttes kund gethan: das Wort des Evangelii aber sie zu ihrem Heylande Christo geführet, durch den sie sich Vergebung der Sünden und ewige Seligkeit versprechen können. Sie sind beruffen nicht zur Unreinigkeit, worunter sonderlich die Sünden wider das sechste Gebot verstanden werden. Die Heiligung ist es, welche ihnen GOtt ernstlich anbefohlen. Diese bestehet hier vornemlich in der Keuschheit des Leibes, wodurch derselbe (von) GOtt zu einem heiligen Tempel eingeweihet wird.[144]

Der Mensch aber hängt an den irdischen Genüssen und Lüsten. Es ist keineswegs leicht, ihnen zu widerstehen, und im irdischen Leben und Leibe solch unbedingte Heiligung zu betreiben. In Barthold Heinrich Brockes (1680-1747) die ganze Welt zum Ruhme Gottes heranziehender Gedichtsammlung "Irdisches Vergnügen in GOtt" heißt es über die Kreatur:

> Kurz: wirklich war zu dieser Zeit die Welt
> Mit Schönheit und Gefahr, mit Lust und Last erfüllt.
> Sie war ein lieblich Schreckenbild.
> Entsetzlich angenehm, entsetzlich schön
> (Man sage, was man will) war alles anzusehen.[145]

Entsetzlich angenehm, entsetzlich schön: Das Fleisch ist schwach, aber die Angst vor der strengen Strafe sowie die Hoffnung auf eine jenseitige himmlische Existenz können doch einige bewegen, zu einem heiligen Leben aufzubrechen. Kein Wunder, daß sich die Gläubigen des rigiden Protestantismus als Elite, als Vorhut Gottes auf Erden verstanden. Ihre irdische Existenz soll Selbstreinigung sein, und der Grimm Gottes, den dieser durch den Propheten Hesekiel (Ezechiel) verkündet hat, soll sie in ununterbrochenem Kampf um leibliche Reinheit antreffen.

Deine vnreinigkeit ist so verhertet/ das/ ob ich dich gleich reinigen wolt/ dennoch du nicht wilt dich reinigen lassen/ von deiner vnreinigkeit. Darumb kanstu fort nicht wider rein werden/ bis mein grim sich an dir gekület habe. Jch der HERR habs geredt/ Es sol komen/ Jch wils thun/ vnd nicht seumen/ Jch wil nicht schonen/ noch michs rewen lassen/ Sondern sie sollen dich richten/ wie du gelebt und gethan hast/ spricht der HErr HERR.

(Hesekiel 24, 13.14.)

Der menschliche Leib als heiliger Tempel, als Tempel des Heiligen Geistes: Diese Kernaussage einer untergegangen Anthropologie und die sich daraus ergebenden Konsequenzen für die Lebensgestaltung sind heutigen Menschen sehr fremd geworden, so fremd sogar, daß es schwer fällt, sie als sinnvolle Grundlage einer Anthropologie zu begreifen und zu akzeptieren. Was wir vor allem nicht mehr verstehen, ist die für die rigiden Protestantanten des 17. und 18. Jahrhunderts allgegenwärtige Tatsache, daß es "Gewalt thun kostet, wo man in den Himmel will".

Verleugne dich selbst, und nimm dein Creutz auf dich täglich, und folge mir nach. Creutzige dein Fleisch samt den Lüsten und Begierden; widerstehe den allersten Bewegungen der unordentlichen Lust, auch so gar in erlaubten und gleichgeltenden Dingen; und reinige dein Hertz zur Wohnung des heiligen Geistes ... Du mußt bis aufs Blut widerstehen, und deine Seele immer in Händen tragen: du mußt deine Seligkeit schaffen mit Furcht und Zittern; du mußt darnach ringen, daß du dich durch die enge Pforte und den schmalen Weg durchbetest und durchkämpfst: Denn es kostet Gewalt thun, wo man in den Himmel will.[146]

Der schon erwähnte handschriftliche Eintrag in der von mir benützten Ausgabe von Osterwalds Buch über die Unreinigkeit, unterzeichnet mit *Johannes Wasmuth, An. 1717 d. 24. Aug.*, hat neben dem Titelblatt als erste Bibelstelle notiert[147]:

I Joh. 3, 8.9. Wer Sünde thut, der ist vom Teufel; wer aus Gott gebohren ist, der thut nicht Sünd.

Die nicht abgeschriebene Fortsetzung des Verses 9 lautet:

denn sein Same bleibet bey ihm/ vnd kan nicht sündigen/ denn er ist von Gott geborn.

6 Protestantische Ethik und sexuelle Mentalität. Theoretisches Innehalten II

Ein verführerischer Titel für dieses Unterkapitel wäre in Anlehnung an Max Weber "Die Protestantische Ethik und der Geist der Sexualität" gewesen. Aber damit wäre mehr als nur Mißverständnissen Tür und Tor weit offen gewesen.

Denn der Begriff "Geist"[1] im Sinne eines in sich kohärenten, innerlichen Zusammenhangs und einer inneren Wirkungsweise von Verhaltensdispositionen sowie der Ausprägung dieser inneren Disposition in kulturell-sozialen Verhaltens- und Handlungsmustern klingt altmodisch, ist unpräzise und wird heute nur noch alltagssprachlich - zum Beispiel in "der Geist der Wehrmacht" - gebraucht.

Auch der Begriff "Sexualität" wäre dabei falsch verwendet worden, da er meines Erachtens nach - abgesehen von seiner Verwendung als "biologisch-physiologischem Reaktionsablauf"[2] - nur eine unter vielen möglichen Organisationsformen menschlicher Geschlechtlichkeit darstellt und also keine generelle Beschreibung der kulturell-sozialen Gegebenheiten von geschlechtlichen Beziehungen zu liefern vermag.

Ich habe mich für den Begriff "*Sexuelle Mentalität*" entschieden, den ich so definieren möchte: *die innere Disposition, die Regungen fleischlicher Lust zu beachten, sich Rechenschaft über sie abzulegen, sie in irgendeiner Weise zu katalogisieren und zu taxieren, aus ihrer Eigenart, Rückschlüsse auf die eigene Befindlichkeit* (in Hinblick auf das Ziel eines jenseitigen Lebens oder des eigenen Charakters) *zu ziehen und Handlungen und Verhalten danach einzurichten oder sogar davon abhängig zu machen.* Ob die Bewertung der fleischlichen Regungen als positiv oder negativ gesehen wird, spielt für den Tatbestand der "sexuellen Mentalität" selbst keine Rolle; zentral aber ist, daß die Auseinandersetzung des Individuums mit sich selbst im Bereich der sexuellen Lust geschieht. Foucaults eigentliche Frage für das Projekt "Sexualität und Wahrheit" ist folgende: "wie der Mensch gelernt hat, sich als Subjekt einer 'Sexualität' zu erkennen"[3]. Für "Sexualität" würde ich in diesem Zusammenhang "sexuelle Mentalität" einsetzen.

Die antiken Philosophen, die Autarkie von der fleischlichen Lust anstreben, die frühchristlichen Eremiten oder rigide Protestanten, die um der Reinheit willen die Konkupiszenz ausschalten wollen, werden durch die Beschäftigung mit der ihnen innewohnenden Lust zu Subjekten einer sexuelle Mentalität, aber sie besitzen - das sei zunächst behauptet - noch keine Sexualität.

Heutige Therapiebesucher, die durch die Interpretation von Träumen, Kindheitserinnerungen, Vorlieben und Phobien ihren Charakter ergründen wollen, die Raucher, die ihre Neigung zum Nikotin als "orale Befriedigung" erklären, oder Menschen, die in entsprechender Kleidung sadomasochistische Impulse ausleben und Bananen oder Fabrikschlote als Penissymbole ergründen, sowie Peepshowbesucher und Benützer von Seemannsbräuten besitzen in mehr oder weniger großem Maßstab ebenfalls sexuelle Mentalität und kämpfen darüberhinaus mit "ihrer" Sexualität und leben sie - verkrampft oder munter - aus. Warum behaupte ich, daß die ersteren keine, die letzteren aber sehr wohl eine Sexualität hätten? Erstere wollen die Lust ausschließen, letztere leben in einer Gesellschaft, in der die Lust, das Schicksal der Lust im Individuum, als charakterprägend und eigentlich positiv bewertet wird. Erst die theoretisch positive Setzung von Lust und die sich daraus ergebenden anthropologischen Annahmen machen die moderne Sexualität aus.

Gibt es Menschen *ohne "sexuelle Mentalität"*? Und wenn ja, wie wäre dieser Unterschied zu fassen? Alle Menschen besitzen geschlechtliches Begehren und wollen es in irgendeiner Weise leben. Ich glaube, daß Menschen ohne sexuelle Mentalität, jedoch mit geschlechtlichem Begehren im Gegensatz zu solchen mit sexueller Mentalität so beschrieben werden könnten: Sie verspüren die Impulse ihrer Lust, leben diese im Rahmen dessen, was in ihrer Gesellschaft möglich ist, aus, aber sie machen sich keine Gedanken über die fleischlichen Regungen selbst. Diese kommen und gehen, werden ausgelebt oder unterdrückt, aber sie sind etwas Ephemeres, Flüchtiges, das kaum Spuren in der Selbst-Auseinandersetzung hinterläßt. *Im Geschlecht und in der sexuellen Lust wird nichts darüber Hinausweisendes gesucht: Kein Jenseits, das in Gefahr ist, kein Charakter, keine Subjekt-Theorie. Das Geschlecht ist nicht Matrix für Sinn-Gebung oder Sinn-Nehmung der menschlichen Existenz*, sondern einfacher Ort des Genußes und der Fortpflanzung.

Die Ethik des rigiden Protestantismus und die Formen der Sozialisation, die notwendigerweise aus dieser Ethik entstanden, haben einen neuen Typ von Mensch geprägt. Die ihnen eigene spezifische Form von sexueller Mentalität hat die Grundlage für die Ausbildung der modernen Sexualität geliefert. Wir haben gesehen, wie das Arbeits- und Erwerbsleben unmerklich mit Vorstellungen aus dem Bereich körperlicher Funktionsweise durchdrungen worden ist. Der "Wirtschaftsmensch" Max Webers und die "sexuellen Subjekte" Michel Foucaults, die die Moderne prägen werden, haben einen gemeinsamen Ursprung:

Einrichtung des Lebenswandels in strikt jenseitiger Abzweckung. Dynamik können beide erst dann richtig entwickeln, wenn die Attraktion der "jenseitigen Abzweckung" nachgelassen hat oder Gott gar aus den Argumenten, die ihr typisches Verhalten begründet haben, abstrahiert worden ist. Dies ist im Prozeß der Aufklärung geschehen: Gott ist für die Gesellschaft als Ganzes in den Hintergrund getreten, die rigorosen Forderungen, die aus seiner Existenz abgeleitet wurden, sind merklich verblaßt. Ab Mitte des 18. Jahrhunderts existiert zwar himmlische Verheißung und höllische Verdammung noch, aber der Akzent des gesellschaftlich maßgeblichen Diskurses hat sich doch auf das irdische Leben als solches verlagert. Der Beruf und der durch ihn zu erringende Wohlstand hat seinen klarsten irdischen Ausdruck im "Pursuit of Happiness" in der Präambel der amerikanischen Verfassung gefunden, das Wirken der Lust im einzelnen Individuum dagegen hat sich in der Angst vor der "Krankheit Onanie" verfestigt.

Das dynamische Zentrum der protestantischen Ethik wirkte aus der Sorge um die Heiligung Gottes, die durch Heiligung des menschlichen Leibes, des Tempels des Heiligen Geistes, geschehen sollte. Der Versuch dieser christlichen Pflichterfüllung wurde gestützt durch die Entwicklung von "Selbst-Techniken" wie Selbstkontrolle, dauernde Reflexion und Taxierung des eigenen Ich, Verzicht und Bedürfnisaufschub, Rationalisierung und Systematisierung der alltäglichen Lebensweise, das Erreichen gefühlsmäßiger Beständigkeit. Das Bleiben in der Berufung Gottes hat seine gesellschaftliche Kristallisation in dem Oppositionspaar "rastlose Berufsarbeit" und "Vermeidung von Unreinigkeit /Onanie" gefunden.

Man muß Max Weber *und* Michel Foucault zu ihrem Verständnis zusammennehmen. Diese Koppelung von "Wirtschaftssubjekt" und "sexuellem Subjekt" des 18. Jahrhunderts und ihre Befreiung von der Theologie hat erst die Entfaltung von Kapitalismus und Sexualität möglich gemacht. Auffällig und bemerkenswert dabei ist, daß die Opposition Beruf/Onanie weit über den Untergang der Theologie hinaus in seiner grundsätzlichen Bewertung Bestand hatte. Denn auch die Subjekte der Aufklärung und die des 19. Jahrhunderts können sich sehr wohl als "Wirtschaftssubjekte" verstehen und akzeptieren, während sie sich - mit wenigen Ausnahmen - nicht in positiver Weise als "sexuelle Subjekte" annehmen können.

Zum einen ist die negative Belastung aus der christlichen Vorgeschichte zu übermächtig. Es darf auch nicht vergessen werden, daß der Transmissionsriemen, der die Onanie aus dem relativ kleinen Kreis der rigid gläubigen Protestanten in weitere Teile der Gesellschaft überführt hat, die aufgeklärte "Krankheit Onanie", wie sie Tissot beschrieben hat, gewesen ist. Die moderne Sexualität beginnt in einem Klima starker und mächtig wirksamer *Sexualangst*.

Darüber hinaus fehlte ein theoretischer Rahmen, der eine positive Setzung der Lust und des Seins eines Menschen als "sexuelles Subjekt" hätte leisten können. Dieser wird erst durch die psychoanalytische Theoriebildung entwickelt werden.

Vor allem ein Mißverständnis hinsichtlich der vorgetragenen Behauptungen muß ausgeschlossen werden: Die Ethik des rigiden Protestantismus hat die Sexualität nicht geschaffen, wie sie auch den Kapitalismus nicht geschaffen hat, sondern sie hat Subjekte geformt, die in ihrer geistigen Disposition und in ihrem sozialen Handeln Merkmale aufwiesen, die später typische Wirkmale von Sexualität und Kapitalismus geworden sind und diese beiden sozialen "Realitäten" gekennzeichnet haben.

7 Nemesis Divina und der "Homo sapiens"

Carl von Linné, dem wir beim Beharren auf dem biblischen Weltalter trotz seiner naturwissenschaftlichen Zweifel schon begegnet sind[1], zählt zweifelsohne zu den einfluß- und folgenreichsten Neuerern der Naturforschung im 18. Jahrhundert. In dem "Systema Naturae" hat er ein Klassifikationssystem eingeführt, das in aufsteigender Linie von Art (species), Gattung, Familie, Ordnung, Klasse das Tier- und Pflanzenreich faßt. Auf ihn geht auch das binare Benennungssystem (Gattung, Art) zurück, worin jedem Tier und jeder Pflanze ein Doppelname zugeordnet ist, zum Beispiel heißt das Widschwein Sus scrofa L., das Hausschwein Sus domestica.[2] Für Linné als gläubigen Protestanten stellt sich hierbei ein Problem: Wo der Mensch einzuordnen sei, der ja von Gott unabhängig vom Tierreich geschaffen worden ist. Auf morphologischer Ebene wagt Linné diesen Schritt. Sergio Moravia erläutert in seiner Studie "Beobachtende Vernunft. Philosophie und Anthropologie in der Aufklärung":

In erster Linie wurde natürlich der Mensch in das Tierreich eingegliedert. Freilich handelte es sich dabei um eine rein morphologische Eingliederung, bei der das philosophische Problem der "substantia hominis" bewußt völlig offen gelassen wurde ... Linne war wohlverstanden nicht der erste, der den Menschen zu den übrigen Tieren zählte, und er stellte auch nicht als erster Vergleiche zwischen Mensch und Tieren an. Er war aber der erste, der über eine systematische Grundlage und über ein Rüstzeug verfügte, um den Menschen experimentell untersuchen zu können. Dieser 'aufrechte, nackte, bei seiner Geburt völlig wehrlose, von wenigen und vereinzelten Haaren bedeckte, nicht einmal sechs Fuß lange Körper', wie er den Menschen definierte, wurde vor allem auf Grund bestimmter physischer Strukturen charakterisiert: Kopf, Gesicht, Rumpf, Glieder. ... Aus einer weiteren Analyse schloß er, daß der Mensch zu einer bestimmten Gruppe von Vierfüßlern gehöre, die er mit dem Namen 'Säugetiere' bezeichnete. Am Ende der langen Untersuchung erfolgte schließlich die berühmte Eingliederung des Homo in die Ordnung der Primaten, in die Klasse der Säugetiere ... So teilte er schließlich bekanntermaßen das Menschengeschlecht in zwei Gattungen, in den *Homo sapiens* und den *Homo troglodytes* oder *sylvestris*.[3]

Aber Linné war mit seiner Klassifizierung des Menschen keineswegs zufrieden, da er auf morphologischer Ebene den Menschen nicht vom Affen trennen konnte. Linné selbst zweifelt, ob nicht die Kategorie des *Homo troglodytes* - welche nicht von ihm eingeführt worden war - eigentlich als eine zu den Affen gehörige betrachtet werden müsse.[4] Der Gedanke, daß es eine Art Vorläufer des Menschen geben könne, muß für Linné, der fest im Glauben an die Genesis als wahre Offenbarung stand, verständlicherweise eine "Qual"[5] gewesen sein. Moravia nennt zwar die Qual, aber nicht die biblisch vermittelten Gründe dafür. Für ihn - wie für die meisten Erforscher der Geschichte der modernen Anthropologie - spielt die christliche Vorgeschichte eines theologisch geprägten Menschenbildes, wenn überhaupt, nur eine untergeordnete Rolle. Aber die einmalige und göttliche Setzung des Menschen im Sinne der Genesis ist im ganzen 18. Jahrhundert durchaus von Gültigkeit; der Schock, den die phylogenetischen Behauptungen Darwins (1809-1882) hinsichtlich des Menschen noch in der Mitte des 19. Jahrhunderts auslösen konnten, spricht hierzu eine deutliche Sprache. Linné äußert seine Zweifel klar:

In Wirklichkeit habe ich, um die Wahrheit zu sagen, bis jetzt als Naturhistoriker und auf der Basis naturwissenschaftlicher Prinzipien kein Merkmal ausfindig machen können, um den Menschen vom Affen zu unterscheiden ... Gewiß, die Sprache scheint den Menschen von den übrigen Tieren zu unterscheiden, aber in Wirklichkeit ist sie ein Vermögen, anders gesagt, eine Wirkung, und eben nicht ein charakteristisches Merkmal, das von Zahl (nume- ro), Gestalt (figura), Proportion oder Ort (situ) bestimmt wird; deshalb ist es äußerst schwierig, die spezifische Differenz des Menschen zu definieren. Doch besitzen wir in unserem Inneren etwas, das die Augen nicht wahrnehmen können, etwas, womit wir uns selber erkennen können, und das ist die Vernunft. Durch sie ist der Mensch den Tieren weit überlegen.[6]

Linné hat dennoch, wenn auch versteckt, eine Lösung für dieses Dilemma vorgeschlagen: *Im Gegensatz zur beschreibenden Benennung der Tiere ist die für den Menschen konditional.*

Denn die Vernunft, ähnlich wie die Sprache, ist durch kein äußeres Merkmal feststellbar. Aber - und das ist der Unterschied - sie hat für Linné einen außerhalb ihrer selbst liegenden Bezugspunkt: Gott. *Homo sapiens L.:* Der Mensch hat zwar Vernunft und abhängig von ihr den freien Willen, aber er ist angehalten, diese Vernunft in gottgewollter Weise einzusetzen. Der Mensch ist dann vernünftig, handelt dann weise, wenn er sich in dem von Gott gesetzten Rahmen bewegt. Der Mensch als Homo sapiens unterliegt der Erfüllung einer Bedingung, der Zusatz *sapiens ist handlungsorientiert.* Das impliziert, daß der Mensch "*weislich und unweislich*" handeln kann, daß das sapiens von der Erfüllung gewisser, von Gott auferlegter Pflichten abhängig ist.

Die Affen unterliegen keiner Bedingung, haben keine Wahl. Nicht zufällig hat Linné den Tschego-Schimpansen als *Pan satyrus L.*[7] benannt, dabei herabwürdigend auf den antiken Pan und die Satyrn, seine Begleiter, anspielend, die dadurch gekennzeichnet sind, daß sie ihre fleischliche Lust ohne Vernunftkontrolle ausleben. Das ist für Linné die Nähe zwischen Mensch und Affe: Der Affe muß den fleischlichen Impulsen gehorchen, der Mensch nicht. Der Mensch wird eigentlich erst dann ein *homo sapiens*, wenn er nicht den Ansprüchen des Fleisches, sondern denen Gottes gehorcht. Überläßt er sich aber den Ansprüchen des Fleisches, lebt er also im Zustand der "Onanie", im Zustand innerer Haltlosigkeit gegenüber der Lust, dann begeht er "*Affengräuel*"[8].

Im Nachlaß Linnés fand sich ein Blätterkonvolut, das er selbst "*Nemesis divina*" betitelt hatte. Das Manuskript stellt den für uns völlig absurd erscheinenden Versuch dar, die "unweislichen" Handlungen des Menschen und ihre Folgen systematisch zu fassen. In einer Rezension zur deutschen Publikation der "Nemesis divina", der "Göttlichen Vergeltung", charakterisiert Hans Magnus Enzensberger die Intention Linnés wie folgt:

Er kann, als Wissenschaftler, die Unordnung menschlicher Verhältnisse nicht ertragen, und er nimmt sich vor, die Zufälligkeiten der moralischen Welt, hinter denen er einen Code vermutet, zu entziffern. Was ihm vorschwebt, ist eine 'experimentelle Theologie': was er zu finden hofft, sind die ewigen Gesetze, denen das Handeln der Menschen unterliegt. In genauer Analogie zu seinem Hauptwerk, dem 'System der Natur', beginnt Linné damit, die Arten dieses Handelns zu klassifizieren; er sammelt, wie in einem Herbarium, seine Fälle.[9]

Der Mensch ist in das "System der Natur" eingepaßt, aber als konstituierend für den Unterschied von der Tierwelt unterliegt der Mensch auch einem System "göttlicher Ordnung": Das speziell menschliche Ordnungssystem, soll sich für Linné an der von ihm angenommenen systematischen Ordnung der Abstrafung der Übertretung göttlichen Wollens erweisen. Das ist Linnés Geheimprojekt der "Nemesis divina"; geheim deswegen, weil darin auch unmoralische Handlungen einflußreicher und mächtiger Menschen klassifiziert werden, deren Veröffentlichung Verfolgung nach sich hätte ziehen können, aber vielleicht auch einfach aus "experimentellen" Gründen. Denn eine Bekanntmachung der Suche nach einem System der Unmoralität hätte in den Ablauf von Verfehlung und Abstrafung selbst eingreifen und die Ergebnisse verzerren können. Wäre aber erst einmal die göttliche Abstrafungsweise in ein offensichtliches System gebracht, dann müßte dessen Veröffentlichung eine unglaubliche Durchschlagskraft besitzen. Motive dieser Art werden Linné zur Geheimhaltung dieser Arbeit bewogen haben. Dieses System Linnés fand natürlich nie eine abgeschlossene Form, mußte Fragment bleiben. Wie das System der Natur ist das System der "Nemesis divina" zeitlos und überall gültig. Im umfangreichen Katalog der Verfehlungen gegen Gott darf die Unreinigkeit nicht fehlen. Der nutzlos samenverschüttende Bauer aus Bredstad steht neben Onan. Unter dem Schlagwort "*Onanaei*" (Onaniter) hat Linné verzeichnet:

Bauer in Bredstadt in Holstein aus Furcht vor vielen Kindern begeht Onans Sünde, Genes. 38,9, stirbt an Tobsucht.
Bauer aus selber Furcht zieht fort von seiner Frau, dient 3 Jahre, kommt heim. Die Frau wird schwanger, gebiert 3 Kinder auf einmal.
Genes. 38,9. Da Onan bei seines Bruders Weib lag, ließ er es auf die Erde fallen und verderbte es, daß er seinem Bruder nicht Samen gäbe. Das gefiel dem Herrn übel und er tötete ihn.[10]

Es scheint, als nähmen die "Onanaei" mit ihrer Handlung des Samenmißbrauchs keine prominente Stellung in der systematischen Durchforstung der rachewürdigen Handlungen ein. Dem ist aber nicht so: Denn die ganze Nemesis divina ist von der Abstrafung am Samen, an den neuen Generationen durchzogen. Die "Onanie" als heimlich getane und oft auch nur als gedankliche Sünde entzieht sich in anderer Weise als Hurerei, Ehebruch und Mord der Öffentlichkeit. Aber sie kommt, wir haben es gehört, einem Mord gleich und unterliegt demselben Sündenregister:

Gynnar Gröp mordete S. Zigfreds Schwester Söhne 3; bis zwölftes Glied kein natürlicher Tod.
Unglückliche geboren von schlechten Eltern. Quod sus peccavit luant porcelli.[11]

"Quod sus": Was das Schwein verbrochen hat, müssen die Ferkel büßen. Der zum fleischlichen Handeln geneigte irdische Leib und die himmlische Bestimmung; das Schwein, seine Ferkel und Urferkel und der Tempel des Heiligen Geistes: entsetzliche Opposition. Um der "Nemesis divina" zu entgehen, darf der Mensch, will er zur Gattung des Homo sapiens gehören, die Gesetze Gottes nicht verachten; tut er es doch, steht er als menschlicher Affe, als menschliches Schwein, weil vernünftig, sogar noch unter dem unvernünftigen Vieh.

III

Gottzentrierte gegen lustzentrierte Anthropologie

Neue Blicke durch die alten Löcher.
Lichtenberg

1 Anti-Onanie-Kampagne und Theorie der Perversion

In diesem Teil soll Körpersicht und gottzentrierte Geschlechtsordnung, wie sie bislang nachgezeichnet worden sind, mit dem Konzept moderner Sexualität konfrontiert und verglichen werden.

Sicher wäre hierfür eine detaillierte Darstellung der Umbruchphase nützlich; sie kann hier aber nicht geleistet werden. Zwischen der Anti-Onanie-Kampagne im letzten Drittel des 18. Jahrhunderts und der wissenschaftlichen Auffächerung der zeugungsunlustigen Lust im System der Perversion des 19. Jahrhunderts besteht ein innerer Zusammenhang: Beide sollen als "falsche Lust" bekämpft, dingfest gemacht, korrigiert oder neutralisiert werden. Eine knappe Skizzierung dieses Versuches aber ist für das Verständnis des Folgenden unerläßlich.

Die Anti-Onanie-Kampagne wird unter dem Einfluß von Tissot und Rosseau von den Philanthropen - hier seien als herausragende Vertreter nur Christian Gotthilf Salzmann (1744-1811) und Joachim Heinrich Campe (1746-1818) genannt - um 1770 begonnen; sie hielt die bürgerliche Welt bis zum Ende des Jahrhunderts in Atem. Dreimal wandten sich die Philanthropen zuerst nur mit einer "preiswürdigen" Frage (1778), dann mit zwei nicht schlecht dotierten Preisausschreiben (1785; 1789) dieses Thema betreffend an die Öffentlichkeit. Im Zuge der Beantwortung dieser Preisfragen entwikkelte sich die erste "Sexualaufklärung", die, ganz dem aufklärerischen Impetus verpflichtet, die Kinder mit vernünftigen Gründen von der krankmachenden Selbstlust abzubringen versuchte. Bücher und Aufsätze erscheinen in großer Zahl, um die krankmachende Onanie - Degeneration und Tod im Gefolge - einzudämmen. Doch je mehr öffentlich davon gesprochen wird, desto größere Schäden, so scheint es den Kämpfern dagegen, richtet diese Epidemie bei der bürgerlichen Jugend an.[1]

Der Preisträger des letzten Preisausschreibens, der reformierte Pfarrer Karl Gottfried Bauer, stellte sich in seiner Schrift "Über die Mittel, dem Geschlechtstriebe eine unschädliche Richtung zu geben" scharf *gegen jegliche Art der Versprachlichung* und schlug eine Erziehung vor, die von frühester Kindheit an die Geschlechtsteile schlecht machen sollte.

> "Schaam der Kinder muß Eckel an denjenigen Theilen seyn, die sie als Werkzeuge eines unreinen Auswurfs kenne, zur Fertigkeit gewordenes Bestreben, den Anblick derselben sich selbst und anderen zu verbergen."[2]

Das eigene Geschlechtsteil wird für die Kinder zum feindlichen Gebiet: Die Eltern sollen diese Teile nur mit ernster Miene betrachten und berühren; langen sich die Kinder selbst an, so soll ihnen von klein auf mit einem Ausdruck des Abscheus und Ausrufen wie "Bäh" oder "Pfui" die Hand von dort weggezogen oder auf die Finger geklopft werden.

So fand die erste Sexualaufklärung, die als "Schadensbegrenzung" der Krankheit Onanie von den Philanthropen versucht worden war, ein abruptes Ende. Denn die Philanthropen resignierten und wandten sich anderen Dingen zu, Campe zum Beispiel der Reinigung der deutschen Sprache. Die Vernunft hatte den Trieb nicht bezwingen können. Bauers Vorschlag umging die Vernunft: *Anstelle des versprachlichten Einsichtigmachens der Schädlichkeit der Onanie* oder eines erklärenden Verbotes *war das nicht mehr auszusprechende Tabu der Onanie* und des Geschlechtes insgesamt getreten.

Die philanthropische Kampagne erreichte die ganze bürgerliche Gesellschaft, sie war - ich habe es schon einmal gesagt - der Transmissionsriemen, der die Krankheit Onanie, abstrahiert von dem theologischen Hintergrund, zu einem gesamtgesellschaftlichen Phänomen mit enormer Wirkung werden ließ. Die zwischen 1770 und 1790 Geborenen - eine ganze Generation - wurde unter versprachlichter Onanie-Angst sozialisiert und sexualisiert, ehe die harte Tabuierung des Geschechtes sich endgültig durchsetzte und ihren Ausdruck im einerseits "geschlechtslosen", anderseits so überaus sexualisierten 19. Jahrhundert fand. Die von Theologen wie Osterwald in ihrer Bemühung um völlige Keuschheit nur zögernd begonnene Versprachlichung des Geschlechtes findet hier vorerst ihr Ende. Aber dieses Ende betrifft nur den öffentlichen Diskurs; denn im Untergrund des Bewußtseins wirkt die Problematisierung des Geschlechtes, diese "Einpassung in ein neues Bewußtsein"[3] fort. Was Utz Jeggle in "Kiebingen-Eine Heimatgeschichte" über den realen Hunger geschrieben hat, dürfte auch für den geschlechtlichen Hunger, der durch negierende Sexualisierung im 19. Jahrhundert schier unstillbar geworden scheint, zutreffen:

> Wir gingen von einer kryptischen Gegenwärtigkeit der Vergangenheit aus, die sich durch Sozialisation unmerklich, unterhalb des Bewußt-Seins im Bewußtsein einnistet, so daß es durchaus und nicht nur metaphorisch möglich ist, daß die Menschen heute noch und ohne es zu wissen am Hunger ihrer Vorfahren leiden.[4]

Das öffentliche Tabu hatte ein fachwissenschaftliches Pendant, bei dem die Schäden der Tabuierung eines so wichtigen Bereiches des menschlichen Lebens, wie es Fortpflanzungs- und Geschlechtslust ist, zur Sprache und zur Behandlung kommen mußte: zuerst die Psychatrie[5], dann die ganz neu entstehende Disziplin der Sexualwissenschaft.

Die Unmöglichkeit der Individuen, sich selbst bei gleichzeitiger harter Sexualisierung durch tabuierenden Ausschluß des Geschlechtes in positiver Weise als sexuelle Subjekte zu begreifen, prägt die Sexualität des 19. Jahrhunderts. Die nicht auf Fortpflanzung ausgerichtete Lust hat dabei keinerlei akzeptierten Ausweg. *Anstelle der Widernatürlichkeit ist die Perversion als physiologisch festmachbare Krankheit getreten.* "Degeneration, heridäre Disposition, konstitutionelle Minderwertigkeit!"[6], so charakterisiert Freud die Ätiologie in der Psychatrie. Die physiologische Fixiertheit der Psychatrie und Sexualwissenschaft ergibt sich aus deren Vorgeschichte.

Zwar ist die durch göttliche Einsetzung geschaffene Dichotomie "*erlaubt/ verboten*" untergegangen, aber an ihre Stelle ist als neue Dichotomie "*normal/pervers*" getreten. Der Diskurs über Normalität und Perversion muß ähnliche Züge wie der des Erlaubten und Verbotenen tragen: denn strukturell hat sich im Prinzip nichts geändert. Aus dem neuen Diskurs ist Gott als entscheidende Größe zwar abstrahiert, aber die physiologischen Folgen, die man dem Ungehorsam gegen Gott zugeschrieben hatte und die schon in der Krankheit Onanie säkularisiert worden waren, sind noch immer vorhanden. Die Sexualpathologien und nervösen Leiden des 19. Jahrhunderts haben ihren Ursprung in den Krankheiten, die aus der Onanie entstehen. Die Sexualwissenschaftlerin Annemarie Wettley-Leibbrand hat das klar herausgestellt[7].

Es entsteht das ganze System der Perversionen, das nichts anderes als den Versuch einer *Klassifikation zeugungsunlustiger Lust* darstellt. Michel Foucault hat dies unter der Benennung "Sondernatur"[8] der Perversen klar ausgesprochen:

> ... der Homosexuelle ist eine Spezies. So wie es alle jene kleinen Perversen sind, die die Psychiater des 19. Jahrhunderts wie Insekten aufreihen und auf seltsame Namen taufen: es gibt die Exhibitionisten von Lasegue, die Fetischisten von Binet, die Zoophilen und Zooerasten von Krafft-Ebing, die Auto-Monosexualisten von Rohleder; es wird die Mixoskophilen, die Gynekomasten, die Prebyophilen, die sexoästhetisch Invertierten und die dyspareunistischen Frauen geben.[9]

Auffällig und festhaltenswert ist dabei, daß die Klassifikation einen "*Charaktertypus*" von Mensch zu fassen versucht, deren Ordnungskriterium den Objekten der Lust folgt. Der Schuhfetischist, der Kettenmasochist, die Brust- oder Schamexhibitionistin, der auf das Peitschen von jungen Frauen oder das Arschversohlen von Kindern mit der nackten Hand fixierte Sadist, der auf den Anus von Männern oder Knaben konzentrierte aktive Homosexuelle: Im 19. Jahrhundert versucht man *der charakterlichen Ausprägung einer physiologischen Minderwertigkeit über das Objekt* auf die Schliche zu kommen.

Dem kruden Materialismus in der Lokalisation der physiologischen Schwäche steht der Materialismus hinsichtlich der fleischlichen oder nicht fleischlichen Objekte als Äquivalent zur Seite. Die Perversion des 19. Jahrhunderts spielt sich zwischen physiologisch degenerierten Körpern und solchen Lüsten ab, die auf "falsche" Objekte fixiert sind. Als richtiger Objektbezug gilt noch immer und ausschließlich die "natürliche Beiwohnung" des christlichen Fleisches: ein in eine Scheide eingeführter Penis.

Da es nur eine als normal geltende Form der Lust gibt, können sich heterosexuelle Paare sehr wohl als sexuelle Subjekte im positiven Sinn begreifen - was bei Peter Gay in "Erziehung der Sinne" ziemliche Verwunderung ausgelöst hat.[10] Was aber noch nicht existiert, ist *ein Subjekt, das über eine Theorie der Lust im allgemeinen definiert* werden könnte.

2 Die dritte Kränkung der menschlichen Eigenliebe

In einen kurzen Aufsatz von 1917, "Eine Schwierigkeit der Psychoanalyse", spricht Sigmund Freud von "drei schweren Kränkungen", die "der allgemeine Narzißmus, die Eigenliebe der Menschheit ... von seiten der wissenschaftlichen Forschung erfahren hat"[11]: die "*kosmologische*" durch Kopernikus, die die Erde aus dem Mittelpunkt der Welt rückt, die "*biologische*" durch Darwin, welche den Menschen in Verwandtschaft und eine Linie mit den Tieren stellt, und die "*psychologische*" durch Freud selbst, deren zentrale Aussage lautet, "daß das *Ich nicht Herr sei in seinem eigenen Haus*"[12].

Die beiden ersten stehen eindeutig an Bruchstellen von biblischer Weltsicht und Naturerkenntnis: Die Erde als gottgegebene Heimat der Menschen ist nicht das Zentrum des Alls; der Mensch ist keine göttliche Sonderschöpfung, sondern gehört wie die anderen Lebewesen in die Entwicklungsgeschichte der Erde. Wolfgang Philipp hat in seinem Werk "Das Werden der Aufklärung in theologiegeschichtlicher Sicht" sowohl vom "kopernikanischen Chok" wie auch vom "darwinistischen Chok", dem "die christlichen Massen ... relativ wehrlos ausgeliefert waren"[13], gesprochen. Aber steht nicht eigentlich auch die dritte Kränkung durch die Psychoanalyse an genau einer solchen Bruchstelle, die als solche nur besonders schwierig zu erkennen ist?

Worin besteht denn der eigentliche Charakter der psychoanalytischen Kränkung der Eigenliebe? Was besagt denn "nicht Herr sein im eigenen Haus"? War denn das Ich je Herr im eigenen Haus gewesen? Und wer ist nach der Kränkung dieser Herr?

Die Idee des Menschen als automones, als ein aus der selbstverschuldeten Unmündigkeit hinausschreitendes und nur sich selbst, seiner Vernunft und seiner selbst gegebenen Ethik des Zusammenlebens verantwortliches Subjekt, die Idee des "Herrn im eigenen Haus" ist sehr jung: Sie hat sich erst im Zuge der Aufklärung durchgesetzt. Die Zeit der "selbstverschuldeten Unmündigkeit" ist eigentlich identisch mit der Zeit, in der die göttliche Offenbarung das freie Entfalten der Vernunft verhinderte. In letzter Konsequenz liegt die Unmündigkeit in der Erfindung Gottes; selbstverschuldet ist sie, weil der Mensch diesen Glauben an Gott notwendig - im Sinne des Marxschen Ideologiebegriffes als eines in historischer Situation *notwendigen, aber falschen Ideenkomplexes* - erfinden mußte. Mit dem Deismus im 18. Jahrhundert und den großen Atheismusdebatten des 19. Jahrhunderts tritt zwar der persönliche Gott als weltbestimmendes Modell zurück, aber viele der Implikationen, die sich aus der Offenbarung in den verschiedendsten Bereichen ergeben hatten, existierten weiter fort, ohne daß ihre theologische Abkunft noch bewußt gewesen wäre. Aus dem göttlich gesetzten Paar *erlaubt/verboten* ist Gott als Größe abstrahiert worden und so blieb das rein auf Physiologie bezogene Paar *normal/pervers* übrig, das jedoch demselben Grundmuster getreulich folgte.

Lange Zeit war der "Herr im Haus des Menschen" der durch die Bibel vermittelte Gott. Dieser war ein mehr oder weniger strenger, durchaus versöhnlicher Herrscher. Erst der rigide Protestantismus hat ihn als *absoluten und unnahbaren Herrscher* gesetzt und ihn als solchen nicht nur im religiösen, sondern auch im *alltäglichen* Leben anerkannt. Dieser absolute Herrscher verlangte absolute Unterwerfung, welche in ihrer Rigidität ein durchrationalisiertes und systematisches Vorgehen verlangte. Eine Palastrevolution war dadurch schon angelegt: Denn der Mensch erkannte bei dieser freiwillig und planmäßig durchgeführten Unterwerfung, daß die Welt anderen Regeln unterworfen war als dem in der Offenbarung angegebenen Plan.

Die Vernunft der Offenbarung wurde ersetzt durch die menschliche Vernunft: es schien, als sei der Mensch "Herr im eigenen Haus", aber die Grundmoränen der alten, abgesetzten und totgesagten Herrschaft GOtt lagen noch überall herum und bestimmten das neue, autonom gedachte Denken und gaben ihm Form. *Gott war das Zentrum einer Anthropologie gewesen*; *das 19. Jahrhundert* hatte an den Ort dieses Zentrums bis Freud *nichts zu setzen gewußt und diesen Platz* - außer physiologischer Geschäftigkeit - *theoretisch leer gelassen.*

Wie begründet Freud die dritte psychologische Kränkung? Wen ernennt Freud zum "Herrn im Haus", nachdem Gott abgesetzt und der Mensch nicht so autonom ist, als er gerne glauben wollte?

> Der Mensch, obwohl draußen erniedrigt, fühlt sich souverän in seiner eigenen Seele. Irgendwo im Kern seines eigenen Ich hat er sich ein Aufsichtsorgan geschaffen, welches seine eigenen Regungen und Handlungen überwacht, ob sie mit seinen Anforderungen übereinstimmen. Tun sie das nicht, so werden sie unerbittlich gehemmt und zurückgezogen.[14]

Ein solch besonderes Aufsichtsorgan hinsichtlich geschlechtlicher Lust haben die Kämpfer gegen die Konkupiszenz, denen wir in dieser Arbeit begegnet sind - die Eremiten und Mönche gegen die Mollitia, die rigiden Protestanten gegen die Onanie/Unreinigkeit - ausgebildet. Wir haben diese Haltung im Gegensatz zu einer, die Lustregungen als etwas Ephemeres einfach vorbei gehen läßt, als "sexuelle Mentalität" bezeichnet. Freud fährt fort, daß das "Ich sich sicher fühlt"[15], aber daß plötzlich der Moment kommen kann, wo dies nicht mehr der Fall ist.

Das Ich fühlt sich unbehaglich, es stößt an die Grenzen seiner Macht in seinem eigenen Haus, der Seele. Es tauchen plötzlich Gedanken auf, von denen man nicht weiß, woher sie kommen; man kann nichts dazu tun, sie zu vertreiben. Diese fremden Gäste scheinen selbst mächtiger zu sein als die dem Ich unterworfenen; sie widerstehen allen sonst so erprobten Machtmitteln des Willens, bleiben unbeirrt durch die logische Widerlegung, unangetastet durch die Gegenaussage der Realität.[16]

Freud spricht hier von "gewissen Krankheiten, ... den von uns studierten Neurosen"[17]. Und dann läßt Freud die Psychoanalyse zum Ich sprechen:

'Es ist nichts Fremdes in dich gefahren; ein Teil von deinem eigenen Seelenleben hat sich deiner Kenntnis und der Herrschaft deines Willens entzogen.
Die Schuld, muß ich sagen, liegt an dir selbst. Du hast deine Kraft überschätzt, wenn du geglaubt hast, du könntest mit deinen Sexualtrieben anstellen, was du willst, und brauchtest auf ihre Absichten nicht die mindeste Rücksicht zu nehmen. Da haben sie sich denn empört und sind ihre eigenen dunklen Wege gegangen, um sich der Unterdrückung zu entziehen, haben sich ihr Recht geschaffen auf eine Weise, die dir nicht mehr recht sein kann. Wie sie das zuwege gebracht haben, und welche Wege sie dabei gewandelt sind, das hast du nicht erfahren; nur das Ergebnis dieser Arbeit, das Symptom, das du als Leiden empfindest, ist zu deiner Kenntnis gekommen. Du erkennst es dann nicht als Abkömmling deiner eigenen verstoßenen Triebe und weißt nicht, daß es deren Ersatzbefriedigung ist.
Der ganze Vorgang wird aber nur durch den einen Umstand möglich, daß du dich auch in einem anderen wichtigen Punkte im Irrtum befindest. Du vertraust darauf, daß du alles erfährst, was in deiner Seele vorgeht, wenn es nur wichtig genug ist, weil dein Bewußtsein es dir dann meldet. ... Laß dich doch in diesem einen Punkt belehren! Das Seelische in dir fällt nicht mit dem dir Bewußten zusammen; es ist etwas anderes, ob etwas in deiner Seele vorgeht, und ob du es auch erfährst. ... Du benimmst dich wie ein absoluter Herrscher der es sich an den Informationen seiner obersten Hofämter genügen läßt und nicht zum Volk herabsteigt, um dessen Stimme zu hören. ...'
So wollte die Psychoanalyse das Ich belehren. Aber die beiden Aufklärungen, daß das Triebleben der Sexualität in uns nicht voll zu bändigen, und daß die seelischen Vorgänge an sich unbewußt sind und nur durch eine unvollständige Wahrnehmung dem Ich zugänglich und ihm unterworfen werden, kommen der Behauptung gleich, daß *das Ich nicht Herr sei in seinem eigenen Haus*. Sie stellen miteinander die dritte Kränkung der Eigenliebe dar, die ich die *psychologische* nennen möchte.[18]

Freud sagt hier keineswegs klar, wer der "Herr im Haus der Seele" ist. Das fiktive Gespräch zwischen "Psychoanalyse" und dem je einzelnen Indivduum "Ich", das für die Psychoanalyse gewonnen werden soll, läßt jedoch in der Hypostasierung der Sexualtriebe keinen Zweifel: Sie führen ein merkwürdiges und dauerhaftes Eigenleben. Werden sie unterdrückt, so weichen sie aus und zeigen sich in anderer, unbewußter Form erneut; kommen sie nicht zur Befriedigung, dann zwingen sie das Individuum zu neurotischer Ersatzbefriedigung; mit einem Wort: *Die Sexualtriebe können sich empören und sich ihr Recht verschaffen*. Ihnen wird eine nicht erlahmende Präsenz und Aktivität zugeschrieben.
Was Freud in seiner "Fabel" als Energie der Sexualtriebe beschreibt, benennt er im ersten Teil des hier herangezogenen Aufsatzes theoretischer: *Libido*. Er definiert sie so:

... und nennen die Kraft, mit welcher der Sexualtrieb im Seelenleben auftritt, *Libido* - sexuelles Verlangen - ...[19]

In den "Drei Abhandlungen zur Sexualtheorie" von 1905 hatte Freud im Kapitel "Libidotheorie" geschrieben:

Mit diesen Vermutungen über die chemische Grundlage der Sexualerregung stehen in guter Übereinstimmung die Hilfsvorstellungen, die wir uns zur Bewältigung der psychischen Äußerungen des Sexuallebens geschaffen haben. Wir haben uns den Begriff der *Libido* festgelegt als einer quantitativ veränderlichen Kraft, welche Vorgänge und Umsetzungen auf dem Gebiete der Sexualerregung messen könnte. Diese Libido sondern wir von der Energie, die den seelischen Prozessen allgemein unterzulegen ist, mit Beziehung auf ihren besonderen Ursprung und verleihen ihr so auch einen qualitativen Charakter. In der Sonderung von libidinöser und anderer psychischer Energie drücken wir die Voraussetzung aus, daß sich die Sexualvorgänge des Organismus durch einen besonderen Chemismus von den Ernährungsvorgängen unterscheiden.[20]

In dieser frühen Definition sieht man noch Freuds ganz dem 19. Jahrhundert verpflichtete physiologische Hoffnung, die Libido chemisch fassen und messen zu können. Da sie materiell (noch) nicht faßbar ist, wird ihr (zunächst) eine *imaginäre Realität* zugeschrieben, die im ganzen Werk Freuds eine heuristische Funktion beibehält.[21] Diese imaginäre Realität, die Kraft und Energie der Sexualtriebe, besitzt duch die Abkunft aus dem Sexuellen ihre spezifische Qualität und eine Quantität, die beim Ich verbleiben oder, an Objekte gebunden, fixiert werden kann. Den Prozeß des Wechsels vom Ich zu Objekten versucht Freud in der Gliederung von oraler, analer und genitaler Phase, der "Libidostufe", zu fassen. Die Oralität ist narzißtische Libidofixierung auf das eigene Selbst, die Analität ist einerseits noch ganz selbstfixiert, zum andern an das selbstproduzierte Objekt der Ausscheidung gebunden, die Genitalität ist die eigentliche Stufe der Fixierung an ein Liebesobjekt[22].

Man sieht, was Freud Sexualtrieb nennt, hat gegenüber den sexuellen Trieben der Sexualwissenschaft des 19. Jahrhunderts eine entscheidende Erweiterung erfahren: Freuds Sexualtriebe und ihre Energie, die *Libido*, meint alle "erogenen" körperlichen und seelischen Vorgänge, *meint alle körperliche Lust.*

Wir schreiben also dem Individuum einen Fortschritt zu vom Narzißmus zur Objektliebe. Aber wir glauben nicht, daß jemals die gesamte Libido des Ichs auf die Objekte übergeht. Ein gewisser Betrag von Libido verbleibt immer beim Ich, ein gewisses Maß von Narzißmus bleibt trotz hochentwickelter Objektliebe fortbestehen. Das Ich ist ein großes Reservoir, aus dem die für die Objekte bestimmte Libido ausströmt, und dem sie von den Objekten her wieder zufließt. ... Es ist für die volle Gesundheit der Person wesentlich, daß ihre Libido die volle Beweglichkeit nicht verliere."[23]

Hier taucht die Libido, die körperliche Lust, ganz im Bild eines imaginären Stromes auf: Sie strömt aus und zurück, sie kann ihre Beweglichkeit verlieren. Die Libido verliert ihre Beweglichkeit, wenn sie auf "falsche Objekte" fixiert ist. Dies geschieht, wenn die verschiedenen Libidostufen - oral, anal und genital - nicht in "richtiger" Weise durchlaufen werden. Das ist, was Freud *neurotische Erkrankung* nennt.

Wir erfahren, ... daß die Neurosen sozusagen die spezifischen Erkrankungen der Sexualfunktion sind. Daß es von Quantität der Libido und von der Möglichkeit, sie zu befriedigen und durch Befriedigung abzuführen, abhängt, ob ein Mensch überhaupt an einer Neurose erkrankt. Daß die Form der Erkrankung bestimmt wird durch die Art, wie der einzelne den Entwicklungsweg der Sexualfunktion zurückgelegt hat, oder, wie wir sagen, durch die Fixierungen, welche seine Libido im Laufe ihrer Entwicklung erfahren hat.[24]

Die eigentliche Arbeit der Psychoanalyse ist also den Verlust an Beweglichkeit der Libido, die im Aufwachsen eines Individuums aus welchen Gründen auch immer durch falsche Fixierungen gebunden worden ist, zu beheben und der Libido ihr normales Fließen zurückzugeben.

Wir können jetzt auch sagen, wer denn nun eigentlich der "*Herr im Haus der Seele*" ist: *Es ist die Libido, die körperliche Lust.*

Da sie nicht unterdrückt werden kann, zeigt sie sich in unbewußter Form und erzwingt sich ihre Befriedigung im neurotischen Symptom. Dies behandelt die Psychoanalyse; die *Erkenntnis des Behandlungsweges aber hat ein ganz neues, allgemein gültiges anthropologisches Modell* geschaffen.

Die Charakterstruktur des Menschen bildet sich in Abhängigkeit vom Schicksal der Lust in ihm. Nicht die Objekte sind das Entscheidende und auch nicht die physiologische Beschaffenheit durch Degenerierung oder erbliche Belastung, sondern die *Geschichte der Lust in einem jeden Individuum. Die Lust, die alte Gegenspielerin Gottes, ist dadurch als dynamisches Zentrum in die Anthropologie eingezogen.*

Die dritte psychologische Kränkung besteht darin, daß die Lust die Herrschaft im Haus des menschlichen Ichs ausübt. Damit räumt die Psychoanalyse die gottzentrierte Theorie der Lust als "erlaubt/verboten" und deren abgeleitete säkularisierte Form "normal/ pervers" theoretisch endgültig ab und leitet zu einer "lustzentrierten" Sicht vom Menschen über.

Der zeitgenössische, gekränkte Aufschrei gegen den "Pansexualismus" der Psychoanalyse findet hier seine Erklärung. Die eigentlich tiefe Kränkung dieses Auswechselns des anthropologischen Zentrums besteht darin, daß Gott nun psychologisch erklärt werden kann. Der zeitliche Zusammenfall des Aufkommens der Psychoanalyse und des Untergangs der Atheismus-Problematik in der Philosophie mag hier seine Ursache haben.

3 Sexualität: Was ist das?

Was Anfang des Jahrhunderts noch Kränkung war, ist inzwischen zum Stolz der westlichen Kultur aufgestiegen. Denn heute wird normalerweise die eben beschriebene, lustzentrierte anthropologische Sicht mit dem Begriff "*Sexualität*" bezeichnet.

Vor allem durch die kulturelle Bedeutung der Psychoanalyse hat sich der Begriff "Sexualität" ab den 20er Jahren dieses Jahrhunderts allgemein durchgesetzt. Dies geschah in Abhängigkeit von psychoanalytischer Theoriebildung vor allem durch breitere gesellschaftliche Akzeptanz der Psychoanalyse und durch sexualaufklärerische Popularisierungen. Hier mögen stellvertretend die Namen von Theodor Henrik van de Velde und Oswald Kolle stehen. Die verschiedenen Wellen der "*sexuellen Revolution*" dieses Jahrhunderts, vor und nach dem 2. Weltkrieg, bedeuten im Kern nichts anderes, als daß größere Teile der Bevölkerung die *Lust als für sich selbst stehenden Wert akzeptieren und in ihrem Leben umsetzen lernten*. Daß Lust als Selbstwert begriffen werden kann, der für das Individuum positiv und sogar notwendig ist, weil das Ausleben der Lust stabilisierend auf psychisches Wohlergehen und psychische Gesundheit wirkt, darin besteht die gewaltige kulturelle und soziale Umgewichtung, die den Durchsetzungsprozeß und die Ausbreitung des Begriffes "Sexualität" begleitet hat.

Der Begriff "Sexualität" impliziert eine positive Sicht sexueller Lust und im Falle der Unterdrückung von Lust eine Destabilisierung des psychischen Wohlergehens. Diese kaum bewußt gemachten Implikationen hängen theoretisch von der zentralen Aussage der Psychoanalyse ab, daß das Schicksal der Lust in jedem einzelnen Individuum diejenige Kraft ist, die den Charakter formt. *Im Zeitalter der Sexualität ist das Schicksal des Menschen an das Schicksal seiner Libido, seiner Lust geknüpft*.

Auffallend ist nun, daß sich auch in der Wissenschaft vom Menschen kaum ein Bewußtsein darüber zeigt, wie eng "Sexualität" mit der modernen anthropologischen Grundannahme - Charakterbildung duch Lustschicksal - verknüpft ist. Diese Unbewußtheit erlaubt, "Sexualität" sozusagen flächendeckend für die verschiedendsten Lebenswelten von Menschen anzuwenden.

Doch ist es nicht allein diese Unbewußtheit, die "Sexualität" zum immer und überall einsetzbaren kommunikativen Joker hat werden lassen. Uwe Pörksens "Plastikwörter. Die Sprache einer internationalen Diktatur" ist ein Essay über den Bausatz von ein paar semantisch schier nicht mehr faßbaren Wörtern, die jedoch durch ihre Allgegenwärtigkeit und endlose Kombinierbarkeit kulturelle und soziale Eigen- und Feinheiten einfach überrollen. Pörksen hat dies für "Entwicklung", "Struktur", "Information", "Wachstum", "Leistung", "Austausch" gezeigt, und er hat als ein etwas aus der Reihe fallendes Plastikwort auch "Sexualität" behandelt.

Durch seine umfassende Allgemeinheit erweckt er (der Begriff "Sexualität", Anm.Verf.) den Eindruck eine Lücke zu füllen, befriedigt und weckt er ein Bedürfnis, das vorher nicht bestanden hat. Die Menschen des Mittelalters hatten keine Sexualität, weder das Wort noch die Sache. Sie ist eine verhältnismäßig junge Konstruktion.
Der Begriff läßt die älteren Wörter des Umgangs - Neigung, Freundschaft, Liebe, Leidenschaft -, da er sie für Devirate *einer* Energie erklärt, auf einmal historisch werden und veralten. Die Umgangssprache erscheint von ihm aus als Geröllfeld überholter Theorien.
"Sexualität" ist konnotatstark; an Stelle der Bezeichnungskraft hat das Wort vor allem einen wirksamen Hof. Es steht auf der Plusseite, ja, es formuliert ein Gut, fast schon ein Grundbedürfnis. Wer sagt, "früher habe ich in solchen 'lockeren' Beziehungen meine Sexualität nie einbringen können", erscheint als Besitzer eines Guts und einer besonderen Einsicht in dieses Gut.[25]

Ich will drei Punkte aus diesem Zitat hervorheben und damit auch das vorher Gesagte definitorisch zusammenfassen:
1. Im Kern des Begriffs "Sexualität" steckt die Annahme einer allgemein im Menschen wirksamen Energie, der Libido. Diese Energie formt den Charakter eines jeden Individuums. Als körperliche Energie muß sie universalistisch gesetzt werden.
2. In allen Gesellschaften, seien es nun heutige abendländische, außereuropäische sowie alle vergangenen Gesellschaften, sind die Arten der Geschlechterbegegnung und die Weisen der Lustgewinnung kulturell überformter Ausdruck dieser einen Energie. Sogar die biologische Reproduktion und Fortpflanzung in ihrer Gesamtheit wird als Wirkung, nicht als Ursache dieser Energie gesehen und kann als etwas Sekundäres, Nachgeordnetes mit dem Begriff "Sexualität" bezeichnet werden. So kann selbst von der Sexualität der Tiere gesprochen werden.
3. Grundsätzlich wird diese Energie positiv gesehen. Durch gesellschaftlich-soziale Einflüße kommt es zu Fehlentwicklungen in der Ausformung der Libido - neurotische oder psychische Krankheit - , die therapiert oder zumindest akzeptierbar gemacht werden kann, die aber nie das Positive der Sexualität selbst in Frage zu stellen vermag.

Diese Sicht der Sexualität ist so zentral und selbstverständlich geworden, daß die theoretischen Implikationen, die ihr innewohnen, fast nicht mehr zu erkennen sind. Für Sexualität gilt, was ich für die Sicht vom Körper gesagt habe schon allein aus dem Grund, daß der Kern des Sexualitätsbegriffes körperliche, im Körper fließende Energie ist: Wie man sich keinen anderen Körper als den eigenen denken kann, kann man sich auch keine andere Geschlechtlichkeit als die der Sexualität mehr vorstellen.

Die Sexualität mit ihrem Zentrum Lust ist die praktisch nicht hintergehbare Grundannahme unseres anthropologischen Denkens geworden.

Die Lust als Zentrum der Lebenswirklichkeit der abendländischen Gesellschaften ist inzwischen zwar allgemein anerkannt, aber in den theoretischen Konsequenzen kaum durchdacht. Auch gehen die Bewertungen weit auseinander. Der Psychoanalytiker Paul Parin stellt zum Beispiel in "Die Verflüchtigung des Sexuellen in der Psychoanalyse" (1985) fest:

Freud hat alles sexuell genannt, was Lust bereitet, und das Lustprinzip, das im Sexuellen herrscht, als Regulationsprinzip des Seelenlebens erkannt. Das war vor ihm nicht üblich. ... Es ist klar, daß die Normen für sexuelles Verhalten und die Umschreibung sexueller Rollen heute ungleich weiter gefaßt sind als in der bürgerlichen Gesellschaft im Wien der Jahrhundertwende, wo die psychoanalytische Methode entstanden ist.[26]

Helmut Schelsky hat diese Ausbreitung der Lust und ihre Abhängigkeit von der Psychoanalyse, die er hier Psychologie nennt, auch gesehen, aber er hat sie in seiner "Soziologie der Sexualität"(1957) wesentlich skeptischer beurteilt:

Die wichtigste soziale Konvention, die die Psychologie durchsetzen half und aufrechterhält, ist die Selbstverständlichkeit, mit der sich *heute der Mensch als lustsuchendes und lustberechtigtes Wesen versteht.* Insbesondere in der Sexualität wurde die 'vollkommene Liebe' zu einer Normalforderung, die praktisch sehr bald in einen allgemeinen Anspruch auf kurzfristige Glücksgefühle durch Orgasmus und sexuelle Potenz denaturierte.[27]

Auch alle kulturrevolutionären Hoffnungen der 60- und 70iger Jahre, das kapitalistische System durch Befreiung der Sexualität der einzelnen Individuen überwinden zu können, sind längst begraben; es hat sich die Erkenntnis breit gemacht, daß auch Sexualität zur kapitalistisch verwertbaren Ware sich bestens eignet.[28]

Kehren wir zum Thema der historischen "Sexualität" zurück. Aus der hier ausgeführten, relativ neuen Lustzentriertheit des Geschlechtsdenkens ergibt sich ein großes Dilemma für die zu historischen und in außerabendländischen Gesellschaften arbeitenden Sozialwissenschaften. Auf der einen Seite sieht man, daß die dort herrschenden Geschlechtsordnungen wenig mit der abendländischen Sexualitätskonzeption zu tun haben, anderseits ist es praktisch unmöglich, auf den Begriff "Sexualität" zu verzichten, da damit ja der eigene anthropologische Standpunkt, der überdies universalistische Gültigkeit beansprucht, aufgegeben werden müßte.

In semantisch feinfühligeren Arbeiten wie dem Aufsatz von Isabel V. Hull "'Sexualität' und bürgerliche Gesellschaft"[29] wird versucht, dieses Dilemma durch Lavieren zwischen Aufgabe und Beibehaltung des Begriffes zu lösen. Hull setzt "Sexualität" konsequent in Anführungszeichen, um so selbst für das frühe 19. Jahrhundert die semantische Ungleichheit damaliger "Sexualität" und heutiger Sexualität zu markieren. Edmund Leites versucht einen Ausweg, indem er von "moderner Sexualität" im Gegensatz - zu was eigentlich? - spricht. Er hält dies aber nicht durch.

Das unablässig wache Gewissen war, wenngleich nicht absichtlich, der Schöpfer oder doch einer der Schöpfer eines neuen Verständnisses der Sexualität als einer Kraft, die - wie das Gewissen - unablässig im Subjekt wirksam war. ... Ich denke, daß eine neue Konzeption, nach der die Sexualität stets gegenwärtig ist, deshalb entstand, damit man die Sexualität als wesentlichen Bestandteil der eigenen Persönlichkeit begreifen konnte.[30]

Der Versuch, eine Genese in der Begrifflichkeit des Endprodukts beschreiben zu wollen, muß natürlich in tautologischen Aussagen enden.

Ein nicht unbeträchtlicher Teil der aus verschiedensten Fachrichtungen zusammenströmenden sozialhistorischen Zunft legt auf dem Gebiet der Sexualität eine muntere, dafür umso erschreckendere semantische Unbedarftheit an den wissenschaftlichen Tag und richtet so Verwirrung, wenn nicht sogar Schaden an. Nur ein besonders krasses Beispiel - das sich ohne Schwierigkeit durch andere erweitern ließe - sei angeführt. Hilke Hentze schreibt in einer Dissertation "Sexualität in der Pädagogik des späten 18. Jahrhunderts" als Programm:

> Da davon ausgegangen wurde, daß Sexualerziehung wesentlich mit Fragen einer Erziehung zur Ich-Stärke, Kommunikationsfähigkeit und Genußfähigkeit verknüpft ist, wurde untersucht, in welcher Weise diese Faktoren in die Konzepte der Sexualerziehung der einzelnen Pädagogen (der philanthropischen Anti-Onanie-Kämpfer, Anm. Verf.) eingingen.[31]

In der Sexualitätsgeschichtsschreibung ist es fast üblich geworden, "eine methodische Minimalforderung" außer acht zu lassen , die Reinhart Koselleck in dem Aufsatz "Begriffsgeschichte und Sozialgeschichte" so formuliert hat:

> ... daß nämlich soziale und politische Konflikte der Vergangenheit im Medium ihrer damaligen begrifflichen Abgrenzung und im Selbstverständnis des vergangenen Sprachgebrauchs der beteiligten Partner aufgeschlüsselt werden müssen.[32]

Wenn man das 18. Jahrhundert verstehen will, dann muß man der Terminologie des 18. Jahrhunderts selbst folgen. Und da gibt es eben keinen Begriff für Sexualität. Die Folgerung daraus ist, daß es im 18. Jahrhundert auch keine Sexualität gegeben hat, sondern eine andere Ordnung des Geschlechtes. Wer dennoch seinen eigenen universalistischen Begriffsapparat einsetzen will, kann dies natürlich tun; allerdings im Bewußtsein, daß dies dann im Sinne einer Erklärung a posteriori geschieht, die uns die Handlungsweisen der historischen Akteure in einen ihnen notwendigerweise unbekannten Zusammenhang stellt. Voraussetzung für ein erklärendes Vorgehen ist allerdings die Kenntnis des Selbstverständnisses der zu untersuchenden Epoche. Ist das nicht vorhanden, reproduziert historische Erklärung nur ihre eigene Epoche im Zerrspiegel und "auf Kosten" der vergangenen Gesellschaft.

Meines Erachtens sollte der Begriff "Sexualität" aus der Sozialgeschichte für die Zeit vor dem 20. Jahrhundert (erst einmal) verschwinden. Das ist leicht gesagt und gefordert, aber von der Frage begleitet, wie denn über "Sexualität" vor der Zeit der Sexualität sinnvoll gesprochen werden könnte.

4 Zucht-Unzucht vor Gott/ Presexualität/ Sexualität

Wenn Sexualität eine Geschlechtsordnung unter vielen anderen ist, dann muß zuerst der Begriff "*Geschlechtsordnung*" selbst gefaßt werden. Jede Gesellschaft hat ein ideologisch-theoretisches Ordnungssystem, nach welchem die geschlechtlichen Handlungen als gesellschaftlich völlig akzeptiert, nur geduldet oder als verwerflich eingeschätzt werden. Die Gesellschaften entwickeln Instanzen, die Wohlverhalten oder geduldetes Handeln erzwingen. Verwerfliches Verhalten aber ächten, bestrafen, ausgrenzen. Die heutzutage gültige abendländische Geschlechtsordnung ist in diesem Sinn die Sexualität.

Einer der renommiertesten deutschen Sexualforscher, Volkmar Sigusch, beginnt den programmatischen Aufsatz "Was heißt kritische Sexualwissenschaft?" mit folgender chronologischer und geographischer Einordnung:

> Wenn es unbedingt sein müßte, könnte die Geburt unserer Sexualität als *gesellschaftliche Form und als Begriff* bis auf einige Jahrzehnte genau datiert werden: um 1789. Sie wird also gegenwärtig 200 Jahre alt. Sexualität als theoretisches, ästhetisches und moralisch praktisches Problem ist Bestandteil einer profanen Kultur, die an jener Schnittstelle entstand, welche der Zerfall der religiösen Weltsicht und das Aufkommen des Kapitalismus im Abendland bilden. ... Gattungsgeschichtlich gesehen, ist *unsere* Sexualität blutjung, existiert erst seit wenigen Generationen, und zwar nur in Europa und Nordamerika als ein allgemein Durchgesetztes.[33]

Das stimmt, bedarf aber einer Präzisierung. Das Jahr der französischen Revolution als Bruchstelle war wohl zu verführerisch und insgesamt zu symbolträchtig.

Die hier vorgeschlagenen Ordnungsschemata sind theoretisch-heuristischer Art und beanspruchen nicht, das Handeln aller Individuen einer Zeit beschreiben zu wollen. Das Handeln der Menschen und die Ideologie, wie sie - von gesellschaftlichen Institutionen verordnet - handeln sollten, klafft immer auseinander. Aber "Ideen intellektueller Männer über Sexualität", wie Hans Peter Duerr den Geschlechtsdiskurs einer Gesellschaft zu verstehen scheint[34], haben durchaus überragende Bedeutung: Denn sie formen das, was eine Gesellschaft über sich selbst annimmt. Ideologie hat realitätsbildende Wirkung. Natürlich gab es im 18. Jahrhundert Menschen, die nur der Lust lebten, so wie für sehr viele Menschen noch heute das Konzept der christlichen Geschlechtlichkeit Richtschnur ihres sexuellen Handelns ist. Die Ungleichzeitigkeiten individueller Lebenswelten berühren die Verschiebung der großen Achsen in der Gesellschaft nur am Rande, da auch ein Leben gegen die eigene Zeit immer auch von den Grundannahmen dieser Zeit durchdrungen wird. Noch de Sades wildeste Lustexzesse sind im Grunde Wüten gegen die Größe "Gott". Auch der konservativste Papst muß heutzutage, verordnet er Fortpflanzung als *die* Aufgabe des Geschlechtes, der sexuellen Lust der Katholiken seine Reverenz erweisen.[35]

Den großen Bruch zwischen der traditionellen und der modernen Geschlechtsordnung möchte ich mit dem Erscheinen von Tissots Buch "Onanisme" - 1760 - ansetzen. Denn bei Tissot wird Gott endgültig aus dem Geschlechtsdiskurs abstrahiert und herausgezogen, es beginnt derjenige über Gesundheit. Die alte Geschlechtsordnung "*Zucht/Unzucht vor Gott*" ist damit theoretisch gebrochen, die neue, die ich "*Presexualität*" nennen will, eingeleitet. *Pre*sexualität aus dem Grund, weil diese Zeit der entstehenden Sexualwissenschaft noch immer - wie schon gezeigt - von der alten Trennung "erlaubt/verboten" in der neuen Form "normal/pervers" abhängig ist, *Presexualität* aber deswegen, weil dieser Diskurs völlig gesundheitsorientiert ist und schon ganz ohne Gott, aber noch ohne eigenständige Theorie zur Lust auskommt. Diese wird erst durch Freud geschaffen, so daß sich die Geschlechtsordnung "*Sexualität*" erst nach 1900 durchsetzen kann.

Die Oppositionspaare dieser drei Geschlechtsordnungen wären folgende: Die christliche Ordnung des Fleisches "Zucht/Unzucht vor Gott" (bis ca. 1760) mit der Dichotomie "*erlaubt/verboten*"; die Übergangszeit "Presexualität", in der weder Gott noch die Lust herrscht und die physiologisch ausgerichtet ist (1760-1900), mit der Dichotomie "*normal/pervers*"; schließlich die moderne Geschlechtsordnung "Sexualität" (ab 1900) mit dem Zentrum Lust, die von der Opposition "*befriedigend/unbefriedigend*" gekennzeichnet wird.

Ein vorübergehender Zustand sexuellen "Unbefriedigt-Seins" kann, muß nicht gleich zu psychischer Störung führen; hier greift Freuds Begriff der "Sublimation". Als Dauerzustand jedoch ist "Unbefriedigt-Sein" über den Begriff "neurotisch" mit psychischer Störung verknüpft: Dies war ja der Angelpunkt, an dem Freud die physiologisch verstandene Perversion des 19. Jahrhunderts in das Konzept der vom Lustschicksal abhängigen Neurose überführte.

Die antike, vorchristliche Geschlechtsordnung - es wurde schon gesagt - lebt von der Opposition "*aktiv/passiv*", die durchaus lustorientiert ausgerichtet ist. Abgelöst wurde das antike Konzept von der christlichen Ordnung des Fleisches, dessen Gültigkeit lange Dauer für sich beanspruchen kann und in sich gewiß untergliederbar wäre.

In den rigiden Protestantismen entstand Unruhe hinsichtlich des über die Ehelust hinausgehenden geschlechtlichen Interesse, welches in dieser Arbeit als Konzept "Onanie" bezeichnet wurde. Die Gruppen der Gläubigen, die versuchten, diesen "Überschuß" an Lust unter Kontrolle zu bringen, wurden im Prozeß dieser Auseinandersetzung sexualisiert umd mit einer sexuellen Mentalität versehen. Als die theologische Argumentation zu Gunsten einer gesundheitlichen abbrach, wurde die Angst vor der Krankheit Onanie zur

Bresche, in welcher das gesamte Bürgertum in den Sog einer Sexualisierung, einer negativen zuerst, geriet, aus der schließlich die moderne Sexualität entstand.

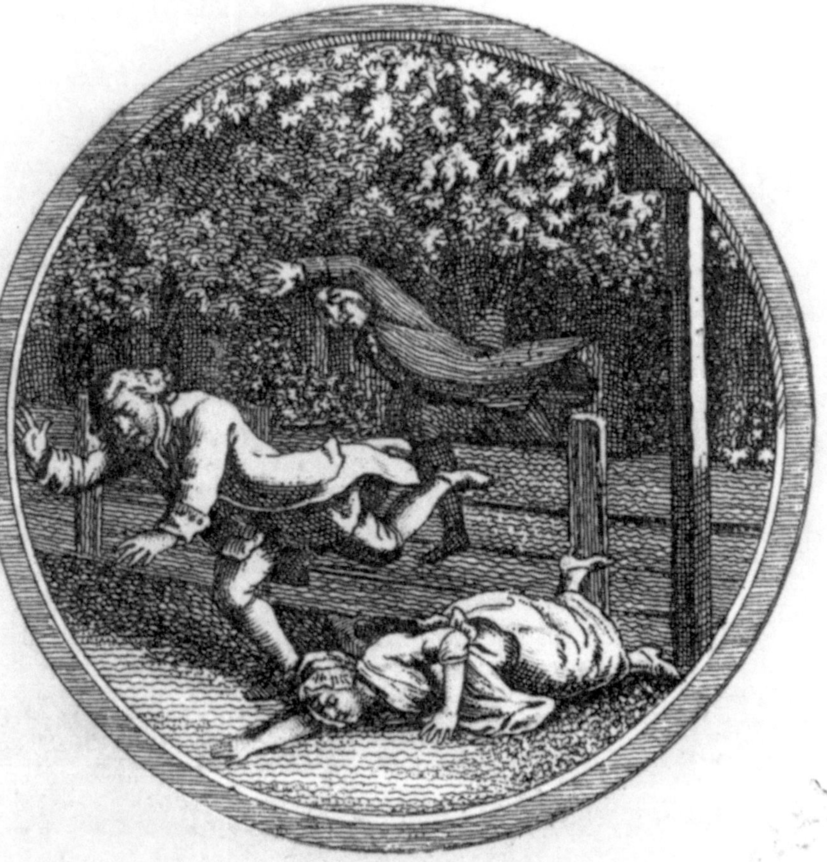

Schluß

Noch keine Sexualität, andere Körper

Die Sexualität ist in ihrer Genese nicht aus katholischer, sondern aus der moderneren protestantischen Denkungsart entstanden. Die alte traditionelle Lebensweise der katholischen Welt mit ihrer mittelalterlich gefühlsspontanen und nicht zur Gewissensprüfung und inneren Beständigkeit neigenden Lebensart der großen Masse konnte dafür keine gesellschaftlichen Grundlagen schaffen. Auch das Konzept der Mollitia, entstanden im Kampf einer Elite gegen die Konkupiszenz, konnte dies nicht leisten. Zu abgehoben war dieses Konzept vom Volk, und sie wurde, obwohl sie durchaus eine Einimpfung sexueller Mentalität im Sinne ständiger Kontrolle fleischlichen Wollens darstellt, durch das Zölibat gesellschaftlich immer wieder neutralisiert. Die Tradierung der Mollitia findet in der sekundären oder tertiären Sozialisation einzelner Biographien statt, nicht in der primären Sozialisation kleinkindlichen Aufwachsens in der Familie. Die Möglichkeit einer solchen Traditionslinie ist erst im Protestantismus gegeben und kommt im rigiden Protestantismus der individuellen Lebensreform der Zweiten Reformation, die familiär stattfindet, zum Tragen. Das alte Konzept der Mollitia wurde hierbei durch das neue der Onanie ersetzt. Die Einimpfung sexueller Mentalität geschieht nun bereits in frühkindlicher Sozialisation und wird so an Kinder und Kindeskinder weitergegeben. Dies geschieht erst in der kleinen Gruppe rigider Protestanten und wird über das medizinische Körperbild, in dem Onanie als Krankheit begriffen werden konnte und theoretisch stimmig war, erst im Bürgertum, später in der ganzen Gesellschaft wirksam. *Die spezielle sexuelle Mentalität, die mit dem Konzept der Onanie vergesellschaftet war, hatte somit an der Wiegenlegung des Konzeptes Sexualität entscheidenden Einfluß.*

Bei Friedrich Nietzsche, der in seiner enormen Spannung zwischen Gott und Lust einen typischen Repräsentanten der Zeit der Presexualität darstellt, findet sich in "Morgenröte. Gedanken über die moralischen Vorurteile" der Aphorismus N° 340, den ich hier auf das Verhältnis von Onanie und Sexualität bezogen wissen möchte:

> Der Augenschein ist gegen den Historiker. - Es ist eine gut bewiesene Sache, daß die Menschen aus dem Mutterleibe hervorgehen: trotzdem lassen erwachsene Kinder, die neben ihrer Mutter stehen, die Hypothese als sehr ungereimt erscheinen; sie hat den Augenschein gegen sich.[1]

Onanie und Sexualität, im vorliegenden Fall "Mutter" und "Kind" dieses Zitats, haben im Körperbild etwas gemeinsam, das der Zeit dazwischen fehlt. Die Annahmen der Zeit der Presexualität sind in merkwürdiger Weise auf rein physiologische Körperlichkeit und auf materiell greifbare Objekte fixiert. Heuristisch-theoretisch war die Suche nach den Ursachen "nervöser" oder "neurasthenischer" Leiden auf der Basis des nun physiologisch faßbar gemachten Nervensystems und die Ätiologie aufgrund akuter oder heridär vermittelter Degenerierung der Nerven eher unfruchtbar.

Die *Krankheiten aus der Onanie* haben ihren *ätiologischen Zentralpunkt in den die Nervenröhren durchfließenden Lebensgeistern.* Nach dem Untergang der Lebensgeistertheorie werden die Krankheiten direkt in den Nerven gesucht. Die *Psychoanalyse gibt die entscheidende Wende, indem sie die "nervösen Leiden" wieder von den Nerven abkoppelt* (wobei die organischen Schäden des Nervensystems als Nervenkrankheiten im Bereich physiologischer Forschung verbleiben) *und sie als Neurosen erneut einem imaginären Strom, der Energie Libido, zuordnet.*

Erst damit war die Schaffung einer neuen und eigentlichen Anthropologie möglich geworden.

Die Lebensgeister - schon der Name sagt es: "Geister", "spiritus" - stehen in mittelalterlich scholastischer Theorie in direkter Beziehung zu Gott. Teufelsbesessenheit kann als Okkupation der Lebensgeister durch den Dämon, der ebensfalls Geist ist, erklärt werden. Erst im mechanistischen Zeitalter - wieder sei Descartes stellvertretend genannt - werden die "spiritus animales", die Lebensgeister zu einer rein physiologisch gedachten Größe. Diese Annahme ist noch zu Beginn des 18. Jahrhunderts äußerst umstritten. Denn, wenn Descartes recht hat und also der Teufel keinen direkten leiblichen Zugriff über die Lebensgeister auf den Menschen mehr hat, dann hat auch Gott diesen Zugriff nicht mehr. *Der Körper des Menschen ist dann eine aus seiner natürlichen Gegebenheit und für sich autonom funktionierende Maschine.*

Zwei Zitate aus der Diskussion um Hexerei und die reale Aktionsmöglichkeit des Teufels sollen dies illustrieren. Das erste Zitat stammt aus Gottfried Bückings "Philosophische Untersuchung von Gewalt und Wirkung des Teufels in natürlichen Körpern" (1704), das zweite aus "Die Bezauberte Welt" (1691) von Balthasar Bekker.

In den Leibern der Menschen und Thiere hat er (der Teufel, Anm.Verf .) eine Gewalt über das dünne flüssige Wesen. Er hat also nicht nur eine geistige Wirckung in die geistigen Kräfte des Menschen, den Verstand und Willen, sondern er wircket auch insonderheit durch die Spiritus animales in die Einbildungskraft; daher man dem Gemüthe mancherley sinnliche Empfindungen und Bildungen vorgestellt werden, wie man insonderheit an den Hexen siehet. ... Daraus schließet er (Bücking; ich zitiere aus einer Kompilation über Schriften zum Teufel aus dem Jahr 1744; Anm.Verf .) weiter, daß die böse und schädliche, betriegliche Macht des Teufels in den Menschen gantz und gar an gewisse Regeln, nemlich an die Beschaffenheit des menschl. Leibes und Geblütes gebunden sey.[2]

Nun zu der Sache von den Geistern zu kommen/ so wird uns hier am allerrathsamsten seyn/ bey dem gemeinen Gebrauch zu bleiben/ welcher doch Meister der Sprache ist. So verstehen wir nun durch Geist ein Wesen/ das in allem unleiblich ist/ und die geringste Gemeinschafft mit dem Leibe nicht habe. Daher haben wir mit leiblichen Geistern/ als den Odem/ oder der Ausdämpffung des Bluts/ worinnen die Spiritus Vitales oder sogenannten Lebens=Geister bestehen/ in diesem nichts zu thun.[3]

Der imaginäre Strom der Lebensgeister ist in seiner Vorgeschichte direkt an das anthropologische Zentrum, das Gott ist, geknüpft. Im 17. und 18. Jahrhundert wird diese Verknüpfung aufgegeben: Der Körper ist Maschine; die Lebensgeister, die das feinste Produkt des stoffwechselnden Wirkens sind, stellen eine durch und durch natürlich-physiologische Größe dar: Sie gewährleisten die Erhaltung der Wärme im Körper, übertragen die äußeren Reize nach innen und koordinieren die Reaktion auf diese Reize, kurz: in ihnen wird die Essenz der Energie, die diese Menschen-Maschine in Bewegung hält, faßbar, obwohl diese Lebensgeister stofflich so fein strukturiert sind, daß man sie nicht direkt wahrnehmen kann.

Im Zuge physiologischer Nervenforschung ab Ende des 18. Jahrhunderts geht die Annahme dieses imaginären Lebensgeister-Stromes unter.

Eine wirklich neue Anthropologie scheint erst durch die erneute Setzung eines imaginären Stromes - das Strömen der Libido - möglich gewesen zu sein. An Stelle der Präsenz Gottes für den Menschen ist die Präsenz der Lust im Menschen getreten. Der konsequenteste Erforscher der Libido als realer Energie, Wilhelm Reich, hat in seiner Orgon-Theorie die Libido als kosmische Bioenergie behauptet und therapeutisch zu nutzen versucht.

Das Denken über den Körper, über die menschliche Existenz bedarf vielleicht grundsätzlich einer imaginären, sich in ständigem Fluß befindlichen Größe. Als europäische Konzeptionen eines imaginären Stromes sind uns bei unserer Reise auf den Spuren der Onanie "Lebensgeister" und "Libido" begegnet. *Jedem dieser beiden Ströme ist ein theoretisch unterschiedlich gefaßter und praktisch unterschiedlich erlebter und gelebter Körper beigordnet.*[4] Unterschiedliche anthropologische Setzungen - der Mensch in völliger Abhängigkeit eines metaphysischen persönlichen Wesens oder der Mensch als Teil der Kräfte der Natur und des Kosmos - bedingen unterschiedliche, andere Körper.

Kehren wir noch einmal zum Ausgangspunkt, zu den Anfägen der physikotheologischen Versprachlichung der Onanie zurück. Mitten in seinem Diskurs des Schrecken-Einjagens stellt sich Osterwald, innehaltend, eine Frage, die die Umgewichtung der Welt - vom Himmel auf die Erde -, die seitdem stattgefunden hat, schlagartig illustriert.

> Zwar wenn man in den Himmel käme/ man führte was für ein Leben man wolte/ man gäbe die Wollüste auf/ oder nicht/ so wäre keusch zu seyn/ eben eine nicht so starcke und unumschrenkte Notwendigkeit.[5]

Doch mit dem Körper, den Osterwald, wie seine Zeitgenossen, aufgrund der Lebensgeister-Theorie lebte und leben mußte, konnte er als gläubiger Mensch nur auf "unumschrenkte" Keuschheit in Gott, nicht auf heillose Lust seine jenseitige Hoffnung bauen.

Anmerkungen

Motto: Lichtenberg, Bd. 1, p. 615 (Heft F N° 1079) und Bd. 2, p. 145 f. (Heft G aus N° 68).

Einstieg

1 Die Arbeit wurde 1991 abgeschlossen; neuere Literatur ist nur als Ausnahme eingearbeitet.
Es gehört inzwischen zum Standard der Sexualitätsgeschichtsschreibung des 18. Jahrhunderts, die Anti-Onanie-Kampagne kurz zu skizzieren. Gründliche eigene Forschungen liegen dabei zumeist nicht zugrunde. Als typische Beispiele mögen hier die Zusammenfassungen stehen, wie sie *Wulf*, Die Transformation des Sexuellen, in: Wulf (Hg), Lust und Liebe, p. 29-31, *de Mause*, Evolution der Kindheit, in: de Mause (Hg), Hört ihr die Kinder weinen, p. 78-79, oder *Shorter*, Geburt moderne Familie, p. 120 ff und 138 ff, geliefert haben. Am besten: *Hoppe*, Säfte-Ökonomie und Sexualhygiene. Weitere Literaturangaben zum Thema finden sich bei der Diskussion um den Autor der englischen "*Onania*". Die für mich hilfreichsten Arbeiten waren die medizinhistorisch-sexualwissenschaftlich orientierten Studien von Annemarie und Werner *Leibbrand*. Zum Beispiel Leibbrand, Eros II, p. 419-427, und aus deren Umfeld, vor allem *Jacobs*, Entstehung Onanie-Literatur. Zwei ältere Arbeiten waren nicht die schlechtesten: Hermann *Rohleder*, Die Masturbation ([1]1898) u. Franz Xaver *Thalhofer* "Die sexuelle Pädagogik bei den Philantropen" (1907).
Eine neuere medizinhistorische Arbeit aus Frankreich, Jean François *Delaure*, L'onanisme dans la littérature médicale aux XVIIIe et XIXe siècles. Marseille 1981 (Diss med.), war mir trotz intensiver Bemühung nicht zugänglich. Den Hinweis auf Delaure verdanke ich Prof. *Ulrich Herrmann*, Tübingen. Ihm sei an dieser Stelle für die Einladung zum Vortragen in seinem Colloquium und für die anschließenden Diskussionen gedankt, die mir klar machten, daß meine These "Im 18. Jahrhundert kann man an der Onanie sterben" noch wesentlich klarer gefaßt und besser argumentativ untermauert werden mußte.

2 Duden, Geschichte unter der Haut, p. 42 und 208.

3 van Ussel, Sexualunterdrückung, p. 143, Rohlje, Autoerotik, p. 20: "Da aus heutiger sexualwissenschaftlicher Perspektive die Hypothese abgelehnt wird, daß Masturbation für die Entstehung von Gesundheitsstörungen verantwortlich sei, ist zu fragen, wie sich diese epidemisch auftretenden, pathologischen Erscheinungen des Bürgertums erklären lassen."

4 Mirabeau, Gelüftete Vorhang, p. 46 f.

5 Kant, Werke, Bd 10, 2. Teil, p. 759. Den Hinweis verdanke ich *Franz Träger*.

6 Schiller, Nationalausgabe, Bd I, p. 98. Die Überarbeitung "Männerwürde" findet sich in Bd II, 1. Abth. p. 144 f. Die Tissot-Stelle siehe in dieser Arbeit p. 83.

7 Goethe, Weimarer (Sophien) Ausgabe, Serie I, Bd. 53, p. 8.

8 Duerr, Intimität, p. 19.

9 Winch, Idee der Sozialwissenschaft, p. 148.

10 Kocka, Historisch-anthropologische Fragestellungen, p. 78.

11 An dieser Stelle möchte ich Prof. *Utz Jeggle*, Tübingen, meinen Dank dafür aussprechen, daß er mir im Rahmen der Vorlesung "Volkskunde des Körpers" die Möglich-

keit gab, über die - für eine akademische Veranstaltung doch etwas anrüchigen - Geschlechtsteile vorzutragen.

12 Winch, Primitive Gesellschaft, p. 6.

13 Eine knappe Darstellung des Historismus siehe bei Hans-Ulrich Wehler, Zum Verhältnis von Geschichtswissenschaft und Psychoanalyse, in Wehler (Hg), Geschichte und Psychoanalyse, p. 9-18.

14 Duby/Lardeau, Geschichte, p. 49 und 55. Was hier als "Wissenschaft" übersetzt ist, wäre besser als "exakte Wissenschaft" ins Deutsche gebracht worden.

15 Theoretisch entwickelt in Clifford Geertz, Dichte Beschreibung. Bemerkungen zu einer deutenden Theorie von Kultur, in: Geertz, Dichte Beschreibung, p. 7-43. Siehe den Essay von Hans Medick, 'Missionare im Ruderboot'? Ethnologische Erkenntnisweisen als Herausforderung an die Sozialgeschichte.

16 Leibbrand, Eros I, p. 16.

17 siehe Seite 94 dieser Arbeit.

I Wie die Onanie lebensgefährlich wurde

Motto: Lichtenberg, Bd. 1, p. 824 (Heft J N° 1208).

*1 Der Uhrmacher L. D****

1 Ungedruckter Brief Tissots an Haller vom 8.6.1757. Burgerbibliothek Bern Mss. hist. helv. XVIII. 16/ Brief 81. Ich bedanke mich bei der *Burgerbibliothek* für die Übersendung von 5 Briefen Tissots. Im Original französisch, Übersetzung vom Verfasser. In der Veröffentlichung der Briefe Hallers an Tissot, werden Tissots Briefe zusammenfassend paraphrasiert. Der hier vorliegende Brief, siehe dort p. 58.

2 Hallers Briefe an Tissot, p. 59. Im Original französisch.

3 Ungedruckter Brief Tissots vom 22.1.1758. Burgerbibliothek Bern Mss. hist. helv. XVIII. 17/ Brief 15.

4 Ich habe zwei Ausgaben des Tentamen benützt: Tissot (1758) und Tissot, Opuscula medica, Bd. I, (1769). Zitate sind aus letzterer.

5 Tissot, Tentamen (1769), Proemium, p. 141. Für die Hilfe bei der Übersetzung aus dem Lateinischen Dank an *Charo Cortés*, Salamanca.

6 Ich habe zwei Ausgaben der deutschen Übersetzung von Tissots Onanie-Buch benützt: 1. Tissot, aus der vierten französischen Ausgabe übersetzt, Eisenach (1785) und 2. Tissot, Sämtliche zur Arztneikunst gehörige Schriften, 7 Bde., (1774-1784), Onanie-Buch in Bd. 2 (1776), p. 1-208. *Alle Zitate aus der Eisenacher Ausgabe*. Fall L.D***: Tissot, Onanie (1785), p. 32-35.

7 ebd. p. 35.

8 ebd. Vorrede ohne Paginierung.

9 Langhans, Laster, hat ein Kapitel "Von der unerlaubten Liebe und Selbstbefleckung", p. 56-100. In medizinischer Argumentation stimmt er ganz mit Tissot überein; er hat auch bereits Hallers Irritabilitätslehre rezipiert, siehe seine Bemerkungen über Lebensgeister, p. 59f.

10 Zur Entstehung der Nosologie siehe Leibbrand, Heilkunde, p.268 ff, und Foucault, Wahnsinn und Gesellschaft, p. 184 ff.

11 Boerhaave, zit. nach Leibbrand, Heilkunde, p. 295 f.
12 Corbin, Pesthauch, p.49 und 73. Weitere Fälle, die nicht direkt zum Tode führen, aber zu langdauerndem Siechtum, p. 11 und 46.
13 ebd. p. 80.

2 *Andere Körper? Selbstgewißheit und Hermeneutik*

14 Flandrin, Familien, p. 222.
15 Solé, Liebe, p. 114f.
16 Shorter, Geburt, p. 121.
17 Hoof, Pestalozzi, p. 450.
18 van Ussel, Sexualunterdrückung, p. 143.
19 Tissot, Onanie, p. 2.
20 Fleck, Entstehung, p. 69.
21 Beschreibung ist hier als theoretischer Begriff in der Nachfolge von Wittgensteins Philosphischen Untersuchungen gebraucht. Siehe hierzu: Keller, Zum Begriff der Regel.

3 *Die Argumentation Tissots*

22 Hier sind nur Ärzte aufgeführt, die bei Tissot mehr als 5 mal zitiert sind. Auf eine kurze biographische Vorstellung bekannterer Ärzte, wie die hier genannten, über die sich Angaben in halbwegs guten Lexika finden, wurde verzichtet. Unbekanntere Ärzte, die aber im 18. Jahrhundert von Bedeutung waren, werden - soweit möglich - kurz erläutert.
23 Alber / Dornheim, Fallberichte, p.30. Ich denke gerne an den regen Austausch von Ideen und Hypothesen, den ich mit den "Heilkultur und Krebs"-Projektlern *Jutta Dornheim* und *Wolfgang Alber* im Brecht-Bau, Tübingen, hatte.
24 Z.B. bei Wettley, Psychopathia sexualis, p. 13. Leibbrand, Eros II, 424 f. Siehe auch Rohlje, Autoerotik, p. 22.
25 Tissot, Onanie, Vorrede ohne Paginierung.
26 Die Gliederung ist bereits im Tentamen so vorhanden. Die verschiedenen Erweiterungen des Onanie-Buchs stellen keinerlei Umstrukturierung dar.
27 Tissot, Onanie, p. 1 f.
28 ebd. p. 66 f.
29 ebd. p. 70.
30 ebd. p. 70 f.
31 ebd. p. 71.
32 ebd. p. 72-74.
33 ebd. p. 76 f.
34 ebd. p. 77.
35 ebd. p. 78.
36 ebd. p. 79 f.
37 ebd. p. 80-83. Herr von Gorter: Johannes de Gorter (1689-1762); Leibarzt der Zarin Elisabeth in Petersburg. Verschiedene medizinsche Schriften und Kompendia. Biogr. Lexikon Ärzte, Bd. 3, p. 804.
38 Tissot, Onanie p. 85.
39 ebd. p. 91.
40 ebd. p. 86-91. Zum Magen des 18. Jahrhunderts siehe Bachelard, Bildung, Kapitel 9: "Der Mythos der Verdauung'" p. 251 ff.

41 Tissot, Onanie. p. 92.
42 ebd. p. 93.
43 ebd. p. 97 f.
44 ebd. p. 98.
45 ebd. p. 96.
46 ebd. p. 93 f.
47 ebd. p. 99 f.
48 ebd. p. 100 f.
49 ebd. p. 102 f.
50 Die Generation der 68er Studentenbewegung, die gewisse wissenschaftliche Praktiken und akademische Gepflogenheiten nur allzu gern als "Hirnwichsen" kritisiert hat, hätte sich wohl kaum träumen lassen, daß der Klassiker der Onanie-Literatur diesen Gedanken, zwar in ganz anderen Zusammenhängen, aber dennoch schon formuliert hatte.
51 Tissot, Onanie, p. 104.
52 ebd. p. 104 f.
53 Die Etymologie des Ausdrucks "Scharf-Sein" ist vielleicht in der Vorstellung versauerter Säfte, die "geil" machen, angesiedelt.
54 Tissot, Onanie, p. 105 f.
55 ebd. p. 110.
56 Johann Philipp Eysel, (1652-1717), Professor der Pathologie, Anatomie, Chirurgie, Botanik in Erfurt. Biogr. Lexikon Ärzte, Bd 2, p. 463, und Zedler, Schlagwort Eysel. Von Eysels "De futore uterino" führt die Linie zu J.D.T. Bienville, La Nymphomanie ou Traité de la fureur utérine (1771). Die Nymphomanie oder Mannstollheit ist in gewisser Weise eigenständiges Pendant zur männlichen Onaniterey. Doch das Konzept der Onanie hat sich als das umfassendere erwiesen und die weibliche Selbstbefleckung, die Teil der Nymphomanie war, subsumieren können. Im 19. Jahrhundert gehört die Nymphomanie zu den schweren Sexualpathologien: siehe z.B. Krafft-Ebing, Psychopathia sexualis, p. 360 ff. Literatur: Jean Marie Goulemot, "Fureurs Uterines" und G.S. Rousseau, "Nymphomania, Bienville and the rise of erotic sensibility". Mattenklott sieht in seinem Aufsatz "Über Geilheit" die Lemmata "Geilheit" und "Geilheit (weibliche), das Wüthen der Mutter, furor uterinus" als nur ein Lemma und bezeichnet letzteres als "die eigentliche Beschreibung und Analyse des Phänomens"" p. 189. Da Geilheit für ihn so hauptsächlich weibliche Geilheit betrifft, zieht er allgemeinere Schlüsse für das 18. Jahrhundert. Meines Erachtens berücksichtigt er dabei zu wenig die Struktur des Zedlers und die Entstehungsbedingungen der einzelnen Artikel. Der Autor des Artikels "Geilheit (weibliche)" referiert einfach Eysels Buch. Betreffs des Verhältnisses männlicher - weiblicher Geilheit im allgemeinen lassen sich daraus keine Schlüsse ziehen.
57 Zedler, Geilheit (weibliche), das Wüthen der Mutter, furor uterinus.
58 Tissot, Onanie p. 111.
59 ebd. p. 113.
60 ebd. p. 113-115. Herr Senac: Jean-Baptiste Senac (1693-1770), Leibarzt Ludwig XV und Oberaufseher der französischen Heilquellen, Verfasser zahlreicher wichtiger medizinischer Schriften. Biogr. Lexikon Ärzte, Bd. 5, p. 225.
61 Tissot, Onanie, p. 114. Siehe zur Transspiration "jung-alt" Bachelard, Bildung, p. 232.
62 Die Bibel wird im Fortgang nach üblicher Angabe von Bibelstellen zitiert.
63 Scheuchzer, Kupffer-Bibel, III, p. 115. Scheuchzer faßt am Schluß jeder Thematik das Gesagte in einem Gedicht nochmals knapp zusammen.

64 Tissot, Onanie, p. 115.
65 ebd. p. 116.
66 Venette nach Tissot, Onanie, p. 117.
67 ebd. p. 117-119.
68 ebd. p. 119.
69 Zedler, Geburts-Glieder, Lat. Genitalia. Der Begriff "Geschlechtsteile" ist im 18. Jahrhundert nicht üblich. Der Hoden und Eierstöcke zusammenfassende Begriff ist "Geburts=Geilen" (Zedler).
70 Tissot, Onanie, p. 120.

4 Vorstellungen vom Körper zur Zeit Tissots

71 Barbara Duden ist meines Erachtens zu stark auf den Arzt Storch konzentriert. "Mein einziger Zeuge für die Körpervorstellung im 18. Jahrhundert ist ein beschränkter, belesener Pedant ..." (p.67). Duden betont diese Beschränkung ihres wirklich einzigen Zeugen immer wieder. Doch Storch hängt natürlich an der Jahrhunderte alten Tradition humoraler Vorstellungen und gehört zu den Anhängern Georg Ernst Stahls (1660-1734) und dessen Animismus. Bei Duden erfährt der Leser wenig über Humoral- und die animistische Theorie Stahls und auch keinerlei Einordnung Storchs.
72 Eine gute Darstellung in Jacquart/Thomasset, Sexualidad y saber médico, p. 45-88; Leibbrand, Heilkunde, p. 33-116; Diepgen, Geschichte der Medizin I, p. 124 ff und ausführlich in Lain Entralgo, El cuerpo humano. Oriente y Grecia Antigua.
73 Starobinski, Imaginäre Ströme, p. 45. Über die Faszination der Elektrizität als imaginärer Strom siehe Bachelard, p. 292 ff.
74 Leibbrand, Heilkunde, p. 103.
75 Diepgen, Geschichte Medizin I, p. 125 f.
76 Starobinski, Imaginäre Ströme, p. 45.
77 Leibbrand, Heilkunde, p. 295.
78 ebd. p. 247.
79 Diepgen, Geschichte Medizin I, p. 289.
80 Leibbrand, Heilkunde, p. 243-245.
81 Siehe die in Anm. 72 angegebene Literatur. Speziell zu Pneuma und Spirituslehre siehe Starobinski, Imaginäre Ströme, und vor allem Rothschuh, "Vom Spiritus animalis zum Nervenaktionsstrom".
Rothschuh schreibt in Descartes, Über den Menschen, p. 52 (Anm. 2): "Der französische Text lautet 'esprits animaux', in der lateinischen Version 'Spiritus animales'. Letztere ist die traditionelle Bezeichnug seit der Antike, und sie wird für die vorliegende Übersetzung (der 2 Texte Descartes über den menschlichen Körper, Anm.Verf.) bevorzugt; denn eine Übersetzung, etwa als 'Lebensgeister', würde ganz falsche Assoziationen wecken." Rothschuh verweist dann auf seinen gerade angeführten Aufsatz zur Geschichte der Spiritus animales, wo sich aber nichts zum Problem der deutschen Benennung "Lebensgeister" findet, die im 18. Jahrhundert allenthalben üblich ist. Rothschuh trennt in seinem Aufsatz verschiedene Modelle für das Funktionieren der Nerven; dabei zeigt sich, daß "Lebensgeister" als Terminus ganz verschiedene Modelle überdauert: das ätherische Pneuma, den Nervensaft, die Nervenkraft, galvanisches Fluidum. Um diese Vorstellungen theoretisch untereinander abtrennen zu können, vermeidet er den Begriff "Lebensgeister". Für den Zweck der vorliegenden Untersuchung scheint mir der deutsche Begriff unabdingbar, da er gerade bei den nicht medizinisch Gebildeten und in der Volksvorstellung durchaus gängig war.

82 Leibbrand, Wahnsinn, p. 279.
83 Starobinski, Imaginäre Ströme, p.27. Zur Sprache der Medizin und Naturwissenschaft als metaphorische siehe Pörksen, "Zur Metaphorik naturwissenschaftlicher Sprache".
84 Boerhaave, Lehrsätze, Bd II, p. 206 ff.
85 Starobinski, Imaginäre Ströme, p. 24 f.
86 ebd. p. 26 f.
87 Descartes, Über den Menschen, p. 56 f.
88 ebd. p. 54-56.
89 Rothschuh, in Descartes, Über den Menschen, 112 (Anm. 2). Schipperges schreibt über unsere modernen Vorstellungen in Hildegard von Bingen, Heilkunde, p. 134: "Unsere hormonalen und neuralen Steuerungsvorgänge sind doch auch nur Deklarationen eines Sachverhaltes, der selber dabei nicht klarer wird, und sie besagen nicht viel mehr als die Hilfssysteme dieser Säftelehre."
90 Descartes, Über den Menschen p. 106.
91 ebd. p. 132.
92 ebd. p. 97 f.
93 Rothschuh, ebd. p. 52 (Anm. 2).
94 Descartes, p. 54.
95 Zedler, Lebensgeister.
96 Erster Abschnitt: Zedler, Bewegung derer Lebens=Geister (unordentliche); zweiter Abschnitt: Zedler, Lebensgeister.
97 Bucher, Tissot, p. 55.
Ich habe mich ganz bewußt auf Tissots "Onanie"-Buch beschränkt. Joseph Hoppe, Säfteökonomie, hat in der sozialwissenschaftlichen Literatur am besten Tissots Vorstellungen von den Nerven als Röhren und den Lebensgeistern als Flüssigkeit darin herausgestellt. p. 15: "Der Saft, der in den Nerven zirkuliert, wird als 'Lebensgeist' betrachtet." Diese Hypostasierung der Lebensgeister zu einem "Lebensgeist" schlechthin verstellt ihm aber die medizinische Sicht.
98 Cullen nach Leibbrand, Heilkunde, p. 322. Siehe auch: Starobinski, Imag. Ströme, p. 47.
99 André Béjin, Niedergang, p. 226-252; hier p. 245 (Anm. 7). Dort auch, p. 227, das schöne Wort "Orgasmologe" zur Kennzeichnung des modernen Sexologen.
100 Zedler, Orgasmus.
101 Zedler, Bewegungen, widernatürliche; Convulsio; Krampf; Epilepsie. Zu Epilepsie siehe Leibbrand, Wahnsinn, p. 39 ff. und Heintel (Hg), Quellen zur Geschichte der Epilepsie. Erst 1870 wird als Ursprungsort der Epilepsie das Großhirn eindeutig lokalisert; Text von G.Th. Fritsch/E. Hitzig in: Heintel, p. 95.
102 Das Problem der "retentio seminis" im Mittelalter ist ausführlich behandelt bei Leibbrand, Eros II, p. 14-29, und Elsässer, Ausfall des Coitus als Krankheitsursache im Mittelalter.
103 Fischer-Homburger, Medizin vor Gericht, p. 147.
104 ebd. p. 187.
105 Lesky, Zeugungs- und Vererbungslehren, p. 1406 f. Ohne Auslassungsvermerk wurden die Angaben der griechischen termini in Klammern sowie Zitatnachweise der Galen-Stellen weggelassen.
106 ebd. p. 1405.
107 Diepgen, Frau, p. 148.
108 Lesky, Zeugungs- und Vererbungslehren, p. 1409 f.
109 ebd. p. 14104.

110 Descartes p. 164 f.
111 ebd. p. 54 f
112 Morus, Weltgeschichte Sexualität, 186 f.
113 Leibbrand, Heilkunde, 309 f.
114 Toellner, A. von Haller, 184 (Anm. 551)
115 ebd. 187 f.
116 Haller, Von empfindlichen u. reizbaren Teilen, p. 14.
117 ebd. p. 32 und 50.
118 ebd. p. 52 und 37 f.
119 Toellner, Mechanismus - Vitalismus, p. 67.
120 Haller, Von empf. u. reizb. Teilen, p. 52 f.
121 Nach Toellner, A. von Haller, p. 178.
122 Toellner, Mechanism. - Vitalism., p. 71.
123 Haller, Von emf. u. reizb. Teilen, p. 19.
124 ebd. p. 27.
125 ebd. p. 30 f und 42.

5 *Noch einmal: Die Argumentation Tissots*

126 Foucault, Geburt der Klinik, p. 8.
127 Zu Kuhn, Struktur wiss. Revolutionen, siehe die medizinhistorischen Arbeiten von Toellner, Mechanismus - Vitalismus, und Rothschuh, Das Relevanzproblem in der Geschichte der theoretischen Medizin.
128 Siehe hierzu Descartes, Über den Menschen, p. 110 ff.
129 Ein Beispiel aus der Geschichte der Habsburger mag diese Besorgnis illustrieren. So wurde das tragische Ende der Ehe des spanischen Thronfolgers Juan, des Sohns der Katholischen Könige, und der Tochter des Kaisers Maximilian, Margarete von Burgund, übertriebenem Liebesspiel der Jungvermählten zugeschrieben:
"Das allzu jugendliche Paar gab sich einander so über alles Maß hin, daß man die Königin Isabella warnte. Allein sie wehrte ab: ... Was Gott verbunden habe, dürften die Menschen nicht trennen. Nach einem halben Jahr starb der Infant, wie man sagte an der Auszehrung. In der Familie blieb die Erinnerung als warnendes Beispiel". de Ferdinandy, Karl V, p. 131 f. Nach dem Tod ihres Gatten gebar Margarete ein totes Kind. Auf diesen Fall anspielend, ermahnt Karl V, ein Neffe jener Margarete, seinen Sohn Philipp II vor dessen Heirat:
"Ihr werdet Euch, so Gott will, bald verheiraten ... Ich bin überzeugt, daß Ihr mir die Wahrheit gesagt habt über Euer bisheriges Leben, und daß Ihr ebenso lebt bis zu Eurer Verheiratung. Für die Zeit nachher aber muß ich Euch ermahnen, da Ihr noch von jungem und zartem Alter seid, und ich keinen anderen Sohn habe noch auch haben will, und deshalb sehr viel darauf ankommt, daß Ihr Euch in Acht nehmet und Euch nicht gleich ohne Maß hingebet. Denn nicht genug mit der Schädigung Eurer Gesundheit, hinterläßt das oft eine solche Schwäche, daß es die Nachkommenschaft gefährdet und ans Leben geht wie bei Eurem Onkel, dem Prinzen Don Juan, durch dessen Tod ich in den Besitz dieser Reiche kam. ... So bitte und beschwöre ich Euch, daß Ihr bald nach Vollzug der Ehe Euch von Eurer Frau unter irgendeinem Vorwand wieder entfernt und nicht so bald zurückkehrt und dann immer nur für kurze Zeit ...": de Ferdinandy, Karl V, 60.
Natürlich handelt es sich bei der Besorgnis Karls V auch um dynastische Interessen; doch sind auch die Gefahren eines Zuviel in der Liebeslust klar herausgestellt.

Die Gefahren übertriebener Liebestätigkeit sind Bestandteil des gesamten diätetischen Schrifttums seit der Antike.

130 Wie schwer das Auflösen dieser männlich geprägten und auf den Mann konzentrierten wissenschaftlichen Heransgehensweise sein kann, zeigt zum Beispiel die vom Frauenstandpunkt aus vorgetragene Kritik an "Ödipus".

131 Titel eines Buches von Friedrich Hoffmann.

132 Zitierte Fälle von Tissot z.B.: Haller p. 124; Boerhaave, p. 17; Hoffmann p. 14; Zimmermann p. 23 f.; van Swieten p. 18; Lewis p. 20; Senac p. 17; nach Glaubius p. 22 f Liste der Krankheiten aus der Onanie.

133 Tissot, Onanie, p. 12.

134 Siehe Seite 15 dieser Arbeit.

135 Hare, Masturbatory Insanity; Szaz, Fabrikation Wahnsinn, p. 260-270; Dörner, Bürger - Irre, p. 72 und 164.

136 Tissot, Onanie, p.35 f.

137 ebd. 108. Hölderlins Onanieproblematik kann hier nicht dargestellt werden.

138 ebd. 142.

139 ebd. 144 f. Hier greift die volksmedizinische Vorstellung vom Nutzen der Luftveränderung und die Landverschickungsprogramme bleicher Jugendlicher.

140 ebd. 167.

141 Boerhaave nach Tissot, ebd. 200.

142 ebd. 190.

143 Spitz, Autorität und Onanie, p 5: "Im scharfen Gegensatz zu diesem erschreckenden Bild sind die empfohlenen Heilmittel unglaublich milde." Van Ussel, Sexualunterdrückung, p. 152 f gibt einen guten Überblick der Behandlungsweise.

6 Andere Körper? Ja, andere Körper

144 Das zentrale Problem der Arbeit von Barabara Duden besteht meines Erachtens darin, daß sie zwar eine vergangene "Semantik", Bedeutungsebene, herstellt, aber die "Syntax", den Kommentar, der diese Bedeutung in ihrer Epoche verortet, etwas vernachlässigt.

145 Bucher, Tissot, p. 53 f.

146 Glantschnig, Liebe, p. 64 f. Solé, Seite 34 dieser Arbeit.

147 Vor allem van Ussel, Sexualunterdrückung, hatte hier großen Einfluß und wird in diesem Sinn vielfach zitiert. Foucault, Wahrheit und Sexualität, nennt dies umfassend die Unterdrückungsthese der Sexualität.

148 Folgende Zusammenfassung des Denkkollektivs und Denkstils bei Fleck, Entstehung, passim, vor allem p. 53 ff und 165 ff.

149 Wettley, Psychopathia sexualis, p. 2.

7 Zwei Lebensbilder: Auguste David Tissot und Pierre Isaac Daret

150 Hintzsche (Hg) in: Hallers Briefe an Tissot, p. 18. Alle weiteren Angaben zu Tissot aus diesem Vorwort und aus dem Biogr. Lexikon Ärzte, Tissot, Bd 5, p. 594 f, werden nicht eigens zitiert.

151 Auf einige dieser Bücher zur Onanie wird in der Arbeit hingewiesen oder eingegangen werden. Es sei hier nur ein spezielles Phänomen angerissen, das andeuten mag, welche Bedeutung der Name Tissot hatte. Auf diätetischem und geschlechtlichem Gebiet erscheinen Arbeiten unter der Autorenangabe Tissot oder Wilhelm Tissot.

Callisen, Med. Schriftsteller Lexikon, Bd. 19, zählt unter Tissot (Wilhelm) Pseudonymus ca 30 Titel.
Ich hatte zwei anonyme "Tissots" in der Hand: Wilhelm Tissot, Die Gesundheit der Menschen, und von der Ökonomie des Leibes beyderlei Geschlechts, Strasburg 1777 und Tissot, Die Erzeugung der Menschen und Heimlichkeiten der Frauenzimmer, [2]1799. (Laut handschriftlichem Eintrag in das Buch der Herzog-August-Bibliothek Wolffenbüttel ist der Autor Adolph Kritzinger). Weitere Titel lauten: Physiologisches Taschenbuch für Männer, 1778; Curiöses Gespräch vom Kaffe, Wein, Chocolate, Thee, Taback, 1781; Die physische Venus 1786; Medizinische Tischreden von der Hypochondrie 1793; Curiöses Ehestandsbuch für Eheleute und Ehestandslustige ... 1794 u.a. Man sieht, daß dies eine der Quellen für die im 19. Jahrhundert so verbreiteten sexuellen Ratgeberbücher ist.

152 Auf Rousseaus persönliche Onanie-Problematik kann hier nicht eingegangen werden. Sie findet sich in der pädagogischen Geschlechtskonzeption des "Emile" wieder.

153 Eynard, Leben Tissots, p. 63 f.

154 Allg. Dt. Bibliothek, 1766, 2. Bd. 2 Stück, p. 252.

155 Der gründlichste Bericht über die Ausgaben und Übersetzungen ist der Anhang IV in Tarczylo, Sexe et liberté au siècle des Lumieres, p. 291-296. Das Buch von Tarczylo ist neben Stengers/Van Neck, Histoire d'une grande peur: la masturbation, die gründlichste Monographie zur Onanie im 18. Jahrhundert. Eine gründliche Kritik dieser beiden Arbeiten ist erst nach Behandlung der Anti-Onanie-Kampagne sinnvoll.

156 Die hier gegebenen deutschen Titel entstammen der deutschen Gesamtausgabe Tissots (1774 -1784).

157 Eynard, Leben Tissots, p. 66 ff. Ludwig Eugen, späterer regierender Herzog, schrieb an Tissot: "Ja, ... Sie sind nach einstimmigen Urtheil der aufgeklärten Welt einer der größten und nützlichsten Freunde der Menschenheit", ebd. p. 66.

158 nach Stengers/Neck, grande peur, p. 92.

159 Bucher, Tissot, p. 15.

160 Eynard, Leben Tisots, p. 90 ff.

161 Valentin, Das Kind Mozart, p. 198 und 200.

162 Reise Franz von Anhalt-Dessau in die Schweiz in: Franz von Anhalt-Dessau. Belehren und nützlich seyn, p. 6. Das Zusammentreffen des Fürsten Franz mit Tissot: mündliche Mitteilung durch Erhard Hirsch in Wörlitz im August 1990.

163 Goethe und Tissot nach Eynard, Leben Tissotss, p. 166: "Goethe urteilt, daß ohne ihn (Tissot, Anm.Verf.) Haller, Unger und Zimmermann jenen Eifer nicht gezeigt haben würden, welcher ihnen einen so großen Einfluß auf ihr Zeitalter verschaffte."

164 Voltaire, Brief D 17205, Correspondance Bd. 121, p. 407. Die anderen Briefe Voltaires an Tissot haben die N° D 6212; D 18549; D 19631. "Onan, Onanisme" findet sich in Voltaire, Oeuvres, Bd. 42 (1784).

165 Angebot Joseph II, siehe Eynard, p. 176-179. Zur Professur in Pavia (Padua), ebd. 207 ff.

166 Bucher, Tissot, p.17.

167 Zit. nach Eynard, p. 248. Der Brief Napoleons (p. 247-251) beginnt: "Mein Herr, Sie haben Ihre Tage mit der Belehrung der Menschheit zugebracht, und Ihr Ruf ist bis in die Berge von Corsika gedrungen, wo man wenig Ärzte braucht."

168 Totenregister Lausanne. Juni 1757. Archives Cantonales Vaudoises in Chavannes-pres-Renens Nr. ACH. Eb 71/45, p. 344.

II Der Tempel des Heiligen Geistes

Motto: Lichtenberg, Bd. 1, p. 584, (Heft F N° 870).

1 Für den Himmel leben: Die Zweite Reformation

1 Weber, Protestantische Ethik, p. 115 ff, und Troeltsch, Soziallehren,p. 790-794. Vor Max Weber hat Marianne Weber den Begriff "Askese" auf calvinistische Lebensführung bezogen. Marianne Weber, Ehefrau, p. 288: "Denn aus eben jener furchtbaren Lehre, nach der Gottes Ratschluß und Wille den Menschen unwiderruflich von Ewigkeit her zur Seligkeit oder zur Verdammung bestimmt hat, sproßte das Streben nach 'asketischer', d.h. - im weiteren Sinne - sittlich-disziplinierter, systematisch in strenger Selbstkontrolle und Selbstzucht geordneter, Lebensführung hervor."

2 Burke, Helden, p. 248.

3 Andräe, zit. nach Sabean, Zweischneidige Schwert, p. 238 f.

4 siehe hierzu Troeltsch, Soziallehren, p. 683-695.

5 van Dülmen, Entstehung des frühneuzeitlichen Europa 1550-1648, p. 277 ff und 369 ff. Zu England siehe Lawrence Stone, Ursachen der englischen Revolution 1529-1642.

6 van Dülmen, Entstehung, p. 263.

7 Troeltsch, Soziallehren, p. 758 ff.

8 Solé, Christl.Mythen, p. 91.

9 Burke, Helden, p. 248-255. Ich würde die Dauer der 2. Reformation für Deutschland von 1650-1770 ansetzen.

10 Troeltsch, Bedeutung des Protestantismus, p. 24.

11 Weber, Ethik, p. 143 ff und Troeltsch, Soziallehren, p. 773-789.

12 Pfister, Christentum, p. 397.

13 Troeltsch, Soziallehren, p. 437 f.

14 Cassirer, Aufklärung, p. 185 f.

15 Calvin, Institutio dt., Bd II, p. 515.

16 ebd. p. 553.

17 Weber, Ethik, p. 122.

18 ebd.

19 Calvin, Institutio dt., Bd I, p. 159.

20 Weber, Ethik, p. 137.

21 Im gegenreformatorischen Katholizismus gibt es Bewegungen, die Bestrebungen des Protestantismus für die individuelle Lebensgestaltung aufnehmen, vor allem der Jansenismus in Frankreich. Siehe hierzu Groethuysen, Die Entstehung der bürgerlichen Welt- und Lebensanschauung in Frankreich. Auch die Erziehungsprogramme der jesuitischen Gegenreformation haben dem Katholizismus - eigentlich kann erst ab der Reformation von Katholizismus gesprochen werden - ein anderes Gepräge gegeben. Doch betrifft dies nur eine ganz kleine Gruppe von Laien, nicht die große Bevölkerung.

22 Troeltsch, Bedeutung, p. 50.

23 van Dülmen, Reformation als Revolution, p. 23 ff, hier besonders p. 35. Zum lutherischen Kirchentypus siehe Troeltsch, Soziallehren, p. 458 f.

24 Siehe hierzu Neuser, Calvin, p. 71 ff. Zu Miguel Servet: Bainton, Hunted heretic. Servet wurde nicht, wie man oft lesen kann, wegen seiner medizinisch-

naturwissenschaftlichen Erkenntnis (Kleiner Blutkreislauf), sondern wegen der Leugnung der Trinität von Calvin als Ketzer verbrannt.

25 Pfister, Christentum, p. 361.

26 Zum Katechismus: Burke, Helden, p. 238 ff, und zur Lektüre der Schriften der Reformatoren: Benedict, Bibliotheques, p. 351. Benedict, der für das 17. Jahrhundert protestantische und katholische Privatbibliotheken in Metz untersucht hat, hat bei den Protestanten als absoluten Spitzenrenner Calvins Schriften ausgemacht. 151 x die Institutio Christianae Religionis, 28 x die Bibelkommentare. Man kann vermuten, daß diese Spitzenreiterposition Calvins auch in anderen calvinistischen Gebieten anzutreffen sein wird.

27 Troeltsch, Soziallehren, p. 462.

28 Chartier, Lektüre, p. 50-52.

29 Solé, Mythen, p. 106.

30 ebd. p. 13.

31 Weber, Ethik, p. 131.

32 ebd. 132.

33 Calvin, Institutio dt., Bd. II, p. 552.

34 Weber, Ethik, p. 127.

35 Scharfe verwendet viel Material aus dem 19. Jahrhundert, in dem der Pietismus bereits andere Tendenzen aufweist als in der 1. Hälfte des 18. Jahrhunderts.

36 Troeltsch, Soziallehren, p. 647-649.

37 Zur Kritik dieses Begriffes siehe zum Beispiel Rachfeld, Kalvinismus, p. 88 f und Leites, Purit. Gewissen, p. 23:
"... und im Prinzip hatten sie (die Puritaner, Anm.Verf .) nichts gegen alle Freuden der Welt. In diesem Punkt muß ich Weber widersprechen, der den Puritanismus mit innerweltlicher Askese gleichsetzte. Hier irrt er. Die Puritaner lehnten das mönchische Leben ab, und die Vorstellung, freiwillige Ehelosigkeit sei dem Eheleben spirituell in irgendeiner Weise überlegen, war ihnen gänzlich fremd." Askese ist aber nicht identisch mit Ablehnung des Zölibats. Siehe auch Tanner, Ehe im Pietismus, p. 23: "Jedenfalls zwingt uns in unserer Ehe das Vorhandensein der Geschlechtsglieder nicht zur Totalaskese, höchstens zu einer particulären."

38 Weber, Ethik, p. 67.

39 Scharfe, Religion des Volkes, p. 67.

40 Tanner, Ehe im Pietismus, p. 8.

41 Die von mir benützte Ausgabe der "Treuherzig gemeinten Warnung vor der Unreinigkeit" von Johann Friedrich Osterwald (Exemplar der Badischen Landesbibliothek Karlsruhe) ist neben dem Titelblatt und auf den leeren Seiten nach dem Text stark beschrieben, wobei eine Unmenge Bibelstellen, die Fleischliches betreffen, angeführt und zum Teil zitiert sind. Die Einträge spiegeln gut den Kampf um Keuschheit wieder. Auf Seite 241 dieser Arbeit gehe ich kurz auf einen dieser Einträge ein.

2 Der Tempel des Heiligen Geistes I

1 Daniel Defoe (Hrsg) The Little Review, 3th of August 1705, p. 71.

2 Jacobs, Entstehung Onanie-Literatur, 9 ff. Jacobs stellt m.E. noch immer die beste Untersuchung der Onanie-Literatur im Puritanismus dar.

3 Osterwald, p. 57.

4 Wenn nicht anders vermerkt, wird aus der Lutherübersetzung der Bibel "Biblia: Das ist: Die gantze Heilige Schrifft/Deudsch" Wittenberg 1545 (ND 1974) zitiert.

5 Tissot, Onanie, Vorrede ohne Paginierung.

6 Die biographischen Daten zu Osterwald sind Zedler, Stichwort Osterwald, Jacobs, Onanie-Literatur, 20 ff, und Doering, Theologen-Lexikon, Bd III, Art. Osterwald, p. 177-182, entnommen.

Bei der Angabe Jacobs, p. 7, die erste Ausgabe der "Warnung" sei in Amerstdam 1706 erschienen, dürfte es sich um einen Irrtum handeln. Vgl. Zedler und Jacobs selbst, p. 20.

7 Doering, Theologen-Lexikon, Bd 111, p. 178.

8 ebd. 179.

9 Osterwald, Warnung, Vorrede, ohne Paginierung. "Wohlstand" im Original.

10 ebd.

11 Osterwald, p. 25.

12 Onania, p. 4.

13 "Nicht die Person, sondern die Sache": auf dem Titel der "Onania".

14 Tissot, Onanie (1785), p. 28.

15 Tissot erwähnt "Onania"(17. Auflage, London 1752) bereits im "Tentamen de morbis ex manustupratione", 1758, in der Einführung, p. 141.

"Aliud est saepe excitatum, *Onania*, de quo breviter: librum vix diceres, incomptam potius farraginem, vel armamentarium utilissimarum observationum". (Dieses Buch da wird häufig zitiert, die Onania, deshalb davon ganz kurz: Ein kaum anzuführendes Buch, ein Durcheinander, das eher Viehfutter zu sein scheint, aber doch auch ein Zeughaus höchst nützlicher Beobachtungen ist.)

Diskussion um den den anonymen Autor:

In der "Onanie", dt. 1785, p. 28, führt Tissot als Klammerbemerkung ein: "dessen Verfasser Doctor Bekkers zu London seyn soll". Von hier aus reichen zwei Stränge in die wissenschaftliche Literatur: *Bekkers* und *Bekker*.

Bekkers: *Rohleder*, Die Masturbation, [1]1898, [2]1901, [3]1911 p. 15, die große Monographie zur Onanie am Ende des 19. Jahrhunderts, führt als Verfasser der "Onania" an: "ein englischer Autor, Bekkers in London". *Annemarie und Werner Leibbrand* sprechen ebenfalls von Bekkers: "einem zunächst anonymen Autor. ... Er war Arzt, der Name Bekkers wird erst später von Tissot bekannt. Bekkers war reformierter Christ ....", Eros II, p. 419. Auch *Annemarie Wettley* (später Leibbrand), "Psychopathia sexualis", p. 8, nennt "Dr. Bekkers", ebenso wie *Jacobs*, Onanie-Literatur, p. 30: "Allerdings ist dieser Arzt *Bekkers* in keinem entsprechenden Gelehrten Lexikon oder gar unter den Mitgliedern der Royal Society of Physicians ... zu finden." *Hoof*, Pestalozzi und Sexualität, p. 449, führt an: "Als wesentlicher 'Ur-Autor' gilt jedoch der medizinische Doctor *Bekkers*." *Pilgrim*, Selbstbefriedigte Mensch, p. 34, meint: "Selbstbefleckung wäre immer willentliches und alleiniges Fleckenmachen geblieben, wenn nicht der englische Doktor Bekkers gekommen wäre ... und sein Buch veröffentlicht hätte." *Rohlje*, Autoerotik, p. 157 (Anm. 75).

Bekker: Die erste Erwähnung von Bekker habe ich bei *Spitz*, Autorität und Onanie, p. 4, gefunden: "...die einem gewissen Bekker zugechrieben wurde, der wahrscheinlich holländischer Abstammung war." Für *van Ussel*, Sexualunterdrückung, p. 137, war die "Onania" "ohne Zweifel von dem Arzt *Bekker* verfaßt". *Elschenbroich*, Kinder, p. 136, und Das schleichende Laster, p. 158, sieht Bekker ebenfalls als Arzt. *Fishman*, Childhood Sexuality, p. 274, dagegen meint: "written by a clergyman named Bekker." *Honegger*, Hexen der Neuzeit, p. 120, behauptet ohne irgendeinen Anhaltspunkt hierfür anzugeben: "Der Holländer Balthasar Bekker, dessen *Bezauberte Welt* den Hexen den Garaus machte, veröffentlichte 1710 seine *Onania*." Das wiederum haben *Heinsohn/Steiger*, Vernichtung, p. 248 und p. 333, unbesehen übernommen

und lassen die als Bestand nicht nachgewiesene erste Ausgabe der "Onania" 1710 in Amsterdam zum ersten Mal erscheinen; siehe ihre Bibliographie, p. 355.
Tarzcylo, Sexe, p. 108, ist der genaueste: "De l'autuer présumé, Bekker, on ignore tout."
Neben Bekker und Bekkers existiert als dritte Linie die des *anonymen Autors*, die keinen Namen nennt. Hier ist vor allem *Hare*, Masturbatory Insanity, p. 2, zu nennen: .... . some reason to think that its anonymous author was a clergyman turned quack". *Comfort*, Anxiety Makers, p. 83 (der spanischen Übersetzung), wiederholt genau die Worte Hares. *Szasz*, Fabrikation Wahnsinn, p.256, spricht von "einem anonymen Kleriker, der Arzt wurde". *MacDonald*, Frightful Consequences, äußert sich nicht über den Verfasser, spricht aber von einem Autor, z.B. p. 424: "Its author has the righteous tone of the true believer, and his warnings take on the tone of the Old Testament prophets." *Neumann*, Masturbation, p. 2, argumentiert ähnlich, ebenso *Stone*, Family, p. 514, der von "clergyman" spricht.
Ausführlichste Diskussion über den anonymen Autor bei *Stengers/Neck*, grande peur, p. 50, die sowohl den Arzt wie den Kleriker nicht ausschließen wollen und so zusammenfassen: "C'est bien en effet ... un charlatan, mais c'est en même temps un homme qui a des lectures, une certain culture, voire - dans le genre véhemént - un certain style. Disons: un mélange d'écrivain déclamatoire et de *quack*."

16 The Crime of Onan, Jacobs, Onanie-Literatur, p. 45. Zu The Letters of Advice, ebd. 52. Stengers/Neck, grande peur, p. 56 nennen Crime of Onan "une imitation d' Onania".
Stengers/Neck, grande peur, p. 207, Anm. 4. Stengers/Neck geben an, daß sich je ein Exemplar der 4. Auflage in der British Library und in der New York Public Library befinden. Anzeigen für diese Auflage finden sich im "Weekly Journal of Saturday's Post" vom 22.11.1718 und 6.12.1718: "just published". Zu den Auflagen siehe Stengers/Neck, p. 54. Siehe auch den Anhang "Editions de l'Onania" bei Tarczylo, Sexe, p. 289 f.

17 Stengers/Neck, p. 49 und p. 207, führen Zeitungsannoncen für die 2. und 3.Auflage an, 1716 und 1717 an.
Die erste Auflage setzen sie, p. 207, Anm 1, für 1715 an, mit dem Argument, der Verfasser schreibe in der 4. Auflage von 1718: "I had finish'd this little Treatise *almost three years ago*". Stengers/Neck sprechen von einem Exemplar der 1. Auflage, welches im Zweiten Weltkrieg zerstört worden sei.

18 Stengers/Neck, p. 59.

19 Eintrag British Library: 1710 ?, MacDonald, Frightful Consequences, p. 424, Anm. 4. Auch Stengers/Neck, p. 207 Anm. 1.

20 MacDonald p. 425.

21 Stengers/Neck, p. 208, Anm 19.

22 MacDonald, p. 425. Die Zahl taucht z. B. wieder auf bei Stone, Family, p. 514, und bei Neumann, Masturbation, p. 2: "This was published in 19 editions and 38.000 copies before 1750".

23 Voltaire, Dictionnaire Philosophique, Article Onan, Onanisme, in: Oeuvres Completes, Bd. 41.

24 nach Tarzcylo, Sexe, p. 290.

25 Zu den Briefen siehe Jacobs, Onanie-Literatur, p. 36 ff und 52 ff; Stengers/Neck, grande peur, p. 59:
"Ces lettres - ou ces pseudo-lettres, car il est évidemment impossible de distinguer ce qui est authentique et ce qui est fabriqué - étaient de nature à piquer l'intérêt et la cu-

riosité. Elles rivalisent en effet de réalisme dans la description des malheurs qui accablent les infortunés masturbateurs".

26 Im *Anhang* der Onania (dt. 1737), 249-440 befinden sich:
1) "Die untersuchte und entdeckte Onanie", p. 249-326: Die Übersetzung des Traktats "Onania Examined and Detected; or the error, impertinence and contradiction of a Book call'd Onania, Discovered and Exposed", das 1723 in London erschienen sein soll und die anonyme Verfasser-Angabe "Philo-Castitatis" trägt. Es wendet sich nicht gegen die schrecklichen Folgen der Onanie, sondern gegen die Eheinterpretation der "Onania". Die Schrift selbst ist nicht erhalten, sondern nur die in den Anhang der "Onania" aufgenommenen Teile. Siehe: Stengers/ Neck, grande peur, p. 57; Jacobs, Entstehung, p. 41; Tarzcylo, sexe, 281.
Stengers/Neck, ebd., erwähnen eine weitere Schrift "Eronania, on the misusing of the marriage bed by Er and Onan, 1724.
2) "L.S. Schmieder, Von Zurückhaltung des seminis in massam sanguineam", p.327ff.
Die Arbeit Schmieders "Oberservatio de seminis regressu ad massam sanguineam", welche 1713 in Leipzig in Tom. V Suppl. ad Actis Lipsiensibus, p.408, veröffentlicht worden war, charakterisiert Jacobs, Onanie-Literatur, p. 42, als wichtige Studie für die Theorie der "retentio seminis": "Die Theorie des L.S. Schmieder besagt also entgegen der alten Galenischen Vorstellung von der Schädlichkeit des zurückströmenden Samens, dass ein solcher Rückstrom der Entlastung der Samenblasen diene. Gleichzeitig wird dadurch die Begierde, die sich aus der Überfüllung der Samenbläschen ergeben würde, gedämpft. Und zuletzt hat der im Blut kreisende Same grosse Bedeutung für Körperkraft und Temperament. Es handelt sich um einen physiologischen, notwendigen Vorgang, der der Gesunderhaltung dient und nicht etwa krank macht."
3) Dr. Quinceys Übersetzung von Dr. Carrs Antwort auf einen "Brief über Geschlechtsänderung von 2 Nonnen".
4) Dr. Drakes u.a. "Medizinische Meynung über Hermaphroditen und Zwitter und Geschlechtsänderung bei Männern durch Selbst=Befleckung".

27 Onania, p. 5.

28 Die Onania ist an verschiedener Stelle einer übertriebenen Geschaftstüchtigkeit bezichtigt worden, ja sogar sollte ihr einziger Zweck in ökonomischen Interessen bestehen. Jacobs, Onanie-Literatur, p. 37: "... bei allen Krankheitsfällen dieser Art einen Arzt aufzusuchen. Für den Fall, dass sich jemand aus Scham nicht dazu entschließen kann, bietet der Autor anonyme Hilfe an. Dabei empfiehlt er eigene Medikamente, nicht ohne den vorsichtigen Hinweis, dass ihm Profitsucht fern liege. Bemerkenswert ist hier allerdings, dass mit einer gewissen Schamlosigkeit potenzstärkende Mittel emfpohlen werden ... An dieser Stelle wird das Buch rein geschäftsmäßig." Van Ussel, Sexualunterdrückung, 138, fragt: "Nutzten geschickte Scharlatane bestehende Schuldgefühle zum Geldverdienen aus?"
Geht man jedoch davon aus, daß die "Onania" keinen Autor besitzt, sondern nur einen Kompilator verschiedener Autorenschriften, der vielleicht ärztliche und theologische Schreiber fürs Briefbeantworten und -erfinden beschäftigte oder diese Arbeit selbst leistete, kann sowohl das Schwanken zwischen theologischen und medizinischen Argumenten wie auch die geschäftsmäßige Seite verständlicher werden. Die Briefkastenadresse war sowieso der Verleger. Es fällt auch auf, daß einzelne Teile der "Onania" auch in den Gegen- und Nebenschriften zur "Onania" auftauchen, wie die oben erwähnten "Letters od Advice" und der Anhang zur "Onania" im "Crime of Onania", Ausgabe 1724. Siehe Jacobs, Onanie-Literatur, p. 45.

Es wäre sicher eine interessante Studie, welche die verschiedenen Bücher und Broschüren zu diesem Thema in England zwischen 1700-1730 unter dem Aspekt verlegerischer Konkurrenz untersuchen würde. Vielleicht zeigte sich, daß wesentlich mehr Texte und Briefe, vielleicht in Zeitschriften, schon veröffentlicht waren.

29 Onania, Vorbericht ohne Paginierung.

30 Laut Totengespräch Gerber-Schwerdtner II, p. 12, sind die "Unerkannten Sünden" Theil I 1692 (⁴1701), Theil II 1703, Theil III 1706 zum ersten Mal erschienen und alle "zum Zehenden mahl aufgeleget worden".
Ich selbst habe Theil I in der Auflage Dresden 1708 (nach der fünfften Edition von 1703 Dresden, verlegt von Christoph Hekels), Theil II Franckfurth 1705 (Joh.Jac.Wincklern) und Theil III Dresden 1712 (Joh.Jac.Wincklern) benützt.

31 Die im Text genannten Kapitel sind in der Reihenfolge der Nennung *Gerber* Bd. I, Cap. IV, Cap. XVI, Cap. X1IX, Cap. XXXVI, Cap. XCII,; *Gerber* Bd. II, 1.Buch Cap. XIII, 2.Buch Cap. XIV, *Gerber* Bd. III, Cap. XIII und Cap. LXXIX.
Weitere Kapitel von Interesse für unser Thema sind: *Gerber* Bd. I: Von der Entblößung der Brüste, Cap LXXIV; *Gerber* Bd. II, 1.Buch, Von Schicken der Papisten ihre Kinder in die Klöster; Cap. III, *Gerber* Bd. II, 2.Buch, Vielweiberey, Cap. XV; *Gerber* Bd. III, Huren= und Frauen=Häuser, Cap VIII; Von den Sünden der studierenden Jugend, Cap. XXIII. Daneben eine Reihe weiterer interessanter, die Volkskunde und Alltagsgeschichte betreffende Themen.

32 Biographische Angaben zu Gerber: Zedler, Stichwort Gerber Christian (daraus auch das Zitat), die Totengespräche Gerber-Schwerdtner, 2 Bde., in denen in der Diskussion die Biographie und der geistige Werdegang Gerbers dargeboten werden, sowie ADB Bd 8 (1878).

33 Totengespräch Bd. I, p. 77 f.

34 Gerber Bd. I, p. 1197 f.

35 siehe Anm 30.

36 Gerber Bd. I, p. 1208.

37 Totengespräch Bd. II, p. 16.

38 Gerber Bd. I, p. 1209 f.

39 Gerber Bd. I, p. 1207 f.

40 Lorenzer, Konzil, p. 109.

41 Gerber Bd. I, p. 1207.

42 ebd. 1212.

43 ebd. 35; nach der 2. Auslassung p. 37.

44 ebd. 35.

45 ebd. 38.

46 Onania, Vorbericht ohne Paginierung.

47 Onania, p. 1.

48 ebd. 3. In einem anderen Brief wird gerade gegenläufig argumentiert. Siehe Anm. 54.

49 ebd. 6 f (Zitat des Casuisten) und 8 (Onania).

50 Jacobs, Onanie-Literatur, p. 31.

51 Onania, p. 118-121.

52 ebd. 121.

53 ebd. 133.

54 ebd. 85.

55 ebd. 114.

56 ebd. 115.

57 ebd. 116 f.

58 Siehe über die Gleichsetzung coitus interruptus und Masturbation zum Beispiel Hare, Mast. Insanity, p. 2; Taylor, Garten der Lüste, p. 63; Jacobs, Onanie-Literatur, p. 32; Januschek, Sprechen über Sexualität, p. 81.
Ausführlich behandelt in Mars, What was Onans Crime?, vor allem p. 435: "Of course in common usage, *onanism* is popularly conceived, if that is *le mot juste*, as masturbation, but the usage is based on a misunderstanding of the text. So it should be clear that Onan's crime was definitly not masturbation but was in fact birth control by the withdrawal method." Den Hinweis verdanke ich Prof. *Carola Lipp*.
59 Onania, p. 169 f.
60 ebd 182 f.
61 Osterwald p. 71.
62 ebd. 113.
63 Gerber Bd. II, p. 318 f.
64 Osterwald, p. 217.
65 Onania, p. 89 f.
66 ebd. 90.
67 ebd. 90 f.
68 Gerber Bd. II, p. 321. Das hier verwendete Wort "begeistert" meint hier natürlich einen mit besonders viel Lebensgeistern versehenen Samen. Das ist die Etymologie unserer Wörter "begeistert", "Begeisterung".
69 ebd. 324. Die Diskussion um die "Schwangeren=Beywohnung" findet sich auf p. 321-324. In Gen 26, 8 heißt es, daß Isaac mit Rebecca "scherzte".
70 ebd. 324-327.
71 Onania, p. 95 f.
72 ebd. 98.
73 ebd. 106.f
74 ebd. 110.
75 Gerber Bd. I, p. 445.
76 ebd. 446.
77 ebd. 449 f.
78 Osterwald, p. 216.
79 Onania, 147. Geschichte des Will. Smith p. 144 f.
80 ebd. 149.
81 ebd. 74.
82 Scheuchzer, Kupffer-Bibel Bd. I, p. 483 f.
83 Gerber Bd. I, p. 1199.
84 Vorberg, Glossarium, Masturbation, p. 332.
85 Gerber Bd. I, p. 1204.
86 ebd. 1201.
87 Gerber Bd. II, p. 187. Den Hinweis auf das Werk Gerbers entnahm ich Möller, Kleinbürgerliche Familie, der allerdings diese Stelle irrigerweise als Masturbation interpretiert, p. 64. Hier ist aber aus dem Kontext mit Sicherheit ersichtlich von öffentlichen unkeuschen Berührungen (Brüste-Berühren etc.) und von "heavy petting" im modernen Sinn die Rede.
88 Gerber Bd. II, p. 188.
89 Osterwald, p. 73 f.

3 *Die christliche Ordnung des Fleisches*

1 nach Duby, Ritter, Frau, p. 60.

2 Duby, Ritter, Frau, p. 60.

3 Eine gute Zusammenfassung "Begriff des jungfräulichen Lebens" findet sich bei Bernards, Speculum virginum, p. 86 f. Er erläutert dort den Begriff der "doppelten Jungfräulichkeit": die Reinheit am Leib und im Geist. Siehe auch Noonan, Empfängnisverhütung, p. 340 ff; Foucault, Kampf um Keuschheit, wo er über Johannes Cassianus schreibt; Dalarun, Erotik und Enthaltsamkeit, p. 38 ff.

4 Über den kynisch-stoischen Einfluß siehe Foucault, Sorge um sich; Rouselle, Ursprung der Keuschheit (fr. Orginaltitel: Porneia); Marianne Weber, Ehefrau und Mutter, p. 178 ff. Über den Einfluß des Mönchstums auf christliche Ehekonzeption siehe Noonan, Empfängnisverhütung, p. 205.

5 Über die Durchsetzung des Zölibats gegen den Brauch der Priesterehen Deschner, Kreuz, p. 158 ff, 181 ff.

6 Zur Ehe siehe Mètral, Ehe, p. 26-107; Marianne Weber, Ehefrau und Mutter, p. 180 ff; Duby, Ritter, Frau, p. 29 ff, 67 ff.

7 Noonan, Empfängnisverhütung, p. 235. (Das Zitat im Zitat entstammt den Sentenzen des Pedrus Lombardus 4.26.2).

8 ebd. 153. Fides - Treue - "bedeutet nicht nur Enthaltung vom Verkehr mit anderen, sondern auch Erfüllung der ehelichen Pflicht".

9 Luther zitiert nach Leibbrand, Eros II, p. 77. (Die Angabe des Zitats, Luther WA 42, cap 28, konnte ich dort nicht finden.)

10 Noonan, Empfängnisverhütung, p. 153. "Für den dritten Wert der Ehe gebraucht Augustinus das Wort *sacramentum*, das oben mit 'sinnbildende Beständigkeit' übersetzt ist. Der spätere Gebrauch mußte notwendigerweise das Wort mit 'Sakrament' in dem besonderen Sinne eines von Christus eingesetzten Sakramentes gleichsetzen."

11 Luther, WA 43, p. 310.

12 Ein beeindruckendes Beispiel für frühneuzeitliche Ehe-Liebe stellen die von Beuys, Familienleben, p. 239 ff, veröffentlichten Briefe der Eheleute Baumgartner aus Nürnberg dar.

13 Augustinus zitiert nach Noonan, Empfängnisverhütung, p. 155.

14 Zedler, Unzucht, p. 2575.

15 Zedler, Sodom.

16 Zedler, Sodomie, p. 328.

17 Veyne, Homosexualität, p. 40 f.

18 Carolina, p. 81. Zur rechtsgeschichtlichen Einführung in die "Peinliche Halsgerichtsordnung Karls V" (P.H.G.O. = Carolina) siehe das knappe Vorwort von Gustav Radbruch, p. 5-23.

19 Zedler, Sodom, p. 328.

20 ebd. Bei Sodomie mit Vieh wurde oft die Verbrennung der mißbrauchten Tiere im Urteil festgelegt. Die Tiere werden verbrannt, um das Andenken an die Schandtat zu vernichten.

21 Vorberg, Glossarium, Schlagworte *mollis*, p. 362 f, und *malakós*, p. 325. Bei Opelt, Lateinische Schimpfwörter, p. 157, findet sich *servus mollisque* im Bereich männlicher "sexueller Haltlosigkeit".

22 Vorberg, Glossarium, *semivir*, p. 590 f, und *tribas*, p. 654 f. Beide Ausdrücke bezeichnen die Extreme unnatürlicher Rollenerfüllung des jeweiligen Geschlechtes in der Antike.

23 Vorberg, Glossarium, *mollitia*, p. 363, und *malakia*, p. 324. Eine mitteralterliche Etymologie für *mollitia* zitiert Duby, Ritter, Frau, p. 56: "Das lateinische Wort für 'Mann', *vir*, wurde von *virtus* abgeleitet, also von Geradheit und Kraft, während das Femininum *mulier* auf *mollitia*, auf Weichheit, Unbeständigkeit, Feigheit hindeutete.

24 Foucault, Gebrauch Lüste, p. 29.

25 Foucault, Sorge um sich, p. 183 f.

26 Korinth hatte in der vorchristlichen Antike den Ruf von großer sexueller Freizügigkeit. Nicht zufällig behandelt Paulus das "Fleisch" in einem Brief nach Korinth.

27 Einen guten Überblick über die Sexualauffassung des alttestamentarischen Judentums geben Preuss, Biblisch-talmudische Medizin, p. 519-588. und A./W. Leibbrand, Eros I, p. 365-392.

28 Preuss, Bibl.-talmud. Medizin, p. 127. Siehe auch Solé, Liebe westliche Kultur, p. 110.

29 Therapeutische Masturbation.
Das grundlegende Werk ist noch immer Günter Elsässer, Ausfall des Coitus als Krankheitsursache in der Medizin des Mittelalters. Berlin 1934. Elsässer zitiert darin einen Brief des Theologen Johann von Wesel (1420- 1481) an einen Mönch "über die Reinigung der Nieren", p. 21-29 (latein. p. 14-20):
"Du hast mich, Vater gebeten, eine nach meinem Urteil wahre, heilsame und nützliche Antwort auf eine Frage zu geben ...
Ob es erlaubt ist, einen Samen, der in seiner Natur verdorben ist und den menschlichen Körper vergiftet, auf irgendeine künstliche Art nach und nach herauszubefördern, jedoch ohne Gefühl oder Lustempfindung oder dergleichen." (p.21). Wesel beantwortet die Frage positiv: Der Same kann 1. "auf künstliche Art", 2. "nach und nach" und 3. "ohne Gefühl oder Lustempfindung herausbefördert werden. ... Es bleibt aber der Same der Berührungsempfindung zugäglich, solange er in irgendeiner Weise fest und zusammengeballt ist; und dann wird er bei seiner Bewegung gefühlt und herausgeschleudert, und eine Lustempfindung begleitet die Berührung. Wenn er aber von Natur flüssig und wassrig geworden ist, dann wird er nicht mehr empfunden als Urin oder Schweiß, deren Berührung nicht mit Lustgefühl verbunden .. ."(p.22) Dann erfolgt eine lange Auseinandersetzung über das Gelübde der Keuschheit sowie die Notwendigkeit und den eigentlichen Zweck der Samenentleerung, die Zeugung. Wollüstige Samenentleerung außerhalb dieses Zweckes ist Sünde, aber:
Das Gelübde der Keuschheit wird nur durch den gegensätzlichen, wirksamen Willen zur Unkeuschheit gebrochen. ... Ein Mensch, der der Keuschheit ergeben ist und sich vom Willen zur Fleischeslust in Wahrheit enthält, kann erlaubterweise für seine Gesundheit Sorge tragen und seinen Körper von der Infektion des verdorbenen Samens mit Hilfe der Medizin sei es prophylaktisch oder therapeutisch (heilen)." (p.28 f).
Die Angst vor Krankheiten aus im Körper verfaulendem Samen, die aus hippokratischem Denken stammt und normalerweise mit Verehelichung kuriert wird, führt bei Wesel zur Erlaubnis der Samenausschüttung ohne Lustgefühl. Diese *therapeutische Masturbation* jedoch gleichzusetzen mit *Masturbation* im heutigen Sinn, führt zur Verfälschung der historischen Realität.
Beispiel zum Wuchern der Paraphrase:
Ein weiteres Beispiel, das zeigt, das mit diesen Begriffen historisch sehr kritisch umgegangen werden muß: *Becker, Brackert, Brauner* et al., Zum kulturellen Bild und zur realen Situation der Frau im Mittelalter und in der frühen Neuzeit, p. 111, in: Becker, Bovenschen et. al., Zeit der Verzweiflung, schreiben über das Verhältnis von kranker Frau/Patientin und "weiser Frau" /Hebamme:

"Bei der Behandlung von Krampfanfällen versuchten die Hebammen die Patientin zunächst zu beruhigen, indem sie sie zur Masturbation anhielten oder, wenn die Patientin zu geschwächt war, sie selbst stimulierten, bis sie entspannt war. Ihre Hände hatten sie zuvor mit wohlriechenden Substanzen eingerieben. Derartige Behandlungsmethoden entsprachen natürlich nicht der klerikal geprägten Medizinwissenschaft und wurden von der Kirche angegriffen. Die Hebammen forderten ja durch solche Methoden zur 'Masturbationssünde' auf ..." Die AutorInnen beziehen sich auf *Diepgen*, Frauenheilkunde, p. 183. Es heißt dort zur von überflüssigen Säften reinigenden Behandlung von Hysterie: "Bei Frauen, die abstinent leben, muß die Hebamme den Mann ersetzen, indem sie ihre Hand mit wohlriechenden Salben und Ölen einschmiert und die Vulva und Scheide mit eingeführtem Finger kitzelt und bis zum Orgasmus, ja bis zum Schmerz, reibt. Auch die Einführung von reizenden und beißenden Substanzen, wie *Pfeffer* u.a., die Erregung auslösen, sind nützlich."
Auch Diepgens Wortwahl von *Orgasmus* ist historisch falsch, denn der reinigende Akt zielt auf die *weibliche Samenausschüttung*, nicht auf die damit verbundene Lust ab. Bei *Elsässer* - seine Arbeit wurde als Doktorarbeit bei Diepgen angenommen - lautet das "Ur-Zitat":
"Bei Samenverhaltung empfahl man den Coitus, der ja bei beiden Geschlechtern eine Entleerung herbeiführen sollte. War der Beischlaf aus äußeren Gründen z.B. bei einem unverheirateten Mädchen oder bei einer Witwe unmöglich, so versuchte der Arzt wenigstens, seine Patientin zu einer baldigen Heirat zu bewegen. Wurde der Vorschlag abgelehnt, so mußte unverzüglich eine entsprechende Behandlung einsetzen; und auch, wenn er angenommen wurde, durfte man die Zeit bis zum Heiratstermin nicht ungenützt verstreichen lassen. Diese Behandlung aber bestand in Einreibungen der Vulva bzw. des Muttermundes mit Ölen durch die Hebamme oder durch die Patientin selbst und hatte den Zweck, einen "Samenerguß" wie beim Coitus selbst herbeizuführen. Es handelt sich hier also um die ausdrückliche Verordnung der Onanie bei der Frau. Avicenna verfolgt mit der Behandlung noch eine Nebenabsicht. Diese Reibungen sollen nämlich schmerzhaft sein, damit die junge Frau gleich auf die mit dem Coitus verbundenen Schmerzen vorbereitet werde." (p. 12)
Ich habe die Begründung der Schmerzen bei Avicenna (980-1037) nicht nachgeprüft, aber es würde mich nicht wundern, wenn die hier gegebene Begründung nur eine Teil- oder Nebenbegründung wäre. Auch ist meines Erachtens die Verwendung des Begriffes "Onanie" fehl am Platze.
Jedenfalls ist die Zitatenfolge - *1934 (Elsässer), 1963 (Diepgen), 1977 (BBB et al.) und die semantischen Verschiebungen* - zum Beispiel Position der Hebamme - interessant zu verfolgen. *Masturbation* im heutigen Sinne von Lustgewinnung und Entspannung muß historisch strikt von *therapeutischer Masturbation* geschieden werden. In der kirchlichen Lehre ist therapeutische Masturbation durchaus umstritten.

30 Foucault, Kampf Keuschheit, p. 29.

31 ebd.

32 ebd. 33-35.
Siehe auch Johann Wesel in seiner Empfehlung an den Mönch, zitiert bei Elsässer, Ausfall Coitus, p. 26 f:
"Es kann jedoch ein an das Gelübde der Keuschheit Gebundener dem Fleische die Dinge entziehen, die Wollust hervorrufen, entsprechend der Lehre des Heiligen Paulus, welcher sagt: Ich bin streng gegen meinen Körper und halte ihn in Zucht, 1 Korinth. 9. Ebenso an die Galater 5: Die, die Christen sind, haben ihr Fleisch mit seinen Lastern und Begierden an das Kreuz geschlagen. ...Wenn daher einem an das Gelübde Gebundenen eine solche Pollution passiert, wie sie beim vollendenten Coitus vor-

kommt, so wird er nicht Gelübdebrecher sein und verliert die von ihm gelobte Keuschheit nicht, wenn er mit seinem Willen weder vorhergehend, noch gleichzeitig, noch in der Folge einwilligt. Auch glaubt man, daß niemand auf natürlichem Wege um die Keuschheit des Körpers Bescheid weiß als der, welcher die Fleischeslust aus der Abscheidung des Samens erfahren hat. Die Kasteiung des Körpers nämlich scheint die Entziehung der Fleischeslust zu sein. Das Wesen der Enthaltsamkeit aber wird nicht erkannt ohne Kenntnis des gegenteiligen Zustandes."

33 Die oft beklagten Schwierigkeiten von Männern im Umgang mit spielerischer, nicht zielgerichteter Zärtlichkeit könnten vielleicht hier ihren Ursprung haben.

34 Noonan, Empfängnisverhütung, p. 292.

35 van Ussel, Sexualunterdrückung, p. 134. Das Thema der Pönitenzbücher habe ich nicht berührt; sicherlich ließen sich Einblicke in das Wesen und regionale Unterschiede in der Bewertung der sodomitischen Sünden finden. Siehe beispielsweise Flandrin, Contraception, p. 1374 ff, Duby, Ritter, p. 76-81, und Spitz, Autorität, p. 3.

36 hier zitiert nach Wagner, Mißverständnis, p. 78. Wagner, dem es um die Geschichte der Homosexualität geht, übersetzt alle drei Ausdrücke mit dem modernen "Selbstbefriedigung".

37 Glantschnig, Liebe als Dressur, p. 61.

38 siehe zum Beispiel Noonan, Empfängnisverhütung, p. 498. "Onanismus" ist in der katholischen Kirche des 19. Jahrhunderts Empfängnisverhütung, ebd. 490.

39 Aries, Paulus, p. 52. Gleichsetzung von Mollitia und Masturbation auch Flandrin, Späte Heirat, p. 307 (Anm.29): "Obwohl die Theologen das Wort *molesse* seit mindestens dem 13. Jahrhundert zur Bezeichnung masturbatorischer Praktiken verwenden ...". Zuletzt auch Duerr, Intimität, p. 22, über London im 12. Jahrhundert: "Die Zahl der Schmarotzer ist dort unendlich groß. Schauspieler, Possenreißer, Weichlinge (=Onanisten), Mohren, ... Lustknaben, Päderasten ..."

40 zit. nach Febvre, Luther, p. 105.

41 Smith nach Erikson, Junge Mann Luther, p. 30. Erikson selbst ist behutsamer als Smith. Erikson, p. 175, über "nächtliche Pollutionen" Luthers als "Zustand sexueller Bedrängnis".

42 Luther zit. nach Leibbrand, Eros II, p. 73. (Unter der von Leibbrand angegebenen Stelle in Luther, WA Tischreden 4, p. 16 f, nicht aufzufinden.)

43 Teller, Darstellung Bd. II, p. 202.

44 Vorberg, Glossarium, p. 508 f.

45 Luther, WA 56, 184 f. Ich folge hier der Übersetzung von Borchardt/Metz (Luther, Ausgewählte Werke, 2. Ergänzungsband, München [3]1957, p. 43-44), die Wagner, Mißverständnis, p. 79 f verwendet hat.
Die lateinischen Einfügungen sind von mir; man kann den Übersetzungen nicht unbedingt trauen: "perversus abusus" meint hier nicht den *"widernatürlichen Mißbrauch", sondern den verkehrten Gebrauch im Sinn der natürlichen Unzucht*. Denn widernatürliche Unzucht behandelt Luther erst später. Auch der letzte Satz:"'Solitaria' dixi, Quia si fiat consortio sexus eiusdem vel alterius, aliud nomen habet." Nicht: "... dann trägt *diese* Befleckung einen anderen Namen", sondern genauer: "dann hat es einen anderen Namen". Denn beides ist der Sodomie zuzuordnen; der Unterschied ist der zwischen "kleiner" und "großer" Sodomie und kann nicht mit dem semantisch gleichmachenden Demonstrativ "*diese* Befleckung" gefaßt werden.
Diese Bemerkung mag etwas penibel erscheinen, aber sie soll zeigen, wie semantische Nachlässigkeit die feinen Unterschiede der für uns untergegangenen Konzepte verwischt.

46 Tarczylo, Sexe, p. 102 f. Auch Tarczylos Vorschlag, ebd. 104, der semantischen Differenzierung und komplementären Zuordnung der Begriffe *pollution* (pollutio) und *molesse* (mollitia/mollities), wobei der erste Begriff den statischen Aspekt, der zweite aber den dynamischen desselben Phänomens bezeichnen soll, finde ich nicht tauglich, da beide Begriffe von den verschiedenen Kirchenväter verschieden gewichtet eingesetzt wurden. Es zeigt sich, daß auch Foucault in der Untersuchung zu Cassian die Bedeutung von "pollutio" bereits in der modernen, verkürzten Bedeutung "Samenausschüttung" verwendet hat.

47 Zitiert nach Beyreuther, Sexualtheorien, p. 79 (Anm. 16).

48 Luther, WA 12, p. 114.

49 Teller, Darstellung I, p. 167.

50 Flandrin, Späte Heirat, p. 281. Zitiert zum Beispiel bei Solé, Liebe westliche Kultur, p. 111, oder bei Hoppe, Säfte-Ökonomie, p. 10 f. Das Zitat ist sozusagen in den Grundbestand historisch-sozialwissenschaftlicher Masturbations-Kenntnis eingegangen.

51 Gerson, Opera omnia, Bd II, p. 453 f. Übersetzung von mir; für die Mithilfe ganz herzlichen Dank an Charo Cortés, Salamanca. Für die Teile, die auch bei Flandrin, Späte Heirat, p. 282, stehen, habe ich zum Vergleich auf diese Übersetzung zurückgegriffen.

52 Gerson, Omnia Opera, Bd III, p. 323-334 und p. 335-345.

53 ebd. 336 f. (Übersetzung wie Anm. 51).

54 Meines Erachtens überschätzt Foucault trotz seiner richtigen Einschätzung des abendländischen Menschen als "Geständnistier" (Foucault, Sex. und Wahrheit, p. 79) den Einfluß der frühneuzeitlichen Beichte. Foucault, ebd. 78 ff; Foucault, Dispositive, p. 154. Siehe auch Flandrin, "Das Geschlechtsleben der Eheleute in der alten Gesellschaft: Von der kirchlichen Lehre zum realen Verhalten" in Aries, Masken, p. 157 ff, wo es heißt: es "waren die Gatten nicht allein im Bett - der Schatten des Beichtvaters wachte über ihrem Treiben" (p. 159), aber welche Sonne der Beichtvater verstellt und Schatten wirft, kann Flandrin auch nicht genau sagen. Auch Duby, Ritter, p. 241. Studien zur Volkskultur wie Carlo Ginzburgs "Der Käse und die Würmer" und Michail Bachtins "Rabelais und seine Welt" zeigen eher eine nur oberflächlich christianisierte Kultur der Massen und sprechen so gegen einen großen Einfluß der Institution Beichte. Ich würde den größeren Einfluß der Beichte zeitlich parallel zur 2. Reformation ansetzen. Siehe hierzu den materialreichen Aufsatz von Edith Saurer, "Frauen und Priester. Beichtgespräche im frühen 19. Jahrhundert" in: Dülmen, Arbeit, Frömmigkeit, p. 141-170.

Über das protestantische Abendmahlgespräch, das eine fast stärkere Kontrolle als die einmal im Jahr stattfindende Beichte, konnte ich praktisch nichts finden.

55 Ellinger, Hexen=Coppel, p. 47.

56 Rädlein, Sprachschatz Bd I, p. 1040.

57 Zedler, Weichling.

58 Grimm, Deutsches Wörterbuch.

59 "Stumme sünd" meinen den weiten Bereich der kleinen Sodomie. Wie Mollitia werden sie manchmal, auch in unsinnigen Zusammenhängen mit Onania = Masturbation gleichgesetzt. Zum Beispiel in Luther, Vom ehelichen Leben und andere Schriften zur Ehe (reclam), wo die Herausgeberin Dagmar Lorenz, p.14 der "stummen sund" die Fußnote "Onanie" anhängt, obwohl in Luthers Text von 1522, WA 10, 2. Teilbd., p. 276, eindeutig von Coitus interruptus die Rede ist.

60 Siehe hierzu Koselleck, "Begriffsgeschichte und Sozialgeschichte" in: Koselleck, Historische Semantik und Begriffsgeschichte, p. 19-36.

61 Dannhauer, Catechismus=Milch Bd 2, p. 267 (Straßburg 1642-73, 10 Bde.) hier zitiert nach Grimm Bd 28, p. 524 Weichlichkeit.
In der Landesbibliothek Stuttgart hatte ich eine spätere als die vom Grimm benützte Auflage der Catechismus=Milch (Straßburg 1678 ff), in der ich diese Stelle nicht nachweisen konnte.
62 Butschky, a-z, p. 375 (in thematischer Nummerierung N° 281).
63 Im Englischen im Titel *Onania* (ca 1715) - hier dürfte es frühere geben; im Französischen *onanisme* Erstbeleg 1721 laut: Arveiller, Notes de lexique et d'etymologie. Dieser Hinweis stammt von Prof. *Dieter Woll*, Marburg;
64 Mastupratio kommt von manus stupratio = Schändung mit der Hand. Spitz, Autorität, p.2 f: "In der Diskussion von 1928 bemerkte Karl Landauer, daß wahrscheinlich die Etymologie des Wortes Masturbation ebenso (wie Onanie als coitus interruptus, Anm.Verf.) falsch interpretiert wird, wenn man es von *manus stupratio* (mit der Hand schänden) ableitet. Landauer verwirft diesen Ursprung; er vermutet, daß sich das Wort herleitet von *mas-turbatio* - Erregung des männlichen Genitale - entschieden ein weniger verwerfender Ausdruck."
65 ADB Bd 4, Carpzow (1595-1666), p. 14. Carpzows enorme Sammlung von Gerichtsurteilen in den "Decisiones illustres Saxoniae", "Practica rerum Criminalia" und "Practica nova rerum Criminalia" ist sozialwissenschaftlich noch kaum genützt.
66 Carpzow, Practica nova, Bd II, p. 210. Übersetzung aus dem Lateinischen von mir.
67 Winch, Idee Sozialwissenschaft, p. 156 f.
68 Siehe Westermann, Genesis, Kommentar zu Kapitel 38.
69 Luther, WA Bd 2, p. 675.
70 Schedel Weltchronik (1493), "Das drit alter der werlt" gegenüber "Blat XXVII".
71 Luther, WA Bd 24, p. 622.
72 ebd. 626 f. In Luther, WA 14, p. 472 ff, Predigten über das Buch Moses 1523/24, findet sich bereits eine allegorische Behandlung des Themas Thamar/Onan.
73 In einem Brief an Melanchton vom 3.8.1521 über Karlstadts "De coelibatu" schreibt Luther am Rand: "Nec hoc probatur, quod Molles comparat Onan filio Jude, cum hic semen nulla passione, sed malitia effunderet; Nec statutum est, an mollities fornicatione aut adulterio maior minorue sit." (Brief N° 425 in Luther, WA Briefwechsel 2. Bd., p. 376)
74 Luther, WA Bd 44, p. 315 ff. (Erster & letzter Satz im Orginal deutsch; dazwischen Übersetzung aus dem Lateinischen.)
75 Calvin, Genesis Kommentar, p. 378 f.
76 Luther, WA 53, p. 60, spricht in der "Supputatio annorum mundi", der Weltchronik, die er anlegt, von "Iuda incestat Thamar".
77 Calvin, Genesis Kommentar, p. 382.
78 ebd. 381.
Was christliche Schamhaftigkeit Calvin gestattet auszusprechen, scheint seinen Übersetzern Probleme bereitet zu haben: "noch schändlicher ist, was hier geschieht" heißt in Calvins lateinischem Text: "A coitu autem se data opera retrahere ut semen in terrum decidat, duplex est monstruum". Der Satz "Es ist unnatürlich ..." heißt im Orginal wesentlich prägnanter: "Monstrua res est voluntaria seminis effusio extra congressum viri & mulieris". Ohne Auslassungshinweis fehlt auch ein ganzer Satz nach "ehe er geboren ist". Calvin, Opera omnia (1671) Bd 1, p. 193.
79 Siehe hierzu Noonan, Empfängnisverhütung, p. 443 ff, p. 705 u.v.a.
80 Scheuchzer, Bd. I, p. 138 f.
81 zitiert nach Jacobs, Onanie-Literatur, p. 14.
82 Tarczylo, Sexe, p. 99-107.

83 Stengers/Neck. grande peur, p. 34.
84 Foucault. Sex. und Wahrheit, p. 140.
85 Noonan. Empfängnisverhütung, p. 436. Auf p. 421-534 behandelt Noonan die Problematik im Katholizismus um Empfängnisverhütung/Geburtenbeschränkung und Onanismus. die fast als synonym gesehen wurden.
86 nach. Noonan, p. 461. Zum Jansenismus siehe. Groethuysen, Die Entstehung der bürgerlichen Welt- und Lebensanschauung in Frankreich.
87 Weder Tarczylo noch Stengers/Neck erwähnen die Verbrennung von Tissots Onanie-Buch.
88 Noonan. p. 461 f.
89 ebd. 490.
90 Siehe hierzu Thalhofer. Sexuelle Pädagogik. p. 35 ff. Auch die bibliographische Arbeit von Pompey. Die Bedeutung der Medizin für die kirchliche Seelsorge im Selbstverständnis der sog. Pastoralmedizin.
91 Siehe vor allem Deschner. Kreuz mit der Kirche. p. 309 ff.
92 Zedler. Sodomie. 333.
93 Möller. Kleinbürgerliche Familie. p. 87 f. fragt sich in einigen Fällen von Sodomie (Homosexualität und Bestialität). warum die Strafen manchmal milde ausfielen und nicht zur Todesstrafe gegriffen wurde. Vielleicht ist der Grund hierfür im Ort bzw. im nicht-fleischlichen Ort der Samenverschüttung zu finden.

4 Über das Fehlen des protestantischen "Onanie"-Konzeptes bei Michel Foucault und Max Weber. Theoretisches Innehalten I

1 Foucault. Dispositive. p. 119 f.
2 Foucault. Gebrauch Lüste. p. 11.
3 Foucault. Sex. und Wahrheit. p. 116. spricht von "anonymen Strategien", die Foucault im Gespräch. Dispositive. p. 132 ff (Kapitel: "Eine Strategie ohne Stratege). ausführlich erläutert. Zur "Lebensmacht" (p. 163) und zu "modernen Lebens-Macht-Technologien" (p. 181) siehe vor allem das letzte Kapitel in Foucault. Sex. und Wahrheit. p. 161-181.
4 Foucault. Gebrauch Lüste. p. 17.
5 Foucault. Sex. und Wahrheit. p. 147.
6 ebd. 139 ff entwirft Foucault einen ausfürhrlichen Plan seiner Sexualitätsgeschichte. Die Titel in Vorbereitung sind auf der letzten Buchseite angekündigt.
7 Foucault. Dispositive. p. 155 f.
8 Foucault. Sex. und Wahrheit. p. 141.
9 Siehe hierzu Foucault. Gebrauch Lüste. p. 18.
10 ebd. p 10 f.
11 Siehe hierzu in dieser Arbeit p. 158 (Anm. 54).
12 Siehe Leites. Purit. Gewissen. der seine Studie ganz um die konstanten Motive und die innere Beständigkeit der Puritaner konzentriert hat.
13 Siehe Weber. Protestantische Ethik II Kritiken und Antikritiken; Biermann. Sichtung der Protestantismus-Debatte. Besonders: Lüthy, Nochmals: Calvinismus und Kapitalismus.
14 Tyrell. Familie und Religion. p. 36 (Anm. 51). weist auf das Fehlen von Familie und ehelichen Geschlechtsleben bei Weber hin: "Eigentümlicherweise ist die späterhin so

nachdrücklich betonte strukturelle Bedeutung der Familie im Puritanismus, ihre Bedeutung gerade auch als zentraler Ort der Übung der 'innerweltlichen Askese' bei Max Weber kaum akzentuiert." Marianne Weber, Frau und Mutter, p. 286 ff, hat diesem Aspekt in der Auswirkung auf das Verhältnis von Frau und Mann wesentlich mehr Aufmerksamkeit geschenkt.

15 Leites, Purit. Gewissen, p. 127 und 125.

5 *Tempel des Heiligen Geistes II*

1 Bausinger, Aufklärung, p. 346.

2 Zum Gegensatz "Buch der Schrift" - "Buch der Natur" siehe Gutekunst/ Zwink, Oetinger-Katalog , p. 177 ff. Siehe auch die entsprechenden Kapitel in Blumenberg, Die Lesbarkeit der Welt.

3 Siehe hierzu Philipp, Zeitalter der Aufklärung, und ders., Werden der Aufklärung in theologiegeschichtlicher Sicht.

4 Cassirer, Aufklärung, p. 62 f.

5 Lepenies, Naturgeschichte, 43.

6 Herausragendes Beispiel ist hier Spanien mit dem Aufklärungsversuch von Carlos III (1716-1788). Die Aufklärer um ihn waren praktisch alle im französichen Geist, wenn nicht gar in Frankreich erzogen und wurden vom "aufklärungsunwilligen" Volk abgelehnt und "afrancesados" - Französlinge - benannt. Siehe hierzu: Tietz, Zur Polemik um die spanische Aufklärung. Für verordnete und von oben durchgesetzte Aufklärung stellt der Josephinismus in Österreich-Ungarn ein Beispiel dar.

7 Gutekunst/Zwink, Oetinger-Katalog, p. 201.

8 Scheuchzer ist auf Umwegen in die schöne Literatur gelangt. In Karl Capeks Satire "Krieg der Molche" gehören die aufständischen proletaroiden Molche der Gattung "Molch Scheuchzeri", die von Joh. Jak. Scheuchzer zuerst beschrieben worden waren, an.

9 Gutehorst / Zwink, Oetinger Katalog, p. 201 f. Neben den dortigen biographischen Angaben siehe auch: Jöcher Gelehrten Lexikon, Artikel Scheuchzer.

10 Moser, Lexikon der Theologen, p. 919. Für die biographischen Angaben auch der Artikel "Sarganeck" im Zedler.

11 Gutekunst/Zwink, Oetinger-Katalog, p. 201 ff.
Der hier besprochene Kupferstich ist ebenfalls von Kleindienst, Gottesbeweis Anatomie, p. 27, veröffentlicht worden.

12 Scheuchzer, Bd I, p. 30.

13 ebd. 38.

14 ebd. 32.

15 Scheuchzer, Bd II, p. 639.

16 Nicolas Venette, dt. Abhandlung von Erzeugnung des Menschen, Leipzig 1711, Königsberg/Leipzig 1738 (ND Leipzig 1979) (und viele andere Ausgaben), kann an dieser Stelle nicht ausführlich besprochen werden. Es ist der ausführlichste "Ehe-Ratgeber" des 18. Jahrhunderts und berichtet über normale Anatomie und Mißbildungen der Geschlechtsteile, über Jungfernschaft und was in der Ehe geschieht, über Samen, Zeugung, Schwangerschaft und Geburt.
Die folgenden Stiche aus Venette sind als *Kontrast* zu Texten und Abbildungen protestantischer Geschlechtstheorie zu verstehen. Links oben ist die Vereinigung eines männlichen Samenstropfens mit einem weiblichen Ei zu sehen; das in der Samenflüssigkeit einliegende, schon fast "fertige" Menschlein zeigt klar, daß Venette An-

hänger der animalkulistischen Theorie ist. Dazu die männlichen und die weiblichen "Geburths=Geilen".
Für die rigiden Protestanten muß dieses Buch in seiner Klarheit und ernsten Freizügigkeit in Text und Abbildung eine Provokation gewesen sein.
Zu Venette siehe Hoof, Pestalozzi, p. 478-484.

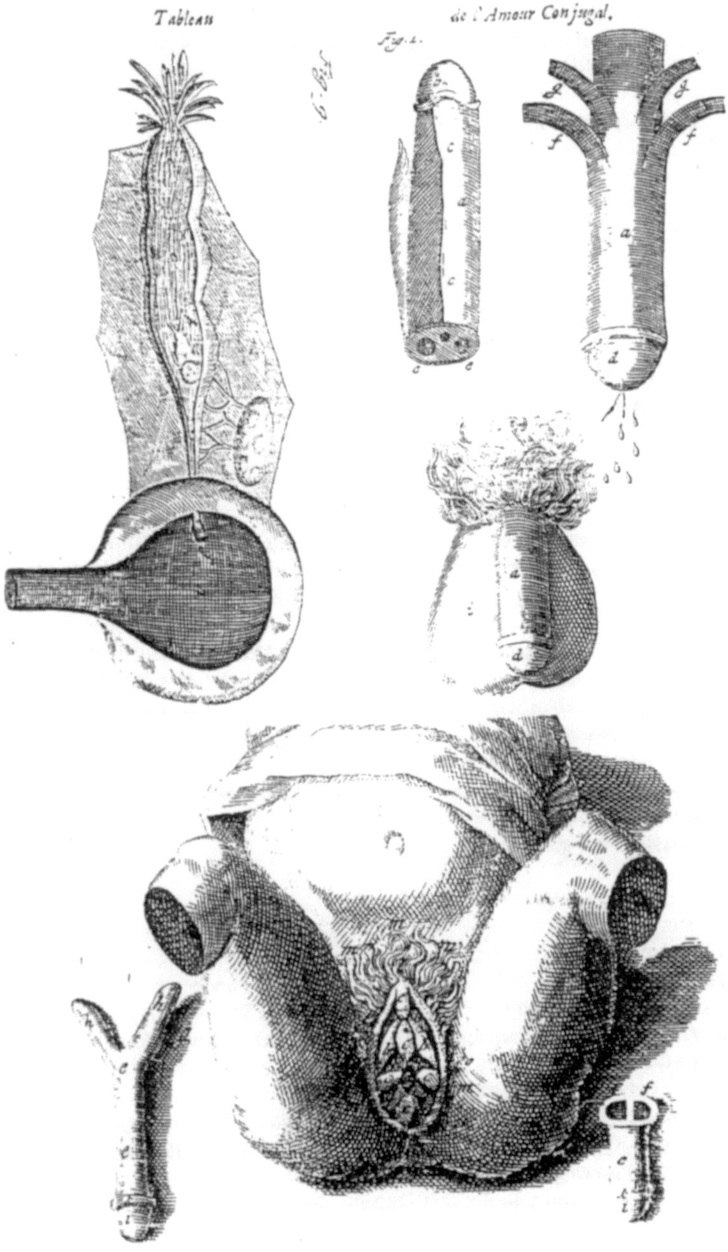

17 Scheuchzer, Bd I, p. 40.
18 ebd. 39.
19 Zitiert nach Parsch (Hg.) Bibel.
20 Das Bild des Lebens als Kette durchzieht das ganze 18. Jahrhundert; es gehört der Präformationstheorie an. Siehe hierzu: Lepenies, Naturgeschichte, p. 41 f, der angibt, daß die Idee der "Kette der Wesen" "eine ähnlich bestimmende Rolle in der Geistes- und Wissenschaftsgeschichte (spielt) wie im 19. Jahrhundert die Evolutionstheorie."
21 In der Genesis verurteilt Gott die Schlange zum Kriechen erst nach dem Sündenfall (Gen 3, 14), so daß man sie sich vorher durchaus mit 4 Beinen ausgestattet vorstellen könnte.
22 Scheuchzer Bd I, p. 450 f.
23 ebd. 451.
24 ebd.
25 ebd. 452.
26 ebd. 453.
27 ebd.
28 ebd. 453 f.
29 ebd. 450.
30 ebd. 451.
31 Scheuchzer, Bd IV, p. 1142.
32 Scheuchzer, Bd I, p. 482 f.
33 ebd. 483.
34 ebd. 483 f.
35 ebd. 484 f.
36 ebd. 484.
37 Osterwald, p. 120 und 195.
38 Fleck, Entstehung, p. 71 ff hat gezeigt, daß man von Syphilis im modernen Sinn erst seit Entdeckung des Wassermannschen Reaktionstests sprechen kann. Krankheitsbilder wie "Tabes dorsalis" - Rückenmarksdarre - waren in der Ätiologie der Onanie und auch der Syphilisentwicklung zugeschrieben worden. Was Syphilis, Lustseuche etc. im 18. Jahrhundert genau bezeichnet, können vielerlei Geschlechtskrankheiten sein, da nicht exakte Nosologie, sondern die Entstehung aus der Lust maßgeblich war. Siehe zum Beispiel Zedler, Syphilis und Lustseuche. Da "alte Syphilis" nicht notwendigerweise mit "moderner Syphilis" identisch ist, mag die Quecksilbertherapie manchmal positiv angeschlagen haben und deswegen - nach heutiger Anschauung absolut schädlich - auch weiter verordnet worden sein.
39 Scheuchzer, Bd I, p. 485
40 ebd. 452.
41 Osterwald, p. 167.
42 ebd. 275.
43 ebd. 113.
44 ebd. 114 f.
45 Scheuchzer, Bd I, p. 485.
46 ebd. 507 f.
47 ebd. 508.
48 ebd.
49 Siehe hierzu für das 16. und 17. Jahrhundert Schneider, Der Libertin. Zur Geistes- und Sozialgeschichte des Bürgertums, und für das 18. Jahrhundert Bloch, Der Marquis de Sade und seine Zeit.
50 Bengel, Lebensabriß (kompiliert 1885), zitiert nach Zsindely, Krankheit, p. 55.

51 ebd. 65. Die Zitate aus Spener, Lebenspflichten (1707), und Urlsperger, Der Kranken Gesundheit und der Sterbenden Leben ([3]1756).

52 Sarganeck, Unreinigkeit, p. 458. Der Unterschied Schwachheits- und Bosheitssünden, ebd. 460.

53 ebd. 130.

54 Marberger, Getreue Anleitung zur wahren Seelen=Cur (1717), zitiert nach Zsindely, p. 110.

55 ebd. 71.

56 Urlsperger, Kranken Gesundheit, zitiert nach Zsindely, p. 115.

57 Oetinger, Leben und Briefe (kompiliert 1859), zitiert nach Zsindely, p. 56.

58 Leipziger Gelehrte Zeitung 1740, p. 133, und Zedler, Sarganeck, p. 99. Ich konnte nur die Rezension der "Neuer Zeitungen von Gelehrten Sachen auf das Jahr MDCCXL Leipzig" (Herzog-August-Bibliothek Wolfenbüttel) einsehen, aber mir scheint, daß es sich bei dem, was im Zedler Rezensionen genannt wird, um Selbstankündigungen handelt und also der Text in den Hamburger Berichten und der Frankfurter Gelehrten Zeitung mehr oder weniger identisch mit dem der Leipziger Gelehrten Zeitung sein könnte. Buch und die drei Rezensionen sind 1740 erschienen!

59 van Ussel, Sexualunterdrückung, p. 139, ohne einen Nachweis.
Ich benützte die Ausgabe von 1740. Van Ussel und Tarczylo N° 7 (Anhang II) geben als Erscheinungsjahr 1746 an. Ich konnte diese Ausgabe nicht nachweisen.

60 van Ussel, Sexualunterdrückung, p. 139.
Sarganeck zitiert als Anhang zu seinem anatomisch-medizinischen Teil, p. 171: "I Aus dem Auctore des Buchs/ Onania genannt" (p. 171-202) und "II Aus des Engländers Salmons zwo Schriften" (p. 203-208). Zur "Onania" schreibt er, p. 172: "Vielleicht wäre zwar das Buch Onania nützlicher gewesen, wenn es nach den ersten Englischen Editionen wäre übersetzet worden:/ zumalen, (ohnerachtet in den letzten Editionen eine große Menge Briefe und andere nicht allemal für die Jugend gehörige Dinge hineingeschaltet und beygefüget worden ...) doch noch viele sehr nötige Dinge darin zu fehlen scheinen." Van Ussels Verdikt "setzt sich aus Auszügen der Onania-Ausgabe zusammen" - ganze 30 Seiten im fast 600-Seiten Wälzer - hat ausgereicht, daß Sarganecks Buch ziemlich unbeachtet geblieben ist.

61 Zsindely, Krankheit, p. 120 f. "Es ist ein greulicher Geitz, wenn man mit Bücherschreiben, um Artztney zu verkauffen, die Leute unterrichtet, wie sie ... sich selbsten curiren, das Geld aber denen hällischen Artztney-Verkauffern zuschicken." (Unschuldige Nachrichten, 1709, p. 181 nach Zsindely, p. 120.)

62 Sarganeck, Unreinigkeit, Vorbemerkung ohne Paginierung.
Der Zusammenhang von Selbstmord und Onanie bedürfte einer eingehenderen Untersuchung; siehe Wettley, Psychopatia, p. 90 (Anm 2), wo sie schreibt: "*Hufeland* spricht in der Makrobiotik von 1797, S. 366/67 von Selbstmord als 'unwiderstehlichem Trieb'. Er wird von *Hufeland* in Verbindung mit der Onanie genannt. Selbstmörder sind meist Menschen, die durch frühzeitige Ausschweifungen ihr Leben verdorben haben."

63 Sarganeck, Unreinigkeit, p. 8.

64 ebd. 8 f.

65 ebd. 16.

66 ebd. 9 f.

67 ebd. 20.

68 ebd. 10 f.

69 Siehe Duerr's Ausseinandersetzung mit Elias, Mythos vom Zivilprozeß, Bd. I Nacktheit und Scham.

70 Sarganeck, Unreinigkeit, p. 44.

71 Wie Scheuchzer schwankt Sarganeck hinsichtlich der Zeugungstheorie, er führt wie dieser animalkulistische und ovistische Theorien gleichzeitig an. Sarganeck, p. 56 f: Der Mensch ist entweder im männlichen Samen bereits "in unbegreiflich kleiner Gestalt und völliger Structur schon entworfen und verborgen; oder aber, (welches noch glaublicher ist) ein *spiritus plasticus* und sehr gewaltige Kraft, welche bey der Empfängnis ins ovulum maternum penetrieren und die darin befindlichen stamina corpusculi humani beleben und auseinander wickeln, mithin zum Ursprung, Leben und Wachsthum bringen muß".

72 ebd. 133 (1.Absatz) und 61 (2.Absatz).

73 ebd. 61 ff. Hier neigt Sarganeck harter animalkulistischer Theorie zu.

74 ebd. 205.

75 Siehe Solé, Christl. Mythen, p. 101 ff.

76 Süßmilch, Göttliche Ordnung, hatte mehrere sich ständig erweiternde Auflagen. Ich hatte in der Hand: [1]1741 (1 Bd); [2]1761/62 (2 Bde); [3]1765-76 (3 Bde) und [4]1775/76 (3 Bde), alle Berlin.

77 Vor allem Süßmilch Bd I (1761), p. 186 ff und 457-470.

78 Süßmilch Bd I (1761), p. 458 ff.

79 ebd. 529 f.

80 Süßmilch Bd II (1762), p. 414.

81 ebd. 419 f.

82 Süßmilch Bd I (1761), p. 459.

83 Hier sei vor allem auf das Werk Johann Peter Franks, Tissots Nachfolger in Padua, verwiesen: System einer vollständigen medizinischen Polizey, Mannheim 4 Bde [1]1779-1788.

84 Sarganeck, Unreinigkeit, p. 471 f.

85 Siehe Descartes, Über den Menschen, p. 104-112.

86 Sarganeck, Unreinigkeit, p. 472 f.

87 ebd. 422, 463, 494.

88 ebd. 406 und 413.

89 ebd. 480.

90 ebd. 466.

91 ebd. 487; ab "Sie können es thun" 490-494.

92 ebd. 500 f.

93 Laut Thalhofer, Sexuelle Pädagogik, p. 30, ist der Verfasser der Magdeburger Schuldirektor Gotthilf Sebastian Roetger (1749-1806) und der Herausgeber der den Philanthropen nahestehende, "empfindsame" Schriftsteller Johann Gottlieb Schummel (1748-1813).

94 Sarganeck, Unreinigkeit, p. 491.

95 Langhans, Laster, p. 52 ff.

96 ebd. 45 und 44.

97 Zedler, Generatio.

98 Im Grimmeschen Wörterbuch ist "Lustigkeit" noch genau in diesem Sinn aufgeführt.

99 Sarganeck, Unreinigkeit, p. 160 f.

100 ebd. 289.

101 Osterwald, p. 277 f.

102 Sarganeck, Unreinigkeit, p. 462 ff.

103 Zitiert nach Weber, Ethik, p. 124.

104 Über den Charakter der "alten" Ehe siehe Tyrell, Familie und Religion, p. 28 ff; Duby, Ritter, Frau, p. 250 f: "Als sie (Partnerin einer "Minne"- Beziehung,

Anm.Verf.) fragt, ob nicht die Gattenliebe, da ohne Makel, besser sei als die höfische Liebe, antwortet er: Nein; denn wenn amor - nicht caritas -, wenn die pralle, treibende Liebe des Körpers im Innern der Ehe wächst dann drängt sie zum Übermaß der Lust, und das ist Sünde, weil es gegen die Ehezwecke verstößt."; Mètral, Ehe, p. 214: "Der Familiengeist ist ohne jeden Gefühlsinhalt. Familienliebe gibt es nicht."

105 Tyrell, Familie und Religion, p. 37.

106 Metral, Ehe, p. 214.

107 Calvin, zitiert nach Leibbrand, Eros II, p. 98.

108 Siehe hierzu Beyreuther, Sexualtheorien im Pietismus, und Tanner, Ehe Pietismus.

109 Schücking, Purit. Familie, p. 104. Die Seelenbräutigamschaft wird behandelt bei Leibbrand, Eros II, p. 111-127.

110 Siehe Leites, Purit. Gewissen, p.187 f. der die Aufwertung der Frau mit ihrer "Entsexualisierung" in Zusammenhang sieht. Auch Beyreuther, Sexualtheorien Pietismus, p. 15. Diese Aufwertung legt die Frau ideologisch auf die Rolle der liebenden und sich aufopfernden Mutter und Gattin fest. Marianne Weber, Frau und Mutter, p. 288 ff, die "alte" Welt der Volkskultur mit seinem dauernden Ansprechen der Leib- und Geschlechtlichkeit und seinem Lachen darüber (siehe Bachtin, Rabelais) verkennend und die "sexualisierte Reinheit" der rigiden Protestanten überschätzend schreibt: "Die Eindämmung des exklusiven Ueberwucherns der sexuellen Phantasie in Literatur, Gesellschaft und Konversation, die dadurch erst ermöglichte Unbefangenheit des kameradschaftlichen Verkehrs der Geschlechter miteinander und damit die Ritterlichkeit und Achtung der Frau nicht, wie im Minnedienst, nur außerhalb, sondern nunmehr grade auch *in der Ehe* ist es, welche diesen Völkern die Durchgeistigung der ehelichen Beziehungen geschenkt hat".

111 Siehe hierzu Stone, Family, p. 175; Schücking, Purit. Familie, p. 106; Tyrell, Familie und Religion, p. 43.

112 Siehe Zedler, Hagestolz; Hoof, Pestalozzi, p. 511 ff.

113 Tyrell, Familie und Religion, p. 41.

114 Toeltsch, Soziallehren, p. 557.

115 Schücking, Purit. Familie, p. 89.

116 Tyrell, Familie und Religion, p. 40.

117 ebd. 42.

118 Zur Entwicklung der Familie siehe vor allem umfassend, wenn auch nicht konfessionell differenzierend Rosenbaum, Formen der Familie. Auch Weber-Kellermann, Deutsche Familie. Umfangreiches Material für ein katholisches Land hat Flandrin, Familien, geliefert.

119 Schücking, Purit. Familie, p. 60.

120 Troeltsch, Soziallehren, p. 556.

121 König zitiert nach Tyrell, Familie und Religion, p. 38.

122 Tyrell, Familie und Religion, p. 40.

123 Marianne Weber, Frau und Mutter, p. 287 ff.

124 Scharfe, Religion des Volkes, p. 60 ff: "Hauptsache: Willen brechen"; Stone, Family, p. 174 ff; Schücking, Purit. Familie, p. 70.

125 Calvin, zitiert nach Leibbrand, Eros II, p. 106.

126 Leites, Purit. Gewissen, p. 24 ff.

127 ebd. 26.

128 ebd. 24 (1.Absatz) und 130 ff (2:Absatz).

129 Siehe Weber-Kellermann, Deutsche Familie, p. 38 ff.

130 Weber, Ethik, p. 66 und 100 ff (Anm 54). Siehe auch Troeltsch, Soziallehren,p. 653 ff.

131 Zedler, Beruff, p. 1449 ff.
132 Weber, Ethik, p. 66.
133 Treiber/Steinert, Fabrikation des zuverlässigen Menschen. Über die "Wahlverwandtschaft" von Kloster- und Fabrikdiszplin, vor allem p. 53 ff und 99 ff. Ihre Kritik an Foucault und seinen Untersuchungen zur Disziplinierung scheitert meines Erachtens an Steinert/Treibers mißverstandener Auffassung des Foucaultschen Begriffes Diskurs, den sie nur auf der Ebene der "Verwaltung von Gesellschaft", p. 77, ansetzen. Zurecht kritisieren sie aber Foucaults unklare Hypostasierung der Macht.
134 Siehe Scharfe, Religion des Volkes, p. 109 ff.
135 "Mammonismus" siehe Weber, Ethik, p. 180, und Lüthy, p. 137-147.
136 Ziemlich am Beginn meines Germanistikstudiums besuchte ich in Tübingen bei *Paul Mog* ein Seminar über den Roman des 18. Jahrhunderts, worin ich über Schnabels "Wunderliche Fata einiger See=Fahrer, absonderlich Alberti Julii" (= Insel Felsenburg) gearbeitet habe. Seitdem hat mein Interesse für das 18. Jahrhundert nicht nachgelassen.
137 Weber, Ethik, p. 107. (Die Hervorhebung ist von mir.)
138 Leites, Purit. Gewissen, p. 195.
139 Osterwald p. 304, Sarganeck p.466.
140 Sarganeck, Berechnung, p. 650 und 652 f. Ein früher Wortbeleg für "Beruf " im modernen Sinn als Erwerbstätigkeit. Die bei Grimm, "Beruf", aufgeführten Belege zielen alle auf die ältere, allgemeinere Bedeutung im Sinne "vocatio, officium, studium, impulsio, amt, bestimmung" ab. Als Kompositum führt Grimm "Berufsgeschäfte" nicht an, jedoch "Berufsarbeit" mit späteren Belegen.
141 Marianne Weber, Ehefrau, p. 289.
142 Franklin zitiert nach Weber, Ethik, p. 40 f.

Biermann, Protest.-Debatte, p. 227, meint, Weber hätte hinsichtlich Franklins "keine Kausalkette geschlossen, sondern inhaltliche Affinität und Sinnenverwandtschaft festgestellt". Genau darum geht es: Wie die protestantische Sozialisation die jenseitige Abzweckung verliert, aber in der ethischen Ausprägung weiterexistiert. An den Säkularisierungsweisen der rigiden Protestantismen könnte eine Soziologie des "kapitalistischen Geistes" und auch der Unternehmerschaft ansetzen.

Schelsky, Sexualität, p. 103, schreibt: "Auf der einen Seite ... entwickelt sich eine spezifisch protestantische Prüderie, auf der anderen wird gerade der materialistisch entwertete Geschlechtsakt zur sozialen Pflicht erhoben, wie er in der kalten Zweckrationalität des Ausspruchs *Franklins*: 'Never use venery except for health and offspring!' zum Ausdruck kommt." Protestantische Prüderie und Zweckrationität sind eben zwei Seiten *einer* Münze.

Zur Idee des Geldes als Strom siehe Hoppe, Säfte-Ökonomie, p. 16 f.
143 Dalstra, Sparschwein, p. 172. Das Schwein trägt in der europäischen Tradition unverkennbar sexuelle Züge.
144 Zedler, "Beruffen hat uns GOtt..."
145 Brockes, Irdisches Vergnügen, p. 78.
146 Sarganeck, Unreinigkeit, p. 222.
147 Der hier zitierte Text samt Unterschrift befindet sich auf dem leeren Blatt neben dem Titel. Darunter sind viele weitere Bibelstellen.

6 *Protestantische Ethik und sexuelle Mentalität. Theoretisches Innehalten II*

1 Lüthy, Calvinismus, p. 131: "Daß Weber nicht vom Kapitalismus, sondern vom Geist des Kapitalismus sprach - so wie er nicht vom Protestantismus, sondern von protestantischer Ethik sprach -, hat niemandem zur Warnung gedient: das Wort war da ..., und schon in den Händen des nächsten, der Webers Thesen aufgriff, nämlich Sombarts, war daraus etwas völlig anderes geworden."
2 Lipp, Innenseite Arbeiterkultur, p. 214.
3 Foucault, Warum ich die Macht untersuche, p. 103.

7 *Nemesis Divina und der "Homo sapiens"*

1 Siehe in dieser Arbeit p. 183.
2 Das L. bei "Sus scrofa L." bedeutet, daß Linné den Namen vergeben hat. Linnés Beobachtungsgabe, Reflexion und poetische Kraft bei der Benennung hat Alker, Randphänome, p. 218 ff, hervorgehoben.
3 Moravia, Vernunft, p. 21 f.
4 Siehe ebd. 254 (Anm 16).
5 ebd. 23.
6 Linné zitiert nach Moravia, Vernunft, p. 23 f.
7 Brehms Tierleben, p. 37. Die Schimpansen tragen als Art-Namen "Pan". In neueren Standardwerken konnte ich den "Pan satyrus L." nicht mehr finden: der Tschego-Schimpanse heißt jetzt meist "Pan troglodytes troglodytes".
8 Hermes, Töchter edler Herkunft, spricht von "'Affengreueln' und deren entsetzlichen Krankheitswirkungen". Köberle, p. 102; Thalhofer, p. 44. Siehe auch: Van Ussel, Sexualunterdrückung, p. 158, schreibt: "Ohne Begleitung und ohne vorherige Mahnung, 'ihre Blicke zu beherrschen', sollte man Kindern nicht auf Plätze führen, wo ... Affen gezeigt werden." Bei Aron/Kempf, Sittlicher Verfall, p. 149, zeigt sich der Zusammenhang von Onanie-Abwehr und Rassismus (1893): "Es ist folgerichtig, die Annamiten *Affenmenschen* zu nennen. Sie verdienen diese Bezeichnung ... Der Affe ist ... das einzige Tier, das sich mit Vorbedacht masturbiert, was ein Berührungspunkt mit der menschlichen Rasse ist. Der Annamite, der seit langem zivilisiert lebt, ist nun aber genauso lüstern wie der Affe."
9 Enzensberger, Nachtbuch, p. 221 ff.
10 Linné, Nemesis, p. 109.
11 ebd. 108.

III Gottzentrierte gegen lustzentrierte Anthropologie

Motto: Lichtenberg, Bd. 1, p. 585 (Heft F N° 879).

1 Anti-Onanie-Kampagne und Perversionen

1 Die preiswürdige Frage erschien in den Pädagogischen Unterhandlungen (Hg. vom Dessauischen Erziehungsinstitut), 2 Jg. (1778), I, p. 152. Das 1. richtige Preisausschreiben wurde in der Vorrede des 1. Bandes der "Allgemeinen Revision des gesamten Schul- und Erziehungswesens" (Hg. Joachim Heinrich Campe), p. XXXV-XLI, mit der Dotierung 100 holländische Dukaten 1785 veröffentlicht. Das 2. Preisausschreiben schrieb Christian Gotthilf Salzmann 1789 im Philanthropin Schnepfenthal aus.
Die Darstellung der Kampagne siehe am ausführlichsten die entsprechenden Kapitel bei Van Ussel, Sexualunterdrückung.
Ich plane, auf diesen ganzen Kompex in einer eigenständigen Veröffentlichung eingehen zu können.
Zur individuellen und gesellschaftlichen Wahrnehmung von Krankheit, die für eine Untersuchung der Anti-Onanie-Kampagne zentral werden wird, siehe den Aufsatz von Lain Entralgo, Das Erlebnis der Krankheit als geschichtliches Problem. Zur Krankheit Onanie gehört sicher das "Gefühl der Schuldhaftigkeit"; in diesem Sinne zählt das ausgehende 18. Jahrhundert für die bürgerliche Jugend zu den "guilt-cultures". p. 286.

2 Bauer, Über die Mittel, p. 354.
Zu den Folgen dieser Kampagne und zur Problematik der Onanie in der Erziehung nach der Tabuierung des 19. Jahrhunderts siehe den grundsätzlichen Aufsatz von Reich, Eltern als Erzieher.

3 Lorenzer, Konzil, p. 109.

4 Jeggle, Kiebingen, p. 280.

5 Siehe hierzu vor allem Szasz, Fabrikation Wahnsinn, p. 256 ff, und Dörner, Bürger und Irre, p. 164 und 329.

6 Freud, Eine Schwierigkeit, p. 9. Auch die Onanie wird nun chirurgisch behandelt: Knaben werden infibuliert, an Mädchen wird die Klitorisdektomie vorgenommen. Siehe hierzu Duffy, Masturbation and Clitoridectomy.

7 Wettley-Leibbrand, Siehe Seite 94 dieser Arbeit.

8 Foucault, Sex. und Wahrheit, p. 58.

9 ebd. f.

10 Gay, Erziehung Sinne, zum Beispiel p. 18, oder das Ehelebens der Todds, p. 93-102.

2 Die dritte Kränkung der menschlichen Eigenliebe

11 Freud, Eine Schwierigkeit, p. 6 f.

12 ebd. 7-11.

13 Philipp, Werden der Aufklärung, p. 171 (Kopernikus), p. 63 (Darwin).

14 Freud, Eine Schwierigkeit, p. 8.

15 ebd. 9.

16 ebd.

17 ebd.

18 ebd 10 f.
19 ebd 4.
20 Freud, Drei Abhandlungen, in: Freud, Studienausgabe, Bd V, p. 121.
21 Siehe hierzu den konsequentesten Fortsetzer der Libidotheorie Wilhelm Reich, Gespräch über Freud (mit Kurt R. Eissler), zum Beispiel p. 30 und 66 f.
22 Siehe den Artikel "Libidostufe" in Laplanche/Pontalis, Vokabular der Psychoanlyse.
23 Freud, Eine Schwierigkeit, p. 6.
24 ebd 4.

3 Sexualität: Was ist das?

25 Pörksen, Plastikwörter, p. 29.
26 Parin, Verflüchtigung, p. 15 und 19.
27 Schelsky, Sexualität, p. 111.
28 Siehe zum Beispiel das Gespräch zwischen Oswald Kolle und Ernest Borneman. Kolle, Ist ... Optimismus angebracht?
29 Hull, 'Sexualität', vor allem p. 49 und 62 f.
30 Leites, Purit. Gewissen, p. 34.
31 Hentze, Sexualität, p. 161.
32 Koselleck, Begriffsgeschichte, p. 24.

4 Zucht-Unzucht vor Gott/ Presexualität/ Sexualität

33 Sigusch, Kritische Sexualwissenschaft, p. 1.
34 Duerr, Intimität, p. 19.
35 Als Studie über das Osterlachen hat die Anthropologin und Theologin Maria Caterina Jacobelli mit "Il 'risus paschalis' e il fondamento teologico del piacere sessuale" (Rom 1990; span. Ausgabe Barcelona 1991) ein äußerst interessantes Buch vorgelegt. Im Fazit setzt sie körperliche Lust und Gott in eins.

Schluß - Noch keine Sexualität, andere Körper

1 Nietzsche, Morgenröte, Bd II, p. 201.
2 Bücking, nach Hauber, Biblioteca acta, Bd. 3, 34. Stück, p. 644.
3 Bekker, Welt, Bd II, p. 6.
4 Über Lebensgeister und Libido als imaginären Ströme und die dazugehörige anthropologische Sicht siehe Starobinski, Imaginäre Ströme. Für Libido p. 40 f.
5 Osterwald, Unreinigkeit, p. 274.

Abbildungverzeichnis

Bibliographie

Titel vor 1800

Allgemeine Deutsche Bibliothek. Hrsg. von Friedrich *Nicolai*. Berlin/ Stettin 1766-1796.

Anonymus, Onania, oder die erschreckliche Sünde der Selbst=Befleckung, Mit allen ihren entsetzlichen Folgen, so dieselbe bey Beyderley Geschlecht nach sich zu ziehen pfleget; Nebst Geist und Leiblichen Rath vor alle diejenigen, welche sich durch diese abscheuliche Gewohnheit bereits Schaden zugefüget haben. Nach der Funffzehenden Herausgebung aus dem Englischen ins Deutsche übersetzet. Leipzig 1736.

Anonymus, Curieuse Unterredungen im Reiche der Todten zwischen dem Weltberühmten Pastore in Lockwitz Christian Gerbern, und dem Hochgelahrten Herrn D.J. David Schwerdtnern. Darinnen der denckwürdige Lebens=Lauff des Herrn Pastoris Gerbers, auf eine anmuthige Arth beschrieben wird. Zwei Theile. Franckfurth/Leipzig 1732.

Bauer, Karl Gottfried, Über die Mittel, dem Geschlechtstrieb eine unschädliche Richtung zu geben. Leipzig 1791.

Bekker, Balthasar, Die bezauberte Welt oder eine gründliche Untersuchung des allgemeinen Aberglaubens, betreffend die Art und das Vermögen, Gewalt und Wirkung des Satans und der bösen Geister über den Menschen. 4 Bde. Amsterdam 1693.

Biblia: Das ist: Die gantze Heilige Schrifft/ Deudsch/ Auffs new zugericht. D. Martin Luther. Wittenberg 1545. Hrsg. von Hans *Volz*, unter Mitarbeit von Heinz Blanke. Textredaktion Friedrich Kur. Neudruck München 1974.

Bibel. Die Heilige Schrift des Alten Bundes. I. Bd. Geschichtliche Bücher. Hrsg. & kommentiert von Pius *Parsch*. Wien 1951.

Boerhaave, Hermann, Lehrsätze der theoretischen Medizin. *Müneber/ Cappel* (Hg) 4 Bde. Helmstedt 1783-1794.

Brockes, Bartold Heinrich, Irdisches Vergnügen in Gott. Auswahl Adalbert *Elschenbroich*. Stuttgart 1982.

Butschky, Samuel, a-z. Pathmos: Sonderbare Reden und Betrachten der Hofwelt und Staatssachen. Leipzig 1676.

Calvin, Jean, Opera Omnia in 9 Teilen. Bd 1 Comentarii in libros Mosis. Amsterdam 1671

Calvin, Johannes, Unterricht in der christlichen Religion. Institutio Christianae Religionis. Übersetzt & bearbeitet von Otto *Weber*. 3 Bde. Neukirchen/Moers 1936-38.

Calvin, Johannes, Auslegung der Hl. Schrift NF Bd 1-14. Hrsg. von Otto *Weber*. Bd 1 Genesis. Hrsg. & übersetzt von W. *Goeters*/ M. *Simon*. Neukirchen/ Moers 1956.

Campe, Joachim Heinrich (Hg), Allgemeine Revision des gesamten Schul- und Erziehungswesens. Bd 1. 1785.

Carolina, siehe Peinliche Heilsgerichtsordnung.

Carpzow, Benedikt, Practica nova. Imperialis Saxonica Rerum Criminalium Leipzig/Frankfurt 1695.

Dannhauer, Johann Conrad, Catechimus=Milch. 10 Bde. Argentor (= Straßburg) 1678 ff.

Descartes, René, Über den Menschen (1625) sowie Beschreibung des menschlichen Körpers (1648). Nach der franz. Ausgabe von 1664 übersetzt und hrsg. von Karl E. *Rothschuh*. Heidelberg 1969.

Ellinger, Johann, Hexen=Coppel/ das ist/ Uhralte Ankunfft und große Zunfft der unholdseligen Unholden oder Hexen ... Frankfurt/Main 1629.

Frank, Johann Peter, System einer vollständigen medizinischen Polizey. 4 Bde. Mannheim 1779-1788.

Gerber, Christian, Unerkannte Sünden der Welt, ... Aus GOTTes heiligen Wort der sichern Welt zu ihrer Bekehrung vor Augen gestellet. Dresden1708 (Christoph Hekels) (EA 1692).

ders., Fortsetzung der unerkannten Sünden der Welt/ Aus GOttes heiligen Wort/ zu der Ruchlosen Bekehrung/ und derer/ die den HErrn suchen wollen Bewahrung/ vorgestellet. Franckfurth 1705 (Joh. Jac. Wincklern).

ders., Der unerkannten Sünden der Welt Dritter Theil/ .... Dresden 1712 (Joh. Jac. Wincklern).

Gerson, Johannis, Opera Omnia, 5 Bde. Antwerpen 1706.

Goethe, Johann Wolfgang, Weimarer (Sophien) Ausgabe. 143 Bde. Weimar 1887-1919.

Haller, Albrecht, Von den empfindlichen und reizbaren Teilen des menschlichen Körpers. Deutsch hrsg. und eingel. von Karl *Sudhoff*. Leipzig 1922.

Haller, Albrecht, Briefe an Tissot. Erich *Hintzsche* (Hg). Bern/Stgt/ Wien 1977.

Hamberger, Georg Christian / Meusel, Johann Georg, Das gelehrte Teutsch oder Lexikon der jetzt lebenden Schriftsteller. A-Z. 8 Bde. Lemgo [1]1796-1800.

Hauber, Eberhard David, Biblioteca acta et scripta magica. Gründliche Nachrichten und Urtheile solcher Bücher und Handlungen, welche die Macht des Teufels in leiblichen Dingen betreffen. Zur Ehre Gottes und zum Dienst der Menschen. 36. Stück in 3 Bänden. Lemgo 1738-1745.

Hildegard von Bingen, Heilkunde. Das Buch von dem Grund und Wesen und der Heilung der Krankheiten. Übersetzt & hrsg. Heinrich *Schipperges*. Salzburg 1957.

Hermes, Johann Timotheus, Für Töchter edler Herkunft. 3 Bde. Carlsruhe 1788-1789.

Jöcher, Christian Gottlieb, Allgemeines Gelehrten Lexikon. 4 Bde. Leipzig 1750/51.

Kant, Immanuel, Werke in 10 Bänden. Hrsg. Wilhelm *Weischedel*. Darmstadt 1981.

Kritzinger, Adolph (±Tissot) Die Erzeugung der Menschen und Heimlichkeiten der Frauenzimmer. o.O. 1799.

Langhans, Daniel, Von den Lastern, die sich an der Gesundheit selbst rächen. Bern 1769.

Leipziger Gelehrte Zeitung, 1740.

Lichtenberg, Georg Christoph, Briefe und Schriften. 4 Bde. München 1967-1992.

Linné, Carl von, Nemesis Divina. Wolf *Lepenies*/ Lars *Gustafsson*. Ffm/ Berlin/Wien 1983.

The Little Review; or an Inquisition of Scandal; Consisting in Answers of Questions and Doubts, Remarks, Observation and Reflection, Editor Daniel *Defoe*. Jg. 1705.
Luther, Martin, Werke, Kritische Gesamtausgabe (Weimarer Ausgabe = WA) Weimar 1883 ff.
Luther, Martin, Vom ehelichen Leben und andere Schriften über die Ehe. Dagmar C.G. *Lorenz* (Hg). Stuttgart 1978.

Mirabeau, Comte de (Honoré-Gabriel Riquetti), Der gelüftete Vorhang oder Lauras Erziehung. Ffm 1973.
Moser, Johann Jakob, Beytrag zu einem Lexiko der jetztlebenden Lutherisch= und Reformierten Theologen in und um Teutschland. 2 Bde. Bd 1 Züllichau 1740; Bd 2 Ernst Friedrich *Neubauer* (Hg), Züllichau 1743.

Osterwald, Johann Friederich, Treu gemeinte Warnung vor der Unreinigkeit/ darinne nicht nur aller dahion gehörigen Laster mit sich führende Schande/ und daraus entstehender Schade/ aus der Natur so wohl als der Heil. Schrifft vorgestellet/ sondern auch wie solche zu vermeiden/ und die edle Tugend der Keuschheit zu erlangen/ kräfftige Mittel angewiesen werden. Aus dem Französischen. Hamburg 1714.

Pädagogischen Unterhandlungen, Hrsg. Dessauisches Erziehungsinstiut. 2 Jg (1778).
Die *Peinliche Gerichtsordnung* Kaiser Karl V (Carolina). 1532. Hrsg. & erläutert von Gustav *Radbruch*. Stuttgart 1984.

Rädlein, Johann, Europäischer Sprach=Schatz oder ... Wörterbuch der vornehmsten Sprachen in Europa. 3 Bde. Leipzig 1711.
Anonymus (= Gotthilf Sebastian Roetger), Über Kinderunzucht und Selbstbefleckung. Ein Buch bloß für Aeltern, Erzieher und Jugendfreunde. Züllichau /Freystadt 1787.
Rousseau, Jean-Jacques, Emil oder Über die Erziehung. Paderborn 1983 [EA 1762].

Sarganeck, Georg, Überzeugende und bewegliche Warnung vor allen Sünden der Unreinigkeit und heimlichen Unzucht, darinnen aus Medizinischen u. Theologischen Gründen vernünftig vorgestellet wird, I. Was für Gefahr und Schaden, II. Schulden und Gerichte, und III. Für Rettungs=Mittel vorhanden. Züllichau 1740.
Sarganeck, Georg, Die höchstnöthige Berechnung der Sünden=Schulden, deren Grösse und Mannigfaltigkeit ... Züllichau 1749. (Angebunden an Schmidt Biblischer Mathematicus.)
Schedel, Hartmann, Liber chronicarum. (Schedelsche Weltchronik) Nürnberg 1493. (Reprint München 1975.)
Scheuchzer, Johann Jakob, Kupffer-Bibel, in welcher die Physica Sacra, oder geheiligte Naturwissenschaft deutlich erklärt und bewährt ... wird. 4 Bde. Augsburg/Ulm 1731-1735.
Schmidt, Johann Jacob, Biblischer Mathematicus oder Erläuterung der Heil. Schrift aus den Mathemathischen Wissenschaften Der Arithmetic, Geometrie, Static, Architectur, Astronomie, Horographie und Optic. Züllichau 1749.
Schnabel, Johann Gottfried, Wunderliche Fata einiger See=Fahrer (= Insel Felsenburg) Bd 1. Nordhausen 1731.
Schiller, Friedrich, Werke. Nationalausgabe. Hrsg. von J. *Petersen*/ F.*Beissner*. Weimar 1943 ff.

Süßmilch, Johann Peter, Die göttliche Ordnung in den Veränderungen den Veränderungen des menschlichen Geschlechts, aus der Geburt, dem Tode und der Fortpflanzung desselben erwiesen. 2 Bde. Berlin 1761/1762.

Teller, Wilhelm Abraham, Vollständige Darstellung und Beurteilung der deutschen Sprache in Luthers Bibelübersetzung. 2 Bde. Berlin 1794/95.
Tissot, Samuel André D., Tentamen de morbis ex manustupratione. Angebunden an: Dissertatio de febris biliosis sive Historia epidemiae biliosae Lausannensis. Lausanne 1758.
Tissot, Samuel André, Opuscula medica Bd 1. Lausanne 1769.
Tissot, Samuel André, Von der Onanie, oder Abhandlung über die Krankheiten, die von der Selbstbefleckung herrühren. Eisenach 1785. (Aus der 4. französischen Ausgabe übersetzt).
Tissot, Samuel André, Sämtliche zur Arztneikunst gehörige Schriften 7 Bde. Hamburg/ Leipzig 1774-1784.
Tissot, Wilhelm (Pseud.), Die Gesundheit der Menschen, und von der Ökonomie des Leibes beyderley Geschlechts. Strassburg 1777.

Venette, Nicolas, Tableau de l'amour conjugal. Amsterdam 1688.
Venette, Nicolas, Abhandlung von der Erzeugung der Menschen. Königsberg u.Leipzig 1738 (Reprint Leipzig 1979).
Voltaire, Les Oeuvres Completes de Voltaire. Theodore *Bestermann*. Banbury/Oxfordshire 1970 ff.

Zedler, Johann Heinrich (Verleger), Grosses vollständiges UNIVERSAL LEXICON Aller Wissenschaften und Künste, Welche bishero durch menschlichen Verstand und Witz erfunden und verbessert worden. ... 64 Bde. + 4 Suppl.Bde. Leipzig/ Halle 1732-1750.

Titel nach 1800

Alber, Wolfgang / Dornheim, Jutta, Ärtzliche Fallberichte des 18. Jahrhunderts als volkskundliche Quelle. In: Zeitschrift für Volkskunde 78 (1982), p. 28-43.
Alker, Ernst, Randphänome im Werke Linnés. Der unbekannte Dichter und Mystiker. In: Anthaios II (1960/61), p. 218-235.
Allgemeine Deutsche Biographie (ADB). Hrsg. Hist. Komission bei der Königl. Academie der Wissenschaften. 56 Bde. Leipzig 1875-1912.
Aron, Jean-Paul / Kempf, Roger, Der sittliche Verfall. Bourgeoise und Sexualität in Frankreich. Ffm 1982.
Aries, Philippe, Paulus und das Fleisch. In: *Aries/ Béjin* (Hg), Masken,p.51-54.
Aries, Philippe / Béjin, Andre (Hg), Die Masken des Begehrens und die Metamorphosen der Sinnlichkeit. Zur Geschichte der Sexualität im Abendland. Ffm 1984.
Arveiller, Raymond, Notes de lexique et d'étymologie. In: Mélanges de langue et de littérature francais offerts à Pièrre *Larthomar*. Paris 1985. p.15-22.

Bachelard, Gaston, Die Bildung des wissenschaftlichen Geistes. Beitrag zu einer Psychoanalyse der objektiven Erkenntnis. Ffm 1978.

Bachtin, Michail, Rabelais und seine Welt. Volkskultur als Gegenkultur. Ffm 1987.
Bainton, Ronald H., Servet, el hereje perseguido. Madrid 1973. (Engl.Ausgabe:Hunted heretic. The Life and death of Michael Servetus. Boston 1972).
Bausinger, Hermann, Aufklärung und Aberglaube. In: Dt. Vierteljahresschrift für Literaturwissenschaft und Geistesgeschichte. 37 (1963), p. 345- 362.
Becker, Gabriele, Silvia Bovenschen, Helmut Brackert et al., Aus der Zeit der Verzweiflung. Zur Genese und Aktualität des Hexenbildes. Ffm 1977.
Béjin, Andre, Niedergang der Psychoanalytiker, Aufstieg der Sexologen. In:*Aries/ Béjin* (Hg), Masken, p. 226-252.
Belehren und nützlich seyn. Franz Anhalt von Dessau. Fürst der Aufklärung. 1740-1817. Ausstellungskatalog Wörlitz 1990.
Benedict, Philippe, Bibliothèques protestantes et catholiques à Metz au siècle XVIIe. Annales ESC 40 (1985), p. 343-370.
Bernards, Matthäus, Speculum virginunm. Geistigkeit und Seelenleben der Frau im Hochmittelalter. Köln/Wien 1982.
Beuys, Barbara, Familienleben in Deutschland. Neue Bilder aus der deutschen Vergangenheit. Reinbek 1980.
Beyreuther, Gottfried, Sexualtheorien im Pietismus. München 1963.
Biermann, Benno, Die Protestantismus-Debatte: Entwicklung, Stand und Bedeutung für eine Soziologie der Unternehmerschaft. In: Joachim *Matthes* (Hg), Internationales Jahrbuch für Religionssoziologie Bd IV. p. 223-250.
Biographisches Lexikon der hervorragenden Ärzte aller Zeiten und Völker vor 1800. Hrsg. von August *Hirsch*. 5 Bde. München/ Berlin [3]1962.
Bloch, Iwan, Der Marquis de Sade und seine Zeit. Ein Beitrag zur Sittengeschichte des 18. Jahrhunderts. München 1978.
Blumenberg, Hans, Die Lesbarkeit der Welt. Ffm [2]1983.
Brehms Tierleben. Volksausgabe. Bearbeitet von Wilhelm Bardorff. Berlin 1952.
Bucher, Heinrich Walther, Tissot und sein Traité des nerfs (1778). Ein Beitrag zur Medizingeschichte der schweizerischen Aufklärung. Zürich 1958.
Burke, Peter, Helden, Schurken und Narren. Europäische Volkskultur in der frühen Neuzeit. München 1985.

Callisen, Adolph Carl Peter, Medizinisches Schriftsteller Lexikon der jetzt lebenden Ärzte, Wundärzte etc. 21 Bde. Kopenhagen 1830-1835.
Cassirer, Ernst, Die Philosophie der Aufklärung. Tübingen 1973.
Chartier, Pierre, Lektüre und Leser im ancien régime. Freibeuter, Heft 33 (1987), p. 47-57.
Comfort, Alex, Los medicos fabricantes de angustia. Barcelona 1977. (Engl. Ausgabe: The anxiety makers: Some curious preoccupations of the Medical Profession. London 1967).
Corbin, Alain, Pesthauch und Blütenduft. Eine Geschichte des Geruchs. Berlin 1984.

Dalarun, Jacques, Erotik und Enthaltsamkeit. Das Kloster des Robert von Arbrissel. Ffm 1987.
Dalstra, Koos, Das Sparschwein. In: Jürgen *Harten*/ Horst *Kurnitzky*, Museum des Geldes. Über die seltsame Natur des Geldes in Kunst, Wissenschaft und Leben. 2 Bde. Düsseldorf 1978. Bd 1, p. 172-175.
Deschner, Karlheinz, Das Kreuz mit der Kirche. Eine Sexualgeschichte des Christentums. München 1981.

Diepgen, Paul, Geschichte der Medizin. Die historische Entwicklung der Heilkunde und des ärztlichen Lebens. 3 Bde. Berlin 1949-1955.
Diepgen, Paul, Frau und Frauenheilkunde in der Kultur des Mittelalters. Stuttgart 1963.
Doering, Heinrich, Die gelehrten Theologen Deutschlands im achtzehnten und neunzehnten Jahrhundert. 4 Bde. Neustadt/Orla 1831-35.
Dörner, Klaus, Bürger und Irre. Zur Sozialgeschichte und Wissenschaftssoziologie der Psychatrie. Ffm 1975.
Duby, Georges, Ritter, Frau und Priester. Die Ehe im feudalen Frankreich Ffm 1985.
Duby, Georges / Lardreau, Guy, Geschichte und Geschichtswissenschaft. Dialoge. Ffm 1982.
Duerr, Hans Peter, Nacktheit und Scham. Der Mythos vom Zivilisationsprozeß Bd 1. Ffm 1988.
Duerr, Hans Peter, Intimität. Der Mythos vom Zivilisationsprozeß Bd 2. Ffm 1990.
Duden, Barbara, Geschichte unter der Haut. Ein Eisenacher Arzt und seine Patientinnen um 1730. Stuttgart 1987.
Dülmen, Richard van, Die Entstehung des frühneuzeitlichen Europa. 1550- 1648. (= Fischer Weltgeschichte Bd 24). Ffm 1982.
Dülmen, Richard van, Reformation als Revolutuion. Soziale Bewegung und religiöser Radikalismus in der deutschen Reformation. Ffm 1987.
Dülmen, Richard van_(Hg), Arbeit, Frömmigkeit und Eigensinn. Studien zur histoischen Kulturforschung. Ffm 1990.
Duffy, John, Masturbation and Clitoridectomy. A nineteenth century view. In:Journal of the American Medical Association 186 (1963), p. 246-248.

Elias, Norbert, Über den Prozeß der Zivilisation. Soziogenetische und psychogenetische Untersuchungen. 2 Bde. Ffm 1977.
Elschenbroich, Donata, "Das im Verborgenen schleichende Laster". Auf dem Wege zur "Sexualerziehung". In: Johann Friedrich *Oest*, Belehrung und Warnung für Jünglinge und Knaben (1787). Hrsg. von Johannes *Merkel*/ Dieter *Richter*. München 1977. p. 154-175.
Elschenbroich, Donata, Kinder werden nicht geboren. Studien zur Entstehung der Kindheit. Bensheim 1980.
Elsässer, Günter, Ausfall des Coitus als Krankheitsursache in der Medizin des Mittelalters. Berlin 1934.
Enzensberger, Hans Magnus, Ein Nachtbuch aus dem Rokoko. Über Carl von Linné: "Nemesis Divina". Spiegel Nr. 37/1981, p. 221-225.
Eriksen, Erik H., Der junge Mann Luther. Eine psychoanalytische und historische Studie. Reinbek/HH 1970.
Eynard, Karl, Des großen Arztes Auguste Tissots Leben. Stuttgart 1843.

Febvre, Lucien, Martin Luther. Religion als Schicksal. Ffm/Bln/Wien 1976.
Ferdinandy, Michael'de, Karl V. Tübingen 1966.
Fischer-Homburger, Esther, Medizin vor Gericht. Zur Sozialgeschichte der Gerichtsmedizin. Bern 1983.
Fishman, Sterling, The History of Childhood Sexuality. In: Journal of Contemporary History 17 (1982), p. 269-283.
Flandrin, Jean-Louis, Contraception, mariage et relations amoureuses dans l'Occident chrétien. In: Annales ESC 24 (1969), p. 1370-1390.

Flandrin, Jean-Louis, Späte Heirat und Sexualleben. In: M. *Bloch*/ F. *Braudel*/ L. *Febvre*, Schrift und Materie der Geschichte. Vorschläge zur systematischen Aneignung historischer Prozesse. Hrsg. von Claudia *Honegger*. Ffm 1977. p. 272-310.

Flandrin, Jean-Louis, Familien. Soziologie, Ökonomie, Sexualität. Ffm/ Berlin/Wien 1976.

Flandrin, Jean-Louis, Das Geschlechtsleben der Eheleute in der alten Gesellschaft: Von der kirchlichen Lehre zum realen Verhalten. In: *Aries/ Béjin* (Hg), Masken, p. 147-164.

Fleck, Ludwig, Enstehung und Entwicklung einer wissenschaftlichen Tatsache. Einführung in die Lehre vom Denkstil und Denkkollektiv. Hrsg. von Lothar *Schäfer*/ Thomas *Schnelle*. Ffm 1980.

Foucault, Michel, Die Geburt der Klinik. Eine Archäologie des ärztlichen Blickes. München 1973.

Foucault Michel, Wahnsinn und Gesellschaft. Eine Geschichte des Wahns im Zeitalter der Vernunft. Ffm 1973.

Foucault Michel, Der Wille zum Wissen. Sexualität und Wahrheit. 1. Bd. Ffm 1977.

Foucault Michel, Der Gebrauch der Lüste. Sexualität und Wahrheit 2. Bd. Ffm 1986.

Foucault Michel, Die Sorge um sich. Sexualität und Wahrheit 3. Bd. Ffm 1986.

Foucault Michel, Der Kampf um Keuschheit. In: *Aries/ Béjin*, Masken, p.25-39.

Foucault Michel, Dispositive der Macht. Über Sexualität, Wissen und Wahrheit. Berlin 1978.

Foucault Michel, Warum ich die Macht untersuche: Die Frage des Subjekts. In: Freibeuter, Heft 28 (1986), p. 103-110.

Freud, Sigmund, Studienausgabe in 10 Bänden + Ergänzungsband. Ffm 1982.

Freud, Sigmund, Eine Schwierigkeit der Psychoanalyse. In: Gesammelte Werke (18 Bände) Bd 12 (1917-1920), Ffm ^{3}1966.

Gay, Peter, Erziehung der Sinne. Sexualität im bürgerlichen Zeitalter. München 1986.

Geertz, Clifford, Dichte Beschreibung. Beiträge zum Verstehen kultureller Systeme. Ffm 1987.

Ginzburg, Carlo, Der Käse und die Würmer. Die Welt eines Müllers um 1600. Ffm 1979.

Glantschnig, Helga, Liebe als Dressur. Kindererziehung in der Aufklärung. Ffm/ New York 1987.

Gutekunst, Eberhard / Zwink, Eberhard, Zum Himmelreich gelehrt: Friedrich Christoph Oetinger 1702-1782. Ausstellung der Württemberg. Landesbibliothek und des Landeskirchl. Archivs Stuttgart. Stuttgart. 1982

Goulemot, Jean Marie, "Prétons la main à la nature ..." II. Fureurs Utérines. In: Dix-Huitième Siècle N° 12 (1980), (= Monographisches Heft: Représentations de la vie sexuelle), p.97-111. (Siehe auch T. Tarczylo, 1980).

Grimm, Jakob und Wilhelm, Deutsches Wörterbuch. Leipzig 1854 ff.

Groethuysen, Bernhard, Die Entstehung der bürgerlichen Welt- und Lebensanschauung in Frankreich. Bd 1 (Das Bürgertum und die katholische Weltanschauung) und Bd 2 (Die Soziallehren der katholischen Kirche und das Bürgertum), Halle/ Saale 1927 (Reprint Ffm 1978).

Guerrand, Roger-Henri, Haro sur la masturbation! In: Histoire Nr.63 (1984), p. 99-102.

Hare, E.H., Masturbatory Insanity: The history of an idea. In: The Journal of Mental Science 108 (1962), 1-25.

Heinsohn, Gunnar / Steiger, Otto, Die Vernichtung der weisen Frauen. Beiträge zur Theorie und Geschichte von Bevölkerung und Kindheit. Herbstein 1985.

Heintel, Helmut (Hg), Quellen zur Geschichte der Epilepsie. Bern/Stgt/ Wien 1975.
Hentze, Hilke, Sexualität in der Pädagogik des späten 18. Jahrhunderts. Bern/Las Vegas 1977.
Honegger, Claudia (Hg), Die Hexen der Neuzeit. Studien zur Sozialgeschichte eines kulturellen Deutungsmusters. Ffm 1978.
Hoof, Dieter, Pestalozzi und die Sexualität seines Zeitalters. Quellen, Texte und Untersuchungen zur Historischen Sexualwissenschaft. Sankt Augustin 1987.
Hoppe, Joseph, Säfte-Ökonomie und Sexualhygiene. In Martin *Reuter* (Hg), Black Box Psyche? Texte zur Historischen Psychologie. Pfaffenweiler 1990.
Hull, Isabel V., 'Sexualität' und bürgerliche Gesellschaft. In: Ute *Frevert*, Bürgerinnen und Bürger. Geschlechtsverhältnisse im 19. Jahrhundert. Göttingen 1988, p. 49-66.

Jacobelli, Maria Caterina, El "risus paschalis" y el fundamento teologico del placer sexual. Barcelona 1991. (Ital. Ausgabe: Il "risus paschalis" e il fondamento teologico del piacere sessuale. Rom 1990).
Jacobs, Karl-Felix, Die Entstehung der Onanie-Literatur im 17. und 18. Jahrhundert. München 1963.
Januschek, Franz, "Einigermaßen mit Würde darüber sprechen" Das Scheitern des Sprechens über Sexualität, dokumentiert an einigen Gesprächsausschnitten. In: OBST (Osnabrücker Beiträge zur Sprachtheorie) Heft 35, 1986, p. 81-94.
Jaquart, Danielle / Thomasset, Claude, Sexualidad y saber medico en la edad media. Barcelona 1989. (franz. Ausgabe: Sexualité et savoir médical au Moyen Âge. Paris 1985).
Jeggle, Utz, Kiebingen. Eine Heimatgeschichte. Tübingen 1977.
Jeggle, Utz, Feldforschung. Qualitative Methoden in der Kulturanalyse. Tübingen 1984.

Keller, Rudi, Zum Begriff der Regel. In: Hans-Jürgen *Heringer* (Hg), Seminar: Der Regelbegriff in der praktischen Semantik. Ffm 1974. p. 10-24.
Kleindienst, Heike, Gottesbeweis anhand der Anatomie. Zur Typologie der anatomisch argumentierenden Physikotheologie im 18. Jahrhundert. In: Das Achtzehnte Jahrhundert. Mitteilungen der DGE 18J, 15 Jg (1991), p. 20-30.
Kocka, Jürgen, Historisch-anthropologische Fragestellungen - ein Defizit der Historischen Sozialwissenschaft? In: Hans *Süssmuth* (Hg), Historische Anthropologie. Göttingen 1984. p. 73-83.
Köberle, Sophie, Jugenliteratur zur Zeit der Aufklärung, Weinheim 1972.
Kolle, Oswald, Ist angesichts der gegenwärtigen Liberalisierung Optimismus angebracht? Ein Gespräch mit Ernest *Bornemann*. In: Josef Christian *Eigner*/ Rolf *Gindorf* (Hg), Von der *Last* der *Lust*. Sexualität zwischen Liberalisierung und Entfremdung. Wien 1986. p. 265-275.
Koselleck, Reinhard (Hg), Historische Semantik und Begriffsgeschichte. Stuttgart 1979.
Krafft-Ebing, Richard von, Psychopathia sexualis. Mit Beiträgen von Georges *Bataille* et.al. München 1984. (Der Text von Krafft-Ebing ist ein Reprint der Ausgabe [14]1912 hrsg. von Alfred Fuchs).
Kuhn, Thomas S., Die Struktur wissenschaftlicher Revolutionen. Ffm 1967.

Lain Entralgo, Pedro, Das Erlebnis der Krankheit als geschichtliches Problem. In: Anthaios II (1960/61), p. 285-298.
Lain Entralgo, Pedro, El cuerpo humano. Oriente und Grecia Antigua. Madrid 1987.
Laplanche, J. / Pontalis, J.-B., Das Vokabular der Psychoanalyse. 2 Bde. Ffm 1977.
Leibbrand, Werner, Heilkunde. Eine Problemgeschichte der Medizin. Freiburg/München 1953.

Leibbrand, Werner / Wettley, Annemarie, Der Wahnsinn. Geschichte der abendländischen Psychopathologie. Freiburg/München 1961.

Leibbrand, Annemarie und Werner, Formen des Eros. Kultur- und Geistesgeschichte der Liebe. 2 Bde. Freiburg/München 1972.

Leites, Edmund, Puritanisches Gewissen und moderne Sexualität. Ffm 1988.

Lepenies, Wolf, Das Ende der Naturgeschichte. Wandel kultureller Selbstverständlichkeiten in den Wissenschaften des 18. und 19. Jahrhunderts. Ffm 1978.

La Roy Ladurie, Emmanuel, Montaillou. Ein Dorf vor dem Inquisitor 1294- 1324. Ffm/Berlin/Wien 1983.

Lesky, Erna, Die Zeugungs- und Vererbungslehren der Antike und ihr Nachwirken. Akademie der Wissenschaften und der Literatur, Mainz. Abhandlungen der Geistes- und Sozialwissenschaftlichen Klasse N° 19, Wiesbaden 1950.

Lipp, Carola, Innenseite der Arbeiterkultur. Sexualität im Arbeitermilieu des 19. und frühen 20. Jahrhunderts. In: *van Dülmen*, Arbeit, Frömmigkeit ... p. 214-259.

Lopéz Austin, Alfredo, Cuerpo humano e ideologia. Las concepciones de los antiguos nahuas. Mexiko ²1984.

Lorenzer, Alfred, Das Konzil der Buchhalter. Die Zerstörung der Sinnlichkeit. Eine Religionskritik. Ffm 1984.

Lüthy, Herbert, Nochmals: "Calvinismus und Kapitalismus". Über die Irrwege einer sozialhistorischen Diskussion. In: Schweizerische Zeitschrift für Geschichte 11 Jg. (1961), p. 129-156.

MacDonald, Robert H., The Frightful Consequences of Onanism: Notes on the History of a Delusion. In: Journal of the History of Ideas 28 (1967). p.423-431.

Mars, Leonhard, What was Onan's Crime? In: Comparative Studies in Society and History, 26 (1984), p. 429-439.

Mattenklott, Gerd, Über Geilheit. Eine Erinnerung. In: Dietmar *Kamper*/ Christoph *Wulf* (Hg), Transfigurationen des Körpers. Spuren der Gewalt in der Geschichte. Berlin 1989. p. 185-193.

Mause, Lloyd de (Hg), Hört ihr die Kinder weinen. Eine psychogenetische Geschichte der Kindheit. Ffm 1977.

Medick, Hans, "Missionare im Ruderboot"? Ethnologische Erkenntnisweisen als Herausforderung an die Sozialwissenschaft. In: Geschichte und Gesellschaft, 10 (1984), p. 295-319.

Mètral, Marie O., Die Ehe. Analyse einer Institution. Ffm 1981.

Möller, Helmut, Die kleinbürgerliche Familie im 18. Jahrhundert. Verhalten und Gruppenkultur. Berlin 1969.

Mog, Paul, Ratio und Gefühlskultur. Studie zur Psychogenese und Literatur im 18. Jahrhundert. Tübingen 1976.

Moravia, Sergio, Beobachtende Vernunft. Philosophie und Anthropologie in der Aufklärung. München 1973.

Morus (Richard Lewinsohn), Weltgeschichte der Sexualität. Hamburg 1956.

Neumann, R.P., Masturbation, madness, and the modern concepts of childhood and adolescence. In: Journal of Social History 8 (1974/75), Heft 3, p.1-27.

Neuser, Wilhelm, Calvin. Berlin 1971.

Nietzsche, Friedrich, Werke in 5 Bden. Karl *Schlechta* (Hg), Ffm/Berlin/ Wien o.J.

Noonan, John T., Empfängnisverhütung. Geschichte ihrer Beurteilung in der katholischen Theologie und im kanonischen Recht. Mainz 1969.

Opelt, Ilona, Die lateinischen Schimpfwörter und verwandte sprachliche Erscheinungen. Heidelberg 1965.

Parin, Paul, Die Verflüchtigung des Sexuellen in der Psychoanalyse. In: Sexualität. Hrsg. vom Psychoanalytischen Seminar Zürich. Ffm 1986. p.11-22.

Pfister, Oskar, Das Christentum und die Angst. Olten/Freiburg/Br. [2]1975.

Philipp, Wolfgang, Das Werden der Aufklärung in theologiegeschichtlicher Sicht. Göttingen 1957.

Philipp, Wolfgang, Das Zeitalter der Aufklärung. Bremen 1963.

Pilgrim, Volker Elis, Der selbstbefriedigte Mensch. München 1977.

Pörksen, Uwe, Plastikwörter. Die Sprache einer internationalen Diktatur. Stuttgart 1988.

Pörksen, Uwe, Zur Metaphorik naturwissenschaftlicher Sprache. In: Neue Rundschau 89 (1978), p. 63-82.

Pompey, Heinrich, Die Bedeutung der Medizin für die kirchliche Seelsorge im Selbstverständnis der sog. Pastoralmedizin. Eine bibliographisch-historische Untersuchung bis zur Mitte des 19. Jahrhunderts. Freiburg/Basel/Wien 1968.

Preuss, Julius, Biblisch-talmudische Medizin. Beiträge zur Geschichte der Heilkunde und der Kultur überhaupt. Berlin 1911.

Rachfeld, Felix, Kalvinismus und Kapitalismus. In: Weber, Prot. Ethik II, p. 57-148.

Reich, Wilhelm, Von der Psychoanalyse zur Orgonomie. Das Interview über Sigmund Freud im Auftrag des S.Freud-Archivs 1952 (Gesprächspartner Kurt R. Eissler). o.O. 1984.

Reich, Wilhelm, Eltern als Erzieher. In: Zeitschrift für Psychoanalytische Pädagogik 1 (1926/27), p. 65-74 (Teil 1: Der Erziehungszwang und seine Ursachen); p. 263-269 (Teil 2: Die Stellung der Eltern zur kindlichen Onanie).

Rohleder, Hermann. Die Masturbation. Eine Monographie für Ärzte, Pädagogen und gebildete Eltern. Berlin 1912.

Rohlje, Uwe, Autoerotik und Gesundheit. Untersuchungen zur gesellschaftlichen Entstehung und Funktion der Masturbationsbekämpfung im 18. Jahrhundert. Münster / New York 1991.

Rosenbaum, Heidi. Formen der Familie. Untersuchungen zum Zusammenhang von Familienverhältnissen, Sozialstruktur und sozialem Wandel in der deutschen Gesellschaft des 19. Jahrhunderts. Ffm 1982.

Rothschuh, Karl E., Vom Spiritus animalis zum Nervenaktionsstrom. In: Ciba-Zeitschrift 8 (1958), p. 2950-2980.

Rothschuh, Karl E., Das Relevanzproblem in der Geschichte der theoretischen Medizin. Zugleich ein Beitrag zur Interpretation der Entwicklungsdynamik in den Wissenschaften von T.S. Kuhn und L. Fleck. In: Festschrift für Erna Lesky, Hrsg. von Kurt *Ganzinger*, Manfred *Skopec*, Helmut *Wyklidy*. Wien 1981. p. 75-86.

Rousseau, G.S., Nymphomania, Bienville and the rise of erotic sensibility. In: Paul-Gabriel *Boucé*, Sexuality in eighteenth-century Britain. Manchester 1982. p. 95-119.

Rouselle, Aline, Der Ursprung der Keuschheit. Stuttgart 1989.

Saurer, Edith, Frauen und Priester. Beichtgespräche im frühen 19. Jahrhundert. In: *van Dülmen*, Arbeit, Frömmigkeit ... p. 141-170.

Sebean, David Warren, Das zweischneidige Schwert. Herrschaft und Widerspruch im Württemberg der frühen Neuzeit. Berlin 1986.

Scharfe, Martin, Die Religion des Volkes. Kleine Kultur- und Sozialgeschichte des Pietismus. Gütersloh 1980.

Schelsky, Helmut, Soziologie der Sexualität. Über die Beziehungen zwischen Geschlecht, Moral und Gesellschaft. Hamburg 1955.
Schneider, Gerhard, Der Libertin. Zur Geistes- und Sozialgeschichte des Bürgertums im 16. und 17. Jahrhundert. Stuttgart 1970.
Schücking, Levin L., Die puritanische Familie in literatursoziologischer Sicht. Bern 2.verb.1964.
Shorter, Edward, Die Geburt der modernen Familie, Reinbek 1977.
Sigusch, Volkmar, Was heißt kritische Sexualwissenschaft? In: Zeitschrift für Sexualforschung, 1. Jg (1988), p. 1-29.
Solé, Jacques, Christliche Mythen. Von der Renaissance bis zur Aufklärung. Ffm/ Berlin/ Wien 1982.
Solé, Jacques, Liebe in der westlichen Kultur. Ffm/Berlin/Wien 1979.
Spitz, Rene A., Autorität und Onanie. Einige Bemerkungen zu einer bibliographischen Untersuchung. In: Psyche VI (1952/53) Heft 4, p. 1-24.
Starobinski, Jean, Über die Geschichte der imaginären Ströme (Von den Lebensgeistern zur Libido). In: J. Starobinski, Psychoanalyse und Literatur. Ffm 1973. p. 24-41.
Stengers, Jean / Neck, Anne van, histoire d'une grande peur: la masturbation. Bruxelles 1984.
Stone, Lawrence, The Family, Sex and Marriage in England 1500-1800. London/New York 1977.
Stone, Lawrence, Ursachen der englischen Revolution 1529-1642. Ffm/Berlin/Wien 1983.
Szasz, Thomas S., Die Fabrikation des Wahnsinns. Ffm 1976.

Thalhofer, Franz Xaver, Die sexuelle Pädadgogik bei den Philanthropen. Kempten/ München 1907.
Tanner, Fritz, Die Ehe im Pietismus. Zürich 1952.
Tarczylo, Théodore, Sexe et liberté au siècle des Lumières. Paris 1983.
Tarczylo, Théodore, "Prêtons la main à la nature ... " I. L'Onanisme de Tissot. In: Dix-Huitiéme Siécle, N° 12 (1980), (= Monographisches Heft: Représentations de la vie sexuelle), p. 79-98. (Siehe auch: J.-M. Goulemot)
Taylor, Gordon Rattray, Im Garten der Lüste. Herrschaft und Wandlungen der Sexualität. Ffm 1970.
Tietz, Manfred, Zur Polemik um die spanische Aufklärung. In: Archiv für das Studium der neueren Sprachen und Literaturen, 217 Bd. (132 Jg), 1. Halbband 1980, p. 75-92.
Toellner, Richard, Albrecht von Haller. Über die Einheit im Denken des letzten Universalgelehrten. Wiesbaden 1971.
Toellner, Richard, Mechanismus - Vitalismus: ein Paradigmawechsel? Testfall Haller. In: Alwin *Diemer* (Hg), Die Struktur wissenschaftlicher Revolution und die Geschichte der Wissenschaften. Meisenheim am Glan 1977. p. 61-72.
Treiber, Hubert / Steinert, Heinz, Die Fabrikation des zuverlässigen Menschen. Über die "Wahlverwandtschaft" von Kloster- und Fabrikdisziplin. München 1980.
Troeltsch, Ernst, Die Soziallehren der christlichen Kirchen und Gruppen. Tübingen 1922 (Reprint Aalen 1977).
Troeltsch, Ernst, Die Bedeutung des Protestantismus für die Entstehung der modernen Welt. München 1911.
Tyrell, Hartmann, Familie und Religion im Prozeß der gesellschaftlichen Differenzierung. In: Volker *Eid*/ Laszlo *Vaskovics* (Hg), Wandel der Familie-Zukunft der Familie. Mainz 1982. p. 19-74.

Ussel, Jos van, Sexualunterdrückung. Geschichte der Sexualfeindschaft. Reinbek 1970.

Valentin, Erich, Das Kind Mozart. In: Melemata. Festschrift für Werner Leibbrand zum 70. Geburtstag. Joseph *Schuhmacher* (Hg). Mannheim 1967. p.191-202.
Veyne, Paul, Homosexualität im antiken Rom. In: *Aries/ Béjin* (Hg), Masken, p. 40-50.
Vorberg, Gaston, Glossarium Eroticum. Hanau/Main 1965.

Wagner, Thomas, Mißverständnis und Vorurteil. Homosexualität in theologischen Werken des 19. Jahrhunderts. In: Joachim S. *Hohmann* (Hg), Der unterdrückte Sexus. Historische Texte und Kommentare zur Homosexualität. Lollar/ Lahn 1977, p. 73-95.
Weber, Marianne, Ehefrau und Mutter in der Rechtsentwicklung. Eine Einführung. Tübingen 1907.
Weber, Max, Die protestantische Ethik. 2 Bde. Bd I (Eine Aufsatzsammlung); Bd II (Kritiken und Antikritiken). Hrsg. von Johannes *Winckelmann*. I:Hamburg 1975; II: Gütersloh 1978.
Weber-Kellermann, Ingeborg, Die deutsche Familie. Versuch einer Sozialgeschichte. Ffm 1974.
Wehler, Hans-Ulrich (Hg), Geschichte und Psychoanalyse, Ffm/Berlin/Wien 1974.
Westermann, Claus, Genesis, 3. Teilband (Kap. 37-50). In: Biblischer Kommentar Altes Testament. Begr. Martin *Noth*, Hg. S. *Herrmann*/ H.W. *Wolff*, Bd I (Genesis). Neunkirchen-Vluyn 1982.
Wettley, Annemarie (in Verbindung mit W. Leibbrand), Von der "Psychopathia sexualis" zur Sexualwissenschaft. Stuttgart 1959.
Winch, Peter, Die Idee der Sozialwissenschaft und ihr Verhältnis zur Philosophie. Ffm 1974.
Winch, Peter, Was heißt "Eine primitive Gesellschaft verstehen"? In: Rolf *Wiggershaus* (Hrsg.), Sprachanalyse und Soziologie. Die sozialwissenschaftliche Relevanz von Wittgensteins Sprachphilosophie. Ffm 1975. p.59-102.
Wittgenstein, Ludwig, Philosophische Untersuchungen, Ffm 1976.
Wulf, Christoph (Hg), Lust und Liebe. Wandlungen der Sexualität. München u. Zürich 1985.

Zsindely, Endré, Krankheit und Heilung im älteren Pietismus. Zürich Stuttgart 1962.

Postskript

"Ich wünsche mir nichts mehr, als daß ich die Wahrscheinlichkeit nicht ganz möge verfehlet haben, und daß ich so glücklich seyn möge, Anlaß zu weiterer Bearbeitung dieses Gegenstandes zu geben."

aus: Dietrich Tiedemann, Versuch einer Erklärung des Ursprungs der Sprache. Vorrede. Riga 1772 (Reprint Hildesheim 1978)